FACHBÜCHER FÜR ÄRZTE · BAND XVII
HERAUSGEGEBEN VON DER SCHRIFTLEITUNG DER KLINISCHEN WOCHENSCHRIFT

HERZKRANKHEITEN

EINE DARSTELLUNG FÜR
PRAKTISCHE ÄRZTE UND STUDIERENDE

VON

THOMAS LEWIS

PHYSICIAN IN CHARGE OF DEPARTMENT OF
CLINICAL RESEARCH · UNIVERSITY COLLEGE HOSPITAL
LONDON

ÜBERSETZT VON
DR. MED. W. HESS
FREIBURG I. BR.

MIT EINEM GELEITWORT VON
PROFESSOR DR. F. VOLHARD
FRANKFURT A. M.

MIT 45 ABBILDUNGEN

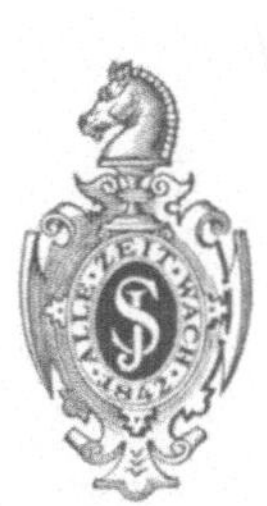

BERLIN
VERLAG VON JULIUS SPRINGER
1935

ÜBERSETZT NACH DEM
2. VERBESSERTEN NEUDRUCK
DER ERSTEN ENGLISCHEN AUFLAGE.

ISBN 978-3-7091-9633-5   ISBN- 978-3-7091-9880-3 (eBook)

DOI 10.1007/ 978-3-7091-9880-3

ALLE RECHTE VORBEHALTEN.

Zur Einführung.

Es ist mir eine Ehre und Freude, der deutschen Übersetzung des Buches über Herzkrankheiten von Sir THOMAS LEWIS eine Einführung auf den Weg geben zu dürfen.

Sir THOMAS LEWIS ist der Begründer der modernen klinischen Forschung in England. Er hat die Einrichtung staatlicher klinischer Forschungsstätten durchgesetzt mit vollangestellten Kräften, die ihre Zeit ganz der Forschung widmen können. Sein Department of Clinical Research in London ist eine der ersten Stellen dieser Art.

Seine grundlegenden Arbeiten über Elektrokardiographie, die Störungen der Schlagfolge des Herzens, die periphere Zirkulation, die Capillar- und Gefäßreaktionen der Haut, die RAYNAUDsche Krankheit, die Thromboangitis und nicht zuletzt die Angina pectoris sind auch in Deutschland allgemein bekannt und anerkannt. Das, was bei all seinen Arbeiten besonders beeindruckt und besticht, ist die Klarheit und Folgerichtigkeit des Gedankenganges und die außerordentliche Einfachheit der Versuchsanordnung in ihren überaus mannigfaltigen Variationen. Auch dieses für Praktiker und Studenten geschriebene Buch zeichnet sich durch klaren und sachlichen Gedankengang und durch größte Einfachheit der empfohlenen Untersuchungsmethoden aus. Es erzieht zu sorgfältiger Beachtung, Beobachtung und Verwertung der einfachen und doch so wichtigen Erscheinungen, die wir sehen und fühlen können, unter bewußtem Verzicht auf komplizierte Methoden, die nur selten notwendig sind. An Stelle der Einteilung nach anatomischen Zustandsbildern, die wir nicht sehen, sondern höchstens unsicher vermuten können, wird fast ausschließlich eine Einteilung nach funktionellen Begriffen und nach klinischen Symptomen vorgenommen, im Sinne einer „klinischen Pathologie“. Im Mittelpunkt stehen die beiden Funktionszustände der Herzinsuffizienz als Ausdruck des Versagens der Herzleistung, und der Angina pectoris als Symptom für die Durchblutungsstörung des Herzmuskels. Für Prognose und Therapie ist ausschlaggebend — und viel wichtiger als jede anatomische Diagnose — die Feststellung, wie sich die Kreislauffunktion im ganzen in der Ruhe und bei Belastung verhält, und ob anginöse Schmerzen in der Ruhe und bei Bewegungen auftreten oder nicht.

Das Buch eignet sich nach Methode und Inhalt vorzüglich als Grundlage für den klinischen Unterricht; der Praktiker wird seine helle Freude daran haben.

Die Übersetzung stammt von meinem Schüler Dr. W. HESS, Assistent der Medizinischen Universitätsklinik in Freiburg i. Br., in enger Zusammenarbeit mit einem Mitarbeiter von Sir THOMAS LEWIS. Ich hoffe, daß der Versuch, die klare und sehr bestimmte Ausdrucksweise des Verfassers so wortgetreu wie möglich ins Deutsche zu übertragen, die Lesbarkeit nicht beeinträchtigt.

Frankfurt a. M., im November 1934.

FRANZ VOLHARD.

Vorwort.

Wenn ich davon ausgegangen wäre, die zahlreichen und oft sehr komplizierten heute gebräuchlichen Untersuchungsverfahren zu beschreiben, wenn ich versucht hätte, die Pathologie der Herzkrankheiten auch nur etwas eingehender zu besprechen und wenn ich alle jetzt bekannten Herzstörungen einbezogen hätte und dabei jeder einzelnen den Raum, der unserem Wissen über sie entsprechen würde, ohne Rücksicht auf ihre jeweilige Häufigkeit oder Seltenheit zugestanden hätte, so wäre dieses Buch zu einer unförmigen Abhandlung angewachsen. Es hat mich nicht gelockt, ein Nachschlagewerk zu schreiben, sondern es war mein Wunsch, Studenten und praktischen Ärzten die Grundzüge meiner klinischen Lehre über die Herzkrankheiten, wie sie sich beim Unterrichten meiner eigenen Studenten entwickelt haben, zugänglich zu machen.

Als ich vor mehr als 20 Jahren darin zu unterrichten begann, beschloß ich, als Grundlage meines Unterrichts das zu geben, was ich selber gesehen und auf seine Richtigkeit geprüft habe. Ein zweites Ziel, auf welches ich mit aller Kraft hingearbeitet habe, war: Einfachheit des Unterrichts. Das war in den Jahren, in denen ich selbst sehr viel mit Puls- und Galvanometerkurven arbeitete, nicht ganz leicht. Ich kam aber mehr und mehr zu der Überzeugung, daß Einfachheit notwendig ist; und es war mir klar, daß man von diesen graphischen Arbeiten zukünftige Praktiker nur wenig nutzbringend lehren kann, da deren Hauptaugenmerk immer auf Beobachtungen gerichtet sein muß, die sie selbst an ihren Kranken machen können.

Es hat sich eine solch ungeheure Wissensmenge über menschliche Krankheiten angesammelt, daß wir jetzt alle Angaben, deren Grundlagen uns unsicher erscheinen, aus den Lehrbüchern ausmerzen können. Wir können auch viele unwichtige Einzelheiten beiseite lassen, da wir wesentlicheres an ihre Stelle zu setzen haben. Leider war es nötig, die Entfernung derartigen überflüssigen Beiwerks kurz zu begründen. Sonst war es mein Bestreben, mich nur an das zu halten, was für die Praxis nötig ist, und diese Dinge gründlich zu besprechen. Ich versuchte, meinen Stoff von Unklarheiten und Überflüssigem, von unnötigen technischen Ausdrücken, von Benennungen mit Eigennamen und von alten platten Phrasen zu befreien, denn all das beginnt, die Medizin zu ersticken. Es kam darauf an, die Tatsachen ihrer Bedeutung gemäß zu ordnen und nicht auf dies oder jenes nur deshalb übermäßiges Gewicht zu legen, weil es vielleicht den Reiz der Neuheit oder großes persönliches Interesse hat. Man wird mich, glaube ich, nicht beschuldigen können, daß ich die Elektrokardiographie zu stark betont habe. Die wenigen graphischen Aufzeichnungen, die abgebildet sind, sollen nur die Haupt-richtung andeuten, in der sich solche Aufzeichnungen als dienlich er-weisen. Ebenso habe ich die Röntgenologie behandelt und nur einige illustrative Orthodiagramme aus meiner großen Aufnahmensammlung ausgewählt. Am stärksten sind in diesem Buch solche physikalischen Zeichen betont worden, die allen unmittelbar zugänglich sind. Ich habe mit Absicht Nachdruck auf die häufigen Krankheitsformen gelegt, aber ich gehe auch hier und da auf die seltenen ein, wenn es zur Erläuterung dienlich ist.

Ich habe nach Möglichkeit versucht, alles, was ich vorbringe, in natürlicher und logischer Gedankenfolge zu entwickeln und nicht einfach unzusammenhängende Tatsachen aneinander zu reihen. Die Krankenbeobachtung bietet reichlich Gelegenheit, sich im Denken zu üben; ein Unterrichtssystem, das sich hauptsächlich auf das Gedächtnis stützt oder es versäumt, die Schüler zu lehren, einfache Überlegungen selbständig anzustellen, kann keinen erzieherischen Wert haben. Die Verbesserung unserer heutigen medizinischen Ausbildung muß vor allem darin bestehen, daß man die Studenten anspornen sollte, mehr Zeit, Verständnis und Interesse aufzubringen — nicht für die Befunde des Laboratoriums, zu dem sie bald die Verbindung verlieren — sondern für die Erscheinungen aus der Praxis des Alltags. Grundsätzliches Denken, wo es möglich ist, hat in der Praxis nicht nur deshalb un-schätzbaren Wert, weil es das Interesse steigert und erhält, sondern auch, weil es ein sicherer Führer unseres Handelns sein kann, wenn die Erfahrung, wie so oft, angesichts des Ungewöhnlichen keine genauen oder besonderen Richtlinien zu geben vermag. Ich war bestrebt — vielleicht nicht immer mit Erfolg — dem anerkannten Gesetz, daß es nur eine Ursache für eine Wirkung gibt, zu folgen und zu gehorchen, und die Symptome den Zuständen zuzuordnen, zu denen sie gehören, so daß die gleiche Symptomengruppe nicht zwei verschiedenen, schädigenden Ursachen zugeordnet wurde, sondern einem gemeinsamen Zustand.

Und jetzt noch ein Wort zur Anordnung des behandelten Stoffes. Nach altem Brauch teilt man die Krankheiten möglichst auf anato-

mischer Grundlage ein. Mein erster Einwand gegen eine anatomische
Einteilung der Herzkrankheiten ist der, daß man Herzkrankheiten
nicht einteilen kann. Die Medizin ist überlastet mit Einteilungen, die
oft unlogisch sind und die Einteilungen der systematischen Wissen-
schaften in lächerlicher Weise nachahmen. Mein zweiter Einwand ist
der, daß die Anatomie im Falle der Herzkrankheiten versagt, wenn sie
als Hauptgrundlage der Betrachtung dienen soll. Wenn der Chirurg
anatomisch einteilt und auch so denkt, so hat er wenigstens die Ent-
schuldigung, daß er dazu gedrängt wird, weil innerhalb seines Wirkungs-
kreises die Anatomie die Handhabung der Fälle streng beherrscht. Die
innere Medizin hat das Vorrecht größerer Freiheit. Sie kann den Körper
mehr als Ganzes betrachten, die Krankheit von umfassenderen Gesichtspunkten aus sehen und eine Reihe von Funktionsstörungen schildern,
die nur während des Lebens erkennbar sind. Es gibt keine Formen von
Herzleiden, die sich in anatomische Schablonen pressen lassen. Die
hartnäckigen Anstrengungen, sie nach Schablonen zu ordnen, haben in
unseren Lehrbüchern bis auf die Gegenwart Krankheits„bilder“ zuwege
gebracht, deren Darstellung oft so grotesk ist, daß sie ihre treffliche
Absicht als Wegweiser zur Beschäftigung mit der Krankheit weit verfehlen. Dies ist absichtlich in so starken Ausdrücken gesagt, um die
Aufmerksamkeit darauf zu lenken und sie wachzuhalten. Mit den
Symptomen der Krankheit hat der Kranke und sein Arzt hauptsächlich
zu kämpfen, und man kann sagen, daß die Symptome der Herzleiden
fast ausschließlich von Funktionsstörungen herstammen. Deshalb
müssen wir bei der Betreuung unserer Kranken hauptsächlich in Begriffen der Funktion und nicht der Struktur denken. Wem ich diese
erste einfache, aber wesentliche Lehre nicht beibringen kann, den kann
ich nichts lehren. Wer sich damit vorläufig einverstanden erklärt oder
wer sie begreift, der wird auf Grund der Anordnung meines Buches
darin bestärkt werden, diese Idee weiter zu verfolgen. Gerade weil mir
dieses Ziel vorschwebte, bin ich von dem bisher Herkömmlichen ab-
gewichen und habe diejenigen Dinge in den Vordergrund gestellt, deren
Verständnis für die Betreuung von Herzfällen von größter Wichtigkeit
ist, nämlich die Herzinsuffizienz und die Angina pectoris. Das Buch
unterscheidet sich in seiner Anordnung und seinen Ausblicken stark von
anderen Werken, die sich mit Herzkrankheiten befassen; das ist aber
vielleicht der triftigste Grund für seine Veröffentlichung.

Gerne spreche ich denen, die mir bei der Bearbeitung dieses Buches
halfen, meinen Dank aus. Ich bin besonders meinen Kollegen Professor
T. R. ELLIOT und Dr. R. T. GRANT dankbar, die das fertige Manuskript

sorgfältig gelesen und beurteilt haben. Den Herren Dr. John Parkinson, Dr. B. E. Schlesinger und Dr. S. Levine bin ich für nützliche Anregungen und Auskünfte dankbar.

Dem *British Medical Journal* bin ich verpflichtet für die Erlaubnis, die Bilder 1 und 3 und Abschnitte des Textes in Kapitel II und XI wieder zu veröffentlichen. Bei der Abhandlung der Herzrhythmusstörungen habe ich manchmal eine Beschreibung gewählt, die — wenn auch kürzer — der in den *Klinischen Rhythmusstörungen des Herzschlages* verwandten Form ähnlich ist. Es geschieht mit Genehmigung von Messrs. Shaw & Sons, die dieses Buch für mich veröffentlichen. Besonderen Dank schulde ich Miss L. M. Searle, der hauptsächlich die mühselige Aufgabe genauer Schreibmaschinenabschrift oblag und die mir auch sonstige und beträchtliche Hilfe geleistet hat.

Thomas Lewis.

Inhaltsverzeichnis.

Herzinsuffizienz. Atemnot.

Seite

Das Kernproblem 1
Herzinsuffizienz (Allgemeine Betrachtung) 1
Atemnot bei Anstrengung 3
   Einfache Funktionsprüfung 4
   Schwere Funktionsprüfung 5

Herzinsuffizienz mit Venenstauung.

Symptome 6
      Atemnot S. 6. — Müdigkeit und Erschöpfung S. 6. — Völle-
      gefühl im Kopf S. 6. — Schmerzen S. 6. — Husten S. 6. —
      Erbrechen S. 6.
Zeichen 7
   Messung des Venendruckes 7
      Direkte Methode und Prinzip S. 7. — Venenschwellung und
      Kollaps S. 8. — Der Venenpuls, ein Indikator für die Höhe
      des Venendruckes S. 10.
   Andere Zeichen von Stauung 13
      Leber S. 13. — Nieren S. 13. — Lungen S. 13. — Cyanose
      und Ödeme S. 14. — Unterernährung S. 14. — Delirien S. 14.
   Diagnose der Stauung: Wechselbeziehung der Zeichen 14
      Widersprüche S. 15.

Das kardiale Ödem.

Faktoren beim Zustandekommen von Wassersucht 16
Erkennung der Ödeme 16
Örtliche Verteilung 17
Differentialdiagnose 18
Exsudate in serösen Höhlen 18

Herzinsuffizienz mit Stauung (Ursache, Prognose und Behandlung).

Ursache der Herzinsuffizienz 19
Prognose 21
Behandlung 22
   Schwere Stauung 23
      Ruhe S. 23. — Lagerung S. 23. — Schlaf S. 23. — Diät S. 24.
      — Aderlaß S. 25. — Sauerstoff S. 25. — Kardiale Tonica und
      Stimulantien S. 26. — Schmerzen S. 26. — Husten S. 26. —
      Ödeme; Drainage S. 26.
   Fälle mit Vorhofflimmern 28
   Nachbehandlung 29
      Wiederaufnahme körperlicher Bewegung; Beaufsichtigung
      S. 30.
   Refraktäre Fälle 30

Seite

Hautfarbe und Kreislaufgeschwindigkeit.

Blässe 31
Die Cyanose und ihre Erklärung 31
    Ursachen 31
       Zentral entstehende Cyanose S. 32. — Peripher entstehende
       Cyanose S. 33. — Cyanose bei Herzinsuffizienz mit Stauung
       S. 33.
    Wangenrötung 35
Durchblutung der Haut 35
    Der Capillarpuls S. 35.

Kardiale Ischämie. Coronarthrombose.

Coronararterien und kardiale Ischämie 36
    Die Coronararterien 36
       Pathologische Anatomie S. 36.
    Anginöser Schmerz und muskuläre Ischämie 37
Coronarthrombose 38
    Pathologie 38
    Symptome und Zeichen 39
       Tod S. 39. — Schmerz und Kollaps S. 39. — Erscheinungen
       von Herzinsuffizienz S. 40. — Spätzeichen (Fieber, Leuko-
       cytose, Herzruptur, Embolie und Reibegeräusche) S. 41.
    Diagnose 41
    Verlauf und Prognose 42
    Behandlung 43

Angina pectoris.

HEBERDENsche Angina pectoris. Angina pectoris durch Anstrengung
    (Arbeitsangina) 44
    Klinik 44
    Symptome 44
    Diagnose 46
Ein besonderes anginöses Syndrom 47
    Diagnose 48
Verlauf und Prognose 48
Behandlung 50
       Ruhe und körperliche Bewegung S. 50. — Amylnitrit S. 51. —
       Nitroglycerin S. 52. — Theobromin S. 52. — Ammonium-
       bromid S. 52. — Luminal S. 52. — Chirurgische Eingriffe
       S. 52.
Besondere Fälle 52
       Neurasthenie S. 53. — Tabak und Angina pectoris S. 53. —
       Tachykardie und Angina pectoris S. 54. — Schwere Anämie;
       Hyperthyreoidismus S. 54. — Gefäßverengerungen, die Brust-
       symptome auslösen S. 54.

Pulsunregelmäßigkeiten leichter Art.

Sinusarhythmie 55
Intermittierendes Aussetzen, paar- und gruppenweises Schlagen . . 56
       Intermittierender Puls S. 56. — Paarweises und gruppenweises
       Schlagen S. 58. — Herzklopfen durch Extrasystolen S. 58. —
       Klinik der Extrasystolen S. 59. — Prognostische Bedeutung
       der Extrasystolen S. 59. — Behandlung von extrasysto-
       lischem Herzklopfen S. 60.

Seite

Tachykardien.

Einfache Tachykardie 61
   Symptome 62
   Begleitende Zeichen 62
Paroxysmale Tachykardie 62
   Klinik 63
   Symptome 63
   Reaktionen des Herzens 64
Vorhofflattern 65
Diagnose und Differentialdiagnose der Tachykardien 65
      Flattern S. 67.
Prognose 68
      Einfache Tachykardie S. 68. — Paroxysmale Tachykardie
      S. 68. — Vorhofflattern S. 69.
Behandlung 70
      Einfache Tachykardie S. 70. — Paroxysmale Tachykardie
      S. 70. — Vorhofflattern S. 71.

Vorhofflimmern (unregelmäßige Tachykardie).

Einführung 72
   Klinik 72
   Paroxysmales Flimmern 72
Symptomatologie 73
Reaktionen des Herzens 73
Erkennung des Vorhofflimmerns 74
Prognose 76
Behandlung 76
   Digitalisbehandlung 77
   Chinidinbehandlung 80

Bradykardie. Kardiale Ohnmacht (Synkope) und plötzlicher Tod.

Bradykardie 81
   Einfache Bradykardie 81
   Herzblock 83
   Differentialdiagnose der Bradykardien 84
   Prognose und Behandlung 85
      Einfache Bradykardie S. 85. — Herzblock S. 85.
Ohnmachten und verwandte Erscheinungen 86
   Durch Körperhaltung bedingte Ohnmacht 86
   Vaso-vagale Anfälle 87
   Kardiale Ohnmacht (Synkope) 88
      Kammerstillstand S. 89. — Rasche Kammertätigkeit S. 90.
   Differentialdiagnose der Ohnmachten 90
   Prognose und Behandlung 91
      Schwindelanfälle, bedingt durch Körperhaltung S. 91. —
      Vaso-vagale Anfälle S. 91. — Kammerstillstand S. 92.
   Plötzlicher Tod, Kammerflimmern 92

Herzvergrößerung.

Ursachen krankhafter Herzerweiterung und Herzhypertrophie . . . 93
   Ursachen der Herzerweiterung 93
   Ursachen der Herzhypertrophie 94
Symptome 95

Seite

Messung der Herzgröße am Lebenden 95
　　　　Der Orthodiagraph S. 95. — Der maximale Spitzenstoß
　　　　S. 96. — Spitzenstoß bei Kindern und jungen Menschen im
　　　　Wachstumsalter S. 96. — Verbreiterung des Spitzenstoßes
　　　　S. 97. — Bewegung und Vorbuckelung der Rippen oder des
　　　　Brustbeins S. 98. — Epigastrische Pulsationen S. 98. —
　　　　Perkussion S. 98.
Akute Dilatation 100
Rechts- und linksseitige Herzhypertrophie 100
Starke Dilatation des linken Vorhofs 101
Unterscheidung zwischen Herzhypertrophie und Dilatation in chro-
　　nischen Fällen 102
„Kompensation“ 102
Die verschiedenen Grade chronischer Herzvergrößerung 104
Prognose 105
　　　　Dilatation S. 105. — Herzvergrößerung S. 105.
Behandlung 106

Erkrankungen der Aortenklappen.

Pathologische Anatomie 107
Aorteninsuffizienz 107
　　Symptome 108
　　Zeichen 108
　　　　Pulsus celer (Wasserhammerpuls) S. 108. — Das diastolische
　　　　Geräusch S. 109.
　　Differentialdiagnose, einschließlich Pulmonalinsuffizienz 111
　　　　Der Puls S. 111. — Das Geräusch S. 111.
　　Ruptur eines Aortensegels 112
　　Folgeerscheinungen 112
　　　　Rascher Puls S. 112. — Gefäßerweiterung S. 112. — Herz-
　　　　vergrößerung S. 113. — Anginöse Schmerzen S. 113.
Aortenstenose 113
　　Symptome, Zeichen und Diagnose 113
　　　　Anakroter Puls S. 114. — Systolisches Schwirren S. 114. —
　　　　Systolisches Geräusch S. 115. — Gleichzeitig vorhandene
　　　　Aorteninsuffizienz S. 115.

Erkrankungen der Atrioventrikularklappen.

Pathologische Anatomie 115
　　　　Mitralklappe S. 115. — Tricuspidalklappe S. 116.
Mitralstenose 116
　　Erkennung 116
　　　　Bei normalem Rhythmus S. 117. — Frühdiagnose S. 119. —
　　　　Bei Vorhofflimmern S. 120. — Das FLINTsche Geräusch S. 122.
Mitralinsuffizienz 123
　　Systolische Spitzengeräusche 123
　　　　Kardiorespiratorisches Geräusch S. 123. — Extrakardiale
　　　　Geräusche S. 123. — Inkonstante Geräusche S. 123. —
　　　　Konstante Geräusche S. 124.
　　Mitralinsuffizienz und ihr Zeichen 124
Erkennung von Mitralerkrankungen 126
Tricuspidalerkrankungen 127
　　　　Tricuspidalstenose S. 127. — Tricuspidalinsuffizienz S. 127.

Die Bedeutung von Herzklappenfehlern.

Prognose 128
　　　　Mitralinsuffizienz S. 131.
Versorgung der Fälle 133

Überanstrengung des Herzens, Arbeit und Herzinsuffizienz.

Überanstrengung des Herzens 135
    Belastung 135
    Akute Überanstrengung. Herzerweiterung 135
Andauernde Überanstrengung des Herzens und Herzinsuffizienz . . 138

Anstrengungssyndrom (effort syndrome). Atemnot bei Anstrengungen.

Das Anstrengungssyndrom (Athletenherz, Soldatenherz) 141
    Symptome 143
    Zeichen 143
    Bedeutung des Syndroms 144
    Prognose 145
    Behandlung 145
Differentialdiagnose der Atemnot 146

Lungenstauung, Lungenödem und Lungeninfarkt.

Chronische, passive Lungenstauung und beginnendes Lungenödem . 148
    Symptome 148
    Zeichen 148
Akute Lungenstauung und Lungenödem 149
    Akute Lungenstauung mit beginnendem Lungenödem. (Asthma
      cardiale) 149
        Der Anfall S. 149. — Diagnose S. 150.
    Akutes Lungenödem 150
    Prognose 151
    Behandlung 151
Lungeninfarkt 152
    Symptome, Zeichen und Verlauf 152
    Behandlung 153
Blutspucken (Hämoptyse) 153

Perikarditis.

Akute Perikarditis und Herzbeutelerguß 154
    Pathologische Anatomie 154
    Symptome 155
    Zeichen 155
        Herzspitzenstoß S. 155. — Venenschwellung S. 155. — Herz-
        dämpfung S. 155. — Reibegeräusche S. 156. — Zeichen an
        der Lungenbasis S. 156. — Röntgenzeichen S. 157. — Dia-
        gnose des Ergusses S. 157.
    Verlauf und Behandlung 157
        Schmerzen S. 157. — Herzbeutelpunktion S. 157.
Perikardverwachsungen und Mediastino-pericarditis 158
    Pathologische Anatomie 158
    Symptome und Zeichen von Herzbeutelobliteration 158
    Symptome und Zeichen der Mediastino-pericarditis und der
      „konstriktiven Perikarditis" 159
        Systolische Einziehung S. 159. — Fixierter Spitzenstoß
        S. 160. — Venenschwellung S. 160. — Inspiratorische Venen-
        schwellung S. 161. — Inspiratorisches Kleinerwerden oder
        Schwinden des Pulses S. 161. — Fixierte absolute Herz-
        dämpfung S. 162. — Pleuro-pericardiales Knarren S. 162. —
        Röntgenzeichen S. 162.

Seite

Begleiterscheinungen 162
Diagnose 163
Bedeutung und Prognose 163
Spezialbehandlung 163

Bakterielle Endokarditis.

Subakute bakterielle Endokarditis (Endocarditis lenta) 164
Pathologie 164
Hauptsächliche klinische Erscheinungen 165
Beginn S. 165. — Lokale Zeichen S. 166. — Symptome und
Zeichen der Infektion S. 166. — Embolische Zwischenfälle
S. 168.
Diagnose 170
Verlauf und Prognose 171
Behandlung 171
Akute bakterielle Endokarditis 172
Pathologie 172
Hauptsächliche klinische Erscheinungsformen 172
Beginn S. 172. — Lokale Zeichen S. 173. — Symptome und
Zeichen der Infektion S. 173. — Embolische Zwischenfälle
S. 173.
Diagnose 173
Verlauf, Prognose und Behandlung 174

Rheumatische Pankarditis.

Einführung 174
Die rheumatische Infektion im Kindesalter 175
Pathologische Anatomie 175
Symptome und Zeichen 177
Beginn S. 177. — Puls und Fieber S. 177. — Gelenke S. 177.
— Pankarditis und ihre Erscheinungen S. 177. — Knötchen
S. 178. — Chorea S. 178.
Verlauf und Prognose 178
Behandlung 181

Das chronische rheumatische Herzleiden.

Hauptsächliche Krankheitserscheinungen 182
Klappenerkrankungen S. 182. — Perikardverwachsungen
S. 183. — Herzvergrößerung S. 183. — Atemnot und Herz-
insuffizienz S. 183. — Anginöse Schmerzen S. 184. — Präkor-
dialschmerz S. 184. — Herzklopfen S. 184. — Vorhofflimmern
S. 184. — Paroxysmale Tachykardie und Vorhofflattern
S. 186. — Embolische und thrombotische Zwischenfälle
S. 186. — Das akute Lungenödem S. 186.
Skizzierung der Typen, Behandlung und Prognose 187
Infektion S. 189. — Degenerative Veränderungen S. 189.

Syphilis des Herzens und der Aorta.

Pathologische Anatomie 190
Aortenerweiterung und Aortenaneurysma 192
Symptome 192

Seite

Lokale Zeichen 192
    Pulsationen S. 192. — Pulsierender Tumor S. 193. — OLLIVER
    CARDARELLIsches Zeichen S. 193. — Dämpfung S. 194. —
    Herztöne S. 194. — Röntgenbild S. 194.
Symptome und Zeichen von Kompression 196
    Aorta descendens S. 198.
Zeichen an entfernten Arterien 198
Herz- und Aortensyphilis 200
    Hauptsächliche Krankheitserscheinungen 200
        Aortenerweiterung S. 200. — Aorteninsuffizienz S. 200. —
        Angina pectoris S. 200. — Herzinsuffizienz S. 201.
    Typen 201
    Diagnose 202
    Verlauf und Prognose 203
    Behandlung 204

Essentielle Hypertonie.

Pathologische Anatomie 205
Symptome 206
Die Erkennung des hohen Blutdrucks 207
    Akzentuation des zweiten Herztones S. 207. — Spannung
    des Pulses S. 207. — Blutdruckmessung S. 208.
Erkennung von Arteriolenspasmen 209
Begleiterscheinungen 209
    Erscheinungen an den Gefäßen S. 210. — Erscheinungen am
    Herzen S. 210. — Erscheinungen an den Nieren S. 210. —
    Entzündungen S. 211.
Endzustand 211
Unterscheidung von essentieller Hypertonie und chronischer Nephritis . 212
Verlauf und Prognose 212
Behandlung 214
    Einleitung S. 214. — Psychische Ruhe S. 215. — Arbeit und
    körperliche Bewegung S. 215. — Schlaf S. 216. — Diät S. 216.
    — Herabsetzung des Blutdrucks S. 216. — Lebensweise
    S. 217. — Kopfschmerzen S. 217. — Angina pectoris S. 217.
    — Herzinsuffizienz und Asthma S. 217.

Arteriosklerose. Altersherz. Myokard.

Arteriosklerose 218
    Pathologische Anatomie 218
    Erkennung der Arterienerkrankung 219
    Folgen der Arterienerkrankung 220
Herzleiden des Alters 221
    Pathologische Anatomie 221
    Klinische Kennzeichen 222
Myokard 223
    Einige physikalische Zeichen der Myokardschädigung 223
        Stärke des Pulses S. 223. — Stärke der Herztöne S. 224. —
        Galopprhythmus S. 224. — Negative T-Zacke S. 225. —
        Schenkelblock S. 225. — Pulsus alternans S. 226.
    Myokarditis. Fettherz und Herzmuskelschwielen 227
        Myokarditis S. 227. — Fettherz S. 228. — Herzmuskel-
        schwielen S. 228.
    Herzmuskelschwäche 229

Seite

Bronchitis und Emphysem.

Einführung 230
Pathologische Anatomie des Herzens 231
Ursache der Herzinsuffizienz 231
Symptome und Zeichen am Herzen 232
     Zurücksinken des Herzens in die Brust S. 232. — Herz-
     insuffizienz S. 232.
     Prognose und Behandlung während der Herzinsuffizienz 232

Das thyreotoxische Krankheitsbild.

Einführung 233
Kardiovasculäre Erscheinungen 234
     Pathologische Anatomie S. 234. — Vasodilatation S. 234. —
     Puls S. 234. — Präkordiale Zeichen S. 234. — Vorhofflimmern
     S. 235. — Herzinsuffizienz S. 235. — Anginöse Schmerzen
     S. 235.
Diagnose 235
Behandlung und Prognose 236

Kongenitale Mißbildungen.

Offener Ductus arteriosus Botalli 237
Zweizipflige Aortenklappe 238
Isthmusstenose der Aorta (beim Erwachsenen) 238
Offenes Foramen ovale 239
Defekt im Septum interventriculare 240
Pulmonalstenose 241
Diagnose 242
Prognose und Behandlung 242

Schwangerschaft. Narkosen und Operationen.

Schwangerschaft 243
     Gefahren der Schwangerschaft 243
     Herzinsuffizienz und Schwangerschaft 244
     Die Betreuung der Kranken während der Schwangerschaft . . 245
Narkosen und Operationen 246

Diagnose, Prognose und Behandlung.

Diagnostische Bezeichnungen und Zusammenfassung 249
Prognose 251
     Das normale Herz 251
     Die prognostische Einteilung chronischer Herzkrankheiten . . . 252
     Die Unterhaltung mit dem Kranken und seinen Freunden . . 255
Behandlung 257
     Gesunde Lebensgewohnheiten S. 257. — Vermeidung von
     Infektionen S. 258. — Tabak S. 258. — Körperliche Be-
     wegung und Handarbeit S. 259. — Schwere Anstrengungen
     S. 260. — Diät S. 260.

Sachverzeichnis 262

Herzinsuffizienz. Atemnot.

Das Kernproblem.

Wer im Licht der täglichen Erfahrung das medizinische Arbeitsgebiet der Herzkrankheiten aufmerksam überblickt, muß bei aller Verschiedenheit der Krankheitsbilder gewahr werden, daß das Kernproblem stets im Versagen des Herzens liegt — im Versagen, seine Arbeit in geringerem oder größerem Ausmaße zu leisten. Diese Arbeit besteht darin, Blut in ausreichender Menge durch den Gefäßkreislauf zu pumpen, um den Bedürfnissen des Körpers unter gewöhnlichen und unter veränderten Lebensbedingungen gerecht zu werden. Das eigentliche Wesen der Herz- und Kreislaufbehandlung liegt darin, die beginnende Herzinsuffizienz zu erkennen und die verschiedenen Grade von Herzinsuffizienz zu unterscheiden. Diese einfache Wahrheit wird hier nicht zum erstenmal festgestellt; in der Theorie wird sie von vielen gelegentlich anerkannt. Meist aber taucht sie nur für einen flüchtigen Augenblick im Blickfeld auf, um wieder zu versinken und unter einer Masse von technischen und verhältnismäßig unbedeutenden Einzelheiten vergraben zu bleiben. Sie beherrscht nicht, wie es sein sollte, die Praxis der Herzkrankheiten. Wenn uns ein Kranker aufsucht, bei dem eine Herzerkrankung vermutet wird oder ihr Vorhandensein schon bekannt ist, so sind zwei Fragen von grundlegender Wichtigkeit. Erstens: hat das Herz die Fähigkeit, die von ihm bei Körperruhe verlangte Arbeit zu leisten? Zweitens: wie steht es mit seinen Reservekräften? Diese Fragen können in fast allen Fällen durch einfaches Befragen und durch die am Krankenbett feststellbaren Zeichen beantwortet, und zwar richtig beantwortet werden. In den meisten Fällen von chronischen Herzleiden drängt ihre Beantwortung alle anderen Erwägungen in den Hintergrund, und ihre Berücksichtigung ist unbedingt notwendig für eine wohlbegründete Prognose und Behandlung.

Herzinsuffizienz (Allgemeine Betrachtung).

Der Ausdruck Herzinsuffizienz hat nur *einen* Sinn: Er bedeutet, daß das Herz unfähig ist, seinen Inhalt ausreichend auszuwerfen. Dieses Versagen des Herzens erreicht seinen Höhepunkt in Erscheinungen, die uns allen vertraut sind, nämlich Erweiterung des Herzens, allgemeiner venöser Stauung und Wassersucht. Im Verlauf der Insuffizienz treten diese Erscheinungen erst spät auf, und sie bedeuten, daß das Herz in einem solchen Ausmaße versagt, daß es nicht länger fähig ist, die bei Körperruhe erforderliche Arbeit zu leisten. In viel früheren Stadien von Herzinsuffizienz, schon bevor Zeichen von venöser Stauung auftreten, verrät sich die zugrundeliegende Störung in einem Mangel an Reservekraft. Das Hauptsymptom hierfür ist Atemnot bei Anstrengung. In diesem Buche benutze ich den Ausdruck „Herzinsuffizienz" (*heart failure*) stets, um das Versagen des Herzens in irgendeinem Entwicklungsstadium zu bezeichnen. Will ich die Endstadien andeuten, so spreche ich von „Herzinsuffizienz mit Stauung" (*heart failure with venous congestion*).

Wir können die Entwicklung des Leidens als Ganzes verfolgen und seine einzelnen Phasen zergliedern, wenn wir die Ereignisse so betrachten, wie sie beim schleichenden und allmählichen Eintritt der Herzinsuffizienz aufeinander folgen. Zuerst nehmen die Reservekräfte ab; ihr Ausfall tritt zunächst nur vorübergehend in Erscheinung. Die Reserven verringern sich dann mehr und mehr und schwinden schließlich ganz; nun kommt die Unfähigkeit des Herzens dauernd zum Ausdruck. Atemnot ist an sich nichts Unnatürliches. Auch die Gesündesten werden bei Anstrengungen kurzatmig. Das Unnatürliche liegt im Auftreten von Atemnot unter ungewöhnlichen Umständen. Der erste Hinweis auf eine Herzinsuffizienz besteht darin, daß der Kranke seine Tätigkeit einschränkt. Er bemerkt Atemnot oder ungewöhnlich starke Atemnot, wenn er eine ihm sonst gewohnte, schwere Arbeit ausführt. Mit fortschreitender Insuffizienz bemerkt er immer die gleiche Atemnot, mit der Zeit aber schon nach einer immer geringer werdenden Arbeitsleistung. Die Beschwerden können allmählich fortschreiten und sich über Monate und Jahre hinziehen, oder es können deutliche Stufen zu erkennen sein. Man soll die kardiale Atemnot nicht nach dem Grad der Beschwerden, die sie verursacht, einteilen, sondern nach dem Ausmaß körperlicher Anstrengung, durch die sie hervorgerufen wird. Die Atemnot tritt bei raschem Gehen oder beim Steigen auf; beim Gehen in der Ebene; beim langsamen Gehen über kurze Entfernungen; später ist sie schon in der Ruhe vorhanden. Das sind die Abstufungen. Nur in den beiden letztgenannten Stadien erscheinen die ersten Zeichen wirklicher Venenstauung, und mit dem Zunehmen der Stauung wird die Atemnot in der Ruhe deutlicher und quälender. Atemnot begleitet also den vollständigen Ablauf des Leidens, von Gesundheit bis zum schweren Herzversagen, und sie durchläuft dabei alle Grade, von normaler Atemnot bei Anstrengung bis zum Zustand dauernder Qual bei völliger Körperruhe. Sie muß einer mangelhaften Versorgung des Kopfes und Halses mit sauerstoffhaltigem Blut zugeschrieben werden. Zuerst tritt Blutmangel nur bei solchen Anstrengungen auf, bei denen normalerweise das Schlagvolumen weit über dem Ruhewert liegt; schließlich ist die physiologische Menge sauerstoffreichen Blutes, die das Herz bei Körperruhe auswirft, unzureichend. In den späteren Stadien besteht der Mangel nicht nur in einer unzureichenden Durchblutung, sondern auch in einer ungenügenden Durchlüftung, eine Tatsache, die im Augenblick nicht wichtig ist, aber später besprochen wird (siehe S. 33 und 148). Sobald das Schlagvolumen in der Ruhe abnimmt, beginnt das Blut, sich auf der venösen Seite anzusammeln, und der Kranke fängt an, Zeichen von Venenstauung aufzuweisen, verbunden mit Vergrößerung der Leber, Cyanose, hochgestelltem, spärlichem Urin, Bauchwassersucht, Ödemen der unteren Gliedmaßen und Stauung sowie Ödem der Lungen.

Die Herzinsuffizienz läßt sich also in zwei Stadien einteilen: Das Stadium der (subjektiven) Symptome oder der abnehmenden Reservekräfte und das Stadium der (objektiven) Zeichen der Beeinträchtigung und des Zusammenbruches des Kreislaufes[1]. Es ist von großer Bedeutung, die Reservekraft des normalen Herzens in ihrem ganzen Ausmaß zu würdigen. Was das Herz unter Ruhebedingungen zu leisten hat, ist nur ein kleiner Bruchteil dessen, wozu es fähig ist. Setzt man die gesamte Arbeitsfähigkeit des gesunden Herzens mit zehn Einheiten ein, so ist es eine ziemlich genaue Schätzung, wenn man sagt, daß eine Einheit genügt, um den normalen Kreislauf bei Körperruhe aufrecht zu erhalten, und daß die übrigen neun Einheiten die Reservekraft darstellen. Folglich muß man sich bei Betrachtung der Entwicklung der Herzinsuffizienz vergegenwärtigen, daß in dem Augenblick, in dem venöse Stauung einsetzt, die Fähigkeit des Herzens, seine Aufgaben zu erfüllen, schon zu neunzehntel verloren gegangen ist. Die venöse Stauung ist kein frühes, sondern ein spätes Zeichen der Herzinsuffizienz; die Atemnot bei Anstrengung ist das Frühsymptom.

Atemnot bei Anstrengung.

Das erste Anzeichen versagender Herzkraft drückt sich in einer verminderten Arbeitstoleranz aus. Unter den sehr zahlreichen Prüfungen für Leistungsfähigkeit und Leistungsunfähigkeit des Herzens, die man ersonnen hat und die sich hauptsächlich auf die Pulsfrequenz oder den Blutdruck oder auf beide gründen, kommt keine an Empfindlichkeit dem Symptom der Atemnot nahe. Aus diesem Grund und weil ungewöhnliche Atemnot die üblichste Klage der Herzkranken darstellt, steht sie in unserer Arbeit als Symptom an erster Stelle.

Den besten Maßstab für eine herabgesetzte Atemreserve erhält man — wenn man es mit einem intelligenten Menschen zu tun hat — vom Kranken selbst. Er erzählt uns, daß eine bestimmte Tätigkeit, die er

---

[1] Während im Deutschen das Wort *Symptom* in wechselnder Bedeutung sowohl für subjektive als für objektive (physikalische) Krankheitserscheinungen angewandt wird, unterscheidet die englische Medizin grundsätzlich zwischen „*symptom*“ und „*sign*“; und zwar versteht man unter „*symptoms*“ subjektive Erscheinungen (Beschwerden) und unter „*signs*“ objektiv feststellbare Krankheitserscheinungen. Wir verwenden deshalb in dieser Übersetzung das Wort „*Symptome*“ („symptoms“) nur für *subjektive Symptome*, während die *objektiven Symptome* („signs“) als *Zeichen* bezeichnet werden. Wird von „*symptoms*“ oder „*signs*“ eines bestimmten Krankheitsbildes gesprochen, so hat man darunter stets die spezifischen, diagnostischen *Symptome* oder *Zeichen* eben dieser betreffenden Krankheit zu verstehen. (Z. B. das *Symptom* der Herzinsuffizienz ist Atemnot, ihre *Zeichen* sind Venenstauung, Lebervergrößerung und Wassersucht; ein eigentliches *Symptom* der Mitralstenose gibt es nicht, ihr *Zeichen* besteht in dem charakteristischen Geräusch an der Herzspitze usw.)

früher ohne merkliche Beschwerden unternommen hat, neuerdings anfange, bei ihm Atemnot hervorzurufen. Es ist im allgemeinen überflüssig, einem „Maß" wie diesem besondere Arbeitsprüfungen gegenüberzustellen. Keine Prüfung, die wir ersinnen können, so sorgfältig abgestuft sie auch sein mag, wird die gleiche Anstrengung hervorrufen oder die gleiche Reaktion bei verschiedenen Menschen auslösen, die nicht daran gewöhnt sind. Für eine Schätzung ist schließlich ein Vergleich zwischen einem gesunden und einem kranken Individuum weit weniger befriedigend als zwischen dem gesunden und dem kranken Zustand ein und derselben Person. Will man bestimmen, mit welcher Leichtigkeit Atemnot hervorgerufen wird, so muß man zu allererst den Kranken sorgfältig befragen und zwar aus dem angegebenen, wie aus einem weiteren, ebenso wichtigen Grund. Denn während dieses Ausfragen uns mit der körperlichen Tätigkeit des Kranken im täglichen Leben, bei Arbeit und Spiel bekannt macht, bringt es uns auch sofort in Berührung gerade mit den Schwierigkeiten, die der Kranke tatsächlich erlebt. Kurz, es verschafft uns die Auskunft, die erforderlich wird, wenn man die Kontrolle der körperlichen Arbeit zwecks Behandlung zu erwägen hat. Deshalb sollte jede Anamnese genau sein und sich auf mehrere Tätigkeiten erstrecken, so daß, während man genaue Auskunft erhält, sich Gelegenheit bieten kann, Übereinstimmungen und Widersprüche festzustellen. Aber nicht alle Kranken sind intelligent, noch sind alle in ihren Angaben genau; gewöhnlich kommen grobe Ungenauigkeiten besonders leicht vor, wenn die Untersuchung für eine Behörde oder für Versicherungszwecke durchgeführt wird. Es ist deshalb wünschenswert, daß man mit den normalen Reaktionen auf einfache Formen von Funktionsprüfung durch körperliche Übungen vertraut ist. Es ist unerwünscht, diese Prüfungen zu starr festzulegen oder sie als genauen Maßstab zu betrachten. Eine Prüfungsweise, die bei einer Gelegenheit passend ist, ist ungeeignet für eine andere. Wichtig ist, daß die Zahl der verwendeten Proben gering ist, so daß die Reaktionen darauf einfach zu beherrschen sind. Ebenso soll die auszuführende Übung einfach und natürlich sein. Im Einzelfall sind nicht mehr als eine oder zwei Prüfungen erforderlich. Man sollte in der Regel keinen Kranken prüfen, der beim Ruhigstehen nach dem Auskleiden oder beim Ruhigliegen Atemnot hat. Prüfungen sind in derartigen Fällen in der Tat völlig unnötig, da ja bereits klar ist, daß hier keine Reserven mehr vorhanden sind. Ist dieser Mangel an Reservekraft kardialen Ursprungs, so wird man in diesen Fällen fast immer Zeichen beginnender oder vorgeschrittener Venenstauung finden.

Einfache Funktionsprüfung. Der Kranke läuft rasch eine Treppenflucht von 40 Stufen eine Stufe nach der anderen hinauf und wird danach sofort untersucht. Als gleichwertig kann man 20maliges Hüpfen auf dem rechten Fuß und 20maliges Hüpfen auf dem linken Fuß machen lassen; dabei sollen die Schultern ungefähr 15 cm jedesmal gehoben werden. Oder der Kranke kann 20mal auf einen 45 cm hohen Stuhl hinauf- und heruntersteigen. Diese Prüfungen sind zwar oft bequemer anzustellen, keine ist aber so befriedigend wie das Treppensteigen, da es sich um weniger gewohnte Bewegungen handelt. Bei einem jungen Menschen in gutem Gesundheitszustand, der aber eine sitzende Lebensweise führt, wird diese Prüfung eine geringe Atmungsreaktion hervorrufen; die Atmung wird weder deutlich beschleunigt werden, noch wesentlich an Tiefe zunehmen. Fragen werden beantwortet, ohne durch Atembewegung unterbrochen zu werden. Der Puls steigt nicht mehr als um 10 oder 20 Schläge in der Minute an und wird die Ausgangsfrequenz innerhalb einer Minute oder etwas später wieder erreichen.

Eine Reihe von Herzkranken zeigt aber bei dieser Prüfung eine deutlich gestörte Atmung. Das sind Leute, die gewöhnlich aus freien Stücken über Atemnot beim Treppensteigen oder beim raschen Gehen in der Ebene klagen. Sie gehören, wenn ihre Atemnot kardialen Ursprungs ist, zu einer Klasse, deren Reservekräfte weitgehend, aber noch nicht bis zum Punkt des Kreislaufzusammenbruches erschöpft sind. Die einfache Prüfung kann ohne Gefahr bei jedem Kranken angewandt werden, der zu Fuß in die Sprechstunde kommt, oder der keine Atemnot beim Entkleiden zeigt.

Schwere Funktionsprüfung. Das Ziel dieser Prüfung ist, Atemnot hervorzurufen. Ein Gewicht von 10—20 Pfund wird vom Boden aufgehoben, wobei die Arme leicht gebeugt und dann wieder über dem Kopf gestreckt werden mit einer Geschwindigkeit von je einem Hub in 2 Sekunden. Ein gesunder junger Mann mit sitzender Lebensweise kann dieses Heben dreißig- bis sechzigmal ausführen. Am Ende wird er aber so atemlos sein, daß er aufzuhören wünscht. Ein Athlet im Training wird viel länger ohne Beschwerden fortfahren. Kranke Menschen mit mangelhafter Atemreserve werden nach weit geringerer Arbeitsleistung Beschwerden haben. Man sollte die Prüfung abbrechen, wenn während der Übung der Mund beim Atmen geöffnet werden muß oder wenn irgend ein anderes klares Zeichen von Atmungsbehinderung auftritt. Die Zahl der Hebebewegungen ist der Gradmesser der Reserven. Diese Prüfung darf man nur mit Leuten durchführen, die die einfache Prüfung bestanden haben. Ihre Wirkung muß, während sie vor sich geht, genau beobachtet werden; man breche die Prüfung ab, sobald deutliche Atemnot vorhanden ist. Unter diesen Umständen kann man sie ohne Gefahr, unabhängig vom Herzbefund, vornehmen.

Herzfälle lassen sich — etwas willkürlich — vom Standpunkt der Herzinsuffizienz aus in vier Klassen einteilen:

1. Gute Arbeitstoleranz. Leistungsfähig in allem, außer anstrengenderen körperlichen Übungen und Arbeiten. Besteht die schwere Funktionsprüfung.

2. Mäßige Arbeitstoleranz. Fähig in der Ebene mit raschem Schritt zu gehen und Treppen ohne Anhalten oder Beschwerden zu steigen; wird atemlos, wenn in Eile oder bergauf. Besteht die schwere Funktionsprüfung nicht.

3. Schlechte Arbeitstoleranz. Klagt über Atemnot beim Treppensteigen oder bei raschem Gehen in der Ebene. Besteht die einfache Funktionsprüfung nicht.

4. Keine Arbeitstoleranz. Atemnot beim ruhigen Liegen oder bei der geringsten Anstrengung. Diese Kranken bieten mehr oder weniger ausgeprägte Zeichen von venöser Stauung.

Die Unterscheidung zwischen Atemnot als Folge beginnender Herzinsuffizienz und Atemnot bei Anstrengung, die durch andere Ursachen hervorgerufen ist, wird später besprochen (siehe S. 146).

Herzinsuffizienz mit Venenstauung.

Im vorigen Kapitel wurden die Erscheinungen der Herzinsuffizienz besonders unter dem Gesichtspunkt ihres Frühsymptoms, der Atemnot, umrissen. In diesem Kapitel beschreiben wir die Symptome und Zeichen (siehe Fußnote S. 3) der vorgeschrittenen Stadien von Herzinsuffizienz.

Symptome.

Atemnot. Atemnot ist das wichtigste Symptom. Ihr Ausmaß ist sehr verschieden. Bei beginnender Venenstauung ist sie in der Ruhe gering. Bei schwerer Stauung ist sie die Hauptursache von Beschwerden. Die Atmung ist beschleunigt, doch bleibt die Frequenz gewöhnlich unter 30 und überschreitet selten 35 in der Minute. Sie ist vertieft und sehr oft unregelmäßig im Rhythmus; sie ist aber nicht krampfhaft. Legt sich der Kranke flach hin, so nimmt die Atemnot zu. Meist ziehen die Kranken daher eine sitzende Haltung vor (Orthopnoe).

Müdigkeit und Erschöpfung. Müdigkeit ist ein Frühsymptom für vorgeschrittene Stadien von Herzinsuffizienz; für die Diagnosestellung benützt man es aber nicht. Die Kranken werden beim Gehen nicht nur müde, sondern haben auch ein Gefühl der Schwere in den Beinen und fühlen sich ungewöhnlich matt, wenn sie nach Hause kommen. Ein weiteres, bei körperlicher Anstrengung auftretendes Symptom ist ein Gefühl des Umsinkens und der Schwäche, verbunden mit Zittrigkeit, ein Symptom, das auch oft als Erschöpfung bezeichnet wird. Viele Kranke mit venöser Stauung fühlen sich, obwohl sie im Bett liegen, dauernd müde.

Völlegefühl im Kopf. Ein gewöhnliches Symptom bei vorgeschrittener venöser Stauung ist ein quer über die Stirn ziehendes Gefühl der Spannung. Mitunter, doch nicht regelmäßig, treten Kopfschmerzen an seine Stelle.

Schmerzen. Viele Kranke klagen über Präkordialschmerzen. Bei schwerer Stauung entwickelt sich im rechten Hypochondrium ein dauernder, weher Schmerz von quälendem Charakter.

Husten mit schaumigem und klebrigem oder mehr serösem Auswurf findet sich häufig in den späteren Stadien und verschlimmert oft die Beschwerden.

Erbrechen nach Nahrungsaufnahme kommt nicht selten vor und erschwert oft die perorale Verabreichung von Drogen.

Zeichen.

Die ersten Zeichen für den Zusammenbruch des Kreislaufes zeigen sich am Venensystem. Es gelingt dem Herzen trotz schwerer Anstrengung nicht mehr, eine ausreichende Blutmenge von der venösen nach der arteriellen Seite hin zu befördern. Das Blut sammelt sich in den Venen, die in dem Maße anschwellen, wie der Druck in ihnen ansteigt. Am frühesten und sichersten läßt sich diese Veränderung nicht an den Beinen oder am Bauch, sondern an den Venen selbst nachweisen. Die Beobachtungen an den Venen werden unglückseligerweise immer noch vernachlässigt, obwohl sich einige der wertvollsten Zeichen, die wir für die Diagnostik von Herzfällen besitzen, an den Venen feststellen lassen. Ein volles Verständnis für die zu besprechenden Erscheinungen und die Fähigkeit, aus diesem Verständnis heraus zu handeln, kann jedoch nicht auf einmal gewonnen werden, dazu bedarf es vielmehr sorgfältiger Beobachtung und Kritik.

Messung des Venendruckes. *Direkte Methode und Prinzip.* Die direkte Messung des Venendruckes kann häufig ein äußerst wertvoller Wegweiser für die Beurteilung des Zustandes eines Kranken sein. Wiederholte Messungen geben oft den Krankheitsverlauf klar wieder. Die direkte Bestimmungsmethode wird jedoch nie allgemeine Anwendung finden. Man kann sie aber durch einfache, am Krankenbett durchführbare Untersuchungsmethoden, die jeder aufmerksame Beobachter vornehmen kann, ersetzen. Die direkte Methode sei kurz beschrieben, hauptsächlich, um die ihr zugrunde liegenden hydrostatischen Prinzipien zu erläutern. Der Apparat besteht in seiner einfachsten Form aus einem U-Rohrmanometer, das durch einen Gummischlauch mit einer dicken Kanülennadel verbunden ist. Das ganze System ist, um Gerinnung zu verhindern, mit Natriumcitratlös. gefüllt. Man sticht die Nadel in eine Vene ein und liest die Höhe ab, in der der Flüssigkeitsspiegel im Manometer zur Ruhe kommt. Der vertikale Abstand zwischen Flüssigkeitsmeniscus und der Stelle, an der man die Vene punktiert hat, stellt den genauen Druck in der Vene in ihrer augenblicklichen Lage dar. Wird der Arm, falls man die Messung in einer Armvene vornimmt, gehoben, so sinkt der Druck in der Vene. Wird der Arm gesenkt, so steigt der Druck in der Vene entsprechend an. Da also der aktuelle Venendruck sich unter verschiedenen Bedingungen konstant ändert, ist seine Messung von geringer Bedeutung. Liegt aber zwischen der gewählten Vene und dem rechten Vorhof nirgends ein lokales Hindernis, und sind die Venen weit offen, so bleibt der Flüssigkeitsmeniscus des Manometers, auf das Herz bezogen, in der gleichen Höhe stehen, gleichgültig ob der Arm gehoben oder gesenkt wird. Die Höhe des Meniscus dient also als Maß für den Druck im rechten Vorhof; und deshalb ist die Messung dieses Druckes von so großem Wert. Führt man die Nadel in die Vena basilaris media bei einem kreislaufgesunden Menschen in Rückenlage ein, so kommt die Flüssigkeitssäule im Manometer gewöhnlich in Höhe des Sternums oder 1—2 cm tiefer, seltener darüber, zur Ruhe. Liegt also die punktierte Vene in gleicher Höhe mit dem Sternum, so stellt sich der Meniscus in oder um die Höhe der Punktionsstelle herum ein. Wird der Arm nun gesenkt, so verändert sich die Meniscushöhe, auf das Sternum bezogen, kaum merklich, die der Flüssigkeitssäule aber, von der Vene aus gemessen, nimmt genau der Senkung des Armes entsprechend zu. Das venöse Reservoir verhält sich also ganz ähnlich wie ein einfaches Reservoir (Abb. 1). In einem solchen Behälter steht die Flüssigkeitsoberfläche in einer bestimmten Höhe, und hier herrscht Atmosphären- oder Nulldruck. In den Tiefen des Behälters ist der Druck größer, und zwar nimmt er zu um die Höhe der vertikalen Flüssigkeitssäule, die der Entfernung des jeweilig gegebenen Punktes von der Flüssigkeitsoberfläche entspricht.

Bei der Bestimmung des Venendruckes mittels eines einfachen Verfahrens am Krankenbett muß man zunächst seine Aufmerksamkeit darauf richten, in welcher Höhe die Venen kollabieren.

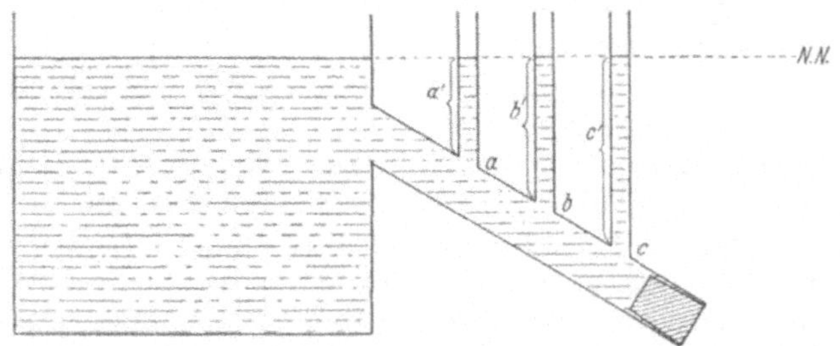

Abb. 1. Wasserbehälter, der mit einem weiten Rohr in Verbindung steht. Werden Manometer bei a, b und c angebracht, so wird der an diesen Punkten gemessene Druck durch die an Größe zunehmenden Wassersäulen a', b' und c' dargestellt. Diese Säulen steigen aber alle bis auf das gleiche Nullniveau (N. N.). Alle zeigen die Höhe des Wassers im Behälter gleich gut an.

Venenschwellung und Kollaps. Den Ausdruck Nulldruck (oder atmosphärisches Druckniveau) der Flüssigkeit im Venensystem können wir ziemlich im gleichen Sinn wie bei der vorausgegangenen Besprechung des Behälters anwenden; und zwar liegt bei normalen Menschen dieser Nullpunkt nahe der unteren Grenze des Manubrium sterni. Dieser Vergleichspunkt ist deshalb gewählt, weil er annähernd die Druckhöhe Null darstellt, gleichgültig, ob sich der Körper in horizontaler oder vertikaler oder in irgendeiner Zwischenlage befindet. Ebenso gilt für den entspannten Körper die Regel, daß der Druck in den Venen, die in verschiedenen Ebenen unterhalb vom Sternum liegen, höher, und daß er in den Venen, die oberhalb vom Sternum liegen, niedriger ist als der atmosphärische Druck. Darum sind alle Venen, die unter normalen Bedingungen über dem genannten Punkt am Manubrium liegen, normalerweise kollabiert und alle Venen, die darunter liegen, sind geschwollen. Gelingt es daher, den Punkt, an dem die Venen kollabieren, genau festzustellen, so haben wir damit ein Maß für die Füllung des venösen Reservoirs und des allgemeinen Venendruckes im rechten Vorhof. Ein einfaches und altes Bestimmungsverfahren des venösen Nullpunktes besteht in der Beobachtung der Hand- und Ellenbogenvenen. Ist der

Arm warm und läßt man ihn schlaff herabhängen, so sind diese Venen geschwollen. Hebt man nun den entspannten Arm und beobachtet die Venen, so entleeren sich diese bei gesunden ruhenden Menschen, sobald die Hand die Höhe des Manubriums erreicht. Der Arm muß passiv gehoben werden; er darf nicht aktiv gehoben werden, weil die Untersuchung durch aktive Bewegung gestört wird, da die dabei tätigen Muskeln einen Druck auf die Venen ausüben. Für die übliche Bestimmung eignen sich die Halsvenen besser, weil ihre Entfernung vom Herzen geringer ist. Man läßt den Oberkörper freimachen und fordert die Versuchsperson auf, sich auf den Rücken zu legen. Der Kopf wird auf Kissen gelagert (Abb. 2), und die betreffenden Körperteile möglichst entspannt gehalten. Man sieht dann gewöhnlich die Venae jugulares externae am Halsansatz als geschwollene Gefäße. Verfolgt man sie aber aufwärts, so schwindet ihre Schwellung, und zwar hört sie an dem Punkt auf, an dem in den Venen Atmosphärendruck herrscht. Das entspricht bei Normalen einem Punkt am Halse, der in Höhe des Sternums oder etwas höher oder tiefer liegt.

Man muß sicher sein, daß die Venenschwellung tatsächlich an der beobachteten Stelle der Vena jugularis aufhört und daß die Vene in ihrem oberen Teil nicht bloß tiefer verläuft. Um das festzustellen, drücke man etwas weiter unten mit einem Finger leicht auf die Vene. Sie wird sich dann sofort in ihrer ganzen Länge

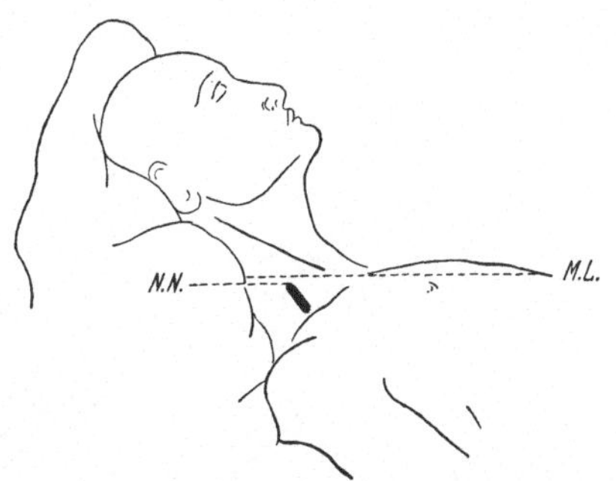

Abb. 2. Normaler, auf dem Rücken liegender Mensch; der Kopf ist durch Kissen gestützt. Das Nullniveau (N. N.), das durch den obersten Punkt der Schwellung der Vena jugularis externa gekennzeichnet ist, liegt etwas unterhalb der Manubriumlinie (M. L.).

füllen, und ihr gesamter oberflächlicher Verlauf wird sichtbar. Die normale Venenschwellung reicht etwa bis zum Drittel des Venenverlaufes am Unterkiefer hinauf. Sie kann sich je nach dem Winkel zwischen Hals und Körper mehr oder weniger hoch hinauf erstrecken. Man hebe das Fußende des Lagers, und der Blutspiegel am Halse wird höher hinauf steigen. Man hebe den Kopf vom Lager hoch, oder durch weitere Kissen die Schultern und den Kopf, und die Füllungshöhe der Halsvenen wird abnehmen. Bei diesen Bewegungen hat man sich die Oberfläche des Venensees als Flüssigkeitsfläche in einer langen Wasserwanne vorzustellen, die einmal am einen und einmal am anderen Ende gehoben wird. Man beobachte diesen Anstieg und Abfall, um dadurch die Oberfläche festzustellen und um ihr allgemeines Niveau zu erkennen (Abb. 3).

Das venöse Nullniveau steigt bei Stauung verschieden hoch an. Ist der Venendruck etwas erhöht, so sieht man die Venensäule am Hals des auf dem Rücken liegenden Kranken bis etwa zur Mitte des Sternocleidomastoideus stehen oder darüber hinaus; sie reicht dann auf beiden Seiten des Halses deutlich über Sternumhöhe. Ist der Venendruck höher, so sind die Venen bis zum Unterkiefer geschwollen. Man merke sich besonders, daß es nicht darauf ankommt, welcher anatomische Punkt am Halse erreicht wird, sondern nur auf seine vertikale Höhe über dem Sternum, da der erstere durch den Winkel zwischen Hals und Körper beeinflußt wird.

Ist der Druck noch höher, so bleiben die Venen, auch wenn man den Kopf oder die Schultern vom Bett hochhebt, im Verlauf des ganzen Halses angeschwollen. Die Druckhöhe ändert sich dabei nicht. Sie entspricht der vertikalen Höhe über dem Sternum, bis zu der die Schwellung der Venen reicht, oder der Höhe, bis zu der die Venen gebracht werden können, ohne zu kollabieren. Die Halsvenen sind bei einem normalen, unbekleideten, ungezwungen unter gewöhnlichen Bedingungen

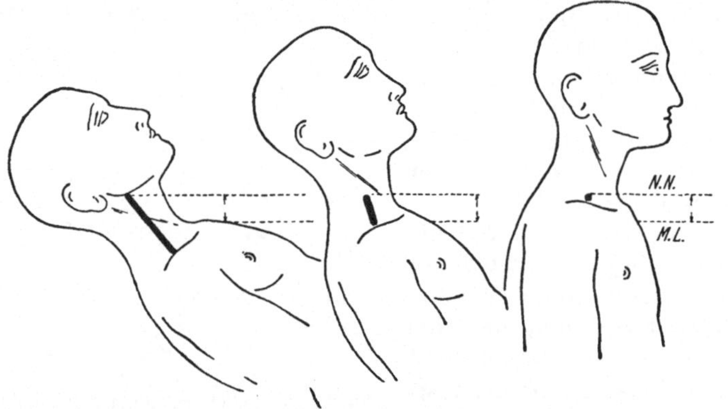

Abb. 3. Die Zeichnung zeigt einen um etwa 8 cm Wasser erhöhten Venendruck. Bei aufrechter Körperhaltung kann das Nullniveau gerade etwas über dem Schlüsselbein liegen; je mehr man den Betreffenden in eine geneigte Körperstellung bringt, um so höher steigt das Nullniveau am Halse, bis es den Unterkieferwinkel erreicht. Sein vertikaler Abstand über dem Brustbein ändert sich nicht viel.

aufrecht stehenden Menschen niemals gefüllt. Bei stärkerer Stauung laufen sie wie Stricke am Halse entlang.

Eine nur einseitige Venenschwellung deutet auf ein lokales Hindernis im unmittelbaren Abflußgebiet dieser Venen hin; sie ist für unsere gegenwärtige Fragestellung bedeutungslos und läßt sich oft durch eine kleine Drehung des Halses beheben. Nur die Vene mit dem niedrigsten Druck kann man zur Bestimmung des allgemeinen Venendruckes benutzen.

Da aber viele Kranke keine großen, oberflächlichen, deutlich vom Halse sich abhebenden Venen haben, reicht das hier beschriebene, am Krankenbett durchführbare Verfahren der Bestimmung der Höhe des venösen Kollapses nicht ganz aus. Solche Fälle kommen häufig vor. Bei ihnen kann man oft durch genaue Beobachtung des Venenpulses und seines Verhaltens die gewünschte Auskunft erhalten.

Der Venenpuls, ein Indikator für die Höhe des Venendruckes. Bisher haben wir das venöse Reservoir so behandelt, als ändere sich sein Nullpunkt nicht. Tatsächlich ist das selten der Fall. Das Niveau schwankt fast immer ein wenig mit dem Herzschlag, und diese Schwankungen können uns bei der Bestimmung des Füllungsniveaus der Venen oft sehr helfen. Der Venenpuls, den wir am Halsansatz beobachten, ist eine normale Erscheinung. Er wird durch abwechselndes Sichausdehnen und Kollabieren der betreffenden Venen verursacht. Diese Dehnung und der Kollaps können mit Recht als Folge des An- und Abstieges des Blutspiegels im Venenreservoir gedeutet werden. Der Venenpuls hat zwar seine größte Amplitude unmittelbar am Niveau des allgemeinen venösen Kollapses, er kommt jedoch auch in weiter abwärts gelegenen Zonen vor. Venen, die unter starker Spannung gefüllt sind, pulsieren nicht merklich. Ebensowenig pulsieren leere Venen. Daraus folgt, daß pulsierende Venen gefüllt sind und daß der höchst gelegene Punkt kräftiger Pulsation die Höhe der Füllung anzeigt. Man benutzt dieses Erkennungszeichen — wie oben bemerkt —, wenn man den eigentlichen Punkt, bis zu dem die Venen gefüllt sind, nicht direkt beobachten kann. Deshalb ist es zweifellos außerordentlich wichtig, daß man die venöse Pulsation, falls sie zu sehen ist, als solche zu erkennen vermag. Es erfordert aber ein sorgfältiges Studium, hierin Sicherheit zu erlangen.

Bei Kreislaufgesunden, die auf dem Rücken liegen, ist eine venöse Pulsation am Halsansatz sichtbar. Oft und besonders bei jungen Leuten stellt sie eine Bewegung mit großer Amplitude dar. Diese Pulsation ist fraglos venös, wenn man sie an einer so oberflächlichen Vene, wie an der Vena jugularis sieht. An oberflächlichen Venen kann man die Beziehung

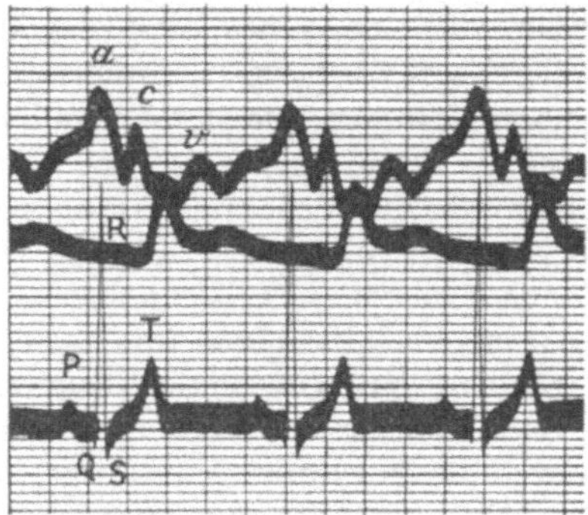

Abb. 4. Venen(Jugularis-)pulskurve, Radialispulskurve und Elektrokardiogramm eines normalen Menschen. Die vertikalen Linien in dieser und in ähnlichen Abbildungen stellen $^1/_5$ Sekunden dar, und jede vertikale Linie schneidet die drei Kurven genau zum gleichen Zeitpunkt. Die horizontalen Linien dieser und ähnlichen Abbildungen markieren $^1/_{10}$ Millivolt. Die Kurve des Jugularvenenpulses setzt sich aus a-, c- und v-Wellen zusammen. Die c-Welle erfolgt ungefähr $^1/_{10}$ Sekunde vor dem Anstieg des Radialispulses; sie tritt absolut gleichzeitig mit dem Carotispuls auf und bezeichnet in der Venenpulskurve den Beginn der Kammersystole. Die a-Welle liegt in der Präsystole und rührt von der Vorhofkontraktion her. Der Gipfel v bezeichnet das Ende der Kammersystole und tritt gegenüber dem tiefsten Punkt der dikroten Welle der arteriellen Kurve auf. Im Elektrokardiogramm bezeichnet P die Systole des Vorhofs und Q, R, S und T die Systole der Kammer. Die auf mechanischem Wege aufgezeichneten Kurven der Vorhof- und Kammertätigkeit sind gegenüber dem Elektrokardiogramm um etwa $^1/_{10}$ Sekunde oder mehr verzögert. Diese Verzögerung rührt hauptsächlich von dem Zeitverlust her, der bei der Übertragung der Wellen vom Herzen zum Hals oder zum Handgelenk entsteht.

zwischen Pulsation und Höhe des venösen Kollapses untersuchen. Am höchsten Punkt der Füllung pulsieren die Venen stark. Die Pulsationsbewegungen selbst sind komplizierter Natur und von wellenförmigem Charakter (wie in Abb. 4). Das Niveau, an dem die Pulsation der Vene zu sehen ist, ändert sich, wie man sieht, mit der Atmung. Es wandert mit jeder Einatmung, weil dadurch der Venendruck niedriger wird, näher zum Herzen hin. In den unteren Halspartien gibt es aber auch eine diffus verbreitete venöse Pulsation. Sie besteht entlang der Linie

der Carotiden und der Subclaviae. Sie geht hauptsächlich aus von den
Venae jugulares internae, den Venae subclaviae und von den großen,
oberflächlichen Ästen der letzteren im subklavischen Dreieck (untere
Hälfte des hinteren Dreiecks). Der Nachweis der Pulsation in diesen
tieferen Venen ist wichtig, und man muß ihn üben. Der größte Teil der
Pulsationen am Halse entsteht in diesen tiefer gelegenen Partien. Da
man nicht sehen kann, ob sie von Venen ausgehen, muß man die Tatsache, daß sie venös sind, an ihren Eigenschaften erkennen: ihrer
wellenförmigen Gestalt, ihrer eigentümlichen Weichheit, ihrem häufig
großen Volumen und der Veränderlichkeit ihres Sitzes mit der Körperhaltung. Wenn eine aufrechte Körperhaltung eingenommen wird, verschwindet die Venenpulsation, weil die Halsvenen dann vollkommen
kollabieren. Wenn der Kopf gesenkt wird, oder wenn man auf den
Bauch drückt, rückt sie höher am Hals hinauf. Sie reicht bei jungen
Menschen relativ hoch am Halse hinauf. Das ist im allgemeinen das
Verhalten der venösen Pulsationen bei Menschen ohne Stauung.

Bei Menschen mit Stauung sind diese Zeichen verändert. Das Feld,
in dem die Pulsation sichtbar ist, liegt in einer höheren Zone des Halses.
Die stärkste Pulsation kommt von der tiefliegenden Vena jugularis
interna. Sie erstreckt sich häufig bis zum Unterkiefer und bewegt das
Ohrläppchen, auch wenn man den Kopf des Kranken oder seine
Schultern durch Kissen stützt. Sie ist oft mehr langsam wallend und
auf ihrer Höhe etwas verharrend, als rein wellenförmig. Liegt eine
starke Stauung vor, so sind die Venen oft zu stark gespannt, um pulsieren zu können, selbst wenn der Kopf des Kranken durch Kissen
hoch gelagert ist. Bringt man den Kranken in eine noch aufrechtere
Haltung, so sinkt das Niveau des Nulldruckes in den Halsbezirk zurück,
und es treten, dem Abebben der Flut entsprechend, unterhalb des Unter-
kiefers reichliche Pulsationen auf. Bei diesen Kranken kann man sehen,
daß die venösen Pulsationen im Stehen bis zum Hals, oder im Liegen
bis zum Ober- und Unterarm reichen. Wenn Venen, die oberhalb der
Manubriumlinie liegen, stark pulsieren, bedeutet das immer, daß sie
übervoll sind. Je höher der Spiegel der Pulsation, desto größer ist die
Überfüllung. Nicht die venöse Pulsation selbst ist abnorm, nur in der
Höhe des Niveaus, bis zu dem sie reicht, liegt die Abnormität. Die
Untersuchung muß kritisch durchgeführt werden; bei vielen kreislaufgesunden Menschen tritt, wenn sie sich im Sitzen vorbeugen, eine deut-
liche Pulsation in den Jugularvenen auf, weil dann der durch diese
Haltung im Bauch erzeugte Druck Blut in den Hals drängt.

Eine venöse Pulsation wird sehr oft fälschlich für eine arterielle
gehalten, besonders von denen, die sich vorstellen, daß die Unterscheidung
immer einfach ist. Das ist oft ein schwerwiegender Fehler. Es ist noch
nicht allgemein bekannt, daß die venöse Pulsation die viel häufigere
ist, daß sie gewöhnlich eine größere Amplitude besitzt und öfter das
Ohrläppchen mitbewegt. Eine Pulsation, die am stärksten im subklavischen Dreieck ist, ist fast immer venös; eine Pulsation, die am
stärksten in den Carotidendreiecken ist, ist es oft. Eine arterielle Pulsation ist gewöhnlich am stärksten im Carotidendreieck; sie nimmt an

Stärke zu, wenn eine aufrechte Haltung eingenommen wird. Die entsprechende venöse Pulsation nimmt dagegen ab oder verschwindet, wenn die gleiche Prüfung vorgenommen wird. Eine sichtbare arterielle Pulsation ist immer fühlbar; sie klopft scharf gegen den Finger an und läßt einen auf seiner Höhe etwas verharrenden Anstoß fühlen. Die venöse Pulsation ist selten deutlich tastbar, man kann sie nur gelegentlich fühlen; den palpierenden Finger lege man dabei so leicht wie möglich auf. Verliert die venöse Pulsation ihren wellenförmigen Charakter, wozu sie im Verlauf der Stauung neigt, so halten die einzelnen Phasen der Pulsation etwas länger an, und in manchen Fällen wird sie dann deutlich fühlbar. Die Unterscheidung zwischen dieser und einer arteriellen Pulsation ist dann nicht immer leicht. In solchen Fällen aber sind die übrigen Zeichen der Venenstauung immer deutlich vorhanden.

Andere Zeichen von Stauung. *Leber.* Den frühesten Hinweis auf das Bestehen einer Leberstauung erhält man gewöhnlich durch Perkussion. Ich empfehle, in der Mittellinie zu perkutieren und mäßige Intensität beim Klopfen anzuwenden. Normalerweise findet man dabei Bauchschall bis zum Zwerchfell. Der schmale Leberrand, der unter dem Rippenbogen vorragt, verändert den Perkussionsschall kaum, es sei denn, daß der Leberrand tief herabreicht oder daß man leise perkutiert. Bei Stauung ist die Vergrößerung gleichmäßig. Der feste, glatte Leberrand ist gewöhnlich in irgendeiner Ebene zwischen dem Rippenbogen und dem Nabel oder tiefer fühlbar; gelingt die Palpation nicht, so liegt das meist daran, daß man mit der Palpation zu weit oben begonnen hat. Ist eine starke Vergrößerung vorhanden, dann erscheint das Abdomen zwischen Schwertfortsatz und Nabel gewöhnlich konvex, und die Leber pulsiert weich wie die Venen. Eine Pulsation ist fast immer vorhanden, sie ist jedoch nicht immer leicht festzustellen; sie ist eher interessant als wichtig. Oft findet man eine Druckempfindlichkeit der Bauchwand über der vergrößerten Leber. Gleichzeitig können Bauchmuskelspannung und Schmerzhaftigkeit vorhanden sein. Bei sehr schwerer Stauung wird die Haut ikterisch, mit Ausnahme der Stellen, an denen Ödeme bestehen; hier zeigt sie keine Verfärbung infolge der Verdünnung des Gallenpigmentes, das weniger leicht durch die Capillarwand dringt als die Flüssigkeit.

Nieren. Die täglich ausgeschiedene Urinmenge beträgt in der Norm 1000—1500 ccm; sie hängt weitgehend von der Tätigkeit der Haut und von der aufgenommenen Flüssigkeitsmenge ab. Nierenstauung macht einen spärlichen und konzentrierten Urin, aus dem Phosphate und Urate ausfallen. Er kann Spuren von Eiweiß, einige hyaline Zylinder und rote Blutkörperchen enthalten.

Lungen. Stauung und Ödem der Lungen zeigen sich zuerst an feuchten Rasselgeräuschen über der Lungenbasis bei tiefer Einatmung, später an einer Abschwächung des Atemgeräusches, klingenden Rasselgeräuschen und einer Dämpfung des Perkussionsschalles. Diese Zeichen gehen einher mit Husten und klebrigem, manchmal blutig gefärbtem Auswurf. Ausführlicher, als in diesem Zusammenhang erforderlich ist, folgt die Beschreibung der passiven Lungenstauung und des Lungenödems sowie der Art, wie es hierdurch zu Atemnot kommt, auf Seite 148 ff.

Cyanose und Ödeme findet man, obwohl sie häufig Begleiterscheinungen venöser Stauung sind, auch bei vielen anderen Zustandsbildern. Die Cyanose kann zwar ein führendes Zeichen sein, das zur Diagnose hinleitet, aber keines der beiden Zeichen kann man mit Sicherheit als Beweis für das Bestehen einer venösen Stauung ansehen. Im einzelnen wird auf diese Erscheinungen zweckmäßiger etwas später eingegangen (siehe S. 16 und 31).

Unterernährung ist eine gewöhnliche Begleiterscheinung langdauernder Venenstauung. Oft weisen Gesicht, Arme und Brust deutliche Anzeichen von Abmagerung auf, obwohl das Gesamtgewicht infolge der Ansammlung von Flüssigkeit in den Gewebsspalten zugenommen hat.

Delirien sind nicht selten in den Endstadien. Doch sinken die Kranken häufiger allmählich in einen Zustand immer tiefer werdender Bewußtlosigkeit und sterben im Koma.

Diagnose der Stauung. Wechselbeziehung der Zeichen. Sind die voll ausgebildeten Zeichen von Herzinsuffizienz mit Stauung vorhanden, dann bedarf es weder einer genauen Untersuchung, noch eines großen Unterscheidungsvermögens, um sie zu erkennen. Bei der beginnenden Stauung ist die Diagnose schwieriger und schließlich viel bedeutungsvoller. Die endgültige Diagnose, sowohl der beginnenden wie auch der voll ausgebildeten Stauung, soll man fast ausschließlich aus dem Beweismaterial stellen, das Atmung, Venen und Leber liefern. Aus diesem Grunde habe ich die damit verknüpften Erscheinungen so stark betont. Die Erfahrung lehrt, daß es unsicher ist, sich auf ein einziges Zeichen allein zu verlassen. Man vergleiche ein Zeichen mit dem anderen, und die Sicherheit in der richtigen Beurteilung des Krankheitszustandes nimmt in dem Maße zu, wie sich diese einzelnen Zeichen zueinander fügen und zu einem harmonischen Bilde vereinigen. Wir sehen deshalb sofort nach der Leber, wenn wir unzweifelhafte Zeichen von Halsvenenstauung finden. Ist die Leber vergrößert, so sind wir überzeugt, daß die Stauung allgemein ist und sich nicht nur auf das Gebiet der oberen Hohlvene beschränkt.

Im großen und ganzen entsprechen die verschiedenen Grade der Lebervergrößerung auch zeitlich genau denen der Venenstauung. Die Leber ist für gewöhnlich nicht vergrößert, bevor man ein Ansteigen des Venendruckes feststellen kann, und die Venen schwellen nicht an, ohne dass nicht gleichzeitig auch der Leberrand merklich herabrückt. Bei der Frühdiagnose der Stauung handelt es sich daher darum, daß man in bezug auf diese beiden Zeichen genau untersucht und sie zueinander in Beziehung setzt. Eine weitere wichtige Korrelation ist folgende: ausnahmslos leiden Kranke mit allgemeiner Venenstauung bei flachem ruhigen Liegen oder nach geringer Anstrengung an Atemnot. Besteht starker Verdacht auf eine beginnende venöse Stauung, kann man sie aber nicht ganz sicher diagnostizieren, dann trägt das Vorhandensein einer derartigen Atemnot stark dazu bei, die Diagnose zu vervollständigen. Glaubt man andererseits bei einem Kranken auf Grund der Untersuchung deutliche Zeichen beginnender allgemeiner venöser Stauung festgestellt zu haben, und es stellt sich heraus, daß auf geringe oder mäßige Anstrengung hin keine Atemnot auftritt, dann muß man die zuerst gefundenen Untersuchungsergebnisse nachprüfen, denn sie sind unrichtig. Überdies besteht innerhalb enger Grenzen eine klare, konstante Beziehung zwischen dem Grad der Atemnot und dem Venendruck; daraus geht eindeutig hervor, daß, sobald man bei einem Kranken keine venöse Stauung, aber trotzdem deutliche Atemnot bei Bettruhe festgestellt hat, diese Atemnot nicht primär kardialen Ursprungs ist. Die richtige Verwertung dieses Wissens schützt vor einer Anzahl schwerer diagnostischer Irrtümer. Es sei wiederholt, daß sich ein volles Verständnis der Herzinsuffizienz nur erwerben läßt, indem man die Art und Weise studiert, wie ihre Symptome und Zeichen miteinander verknüpft sind. Die subjektiven und objektiven Krankheitserscheinungen sind Teilbestandteile eines einzigen Vorgangs und hängen von der gleichen fundamentalen Ursache, nämlich der verminderten Arbeitsfähigkeit des Herzens ab.

Die Differentialdiagnose der Lebervergrößerung durch Stauung oder durch andere Ursachen beruht hauptsächlich auf der Untersuchung der Venen. Mit der Differentialdiagnose der akuten Venenstauung beschäftigen wir uns später (siehe S. 66).

Widersprüche. Besteht kein Zweifel darüber, daß die Halsvenen beiderseits gestaut sind, und besteht ferner kein Zweifel, daß die Leber nicht vergrößert ist, dann muß man an ein Hindernis in der Vena cava superior denken. Die Diagnose stützt sich darauf, daß man anastomosierende Venen findet und daß es nicht gelingt, die Halsvenen zum Pulsieren zu bringen. Ein anderer Grund für das gleiche widerspruchsvolle Verhalten ist eine atrophische Lebercirrhose bei einem Kranken mit Stauung; zur Sicherung der Diagnose muß man dann den Grad der Leberverhärtung und vielleicht die Unregelmäßigkeit des Leberrandes heranziehen. Ein dritter Grund für diesen Widerspruch ist ein starker Gefäßreichtum der Schilddrüse (siehe S. 235).

Es gibt auch den umgekehrten Fall: Eine Leberstauung hat lange Zeit bestanden, hat die venösen Lumina im Lebergewebe dauernd erweitert, und die Lebersubstanz ist mehr oder weniger bindegewebig verändert. In solchen Fällen kann die Leber, auch wenn die Zeichen des erhöhten Venendrucks sich erheblich verringern, nicht stark oder im gleichen Verhältnis an Größe abnehmen. Das ist ein Widerspruch, der sich durch die Kenntnis der Vorgeschichte oder des Krankheitsverlaufes aufklärt.

Das kardiale Ödem.

Faktoren beim Zustandekommen von Wassersucht.

Die Ursache der kardialen Wassersucht ist eine vermehrte Transsudation von Flüssigkeit aus den kleinsten Blutgefäßen in die umgebenden Gewebsspalten. Die wichtigste Rolle beim Entstehen dieser Transsudation spielt die Druckerhöhung in den kleinen Gefäßen. Läßt man bei einem gesunden Menschen auf die Venen einer horizontal gehaltenen Extremität einen Druck von 30 mm Hg (41 cm Wasser) wirken, so entwickelt sich innerhalb weniger Stunden in der Extremität ein deutliches Ödem. Läßt ein gesunder Mensch im Stehen ein Bein ganz ruhig und entspannt herabhängen, so entwickelt sich in den kleinen Fußgefäßen ein beträchtlicher hydrostatischer Druck, und der Fuß schwillt innerhalb weniger Stunden deutlich ödematös an. Dasselbe tritt im Fuß eines sitzenden Menschen ein, vorausgesetzt, daß das Bein ruhig gehalten wird, doch dauert es dann länger. Der Grund, warum die Füße kreislaufgesunder Menschen beim Stehen oder beim Sitzen nicht ödematös werden, liegt darin, daß die Muskeln der Beine nie lange in Ruhe bleiben, sondern eine pumpende Wirkung auf Venen und Lymphgefäße ausüben. Diese Pumpwirkung erniedrigt den mittleren Druck in den Venen stark und fördert die Entleerung von Flüssigkeit aus den Gewebsspalten. Es ist wichtig, sich zu vergegenwärtigen, daß gelegentlich ein gewisser Grad von Fußödem fast physiologisch ist, und daß das normale Gleichgewicht des Flüssigkeitsaustausches in den Gewebsspalten sehr leicht gestört wird. In Fällen von Herzinsuffizienz tritt in der Regel zunehmende Wassersucht auf, wenn der allgemeine Venendruck 10—15 cm (Wasser) über die Norm ansteigt und sich auf dieser Höhe hält.

Einen weiteren Faktor, dessen Einfluß auf die Geschwindigkeit der Ödembildung beim Menschen erwiesen ist, stellt die Temperatur dar. Je höher die Temperatur des betreffenden Körperteiles ist, desto schneller tritt die Transsudation auf. Ein klinisches Beispiel dafür ist die rasche Entwicklung von Beinödemen bei Kranken, die am offenen Kaminfeuer sitzen.

Erkennung der Ödeme.

Bei kardialer Wassersucht sammelt sich ein großer Teil der Flüssigkeit im Unterhautzellgewebe an, wo sie leicht festzustellen ist. Das Unterhautzellgewebe schwillt an, die darüberliegende Haut wird gedehnt und infolgedessen blaß und durchscheinend. Ist die Dehnung sehr stark, so entwickeln sich „Lineae atrophicae" (Striae). Oft ist das Ödem mit Druckempfindlichkeit verbunden, die nach dem Schwinden des Ödems die anderen Zeichen überdauern kann. Zur Feststellung beginnender Wassersucht des Unterhautzellgewebes drückt man gewöhnlich mit dem Finger die betreffende Stelle ein. Die überschüssige Gewebsflüssigkeit wird dadurch verlagert, und die Haut wird eingedellt, wie wenn man feuchten Lehm mit dem Finger eindrückt. Ein leichtes Ödem, das sonst übersehen wird, weist man durch kräftigen Druck mit dem Finger nach, den man 5 Sekunden lang anhält. Die Eindellbarkeit der Haut ist, selbst auf diese Weise festgestellt, kein sehr frühzeitig vorhandenes Zeichen für eine Zunahme der Gewebsflüssigkeit. Es ist erwiesen, daß das Volumen einer Gliedmaße durch die Ansammlung von Gewebsflüssigkeit um ein Zehntel vermehrt sein muß, bis die Eindellbarkeit der Haut deutlich erkennbar ist. Entwickelt sich bei Kranken Wassersucht, so nehmen sie schon einige Tage an Gewicht zu, ehe sich eine Eindellbarkeit feststellen läßt. Verlieren sie ihre Wassersucht, so nehmen sie noch einige Tage nach dem Verschwinden der letzten Zeichen von Eindrückbarkeit an Gewicht ab. Eine lange bestehende Wassersucht erkennt man sofort an der relativen Härte der Gewebe und daran, daß man die Haut nicht in Falten abheben kann. Die Ausdehnung der Wassersucht kann man leicht durch einfache Palpation feststellen.

Örtliche Verteilung.

Das kardiale Ödem ist eine Form von Wassersucht, die in ihrer Verteilung im wesentlichen hydrostatischen Gesetzen folgt. Bei Kranken, die meistens stehen oder sitzen, sind die Füße derjenige Körperteil, der zuerst und am stärksten anschwillt. Bei diesen Kranken beobachtet man zuerst Ödeme am Fußrücken und am Fußgelenk. Die Verteilung kann jedoch durch die Art des Schuhwerkes verändert sein. Kranke mit beginnender Wassersucht, die außer Bett sind und umhergehen, finden oft, daß das Ödem einen Wulst über den oberen Partien der Schuhe oder Stiefel bildet; ziehen sie die Stiefel aus, so schwellen die Füße an und die Schuhe lassen sich dann schwer wieder anziehen. Bei im Bett liegenden Kranken findet man die Eindellbarkeit hinter den Knöcheln. Bei Leuten, die meistens sitzen, kommt es zu einer allmählich zunehmenden Ausbreitung der Ödeme über die unteren Gliedmaßen vom Fuß bis zum Oberschenkel, den Genitalien und dem Rumpfe. Bei bettlägerigen Kranken kann nach der Schwellung der Knöchelgegend zunächst die Genital- oder Sakralgegend Veränderungen zeigen. Diese Verschiedenheiten hängen von der Höhe ab, in der die einzelnen befallenen Teile liegen. Sinkt das Gesäß tief ins Bett, so treten sakrale Ödeme früher und stärker sichtbar auf. Die Stellen, auf denen der Kranke aufliegt, zeigen ein geringeres Ödem, da die Flüssigkeit durch den Druck verdrängt wird. Sind Kranke durch mehrere Kissen gestützt, und sind die Ödeme bis zum Stamm fortgeschritten, so sieht man gewöhnlich zwischen den Eindrucksflächen zweier Kissen einen Ödemwulst quer über den Rücken laufen. Ödeme am Rumpf, die über den Nabel hinaufreichen, sind verhältnismäßig selten. Bei reinen Herzfällen treten sie nur in sehr vorgeschrittenen Stadien der Herzinsuffizienz auf. Ebenso sieht man selten Ödeme an den Händen, es sei denn, der Kranke hätte sie außergewöhnlich lange herabhängen lassen, oder gelegentlich, wenn eine Thrombose in den Hauptvenen einer Extremität auftritt. Im letzteren Falle ist das Ödem einseitig. Gesichtsödeme oder Ödeme der Schädelhaut sind gewöhnlich nicht kardial, sondern renal bedingt.

Von verschiedenen Gesichtspunkten aus ist es wichtig, sich ein klares Bild von den Einflüssen zu machen, die auf die Verteilung kardialer Ödeme wirken. Ödeme können durch Lageveränderung des Kranken nicht vermindert, aber anders verteilt werden. Wird ein Kranker mit geringer Wassersucht der Füße flach ins Bett gelegt, so verschwindet das Ödem oft innerhalb von 1 oder 2 Tagen, weil sich die überschüssige Flüssigkeit in den Gewebsspalten der Beine nach höher gelegenen Gewebsspalten des Körpers verlagert. Läßt man als Vorbereitung zur Drainage den Kranken seine Beine herabhängen, so wirken dadurch diese Gliedmaßen oft zeitweise als Behälter zur Ansammlung von Flüssigkeit, die sich andernfalls im Pleurasack anhäufen würde.

Differentialdiagnose.

Wassersucht kardialen Ursprungs erkennt man an ihrer hydrostatischen Verteilung, sowie daran, daß sie mit einer Erhöhung des allgemeinen Venendruckes verknüpft ist. Beurteilt man unter sorgfältiger Anwendung der im vorigen Kapitel beschriebenen Verfahren den Venendruck als normal, so kann man sicher behaupten, daß eine Wassersucht in den Beinen nicht die Folge einer Herzschwäche ist. Diese sehr wertvolle Regel wird nur in solchen Fällen kardialer Wassersucht durchbrochen, in denen infolge eines ungewöhnlich raschen Abfalls des Venendruckes, etwa durch einen Aderlaß, das Verschwinden der Ödeme merklich nachhinkt. Wassersucht vom hydrostatischen Typ ist eine sehr häufige Erscheinung; sie wird seltener durch Herzinsuffizienz als durch andere Vorgänge hervorgerufen. Sie kann in seltenen Fällen von verschiedenen Formen lokaler Abflußbehinderung in der Vena cava inferior oder ihren Ästen herrühren, etwa von einer Thrombose oder dem Druck eines Tumors oder einer Flüssigkeitsansammlung im Bauch. Häufig kommt sie bei varicösen Venenveränderungen vor. Äußerst wichtig in diagnostischer Hinsicht ist die Tatsache, daß Wassersucht bei schweren, viel stehenden oder sitzenden, sonst gesunden Menschen mittleren oder höheren Alters eine sehr gewöhnliche Erscheinung ist. Diese Leute werden oft irrtümlicherweise als schwer krank angesehen, und ihnen und ihren Freunden wird infolgedessen viel unnötige Angst gemacht. Hydrostatische Wassersucht findet man oft als eine Späterscheinung bei Krankheiten, die zu großen Gewichtsverlusten führen. Die Unterscheidung zwischen diesen Formen und der kardialen Wassersucht gründet sich gewöhnlich darauf, eine Erhöhung des allgemeinen Venendruckes durch genaue Untersuchung der venösen Äste der oberen Hohlvene auszuschließen.

Exsudate in serösen Höhlen.

Bei den meisten Fällen mit deutlicher Herzwassersucht sammelt sich in den Peritoneal- und Pleurahöhlen Flüssigkeit in kleinen Mengen an; nicht selten findet man auch große Flüssigkeitsansammlungen an einer dieser Stellen oder an beiden. Gelegentlich beherrscht ein Ascites das Bild und erscheint lange, bevor in den Beinen Wassersucht zu sehen ist. Diese Erscheinung findet sich fast ausnahmslos bei jungen Leuten mit chronisch-rheumatischen Herzerkrankungen. Sie ist dann meist mit Mitralstenose und Mediastinoperikarditis, sowie mit lange bestehender Leberstauung und Perihepatitis verbunden.

Herzinsuffizienz mit Stauung (Ursache, Prognose und Behandlung).

Ursache der Herzinsuffizienz.

Eine kurze kritische Betrachtung der Ursache der Herzinsuffizienz an dieser Stelle soll einen ersten allgemeinen Überblick ermöglichen und das Verständnis für vieles, was über diesen Gegenstand in späteren Kapiteln gesagt wird, erleichtern.

Wenn man früher die Entstehungsursachen der Herzinsuffizienz betrachtet hat, legte man immer den mechanischen Faktoren zu starke Bedeutung bei. Kann das Herz seinen Inhalt nicht in ausreichender Weise auswerfen, so liegt das daran, daß seine Kontraktion nicht kräftig genug ist, um den Widerstand, gegen den es sich zu entleeren hat, zu überwinden; darin liegt die Ursache seines Versagens. Offensichtlich kann die Insuffizienz aus zwei verschiedenen Gründen eintreten, nämlich infolge Schwäche der Herzkontraktion oder infolge erhöhten Widerstandes gegen die Entleerung, oder sie kann durch eine Kombination dieser beiden Ursachen entstehen.

Es ist klar, daß durch vollständigen Verschluß eines der Orifizien an sich Herzinsuffizienz verursacht werden kann; doch ist ein auch nur annähernd vollständiger Verschluß klinisch selten. Eine Vermehrung des Widerstandes im *linken* Ventrikel tritt infolge Erhöhung des Blutdruckes ein, wie z. B. bei essentieller Hypertonie, und im Verlaufe von körperlicher Anstrengung, oder falls eine Aortenstenose vorliegt. Eine Vermehrung des Widerstandes in der *rechten* Kammer entsteht durch Pulmonal- und Mitralstenose und durch Lungenemphysem. Das Schlagvolumen der Ventrikel wird durch bestimmte Formen perikardialer Verwachsungen beeinträchtigt. Auf die Frage, inwieweit diese erhöhte Belastung das Herz seiner Reserven beraubt, soll hier nicht eingegangen werden. Sie wird ausführlicher bei der Besprechung der Klappenfehler (siehe S. 128) und an anderen Stellen behandelt werden. Hier genügt die Feststellung, daß man heutzutage weiß, daß die Reserven sehr groß und schwer zu erschöpfen sind. Die Annahme, daß das alleinige Vorhandensein eines der obengenannten abnormen Widerstände Herzinsuffizienz bewirken kann, ist nicht hinreichend begründet, es sei denn, dieser Widerstand ist ganz außergewöhnlich groß.

Mit zunehmenden Kenntnissen über die Herzinsuffizienz hat die Bedeutung des Zustandes des Herzmuskels stärkere Betonung erfahren. Denn es ist ganz klar, daß der Muskel so geschädigt sein kann, daß das Herz bereits zu einer Zeit versagt, wo die von ihm zu bewältigende

Belastung nicht größer, sondern sogar geringer als gewöhnlich ist. Ein einfaches Beispiel dafür ist das Entstehen von Herzinsuffizienz mit Stauung bei einem ruhenden Kranken, hervorgerufen durch das Absterben eines größeren Teiles der Kammerwand infolge von Thrombose einer Coronararterie. Ein anderes Beispiel ist die perniziöse Anämie, die zu einer so weitgehenden Unterernährung des ganzen Herzmuskels führen kann, daß es dadurch zur Herzinsuffizienz kommt. Die akuten Infektionskrankheiten liefern Beispiele dafür, daß allein durch die Vergiftung des Muskels eine akute Herzinsuffizienz verursacht werden kann.

Bei allen Arten von Asphyxie vergrößert sich das Herz, und das Blut staut sich mehr und mehr in den Venen, bis schließlich kein Blut mehr ausgeworfen wird. Hier handelt es sich um ein akutes Versagen des Herzens, das direkt oder indirekt durch Sauerstoffverarmung hervorgerufen ist; daneben kann die Vermehrung des Widerstandes gegen die auszuwerfende Blutmenge zeitweise eine untergeordnete Rolle spielen. Bei subakuter bakterieller Endokarditis [*Endokarditis lenta* der deutschen Autoren] (siehe S. 168) und bei Hyperthyreoidismus (siehe S. 235) wird die Herzinsuffizienz hauptsächlich durch Veränderungen im Muskel ausgelöst, doch tragen auch Klappenerkrankungen und Erhöhungen des Schlagvolumens dazu bei. Ein weiterer, häufig vorkommender Fall, der zweifellos hierhergehört, ist das Auftreten von Herzinsuffizienz mit Stauung im Verlaufe einer rheumatischen Pankarditis (siehe S. 177). Die Tatsache, daß solch eine Stauung auftritt und später wieder vollständig verschwindet, beweist, daß sie bei Fällen mit einem derartigen Verlauf nicht durch dauernde anatomische Veränderungen, wie Mitralstenose oder perikardiale Verwachsungen, veranlaßt sein kann; denn diese bleiben auch nach dem Verschwinden der Stauung zurück.

Durch entsprechende Fragen oder durch Beobachtung kann man feststellen, daß sich bei Kranken im Verlaufe einer Herzbehandlung Herzinsuffizienz mit Stauung häufiger unmittelbar im Anschluß an eine Infektion entwickelt, als infolge zeitweiliger ungewöhnlicher oder unvernünftiger körperlicher Anstrengungen. Die Infektion muß nicht unbedingt rheumatischer oder pneumokokkenartiger Natur sein, sie kann auch in einer fieberhaften Erkältung, Grippe oder Bronchitis bestehen.

Lassen wir Fälle von Herzinsuffizienz mit Stauung prüfend an uns vorüberziehen, so ergeben sich gewöhnlich in jedem Fall triftige Beweise dafür, daß Herzmuskelschwäche ein ausschlaggebender oder sehr stark mitwirkender Faktor ist. Zu den Ursachen, die mit am häufigsten Stauung veranlassen, gehören Anfälle sehr rascher Herztätigkeit, wie paroxysmale Tachykardie oder Vorhofflimmern (siehe S. 64 und S. 73). Es ist sehr wichtig, genau zu verstehen, in welcher Weise eine rasche Herztätigkeit das Herz schädigt. Es geschieht in doppelter Weise: Erstens bewirkt sie, daß die Ventrikel mehr Energie verbrauchen. Bei jedem einzelnen Schlag muß der Ventrikel den Druck in seinem Innern bis auf arteriellen Druck steigern, bevor er wirksame Arbeit zu leisten beginnt. Unter sonst gleichen Verhältnissen steigt dadurch die Energievergeudung proportional mit der Schlagfrequenz an. Zweitens verkürzt die rasche Schlagzahl die Erholungszeit zwischen den einzelnen Schlägen nicht nur absolut, sondern auch relativ. Schlagen die Ventrikel z. B. 60mal in der Minute, so hat die Systole eine Dauer von $^1/_3$, und die Diastole eine solche von $^2/_3$ Sekunden; ist aber die Schlagfrequenz 120 in der Minute, dann dauern die Systolen und Diastolen je $^1/_4$ Sekunde. Die relative Dauer der Diastolen ist also um die Hälfte ihres vorherigen Wertes verkürzt; der Ventrikel hat demnach nur $^3/_4$ seiner vorherigen Gesamtruheperiode. Die Folge davon ist eine Abschwächung der Kontraktion, und diese ihrerseits ist die Hauptursache einer etwaigen unzureichenden Blutförderung.

Für die Behandlung gewisser Formen der Herzinsuffizienz und ganz besonders für ihre Prognose ist es wesentlich, daß man die Vorstellungen, die man sich über ihr Zustandekommen macht, richtig gegeneinander abwägt. Man muß sowohl den Zustand des Ventrikels als auch die Arbeit, die er zu leisten hat, berücksichtigen. Weiß man, daß eine Erhöhung der Belastung vorliegt, so darf man diese nicht automatisch als die alleinige oder hauptsächliche Störung ansehen. Die Tatsache, daß Herzmuskelschwäche oft den einzigen oder hauptsächlichen und wahrscheinlich fast immer einen wichtigen Faktor für das Zustandekommen des Herzversagens darstellt, ist nicht nur eine Ansicht, die akademisches Interesse hat, sondern sie hat großen Einfluß darauf, wie wir uns Herzfällen gegenüber einzustellen und wie wir sie zu versorgen haben. Sie veranlaßt uns, besonderen Nachdruck darauf zu legen, daß diese Kranken gegen alle Arten von Infektion geschützt werden.

Prognose.

Stauung im Venensystem ist eine der allerschwersten Erscheinungen bei Herzkrankheiten. Aber es liegt etwas Wahres, wenn auch nicht vollständig Richtiges in dem Ausspruch, daß kein Kranker im ersten Anfall stirbt. Ob die unmittelbare Prognose schlecht ist, hängt natürlich vom Ausmaß der Stauung ab, und das Vorhandensein von allgemeinem Anasarka, von Flüssigkeitsansammlungen in den Körperhöhlen oder von Stauung oder Ödem in den unteren Lungenabschnitten macht das Krankheitsbild immer sehr ernst. Man kann aber die Prognose oft nicht auf einer so einfachen Regel aufbauen; die Entstehungsweise der Herzinsuffizienz muß besonders genau berücksichtigt werden. Eine Stauung entsteht manchmal verhältnismäßig plötzlich im Anschluß an einen Anfall von akuter Bronchitis oder einen Erkältungsinfekt. In solchen Fällen klingt sie gewöhnlich wieder ab, ohne wesentliche nachteilige Folgen für den Kranken zu hinterlassen. Die Prognose einer Stauung, die im Anschluß an eine Pneumonie oder im Verlauf einer chronisch-rheumatischen Infektion auftritt, ist weniger günstig. Entsteht eine Stauung im Verlaufe einer subakuten infektiösen Endokarditis, so ist sie ein terminales Ereignis, da in diesem Fall die sie verursachende Infektion unheilbar ist. Anämie oder Hyperthyreoidismus können Herzinsuffizienz verursachen; beide brauchen, falls sie schließlich geheilt werden, keine Schwächung des Herzens zu hinterlassen. Herzinsuffizienz kann auf einen Anfall von Coronarthrombose folgen. In diesem Fall ist nicht zu erwarten, daß die vorher vorhandenen Herzreserven sich völlig erholen, wohl aber kann viel verlorener Boden zurückgewonnen werden. In all diesen Fällen haben wir abzuwägen, wie groß die Aussichten sind, daß eine primäre Muskelschwäche verschwindet, wenn ihre Ursache fortfällt.

Stauung kann sich als Folge rascher Kammertätigkeit schon beim Eintreten von Flimmern oder Flattern einstellen oder aber erst dann, wenn die Schlagfolge des Ventrikels als Reaktion auf einen flimmernden Vorhof rasch wird, da die richtige Behandlung versäumt wurde. Fälle dieser Art trifft man häufig; sie sind günstig. Aus der Schwere der Stauung kann man die Kraft des Ventrikels nicht abschätzen, es sei denn, man kennt die genauen Bedingungen, unter denen die Kammern schlagen. Von zwei Fällen, die denselben Grad von Herzinsuffizienz zeigen, ist dasjenige Herz das tüchtigere, das unter ungünstigeren Bedingungen schlägt. Die Wahrscheinlichkeit, den ungünstigen Arbeitsbedingungen oder der erhöhten Arbeitsbelastung abhelfen zu können, macht die Prognose günstiger. Angenommen, ein bestimmter Grad von Herzversagen sei vorhanden, dann verbessert also das Vorliegen von Flimmern mit rascher Ventrikeltätigkeit die Aussichten. Ebenso hat ein Kranker, der in der Zeit des Auftretens von Stauung schwere körperliche Arbeit verrichtet, bessere Aussichten als einer, bei dem sich ein ähnlicher Zustand bei sitzender Beschäftigung zu entwickeln beginnt. Tritt bei einem bereits bettlägerigen Kranken Stauung ohne vorübergehende oder entfernbare Ursache auf, so ist das von übler Vorbedeutung. Aus dem Gesagten ist ersichtlich, daß die unmittelbare Prognose der Herzinsuffizienz mit Stauung vorsichtiger Überlegung bedarf und daß sie berücksichtigen muß, wie die Krankheit vermutlich auf Behandlung ansprechen wird.

Was für eine Rolle eine beginnende oder vorgeschrittene Herzinsuffizienz bei einer allgemeinen Prognose spielt, wenn man versucht, die Lebensdauer zu schätzen, ist an anderen Stellen, besonders im letzten Kapitel dieses Buches zu finden.

Behandlung.

Wir beschreiben zunächst die Behandlung der Stauungsinsuffizienz des Herzens, ohne die der Muskelschwäche zugrunde liegende Ursache oder die Belastung, unter der der Muskel steht, zu berücksichtigen. Die meisten Fälle von Herzinsuffizienz mit Stauung sind chronisch, und die Grundsätze und Maßnahmen der Behandlung gelten im großen und ganzen für alle. Es ist zweckmäßig, zuerst ausführlich auf die Fälle mit ziemlich schwerer Stauung und normalem Rhythmus einzugehen, und dann kurz sich den weniger schweren Fällen, die gewöhnlich Vorhofflimmern aufweisen, zuzuwenden. Das wird als Grundlage ausreichen; soweit Abänderungen und Zusätze für besondere Fälle nötig sind, werden sie in anderen Teilen des Buches besprochen.

Anleitungen für die Betreuung von Kranken in Stadien von Herzinsuffizienz, die der Stauung vorausgehen, findet man unter „Nachbehandlung" (siehe S. 29) und später, besonders aber im letzten Kapitel
des Buches.

Schwere Stauung. *Ruhe.* Herzinsuffizienz mit Stauung ist eine der
wenigen Erscheinungen bei Herzkrankheiten, die Bettruhe verlangen,
und zwar gebieterisch verlangen. Während der Behandlung der Stauung
heißt die Losung: „Vor allen Dingen Ruhe"; Ruhe für den Körper, Ruhe
für die Seele, Ruhe für das Herz. Ist eine Herzinsuffizienz so hochgradig, daß schwere Stauung vorliegt, dann ist eine äußerst sachgemäße
Wartung des Kranken durch Tag- und Nachtschwestern erforderlich.
Man muß den Kranken vor jeder Art von Anstrengung schützen.
Er muß ruhig im Bett liegen, darf sich nicht aufrichten, nicht selbst
seine Lage ändern, er darf sich nicht waschen, anziehen und nicht selbständig essen. Er darf etwas umgelagert werden, wenn er sich unbequem
fühlt. Er muß auf das Bettgeschirr und vom Bettgeschirr gehoben
werden. Die Schwester muß deshalb kräftig sein, und sie braucht manchmal Hilfe. Man rate dem Kranken ab, mehr zu sprechen, als zur An-
deutung seiner augenblicklichen Bedürfnisse erforderlich ist, und auch
davon, daß er versucht, der Schwester, die ihn lagert, zu helfen. Diese
Vorsichtsmaßregeln gegen Anstrengung kann man in günstigeren
Fällen entsprechend lockern.

Der Stuhlgang muß durch salinische Abführmittel weich gehalten
werden, damit Pressen vermieden wird. Zwei tägliche Entleerungen
oder, falls sie ausgiebig ist, eine, sind ausreichend. Es ist nicht richtig
gehandelt, solchen Kranken drastische Abführmittel zu geben, selbst
wenn sie Ödeme haben.

Lagerung. Kranke mit Stauung fühlen sich unbequem, sobald ihr
Kopf nicht hoch genug liegt. Wird der Kopf niedriger gelagert, so wird
der Kranke im Gesicht mehr und mehr cyanotisch. Atemnot tritt auf
und steigert sich in den Fällen mit Orthopnoe zu einem äußerst quälenden
Zustand. In der Nacht werden Anfälle von Atemnot oft dadurch ausgelöst, daß der Kranke von den Kissen herunter tiefer ins Bett rutscht;
man sollte dafür sorgen, daß das nicht vorkommt.

Das Bett, das der Verfasser angegeben hat (Abb. 5), erleichtert die
Pflege bei Herzinsuffizienz. Die Drahtmatratze dieses Bettes besteht
aus drei Stücken, die durch Scharniere miteinander verbunden und so
gegeneinander beweglich sind, daß man sie in jeden beliebigen Winkel
zueinander stellen kann. Durch Hochheben der Rückenlehne (A) kann
man den Kranken in sitzende Stellungen bringen. Stellt man das Ober-
schenkellager (B) hoch, dann verhindert man das Herabrutschen. Diese
Vorrichtung ist besser als das einfachere Verfahren, ein Polster unter
den Oberschenkeln des Kranken quer über das Bett zu binden. Die
beiden beschriebenen Vorrichtungen zusammen mit dem herabgelassenen
Beinlager (C) verwandeln das Bett in einen Stuhl.

Schlaf. Herzkranke mit Stauung, besonders solche, die an schwerer
Atemnot leiden, kommen infolge von Müdigkeit und Schwäche rasch

herunter, wenn sie nicht innerhalb von 24 Stunden wenigstens einige Stunden Schlaf finden. Die tägliche Schlafdauer zeichne man regelmäßig auf. Schlafmittel sind angebracht, sobald der Kranke weniger als 6 Stunden schläft. Hypnotica der Barbitursäurereihe sind wertvoll. Man hat eine große Auswahl. Man gibt Luminal (Phenyl-Äthyl-Barbitursäure) oder Luminalnatrium in Dosen von 0,03—0,06 g (ausnahmsweise 0,12 g); Medinal (Natriumsalz der Diäthylbarbitursäure) in Dosen von 0,3—0,6 g und Dial (Diallylbarbitursäure) in Dosen bis zu 0,3 g. Eine Stunde vor dem erwünschten Schlafeintritt läßt man eine zerriebene Tablette auf die Zunge legen und mit etwas Flüssigkeit hinunterspülen. Bromkali mit Chloral (je 1,2 g) ist eine erprobte und ausgezeichnete Schlafmischung. Sie löst gelegentlich Übelkeit oder Erbrechen aus.

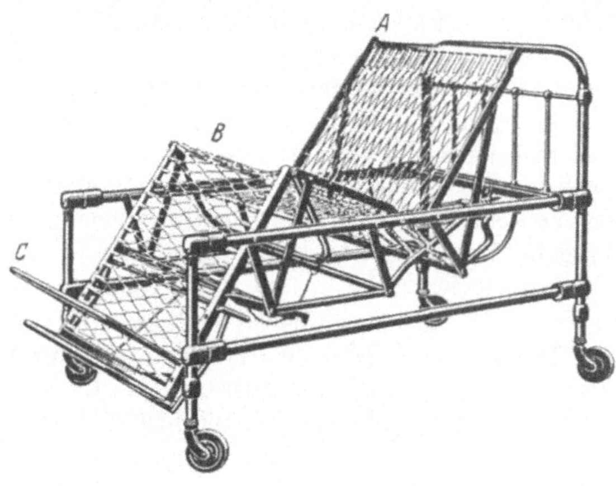

Abb. 5. Bettstelle für Herzkranke (siehe British Medical Journal 1928, II, S. 977).

Unter diesen Umständen darf man sie nicht wieder verabreichen. Paraldehyd (8—16 g in 15 ccm Cognac oder in Kapseln) wirkt gut, sein Geschmack und Geruch sind aber sehr unangenehm. Bestehen neben der Schlaflosigkeit Schmerzen, so muß man Morphium anwenden (0,01—0,015 g). Bei Schlaflosigkeit mit Reizhusten ohne Auswurf gibt man salzsaures Heroin (0,006—0,012 g) oder Codeinum phosphorium (0,015 g) per os.

Diät. Kranke mit schwerer Stauung haben wenig Appetit. Das Kauen macht ihnen Beschwerden. Es ist selbstverständlich unerwünscht, daß der Magen durch reichliche Nahrungsaufnahme gedehnt wird. Deswegen muß man die Mahlzeiten in kleinen Portionen geben; sie müssen hohen Nährwert haben und leicht einzunehmen sein (siehe Diät I, S. 260). Die Flüssigkeitsaufnahme muß eingeschränkt werden. Eine Diät von 800 Kalorien kann man einige Tage oder eine Woche lang ohne merklichen Kräfteverlust geben. Mit dem Abnehmen der Stauung, oder falls andere Gründe es erforderlich machen, läßt man die Nahrungsmenge allmählich zunehmen.

Aderlaß. Der Aderlaß ist eine äußerst wirkungsvolle Therapie. Man sollte bei den meisten Fällen mit deutlicher venöser Stauung (8 cm Druck oder mehr) zur Ader lassen. Deutliche Anämie ist die einzige Gegenindikation gegen den Aderlaß.

Damit die Venen entspannt sind und das Blut in kräftigem Strahl fließt, müssen Arm und Hand völlig durchgewärmt sein. Man legt die Manschette eines Blutdruckapparates möglichst hoch am Arm an und bringt sie auf einen Druck von 60 mm Hg. Ein Gummiband tut die gleichen Dienste, falls man es so um den Arm wickelt, daß seine Spannung zwar zu einer kräftigen Anschwellung der Venen, aber nicht zu einer Abnahme der Pulsstärke führt. Der Druck auf die Venen bleibt bestehen, so lange man Blut abfließen läßt. Man kann den Aderlaß durch Freilegung und Eröffnung einer Vene in lokaler Betäubung ausführen; es ist aber besser, eine Nadel mit weitem Lumen durch die Haut in die Vene einzustechen. Die Nadelspitze wird auf die Hand zu gerichtet, damit das Blut in seiner Strömungsrichtung abfließt. Bei diesem Verfahren kann man das Abfließen den Blutes von Zeit zu Zeit durch Ansaugen mit einer Spritze beschleunigen. Erwachsenen mit Durchschnittsgewicht (70 kg) kann man je nach der Schwere der Stauung 250—550 ccm Blut entnehmen. Rasches Ablassen des Blutes bewirkt schnelle und starke Verminderung des Venendruckes einfach dadurch, daß es Blut aus dem venösen Reservoir entfernt. Fast immer läßt sich eine Abnahme des Füllungszustandes der Halsvenen, oft eine Verkleinerung der Leber feststellen. Das Blut nimmt indessen sehr bald Flüssigkeit aus den Gewebsspalten auf; es wird somit verdünnt und dadurch weniger viscös. Diese Verminderung der Viscosität stellt wahrscheinlich eine besonders günstige Nachwirkung des Aderlasses dar, weil sich dadurch die Durchströmung der Gewebe, also auch die des Herzens und des Gehirns, bessert. Die Kranken berichten fast immer über ein Nachlassen der Atemnot und des Spannungsgefühls im Kopf; außerdem schlafen sie besser.

Bei den am günstigsten ansprechenden Fällen bleibt der Venendruck nach dem Aderlaß niedrig; häufiger findet man, daß er in den folgenden Tagen wieder ansteigt, wenn auch nicht auf seine vorherige Höhe. Hält die Drucksteigerung an, so kann ein zweiter Aderlaß eine Woche oder 10 Tage nach dem ersten notwendig werden. In den hartnäckigsten Fällen sind oft innerhalb von 4—6 Wochen 3—4 Aderlässe erforderlich.

In diesem Stadium der Herzinsuffizienz muß man den Kranken mindestens einmal täglich besuchen. Die wichtigsten Fragen, die man bei diesen Besuchen und während des weiteren Verlaufes zu stellen hat, betreffen die Atemnot und die Schlafdauer. Die Zeichen, auf die man zu achten hat, findet man nicht am Herzen, sondern an den Venen, der Leber, den Beinen und über den unteren Lungenpartien.

Sauerstoff. Es ist zwecklos, Sauerstoff durch einen nahe an die Nase des Kranken gehaltenen Trichter zu verabreichen, weil der Sauerstoffgehalt der Einatmungsluft dadurch nicht genügend erhöht wird. Einen viel höheren Sauerstoffgehalt erzielt man, wenn man das Gas durch einen weit nach hinten eingeführten Nasenkatheter gibt. Dieses

Verfahren führt manchmal zu einer geringen Erleichterung der Atemnot. Man muß das Gas zunächst in Form eines dauernden Gasblasenstromes durch warmes Wasser leiten. Ein trockener Gasstrom wird nicht vertragen. In den letzten Jahren hat man einige Fälle von Herzinsuffizienz mit Stauung in geschlossenen Kammern behandelt, in denen ein Sauerstoffgehalt von 40% aufrecht erhalten wurde; man scheint geringe Besserungen erzielt zu haben, doch ist der wirkliche Wert dieses Verfahrens noch unbestimmt.

Kardiale Tonica und Stimulantien. Die äußerst eindrucksvolle Wirkung von Digitalis und der ihm verwandten Mittel in Fällen von Vorhofflimmern wird später behandelt (siehe S. 77). Gegen die Anwendung von Drogen, die eine Stärkung der Herzkontraktion bewirken sollen, kann man den theoretischen Einwand erheben, daß sie die Herzarbeit vergrößern. Wir wissen aber so wenig darüber, wie derartige Drogen auf den versagenden Muskel wirken, daß man die Frage nur empirisch behandeln kann. Es ist nicht nachgewiesen, daß die Verabreichung kleiner Dosen von Digitalis (täglich bis zu 1,0 ccm der Tinktur) den Verlauf unkomplizierter Stauungsfälle im fortgeschrittenen oder im beginnenden Stadium merklich beeinflußt. Man muß dagegen Front machen, daß es bei Herzfällen gegeben wird, bloß weil es Herzfälle sind. Dagegen scheinen gelegentlich Fälle mit chronischer Stauung und regelmäßiger Herztätigkeit, die mit allen üblichen Methoden ohne Erfolg behandelt wurden, durch sehr große Dosen von Digitalis (Einzelgaben von Tinktura digitalis von 8 ccm oder wiederholte Gaben bis zu 4 ccm täglich, siehe S. 78) günstig beeinflußt zu werden. Man versucht es gewöhnlich mit diesem Mittel, wenn alle anderen versagt haben. Ich habe keinen Kranken gesehen, der auf Einspritzungen von Strychnin oder Campher angesprochen hätte. Alkohol ist manchmal nützlich, und zwar nicht als Reizmittel, sondern zur Bekämpfung der Ruhelosigkeit.

Schmerzen über einer gestauten Leber oder einem vergrößerten Herzen müssen zunächst lokal mit Eisbeutel oder durch Irritantien (mildes Capsicum-Pflaster oder Antiphlogistine) behandelt werden. Wenn alle anderen Mittel versagt haben, wird der Kranke manchmal dadurch, daß man ein Dutzend Blutegel in der Gegend des Hypochondrium ansetzt, von allen Schmerzen befreit. Hilft alles nichts, dann ist Morphium das beste Heilmittel gegen präkordiale Schmerzen.

Husten. Bei Husten, der auf eine gleichzeitig bestehende Bronchitis zurückzuführen ist, unterstützt man die Expektoration von zähem Schleim durch Alkohol und Reizmittel, wie Ammoniumchlorid (siehe S. 233); ist er die Folge von beginnender Stauung und von Ödem, so sind Sedativa (wie z. B. Codein und Heroin) geeigneter. In beiden Fällen bezweckt man, die durch das Husten hervorgerufene Anstrengung zu mildern.

Ödeme; Drainage. Ein im Verlaufe von Herzinsuffizienz auftretendes eindellbares Ödem, das sich auf die Füße und die unteren Beinpartien beschränkt, verschwindet wenige Tage nach Beginn der

Bettruhe. Das kann einfach von einer anderen Verteilung der über-
schüssigen Flüssigkeit herrühren. Es kann aber auch die Folge einer
raschen Besserung der Zirkulation sein. In Fällen mit beginnender
Wassersucht sind keine besonderen Mittel nötig. Es ist jedoch angebracht, die Flüssigkeitsaufnahme einzuschränken. Man kann salinische
Diuretica (Kaliumcitrat oder Kaliumacetat je 1—1,2 g, 3—4mal täglich)
verabreichen. Da Wassersucht eine Folge der Herzinsuffizienz ist und
mit der Besserung der Insuffizienz verschwindet, ist eine weitere Behandlung der Wassersucht nur in einem Teil der Fälle nötig. Die Behandlung hat sich daher vor allen Dingen auf den Kreislauf zu richten.
Besondere Mittel gegen die Wassersucht muß man aber unverzüglich
anwenden in Fällen, bei denen die Ansammlung der Flüssigkeit auf den
Rumpf übergreift und die serösen Höhlen zu befallen droht, oder wenn
die Stauung wenig oder langsam auf die Behandlung anspricht. Man
muß in solchen Fällen die Flüssigkeitszufuhr auf möglichst unter
600 ccm pro Tag einschränken und die Menge des täglich ausgeschiedenen
Urins genau verfolgen. Die wirksamsten Diuretica der Xanthinreihe
sind Theobromin (Dimethylxanthin), das man täglich in Kapseln von
0,6 g gibt, und Theocin (seine isomere Verbindung), von dem man
Dosen von 0,3—0,6 g 3—4mal am Tage verabreicht; das letztere ist
gebräuchlicher; es ruft aber manchmal Erscheinungen seitens des
Magendarmkanals, Kopfschmerzen und Sehstörungen hervor. In beiden
Fällen ist eine Reaktion, falls man sie überhaupt erhält, in den aller-
ersten Tagen zu erwarten. Tritt sie nicht ein, so setze man die Droge
ab und versuche sie später wieder. Coffein (Trimethylxanthin) und
Diuretin (das Natriumsalicylat des Theobromins) sind weniger wirksam.
In den letzten Jahren wurden Quecksilberpräparate, unter denen einige
äußerst wirkungsvoll sind, als Diuretica eingeführt. Man hat behauptet,
daß man am besten vorher Ammoniumchlorid gibt (6 g in 24 Stunden),
um eine Azidose zu erzeugen. Ich bin noch nicht davon überzeugt, daß
dadurch die Diurese vermehrt wird. Ein äußerst wirkungsvolles Präparat,
das man ohne Gefahr geben kann, ist Salyrgan. Es wird in Ampullen, die
1 oder 2 ccm einer 10%igen Lösung enthalten, geliefert. Man spritzt
gewöhnlich den Inhalt der kleineren Ampulle sehr vorsichtig, damit
nichts in das subcutane Gewebe gelangt, intravenös ein und wartet
den Erfolg ab. Man kann die Injektion mit Pausen von 3 oder mehr
Tagen nach jeder Verabreichung bis zu 10—20mal wiederholen. Dieses
Diureticum führt gewöhnlich eine außerordentlich starke Diurese herbei,
die, wenn sie einmal eingesetzt hat, oft bis zum völligen Verschwinden
der Wassersucht anhält. Das Salyrgan ist ein sehr wertvolles Mittel.

Greift die Wassersucht von den Beinen auf den Rumpf über, so
halte man den Kranken in Sitzlage, damit sich die Flüssigkeit in den
herabhängenden Beinen und nicht im Brustkorb oder im Bauch ansammeln kann. Man setzt den durch Kissen gut gestützten Kranken
bei Tag und Nacht in einen weiten, tiefen und bequemen Stuhl oder
noch besser, man verwandelt das Herzbett in einen Stuhl, da man den
Kranken dann nicht zu heben braucht (Abb. 5). Schwellen die Beine
in dieser Lage stark an, so muß man daran denken, sie zu drainieren. Man

soll aber nur eine geringe Zahl der Fälle mit Drainage behandeln. Das offene Ablassen der Flüssigkeit ist hauptsächlich dann angezeigt, wenn andere Mittel nicht imstande sind, stärkere Ödeme zu verringern, besonders, wenn die Schwellung zunimmt und wenn auch in Sitzlage die Wassersucht des Rumpfes weiter fortbesteht. Ich habe bei Fällen von Herzinsuffizienz, die nicht durch Nierenerkrankungen kompliziert waren, auf einen 2,5 cm langen Einschnitt in das Unterhautgewebe beider Fußrücken oder auf die Einführung von Southeys Röhren nie schwere Sepsis folgen sehen. Mit einem reichlichen sterilen Verband sind beide Verfahren gefahrlos. Da nach Einschnitten die Flüssigkeit ungehinderter abfließen kann, bevorzuge man jedoch diese Art des Vorgehens. Die Drainage kann man Tage, eine Woche oder noch länger bestehen lassen. Man breche sie ab, wenn die Wassersucht verschwunden ist, oder wenn nichts mehr abfließt und die Wassersucht zwar vermindert, aber stationär geworden ist. Nicht selten muß man sie absetzen, weil sie den Kranken schwächt.

Pleurapunktionen sind bei Herzinsuffizienz im Falle einseitiger entzündlicher Ergüsse öfter erforderlich als im Falle doppelseitiger Flüssigkeitsansammlungen. Die letzteren kann man durch Veränderungen der Lage des Kranken, mit oder ohne Drainage der Füße, gewöhnlich entfernen. Will man sie ablassen, so führt man die Nadel etwa im achten Zwischenrippenraum in der Scapularlinie ein.

Bauchpunktionen bei Herzversagen sind gelegentlich notwendig bei Jugendlichen mit rheumatischen Herzerkrankungen, die mehr zu Flüssigkeitsansammlungen in der Bauchhöhle als in den Beinen neigen. Man kann sie wiederholen, so oft es nötig ist.

Fälle mit Vorhofflimmern. Die allgemeinen Grundregeln für die Behandlung von Herzinsuffizienz mit· Stauung gelten unverändert und unabhängig davon, ob die Vorhöfe regelmäßig schlagen oder ob sie flimmern. Die meisten Fälle gehören in der Tat der letztgenannten Klasse an. Das Vorhandensein von Vorhofflimmern verlangt in gewisser Beziehung eine Änderung der Behandlung. Die wissenschaftliche Forschung der letzten Zeit hat nachgewiesen, daß der Hauptnutzen von Digitalis darin besteht, daß es in Fällen dieser Art die Kammerfrequenz herabsetzt. Durch die Verlangsamung der Kammertätigkeit setzt es den Energieverbrauch herab, und ebenso verlängert es durch die Verlangsamung der Frequenz die Dauer der Diastole gegenüber der Systole. Diese Wirkung von Digitalis: Erhaltung der Energie des Herzens und Verlängerung seiner Ruheperioden, steht im Einklang mit dem Hauptprinzip der Behandlung der Herzinsuffizienz; deshalb nennt man die Digitalis mit Recht ein Herzhypnoticum. Die Wirkung von Digitalis bei Vorhofflimmern ist so mächtig, daß bei Fällen von Herzinsuffizienz mit rascher Kammertätigkeit die körperliche Ruhe im Bett und die Verlangsamung der Kammern durch Digitalis gewöhnlich genügen, um ein schnelles Schwinden der Zeichen der Herzinsuffizienz zu sichern. Daß diese Fälle auf Digitalis ansprechen, kann man mit so viel Zuversicht abwarten, daß ein Aderlaß oft zu vermeiden ist, es

sei denn, die Stauung zu Beginn ist sehr beträchtlich. Besondere Maßnahmen zur Bekämpfung der Ödeme, wie die Benutzung stärkerer
Diuretica oder gar Drainage, stelle man bis zum Eintritt der vollen
Digitaliswirkung zurück; sie erweisen sich dann für gewöhnlich als
unnötig.

Da die günstige Beeinflussung der Stauung in dieser Art von Fällen
auf einer indirekten Wirkung des Digitalis beruht, und da die Behandlung des Vorhofflimmerns mit dieser Droge die gleiche ist, ob Stauung
vorhanden ist oder nicht, sollen die Einzelheiten dieser Behandlung an
einer späteren Stelle (siehe S. 77) beschrieben werden.

Nachbehandlung. Viele Fälle mit schwerer Herzinsuffizienz und
Stauung und die meisten weniger schweren Fälle, einschließlich derjenigen mit Vorhofflimmern, werden durch eine Behandlung, die den
oben angegebenen Richtlinien folgt, günstig beeinflußt. Natürlich wird
die erforderliche Behandlung in den Fällen, die schon von vornherein
dem leichten Typ angehörten, bereits zu Beginn weniger eingreifend
sein; in den schweren Fällen kann man mit eintretender Besserung
die strengen Regeln der systematischen Ruhebehandlung und andere
Einzelheiten des Vorgehens entsprechend lockern. Aber man darf
weder bei den schweren noch bei den leichteren Fällen, auch wenn
die Zeichen der Erhöhung des Venendrucks verschwinden, an eine
Beendigung der Ruhebehandlung denken. Die Besserung des Zustandes
des Herzens besteht in diesem Stadium nur darin, daß es die Fähigkeit
wiedergewonnen hat, einen für die Ruhebedürfnisse des Körpers ausreichenden Kreislauf aufrecht zu erhalten. Reserven sind immer noch
nicht vorhanden. Diese Reserven werden durch eine weitere Periode
fast völliger körperlicher Ruhe in größerem oder geringerem Umfange
wiederhergestellt. Die Geschwindigkeit, mit der sich die Kranken
erholen, ist in den von vornherein schwereren Fällen langsamer.
Ein Kranker, der deutliche Zeichen von Venenstauung gezeigt hat,
darf sein Bett nicht verlassen, bevor nicht alle diese Zeichen seit
Wochen verschwunden sind. Insgesamt 6—8 Wochen Bettruhe sind
zur Sicherung größtmöglichen Erfolges selten zu lange, oft eher zu
kurz. Kranke, die sich langsam oder unvollkommen erholen, müssen
oft 3—6 Monate oder noch länger ruhig liegen. Fälle, die man zu früh
aufstehen läßt, gleiten rasch in ihren vorherigen Zustand zurück. Hast
in der Behandlung führt nicht zu wirklicher Beschleunigung. Die lange
Ruhezeit muß man durch Sorge für geistige Beschäftigung, wie Lesen
oder Vorlesenlassen, Rundfunk, einfache Spiele oder Handarbeiten
weniger eintönig machen. Man gestatte dem Kranken auch mit dem
Rückkehren seiner Kräfte sich mehr und mehr selbst zu helfen. Man bringt
ihn zuerst mehrere Stunden am Tage auf ein Sofa oder einen Stuhl;
man läßt ihn massieren, besonders seine Beine; später führt man mit
ihm passive Bewegungen und dann Bewegungen gegen einen leichten
Widerstand aus. All das und eine frühzeitige Rückkehr zu einer weniger
eingeschränkten Diät verschafft dem Kranken Abwechslung. Die Bewegungsfreiheit lasse man in kleinen, nicht zu häufigen Stufen zunehmen. In keinem Stadium der Behandlung darf man Tabak erlauben.

Wiederaufnahme körperlicher Bewegung; Beaufsichtigung. Für die Wiederaufnahme körperlicher Betätigung ist die Reaktion des Kranken auf Anstrengung wegweisend. Einem Kranken, der wieder normalen Venendruck hat und den man danach noch mehrere Wochen im Bett gehalten hat, der sich nach dieser Zeit wieder selbst wäscht, sich aufsetzt und niederlegt ohne eine Spur von Atemnot, darf man erlauben, quer durch das Zimmer zum Sofa zu gehen und einige Tage später einige Minuten im Zimmer auf und ab zu wandern. Man kann im voraus kein Schema für die Dosierung der körperlichen Bewegung aufstellen. Man darf aber wochenlang nichts tun lassen, was ein merkliches Ansteigen der Atemfrequenz oder Ermüdung auslöst. Das Umhergehen im Zimmer kann durch einen ebenen Spaziergang im Freien ersetzt werden, falls das Bett im Erdgeschoß steht, oder falls der Kranke jeden Tag die Treppe hinunter und hinaufgetragen wird. Für diesen Zweck ist ein besonderer Tragstuhl mit zwei großen Rädern und langen Handgriffen vorn und hinten zweckmäßig. Man läßt die körperliche Bewegung in dem Maße, wie sie besser vertragen wird, zunehmen, bis der Kranke etwa einige Kilometer in der Ebene in mäßigem Tempo gehen kann. Von Fällen, die eine schwere Herzinsuffizienz durchgemacht haben, werden sich nur wenige über diesen Punkt hinaus bessern. Leichtere Fälle tun es, und man sollte sie dazu ermutigen. Niemals aber ist es gut, gleichgültig wie weit sich auch der günstigste Fall bessert, wenn man einem solchen Kranken gestattet, daß er alle seine Reserven verausgabt oder die körperliche Bewegung bis zum Auftreten von körperlichen Beschwerden treibt. Anstrengende Betätigungen (siehe S. 260) müssen für immer verboten werden. Der Kranke muß streng seiner Gesundheit leben (siehe S. 257). Er muß sich in kurzen Abständen oder sogleich, wenn er sich nicht wohl fühlt, beim Arzt melden.

Der Kranke muß länger als gewöhnlich im Bett bleiben. Er sollte jeder Neigung zur Ermüdung dadurch entgegentreten, daß er sich am Nachmittag entsprechend lange hinlegt.

Eine Diät, die für einen erwachsenen Rekonvaleszenten bei Bettruhe oder beim Sitzen im Sessel berechnet ist, wird später genauer angegeben werden (Diät II, S. 260). Sobald eine wirkliche Genesung eintritt und sobald körperliche Arbeit geleistet wird, ist mehr Nahrung erforderlich.

Refraktäre Fälle. Die Regel, daß Kranke im Bett bleiben müssen, bis alle Zeichen von Stauung geschwunden sind, muß manchmal durchbrochen werden. Zum Beispiel, ein Kranker wird mehrer Male wegen Stauung behandelt und spricht sehr wenig auf die Behandlung an. Im Verlaufe der letzten Erkrankung wird durch langdauernde Behandlung eine Besserung des Zustandes herbeigeführt, die Venen und die Leber aber bleiben deutlich gestaut. Der Zustand verändert sich etwa weitere 3 Monate lang nicht, und der Kranke wird durch die Bettlägerigkeit unruhig. Hier handelt es sich um sehr ernste Fälle; trotzdem muß man ihnen oft eine geringe Vergrößerung der Bewegungsfreiheit gestatten.

Hautfarbe und Kreislaufgeschwindigkeit.

Blässe.

Die rötliche Färbung der Haut kommt hauptsächlich durch das Blut zustande, das sich im Netzwerk der Capillarvenolen in den subpapillaren Epidermisschichten befindet. Ursache der Blässe ist eine Verminderung der in diesen Gefäßen enthaltenen Hämoglobinmenge, und das ist der Fall, wenn der Hämoglobingehalt des Blutes niedrig oder wenn die Blutmenge in den Gefäßen verringert ist.

Bei Herzerkrankungen Erwachsener ist die Ursache anhaltender und ausgeprägter Blässe fast immer eine Streptokokkeninfektion der Herzklappen, besonders wenn die Haut einen gelblichen, subikterischen Farbton hat. Bei Kindern rührt auffallende Blässe oft von einer aktiven rheumatischen Infektion her. Diese Formen von Blässe erstrecken sich natürlich auf Haut und Schleimhäute, da sie mit echter sekundärer oder hypochromer Anämie verbunden sind. Gelegentlich ist eine Herzerkrankung mit einer sekundären Anämie verknüpft als Folge lokaler Infektion oder Blutung. Das sind die hauptsächlichen Verbindungen von Herzerkrankungen mit echter Anämie. Blässe in Fällen von Herzkrankheiten darf man nicht leichtfertig als gegeben hinnehmen. Niemals darf man sie einer Aorteninsuffizienz zuschreiben (siehe S. 113); sie ist ein äußerst wertvoller Hinweis auf eine aktive Herzkrankheit oder eine lokale Infektion. Herzerweiterung bei perniziöser Anämie kann irrtümlicherweise für eine Herzerkrankung mit Infektion gehalten werden.

Nicht selten trifft man Blutleere der Haut bei schwerer Mitralstenose junger Mädchen. Häufig findet man diesen Zustand auch in den Endstadien der Stauungsinsuffizienz des Herzens; dann sind die Schleimhäute nicht mitbeteiligt, und der Zustand der Haut ist demnach nicht auf allgemeine Anämie, sondern auf wirkliche Leere der kleinsten Blutgefäße zurückzuführen.

Vorübergehende Blässe kommt unter zwei verschiedenen Umständen vor. Erstens bei Ohnmacht, wo ein einfaches Abfließen des Blutes aus der Haut erfolgt (siehe S. 86). Eine derartige Blässe kann sehr ausgeprägt sein; man sieht sie besonders im Gesicht, wenn die Betreffenden stehen oder sitzen. In den abhängigen Partien ist sie gering. Zweitens tritt sie in den seltenen Anfällen von Gefäßverengerung auf, die auf Seite 54 beschrieben sind. In diesen Fällen ist die Haut in ihrer Gesamtheit betroffen, und auch Hände und Füße — obwohl unterhalb der Herzhöhe gelegen — werden blaß.

Die Cyanose und ihre Erklärung.

Ursachen. Cyanose ist die Folge einer Zunahme an reduziertem Hämoglobin jeder Art in den kleinsten Gefäßen der Haut oder Schleimhaut. Die reduzierten Farbstoffe erscheinen durch die Haut gesehen blau. Dieser Zustand kann eintreten, wenn der Blutfarbstoff bereits weniger sauerstoffgesättigt ist als normales Hämoglobin, wenn er in die Haut gelangt, in der die Cyanose beobachtet wird; er kann auch durch einen ungewöhnlichen Sauerstoffverlust des Blutes während seines Passierens durch Haut oder Schleimhaut selbst verursacht sein. In manchen Fällen können beide Faktoren teilweise verantwortlich sein. Wir wollen die reinen Beispiele zuerst betrachten.

Zentral entstehende Cyanose. Das Blut enthält bei dieser Art der Cyanose bereits Hämoglobin in anderen Formen als der des Oxyhämoglobins, wenn es das Herz verläßt. Das ist immer der Fall, wenn die Luft die Alveolen nicht in ausreichender Menge erreichen kann, wie bei Erstickung oder bei Bronchiolitis. Doch das sind gewöhnlich keine reinen Formen von Cyanose, da sie mit Herzinsuffizienz verbunden sind; sie werden deshalb später behandelt. Das bekannteste und eindruckvollste Beispiel eines Zustandes rein zentraler Cyanose sind kongenitale Herzerkrankungen mit einem schweren Septumdefekt als Hauptschaden. Hierbei kann eine große Menge venösen Blutes ungehindert vom rechten Herzen in die Aorta gelangen, wobei es infolge Umgehung der Lungen keinen frischen Sauerstoff aufnimmt. Weitere Beispiele sind das Auftreten von Methämoglobinämie oder Sulphhämoglobinämie. Die reinen Formen zentraler Cyanose sind meist leicht zu erkennen. Verdacht darauf entsteht zuerst deshalb, weil die Cyanose sehr auffällig ist und weil der Kranke, trotz starker Cyanose, wenig oder keine Atemnot in der Ruhe aufweist oder weil Zeichen von Venenstauung fehlen. Es handelt sich um eine allgemeine Cyanose, die nicht nur die Haut des Gesichtes und der Hände, sondern auch die Schleimhäute, selbst die des Mundes, und die Haut des Rumpfes befällt; die letztere enthält indessen zu wenig Blut, um eine deutlich cyanotische Färbung aufweisen zu können. Weit wichtiger als all die vorangegangenen Feststellungen ist folgendes, was ausschließlich dieser Form der Cyanose zukommt: das Vorkommen von Cyanose an äußerer Haut und an Schleimhäuten, die spontan warm oder heiß sind. Wärme oder Hitze der Haut bedeutet, daß sie rasch durchblutet wird; eine Cyanose zentralen Ursprungs bleibt bestehen, wie schnell auch immer das Blut durch die Haut fließt.

Bei der eben besprochenen Art von Cyanose ist die Haut gewöhnlich warm. Besteht der Verdacht auf zentrale Cyanose aber an einer Haut, die kühl oder kalt ist, dann pflege ich eine stärkere Durchblutung hervorzurufen. Ist das Ohrläppchen tief cyanotisch und kühl, so kann man es durch lokale Massage warm machen. Besser ist noch, wenn es nach der Massage nicht nur warm wird, sondern auch Capillarpulsationen (siehe S. 35) aufweist. Ist die Cyanose zentral bedingt, so bleibt das Ohrläppchen blau, auch wenn es heiß wird. Es nimmt eine etwas hellere Farbe an, wenn die Cyanose teilweise zentralen und teilweise peripheren Ursprungs ist. Ein anderes Verfahren besteht darin, eine cyanotische Hand in Wasser von 35^0 C völlig zu durchwärmen, dann ihre Zirkulation 7 Minuten lang zu unterbrechen und endlich die Farbtönung der reaktiven Hyperämie (oder Röte) zu beobachten, die die Haut durchschießt, sobald die Unterbrechung der Zirkulation aufgehoben wird. Normalerweise und in Fällen peripherer Cyanose, der wir uns sogleich zuwenden werden, hat die rasch auftretende Röte die helle Farbe des arteriellen Blutes. Ist aber die Cyanose zentralen Ursprungs, dann erscheint die reaktive Hyperämie blauer als normal. Unter Benutzung der beschriebenen Zeichen und Untersuchungsverfahren kann man die rein zentrale Cyanose immer direkt am Krankenbett erkennen. Diese Prüfungen führen zur Diagnose vieler Fälle kongenitaler Herzkrankheiten oder der selteneren Anomalien des Blutfarbstoffes. Durch eine spektroskopische Untersuchung unterscheidet man zwischen diesen beiden Möglichkeiten. Dasselbe erreicht man durch Untersuchung des Herzens, falls man dabei eindeutige Zeichen kongenitaler Erkrankung aufdecken kann.

Peripher entstehende Cyanose. Diese Art von Cyanose tritt auf, wenn die Durchblutungsgeschwindigkeit der Haut stark abnimmt. Während seines langsamen Durchtritts durch die Hautgewebe wird das Blut zu einem ungewöhnlich hohen Prozentsatz seines Sauerstoffs beraubt. Die Verlangsamung der Durchblutung kann entweder auf oberflächliche Gewebe, wie die Haut, beschränkt sein, oder sie kann durch ein Versagen des Gesamtkreislaufes verursacht sein. Wir werden zunächst die erstere Möglichkeit betrachten. Eine Verlangsamung der Blutströmung, die hauptsächlich die Haut betrifft, entsteht gewöhnlich als Reaktion auf niedrige Oberflächentemperaturen. Bei welcher Temperatur die Cyanose auftritt, ist für ihre Beurteilung bei verschiedenen Krankheitszuständen sehr wichtig. Sie ist im allgemeinen in den Hautpartien zu sehen, die am stärksten gefärbt sind, nämlich im Gesicht und an den Händen. Das sind gerade die Teile, die ihre Temperatur mit Veränderung der Umgebung wechseln. Daß diese Körperteile bei Leuten, die sonst als gesund gelten, in der Kälte häufig cyanotisch werden, ist allgemein bekannt. Eine geringe, aber deutliche Cyanose der Haut ist in der Tat bei einer Hauttemperatur zwischen 15 und 25⁰ C eine ganz natürliche Erscheinung, und bei manchen Leuten tritt diese Verfärbung verstärkt auf. Ursache dieser Cyanose ist eine verringerte Durchblutungsgeschwindigkeit, die durch Verengerung der Hautarteriolen als Reaktion auf die niedere Temperatur hervorgerufen wird. Herzkranke neigen genau so wie Kreislaufgesunde, wenn nicht noch mehr, zu dieser rein örtlichen Veränderung. Diese Tatsache und die Schwierigkeit, zwischen Verlangsamung der örtlichen und allgemeinen Durchblutung der Haut zu unterscheiden, machen die Cyanose zu einem unzuverlässigen Mittel für die Beurteilung der Leistungsfähigkeit des allgemeinen Kreislaufes; es gibt keine konstante Beziehung zwischen der Durchblutung oberflächlicher und tiefer Gewebsstrukturen.

Cyanose bei Herzinsuffizienz mit Stauung. Daß die Cyanose bei Herzinsuffizienz einfach auf eine ungenügende Arterialisierung des Blutes in den Lungen zurückzuführen sei, ist eine irrige Ansicht; wahrscheinlich ist das nie der Fall. Richtig ist, daß bei vorgeschrittener Herzinsuffizienz und sehr schwerer Stauung das Blut die Aorta mit ungenügendem Sauerstoffgehalt verläßt, weil es durch Alveolen fließt, die infolge von Lungenstauung oder Lungenödem luftleer oder luftarm sind. In diesen Fällen ist aber auch die Durchblutung der Haut langsam, und die sichtbare Cyanose erhält einen wesentlichen Beitrag von der Peripherie her. Der periphere Faktor ist bei Zuständen leichterer Cyanose ausschlaggebend oder allein wirksam. Bei Fällen von Herzinsuffizienz mit Stauung findet man die Cyanose meistens an der Haut oder den Schleimhäuten, die kühl oder kalt sind.

Findet man in einem Fall von Herzinsuffizienz mit Stauung Cyanose bei kühler oder kalter Haut, dann hat es nicht viel Zweck, sich zu vergewissern, ob diese Cyanose teilweise zentralen Ursprungs ist. Hier ist es von größerem Interesse, sich zu überlegen, ob die Durchblutung als Reaktion auf die Kälte der Haut örtlich verlangsamt ist, oder ob die langsame Zirkulation das primäre ist und die Kälte der Haut die Folge davon. Im letzteren Fall werden die Arteriolen, wenn sich die Haut abkühlt, auf die erniedrigte Temperatur ebenfalls mit Verengerung reagieren. Die Cyanose hat dann die Neigung, für eine bestimmte Temperaturhöhe etwas tiefer zu sein als im ersteren Fall. Farbtönung und Temperatur kann man aber mit unbewaffneten Sinnen nicht mit Genauigkeit bestimmen; außerdem gibt es große individuelle Verschiedenheiten; und so ist es häufig unmöglich, zwischen diesen beiden Möglichkeiten, von denen nur die eine ein kardiales Leiden anzeigt, klinisch zu unterscheiden. Die Bewertung geringerer Grade von Cyanose der Haut des Gesichtes oder der Finger, die wirklich kühl oder kalt ist, ist bei Herzfällen eben schwierig.

Die Feststellung von Cyanose bei einem Kranken, den man zum erstenmal sieht, kann zwar den ersten Hinweis auf das Vorliegen einer Herzschädigung geben; es wird aber aus dieser Erörterung klar geworden sein, daß es sehr gefährlich ist, den Zustand des Allgemeinkreislaufes von dieser Erscheinung aus zu beurteilen. Cyanose als ein Zeichen venöser Stauung aufzufassen, heißt sich blindlings mit einem indirekten und unvollkommenen Nachweis zufriedengeben, während der direkte Nachweis an den Venen, wie er in einem früheren Kapitel beschrieben wurde, zur Verfügung steht. Bei Herzkranken kann sich eine Cyanose zentralen Ursprungs entwickeln und trotzdem brauchen die Patienten nur geringe Stauungserscheinungen am Venensystem aufzuweisen. Das ist besonders bei Bronchitis (siehe S. 232) und bei Lungenödem (siehe S. 149) der Fall. Aus ähnlichen Gründen ist es unklug, aus dem Fehlen von Cyanose Schlüsse auf den allgemeinen Zustand des Kreislaufs zu ziehen. Viele Kranke mit einer sicheren, schweren Stauung zeigen eine kaum merkliche Cyanose. Das ist zum Teil die Folge von gleichzeitiger Blässe der Haut; denn das Auftreten von Cyanose hängt sehr vom Vorhandensein einer ausreichenden Menge von Blutfarbstoff in der Haut ab. Bei Stauungsinsuffizienz sind die kleinen Gefäße, die der Haut ihre Farbe geben, oft verhältnismäßig leer. Dadurch wird die Tönung der Blutfarbe verborgen. Das kommt auch — gar nicht selten — vor, wenn eine wirkliche Anämie vorhanden ist. Andererseits kann man, wenn die Gefäße gefüllt sind oder ein polycythämischer Zustand besteht, einen vorhandenen Mangel in der Arterialisierung überbewerten, wenn man ihn nach der Tönung der Hautfarbe abschätzt.

Wangenrötung. Einen Farbfleck von ungewöhnlicher Tiefe in der Jochbeingegend hat man als ein Zeichen der Mitralstenose angesehen. Er hat aber keine ursächliche Beziehung zu dieser Erkrankung. Eine auffallende Röte der Wangen ist nämlich bei sehr vielen jungen Menschen vorhanden, die häufig kaltem Wind ausgesetzt sind; bei vielen anderen besitzen die Gefäße in dieser Gegend einen zwar nicht sehr ausgeprägt geringen, jedoch geringeren Tonus als die der anderen Gesichtsteile. Die Haut dieser Gegend besitzt deshalb eine besondere Neigung, sich an allen Arten von Erröten zu beteiligen; als eine von vielen Ursachen läßt eine venöse Stauung diese Gegend hervortreten, indem sie sie stark rot und etwas cyanotisch macht. Da bei jungen Leuten Stauungs- insuffizienz sehr oft mit Mitralstenose einhergeht, wird bei ihnen diese Rötung oft beobachtet. Der Wert dieses Zeichens besteht darin, daß es bei jungen Leuten die Aufmerksamkeit auf das Herz und den Kreislauf und besonders auf die Venen lenkt.

Durchblutung der Haut.

Cyanose ist ein verläßliches Zeichen für eine langsame Hautdurch- blutung, vorausgesetzt, daß das zuströmende Blut voll arteriell ist. In der Tat zeigt eine deutliche Cyanose unter diesen Bedingungen eine sehr starke Verminderung der Durchströmung an. Und doch kann die Durchblutung sehr langsam und die Haut dabei hellrot sein; das ist z. B. der Fall, wenn die Haut ungewöhnlich kalt ist (unter 10 oder 15⁰ C); der Grund dafür ist, daß das Blut bei niedrigen Tem- peraturen wenig von seinem Sauerstoff abgeben kann. Wird die Haut durch Druck blaß gemacht und kehrt das Blut langsam zurück, so ist klar, daß die Blutströmung langsam ist; schnelles Zurückkehren des Blutes aber kann man nicht im umgekehrten Sinn deuten, denn das tritt auch ein, wenn die Blutströmung in der betreffenden Extremität unterbrochen ist, vorausgesetzt, daß die Haut bereits strotzend mit Blut gefüllt ist. Die Tiefe der Hautfarbe ist, gleichgültig ob die Haut cyanotisch ist oder nicht, ein unsicheres Maß für die sie durchströmende Blutmenge; im allgemeinen haben die blassen und nicht die geröteten Gebiete der Gesichtshaut die größte Durchblutung. Das beste Maß für die Hautdurchblutung ist nicht die Farbe, sondern die Temperatur. Ein Hautbezirk, der spontan warm ist, ist unabhängig von Farbtönung und Farbtiefe, ein Zeichen für eine gute Zirkulation.

Der Capillarpuls, d. h. das sichtbare Rot- und Blaßwerden der Haut mit jedem Herzschlag, ist ein Zeichen örtlicher Arteriolenerweiterung. Bei allen jungen und gesunden Leuten kann man ihn durch Erwärmung der Gesichts- oder Fingerhaut herbeiführen. Er ist bei allen Zuständen örtlicher oder allgemeiner Gefäßerweiterung vorhanden; man sieht ihn also an größeren und kleineren entzündlichen Rötungen, bei Über- hitzung des Körpers und bei BASEDOWscher Krankheit. Sein Vorkommen bei Aorteninsuffizienz liegt zum Teil an der hohen Blutdruckamplitude, hauptsächlich aber an der in diesem Zustand gewöhnlich vorhandenen Gefäßerweiterung (siehe S. 112). Ein Capillarpuls tritt nur an warmer

oder heißer Haut oder Schleimhaut auf. Er hat keine klinische Bedeutung, außer daß er eine Handhabe zur Beurteilung des Zustandes
der Arteriolen bietet. Man darf ihn also nicht durch Reiben oder Er-
wärmen der Haut hervorrufen, sondern muß nach seinem spontanen
Auftreten suchen, das häufiger ist, als man sich vorstellt. Unter dem
Nagel tritt er weniger häufig auf als an den Fingerbeeren und der
Gesichtshaut.

Kardiale Ischämie. Coronarthrombose.

Coronararterien und kardiale Ischämie.

Die Coronararterien. Das Herz wird gewöhnlich nur von zwei Coronararterien, der rechten und der linken, mit Blut versorgt. Sie entspringen
direkt aus der Aortenwand und anastomosieren wohl in beschränktem
Maße untereinander, Anastomosen aber mit anderen Arterien im Körper
bestehen kaum. Das Coronargebiet ist ein fast völlig isoliertes Gebiet,
und die Verbindungen mit anderen Gefäßgebieten im parietalen Perikard und in den Wandungen der großen Gefäße an der Herzbasis sind
winzig. Die Blutversorgung des Herzens hängt also tatsächlich von zwei
Arterien ab, und ihr Verschluß kann durch einen kollateralen Kreislauf
nur wenig ausgeglichen werden. Manche stellen sich zwar vor, daß die
Muskelwandungen des Herzens durch einen Rückstrom von Blut durch
die Venae Thebesii ernährt werden können, doch ist das unwahrscheinlich. Wieviel Blut das Herz auch immer brauchen mag, die beiden
Coronararterien müssen es ihm zuführen, und zwar müssen sie nicht
nur das normal große, sondern auch das stark hypertrophierte Organ
versorgen.   Sie müssen den Muskel nicht nur ausreichend versorgen,
wenn seine Arbeitsleistung auf die Bedürfnisse des ruhenden Körpers
eingestellt ist, sondern auch dann, wenn das Herz — wie so oft — eine
stark erhöhte Arbeitsmenge zu bewältigen hat.

Pathologische Anatomie. Erkrankungen, die die Blutversorgung
des Kammermuskels beeinträchtigen, treten entweder im Verlauf oder
an den Abgangsstellen der Coronargefäße auf. Im ersteren Fall ist
die Coronarschädigung ein Teil allgemeiner atheromatöser Veränderungen der Gefäße des Körpers, doch können die Coronargefäße am
schwersten betroffen sein, wobei die Verengerung durch allmähliche
Verdickung der Gefäßwand erfolgt. Ein Verschluß ihrer Abgangsstellen
ist gewöhnlich einer Erkrankung der Aortenwand selbst zuzuschreiben:
entweder einer Atheromatose oder häufiger der Bildung von Schwielen
bei syphilitischer Mesaortitis.

Auch plötzliche Gefäßverschlüsse können in den Coronararterien eintreten. So wird gelegentlich ein freier Embolus oder das Ende von einer
Aortenklappenauflagerung in eine Mündungsstelle hineingetrieben und
blockiert dann ihre Öffnung. Viel häufiger ist eine Thrombose die Ursache
eines plötzlichen Verschlusses; sie kann irgendwo im Verlauf der Arterie
auftreten, aber nur in solchen Gefäßen, die bereits erkrankt sind. Die

Muskelveränderungen, die als Folge der Coronarthrombose entstehen, werden auf Seite 38 beschrieben. Die Erkrankungen der Coronararterien sind oft mit diffuser fettiger Degeneration oder diffusen Schwielenbildungen in der Kammermuskulatur (siehe S. 227, 228) verbunden.

Anginöser Schmerz[1] **und muskuläre Ischämie.** Wird eine Coronararterie plötzlich verschlossen, dann treten bekanntlich Schmerzen auf. Diese Schmerzen sind ihrem Charakter und ihrer Lokalisation nach anginös. Läßt man eine Extremität nach Absperrung der Blutzufuhr arbeiten, so treten in ihr Schmerzen ähnlicher Art auf. Der anginöse Schmerz hat wahrscheinlich seine Ursache in einer spezifischen, chemischen oder physiko-chemischen Veränderung der Muskulatur des Herzes, und gewöhnlich — wenn nicht immer — ist er die Folge einer ungenügenden Blutzufuhr. Die meisten, wenn nicht alle Erscheinungen, die mit anginösem Schmerz zusammenhängen, lassen sich auf der Grundlage dieser Theorie erklären; für viele dieser Erscheinungen gab es bisher keine andere Erklärung. Es ist zwar mein Wunsch, diesem Buche Theorien so weit wie möglich fern zu halten, die Vorstellung aber, daß die anginösen Schmerzen durch relative oder absolute muskuläre Ischämie erzeugt werden, vereinfacht das Verständnis der Bedingungen, unter denen sie auftreten und verschwinden, außerordentlich. Es verlohnt sich daher, sie von dieser Idee ausgehend darzustellen. Ist eine Coronararterie blockiert, so verliert das von ihr versorgte Muskelgebiet seine Blutzufuhr; es besteht ein Zustand *absoluter* Ischämie. Ist die Blutzufuhr zu einem Muskelgebiet vermindert oder kann sie nicht bis zur ausreichenden Versorgung des Muskels zunehmen, wenn von ihm eine besonders große Arbeitsleistung verlangt wird, so besteht ein Zustand *relativer* Ischämie. Daß der erstgenannte Zustand anginöse Schmerzen hervorruft, ist sicher; für den zweitgenannten ist es nicht nachgewiesen, aber durch Beweismaterial, besonders in letzter Zeit, höchst wahrscheinlich gemacht. Theoretisch genommen treten Schmerzen auf, sobald der ganze Herzmuskel oder, was gewöhnlicher ist, nur ein Teil desselben relativ ischämisch wird. Der Vollständigkeit halber sei bemerkt, daß der Begriff der Ischämie nicht nur Veränderungen in der anatomischen Struktur der Coronargefäße, sondern auch im Tonuszustand der Coronararterien und -arteriolen mitumfaßt. Er berücksichtigt auch, daß ein Coronartonus, der den Umständen nicht angepaßt ist, zu ungenügender Blutzufuhr führen oder beitragen kann, und ferner, daß durch Coronargefäßerweiterung eine mangelhafte Versorgung wieder gutgemacht werden kann.

Seit langem ist man bestrebt, eine einfache, aber vollständige Einteilung der Kranken, die über anginöse Schmerzen klagen, zu schaffen, bisher jedoch noch ohne Erfolg; aber das Wissen auf diesem Gebiet macht zur Zeit rasche Fortschritte. Unsere Vorstellungen über die Angina pectoris haben neuerdings große Änderungen erfahren und werden sich noch mehr umgestalten, nachdem die Symptome der Coronarthrombose

---

[1] Entsprechend dem Gebrauche in englisch sprechenden Ländern wird „anginös" im Sinne von „Angina pectoris" verwandt.

erkannt sind und die Krankheit nicht mehr mit verwandten Krankheiten in einen Topf geworfen wird. Außerdem gibt es allerdings noch einige verhältnismäßig seltene und abweichende, bisher nicht genau erforschte Typen, die ein weiteres Studium erfordern. An dieser Stelle können nur die Hauptformen beschrieben werden.

Coronarthrombose.

Thrombose eines Coronargefäßes tritt hauptsächlich bei Männern der fünfziger und sechziger Jahre auf. Sie kommt gelegentlich auch bei Frauen vor. Vor dem Alter von 40 Jahren ist sie selten. Die Kranken bieten gewöhnlich Zeichen von Arterienerkrankungen, und der Blutdruck ist häufiger erhöht als innerhalb normaler Grenzen. Bei Fällen von syphilitischer Mesaortitis ist Coronarthrombose verhältnismäßig selten. Sie ist zwar bei Kranken, bei denen bereits Zeichen von Herzinsuffizienz bestanden haben oder gerade bestehen, kein ungewöhnliches Ereignis, bei rheumatischen Herzerkrankungen und bei Fällen mit Vorhofflimmern tritt sie aber sehr selten auf. Eine beträchtliche Zahl der Betroffenen haben bereits früher über anginöse Symptome geklagt; manche aber erkranken ohne Warnung aus voller Gesundheit. Nicht selten kommt die Krankheit bei Vater und Sohn oder bei zwei Brüdern vor.

Pathologie. Die Ursache der Coronarthrombose ist eine Wanderkrankung des befallenen Gefäßes, die für gewöhnlich nur Teilerscheinung einer allgemeinen Arteriosklerose ist. Kein Coronargefäß wird von Thrombose verschont; der absteigende Ast der linken Coronararterie, die im Sulcus interventricularis anterior verläuft, wird aber wohl infolge seiner verhältnismäßig exponierten Lage viel häufiger betroffen als irgend ein anderer Ast. Die Pars circumflexa der linken Coronararterie und das Endstück der rechten Coronararterie sind die Gefäße, die am nächsthäufigsten, aber weit seltener zu Thrombose neigen. Die Coronararterien anastomosieren untereinander, wenn auch nicht sehr ausgiebig. Unterbindet man beim Hund etwa den absteigenden Ast, so verliert ein Teil der Kammerwand ihre Blutversorgung; sie verfärbt sich dunkel und baucht sich mit jeder Systole des Herzens vor. In vielen Fällen beginnt die Kammer wenige Minuten nach der Unterbindung infolge einzelner oder gruppierter Kammerextrasystolen unregelmäßig zu schlagen. Bei vielen Tieren kommt es zu Kammerflimmern, das sofort zum Tode führt. In anderen Fällen schlägt das Herz weiter, wenn auch weniger wirksam, weil ein Teil seiner Wand außer Tätigkeit gesetzt ist. Manchmal wird der Kreislauf, falls das betroffene Gebiet klein ist, durch kollaterale Coronarverbindungen wieder hergestellt, und dadurch bessert sich die Arbeitsfähigkeit des Muskels wieder.

Beim Menschen gibt es zweifellos ähnliche Vorkommnisse. Ist die Blutzufuhr zu einem Teil der Kammer dauernd unterbrochen, so treten, falls die betreffende Person mit dem Leben davonkommt, in einem Muskelgebiet, das wahrscheinlich kleiner ist als das ursprüngliche Versorgungsgebiet, die Erscheinungen einer „fettigen Nekrose" oder „Myomalacia cordis" auf. Der Muskel wird dadurch weich und brüchig und kann bersten. Schließlich wird das abgestorbene Gewebe durch Narbengewebe ersetzt, das nach etwa 8 Wochen fest wird. Die Lage und die Größe des betroffenen Muskelgebietes hängt natürlich von der Lage und Größe des blockierten Gefäßes ab. Im gewöhnlichen Fall der Thrombose des linken absteigenden Astes liegt die betroffene Gegend hauptsächlich an der Vorderwand und in der Spitze der linken Kammer und hat einen Durchmesser von 3—6 cm. Ein entsprechendes Gebiet des Septums erleidet die gleichen Veränderungen. Immer ist die endokardiale Oberfläche der Herzwand mehr verändert als die epikardiale, die oft keine Schädigungen aufweist. Auf der endokardialen Oberfläche bilden sich gewöhnlich Blutgerinnsel, manchmal in Form von ausgedehnten, dicken Massen. Jede einzelne dieser Erscheinungen, die Wandnekrose, die endokardiale Thrombose und die Mitbeteiligung des Perikards, führt — wie wir später sehen werden — zu besonderen Symptomen und Zeichen.

Symptome und Zeichen. Eine Coronarthrombose ereignet sich gewöhnlich in der Ruhe, wenn der Betreffende auf dem Stuhl sitzt oder im Bett liegt, oder sogar im Schlaf; sie erfolgt aber auch zu anderen Zeiten. Die subjektiven Erscheinungen können so gering oder so spärlich sein, daß der Kranke den Arzt nicht aufsucht. Für gewöhnlich aber sind sie deutlich oder sogar schwer. Die gewöhnlichen Symptome und Zeichen kann man in Früh- und Spätfolgen des Verschlusses einteilen. Zu den ersteren gehören Schmerzen und plötzlicher Tod, sowie die Erscheinungen des Kollapses und der Herzinsuffizienz.

Tod. Der Tod tritt in einem großen Teil der Fälle sehr rasch ein. Er kann so schnell erfolgen, daß es nicht einmal zu einer Schmerzäußerung kommt. Aller Wahrscheinlichkeit nach sind die plötzlichen Todesfälle die Folge von Kammerflimmern.

Schmerz und Kollaps. Die Schmerzen sind von Fall zu Fall verschieden. Sie können anfangs gering sein und mögen gering bleiben; häufiger aber nehmen sie rasch bis zu ihrer höchsten Stärke zu und bleiben von da an schwer; oft ist es ein vernichtender Schmerz. Es sind ununterbrochene Schmerzen in dem Sinne, daß sie keine Schwankungen aufweisen. Sie haben einen zusammenschnürenden und brennenden Charakter. Im allgemeinen beginnen sie über dem Brustbein und können auf diesen Bezirk beschränkt bleiben, oder sie breiten sich mit zunehmender Stärke aus und strahlen in den linken und rechten Arm oder in beide, besonders aber in den linken, aus; oder in den Nacken, in den Unterkiefer, zwischen die Schulterblätter oder in den Bauch. Der Ausgangspunkt ist häufiger, als bei Angina pectoris durch Anstrengung, die untere Brustbeingegend oder das Epigastrium.

Der Kranke verharrt während der Schmerzperiode manchmal in bewegungsloser Ruhe, häufiger aber zeigt er sich erregt und ist ruhelos, oder er windet sich in Todesqualen. Bewegung scheint im Gegensatz zur Angina pectoris durch Anstrengung die Schmerzen nicht merklich zu verstärken. Die Schmerzdauer ist zwar verschieden; doch ist das Charakteristikum der Schmerzen ihre lange Dauer, und das macht diese Erkrankung so quälend. Die Schmerzen verharren für gewöhnlich eine oder mehrere Stunden lang auf ihrem Höhepunkt und nehmen dann allmählich im Verlauf vieler Stunden oder mehrerer Tage ab.

Gewöhnlich ist der Schmerz mit einem Zustand verbunden, der an Kollaps grenzt. Der Kranke ist blaß, verfallen, ängstlich, schwach und schwitzt außerordentlich stark. Ist diese Blässe mit Cyanose verknüpft, so nimmt das Gesicht eine leicht blaugraue Farbe an, die man für ein Charakteristikum dieser Krankheit gehalten hat. Häufig stellt sich im Zustand des Kollapses Übelkeit ein, auch kann es zu Erbrechen und Abgang von Stuhl kommen. Der Puls ist klein, kann sogar unfühlbar sein. Der Blutdruck ist niedrig, und zwar stark erniedrigt in Fällen, wo er ursprünglich hoch war. Der Urin ist spärlich. Die Herztätigkeit ist gewöhnlich beschleunigt, kann aber auch normal oder langsam sein. Das Symptomenbild ähnelt oft stark den vasovagalen Anfällen (siehe S. 87); jedoch wird die Ähnlichkeit in Fällen mit Pulsbeschleunigung weniger deutlich.

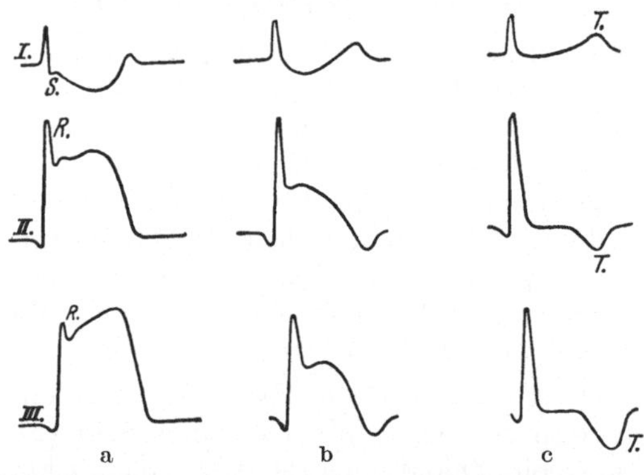

Abb. 6. Das Diagramm zeigt eine der bei Coronarthrombose gefundenen Elektrokardiogrammformen. Die Kurven unter a sieht man in Fällen von frischem Coronarverschluß. Das charakteristische Kennzeichen ist die Plateauform. Sie nehmen innerhalb weniger Tage oder Wochen die unter b und c dargestellten Formen an. Das Plateau wird weniger deutlich, und es tritt eine Umkehrung der Endablenkung T in einer oder mehreren Ableitungen auf.

Erscheinungen von Herzinsuffizienz. Häufig aber nicht immer treten Symptome und Zeichen gestörter Herztätigkeit auf. Ihr Grad hängt natürlich von der Ausdehnung der Myokardinfarzierung und dem Zustand der übrigen Teile des Herzmuskels ab. Fast immer ist Atemnot vorhanden; sie ist oft schwer und manchmal das einzige auffallende Symptom. Cyanose ist häufig. Zeichen von Venenstauung können verhältnismäßig zurücktreten. Ihre verschiedenen Grade können sich rasch oder auch allmählich entwickeln. Die Herztöne sind undeutlich. Oft ist Galopprhythmus vorhanden. Über der Spitze kann ein systolisches Geräusch auftreten. Das Herz kann Extrasystolen, paroxysmale Tachykardie oder Vorhofflimmern aufweisen. Falls die beiden letzteren Erscheinungen vorhanden sind, verstärken sie die Kreislaufstörungen. Wird in seltenen Fällen das Kammerseptum betroffen, so kann Kammerblock auftreten. Das Elektrokardiogramm kann Veränderungen besonderer und charakteristischer Art bieten (Abb. 6). Die Zeichen am Herzen selbst oder an den Venen sind gewöhnlich viel geringer, als man bei der Schwere des Leidens erwarten sollte. CHEYNE-STOKESsches Atmen ist häufig. Zeichen von Lungenstauung und Lungenödem sind oft deutlicher ausgeprägt als Zeichen von allgemeiner Stauung im Venensystem; es findet sich dann dauernder Husten mit schaumigem und klebrigem oder serösem, blutgefärbtem Auswurf; über den Lungen hört man feuchte und trockene Rasselgeräusche. Dieses Ödem entwickelt sich manchmal sehr rasch und führt den Tod des Kranken herbei.

Spätzeichen (*Fieber, Leukocytose, Herzruptur, Embolie und Reibegeräusche*). Wie gewöhnlich, wenn ein Teil eines parenchymatösen Organs seine Blutversorgung verliert und abstirbt, stellt sich auch hier eine Fieberreaktion ein. Sie ist gering und übersteigt kaum $\frac{1}{2}-1^0$ C. Die Temperatur steigt gewöhnlich am zweiten Tag der Erkrankung an, manchmal auch früher. Sie hält einige Tage, gelegentlich sogar 2—3 Wochen lang an, doch kann das Fieber auch fehlen. Im Zusammenhang mit dem Absterben des Muskels und seiner Zerstörung tritt gewöhnlich eine Leukocytose auf, die sich ebenfalls innerhalb von 1—2 Tagen entwickelt und während des Fiebers anhält. Die Zahl der weißen Blutzellen liegt zwischen 12000 und 15000, ausnahmsweise zwischen 20000 bis 25000 im Kubikmillimeter.

Die Schwäche der Kammerwand, die in der zweiten Woche nach dem Auftreten der Thrombose ihren Höhepunkt erreicht, ist verantwortlich für ein besonderes Ereignis, das eintreten kann, nämlich Herzwandruptur, Herzbeuteltamponade und rascher Tod. Diese Erscheinungen treten selten vor dem fünften Tag oder nach der fünften Woche auf.

Auf den betroffenen Partien des Endokards bilden sich gewöhnlich, wie bereits erwähnt wurde, Blutgerinnsel. Sie können in kleinen oder großen Stücken abgelöst werden und zu Embolien führen. Die Emboli können zwar in jede Arterie des Körpers geraten und sie verschließen, sie gelangen aber in den großen Kreislauf häufiger als in den Lungenkreislauf. Embolische Zwischenfälle führen zu zahlreichen Komplikationen, z. B.: Hemiplegie, Verschluß der Schlagader einer Gliedmaße, Milzinfarkten usw. Das Auftreten von Eiweiß oder roten Blutkörperchen im Urin als Folge kleiner Nierenembolien ist oft für die Sicherung der Diagnose von Bedeutung.

Ist das Perikard an der Infarzierung mitbeteiligt und liegt das betreffende Gebiet an der Vorderwand des Herzens, so treten über den mittleren und unteren Teilen des Präkordium Reibegeräusche auf. Diese Perikarditis stellt sich gewöhnlich am zweiten oder dritten Krankheitstag ein und hält meistens einige Tage an. Ihr Vorhandensein ist ein sehr wichtiges diagnostisches Zeichen, da es etwa bei einem Drittel der Kranken vorkommt. Ist die Diagnose zweifelhaft, so muß man genau und täglich nach den Reibegeräuschen suchen.

Diagnose. In seiner typischen Form ist das Bild so charakteristisch, daß der Sachkenner es nicht übersehen kann. Das Hauptmerkmal ist ein Schmerz von anginösem Charakter, der lange über die erwartete Dauer hinaus anhält und auf Nitrite nicht weicht. Bei diesen Fällen wurde früher die Diagnose „Status anginosus" gestellt. Tritt der Schmerz über den unteren Teilen des Sternums oder im Epigastrium auf, so kann man die Krankheit fälschlicherweise für einen akuten abdominalen Prozeß, besonders für ein durchgebrochenes Ulcus, halten. In beiden Fällen kommen Druckempfindlichkeit und Muskelspannung in der oberen

Bauchgegend und Zeichen von Kollaps mit Erbrechen vor. Da Geschwüre gewöhnlich nur bei jungen Leuten auftreten, hilft das Alter des Kranken oft bei der Unterscheidung. Häufig kann man eine Vorgeschichte erheben, die im einen Fall ein deutlich anginöses, im anderen ein gastrisches Krankheitsbild erkennen läßt. Ferner geben die Kranken bei Thrombose oft auch Schmerzen im Bereich der mittleren und oberen Brustbeingegend an. Abdominale Fälle sind zwar blaß, aber nicht cyanotisch wie Fälle von Thrombose. Sie bieten auch keine Zeichen von Lungenödem oder von beginnender Venenstauung; beide Erscheinungen, ebenso wie die dabei vorhandene Atemnot, können von großer differentialdiagnostischer Bedeutung sein. Die Schwere der Schmerzen kann auch zur Diagnose gastrischer Krisen führen; ein solcher Fehler sollte aber nicht vorkommen, da bei Krisen die Schmerzen krampfartig sind und nicht anhaltend. Das gleiche gilt für Gallensteinkoliken.

Ist der Schmerz weniger schwer oder gering, so wird leicht die Diagnose akute Verdauungsstörung gestellt; und möglicherweise wird der wahre Sachverhalt nicht erkannt, bis eine Embolie oder eine Herzruptur eintritt, oder bis sich später eine Angina pectoris entwickelt.

Ist der Schmerz gering oder fehlt er, und ist die Atemnot das Hauptmerkmal, so werden Diagnosen, wie Anfall von kardialem Asthma (siehe S. 149), akute Herzinsuffizienz unbekannten Ursprungs oder atypische Form einer Lungenentzündung gestellt; die Tatsache, daß ein kurzdauernder und sogar schwerer Schmerz bestanden hat, wird nicht immer die erst- und letztgenannte Diagnose verhüten. Die richtige Diagnose hängt hauptsächlich davon ab, daß man an die Möglichkeit der Thrombose denkt und daß man auf die Spätzeichen der Erkrankung, besonders auf geringe Temperatursteigerungen, auf Leukocytose, rote Blutkörperchen im Urin und perikardiale Reibegeräusche achtet. Das plötzliche Einsetzen von Symptomen oder Zeichen von Herzinsuffizienz bei einem Kranken mittleren Alters, der keine schwere Arbeit zu leisten hatte und vor diesem Zeitpunkt fieberfrei war, sollte immer den Verdacht auf Coronarthrombose erwecken. Ist eine Coronarthrombose sehr wahrscheinlich, besteht aber immer noch Zweifel an der Diagnose, so führt ein Elektrokardiogramm oft zur Klärung (Abb. 6); die Kranken sollen aber nicht zum Instrument hingebracht werden.

Verlauf und Prognose. Der Krankheitsverlauf der Coronarthrombose ist sehr verschiedenartig. Die Sterblichkeit im Stadium der akuten Krankheit wird allgemein auf ungefähr die Hälfte der Kranken geschätzt. In einer Reihe von Fällen tritt der Tod sofort oder plötzlich nach 1 oder 2 Tagen auf. Die Ursache ist vermutlich Kammerflimmern. Andere erliegen einer rasch zunehmenden, allgemeinen Kreislaufinsuffizienz, oder sie ersticken in einem rasch sich entwickelnden Lungenödem. Einige finden durch Herzruptur, andere durch seltenere Zwischenfälle, wie Kollaps und vollkommenen Herzblock, oder durch grobe Hirn- oder Extremitätenembolien den Tod.

Kranke, die mit dem Leben davonkommen, können schwere Krüppel geworden sein, andere können einen verhältnismäßig guten Gesundheitszustand wiedererlangen; zwischen diesen beiden Extremen kann sich jeder Zwischenzustand ausbilden. Das endgültige Bild hängt weitgehend vom Zustand der übrigen Teile des Herzmuskels und der ihn versorgenden Gefäße ab. Kranke, die bereits vorher an Herzinsuffizienz oder Angina pectoris gelitten haben, bleiben, falls sie den Anfall überleben, meist schwer geschädigt. Die Herzinsuffizienz verschlimmert sich, es tritt Stauung auf, die unter Schwankungen an Schwere zunimmt und langsam, aber sicher zum Tode führt. Anginöse Fälle vertragen im allgemeinen körperliche Anstrengungen später weniger gut. Merkwürdigerweise aber verlieren solche Kranke manchmal ihre Schmerzen, nachdem sie eine Thrombose durchgemacht haben; das läßt sich vielleicht so erklären, daß der anginöse Schmerz von einem durch ein verengtes Gefäß versorgten Muskelgebiet ausgegangen war, daß dieses Gefäß nun thrombosiert wurde, wodurch der Muskel, von dem der Schmerz ausging, zugrunde ging. Viele, die eine Coronarthrombose überlebt haben, besitzen infolge der anginösen Schmerzen nur noch eine sehr beschränkte Arbeitsfähigkeit. Der Schmerz kann ein Überbleibsel der durchgemachten Erkrankung sein, oder er stellt sich während der Erholung oder zu irgendeinem späteren Zeitpunkt ein. Man macht die Erfahrung, daß einige Kranke wieder ihre volle Gesundheit erlangen und ein tätiges oder verhältnismäßig tätiges Leben führen können. Die Prognose ist aber in diesen Fällen ungewiß, weil sich eine Angina pectoris entwickeln kann oder eine Coronarthrombose nicht selten wiederkehrt. Ursprünglich wurde die Coronarthrombose als eine hoffnungslose Krankheit angesehen, die zunehmende Erfahrung aber, und besonders die Möglichkeit einer genaueren Diagnose in den milderen Fällen, sowie der Befund von Infarktnarben bei Personen, bei denen man die Krankheit gar nicht vermutet hatte, haben die früher so trübe Prognose etwas aufgehellt. Diejenigen, die sich gut erholen, kehren zum Teil für 5 Jahre oder länger zu einem tätigen Leben zurück und bleiben bei mäßiger Aktivität noch bis zu 10 und gelegentlich 15 Jahren und länger am Leben.

Behandlung. Die Eigenart dieses schweren Zustandes erlaubt nur wenig eingreifende Maßnahmen. Das auffallendste Symptom ist der Schmerz, gegen den Morphium das beste Mittel ist. Die Dosen müssen oft groß sein (wiederholte Einzeldosen von 0,015—0,03 g; maximal insgesamt bis zu 0,06 g innerhalb von 4 Stunden). Auch zur Herbeiführung der erwünschten Ruhe ist Morphium wertvoll. Aber häufig bringt sogar Morphium keine Erleichterung. Manchmal hilft Opium mehr (0,06—0,2 g). In Fällen mit sehr schwerem, anhaltendem Schmerz, der durch Opiate nicht gemildert wird, kann man eine leichte Narkose anwenden. Nitrite sind im allgemeinen zwecklos. Der Kranke wird im Bett wie ein Fall von schwerer Herzinsuffizienz gepflegt. Um eine feste Vernarbung der Kammerwand zu sichern, soll man die Bettruhe selbst in den leichteren Fällen mindestens 8 Wochen lang durchführen. Während dieser ganzen Zeit muß der Kranke in Tag- und Nachtpflege gehütet werden, und es muß ihm zwecks Vermeidung willkürlicher Bewegungen und Anstrengungen in jeder Weise geholfen werden.

Viele Kranke, und zwar besonders solche, die sich rasch von den Symptomen erholten, sind dadurch, daß sie diese Vorsichtsmaßregeln nicht beachteten, ums Leben gekommen. Die Nachbehandlung ist ähnlich wie bei Herzinsuffizienz oder bei einer gleich gelagerten Angina pectoris.

Angina pectoris.

HEBERDENSche Angina pectoris. Angina pectoris durch Anstrengung (Arbeitsangina).

Die zuerst von HEBERDEN unter dem Namen „Angina pectoris" beschriebene Erkrankung ist ein Leiden, bei dem während körperlicher Anstrengung ein eigentümlich gearteter Schmerz auftritt. Sie ist die Krankheitsform, bei der ein anginöser Schmerz bei weitem am häufigsten vorkommt. Seine Entstehung läßt sich folgendermaßen deuten: Besteht eine Beschränkung der Blutzufuhr zum Herzen oder zu einem Teil des Herzens, so reicht diese bei einer bestimmten Höhe der Beanspruchung des Herzens zur Versorgung nicht mehr aus; es ergibt sich also ein Zustand relativer Ischämie.

Klinik. Angina pectoris durch Anstrengung (Arbeitsangina) ist im wesentlichen eine Erkrankung des mittleren und höheren Mannesalters. Sie kommt jedoch auch bei Frauen der gleichen Altersstufe und ab und zu bei jüngeren Männern vor. Am häufigsten trifft man sie in den Schichten an, die eine sitzende Lebensweise führen und wohlgenährt sind. Häufig sind mit ihr allgemeine arterielle Gefäßerkrankungen verbunden, und etwa ein Drittel der Fälle hat hohen Blutdruck. Nach dem Tode sind für gewöhnlich Erkrankungen der Coronargefäße nachweisbar, wie Verengerung ihrer Abgangsstellen oder Verdickung der Wände mit Verengerung des Lumens und gelegentlich ein lange bestehender Verschluß eines Gefäßes. Man kann eine Herzvergrößerung oder Klappenerkrankungen, besonders Aortenfehler, finden; doch kommt keine dieser Veränderungen regelmäßig vor. Ein großer Teil der Fälle weist am Herzen keine physikalischen Zeichen auf, und viele bieten nur wenige einwandfrei abnorme Zeichen, wie etwa eine geringe, aber deutliche Herzvergrößerung, Galopprhythmus, Schenkelblock und Pulsus alternans. Manche Kranke leiden an kardialem Asthma. Die Krankheit kommt selten bei Mitralstenose und sehr selten bei Fällen mit Vorhofflimmern oder mit Herzinsuffizienz und Stauung vor.

Symptome. Angina pectoris durch Anstrengung (Arbeitsangina) stellt sich nicht selten früher oder später im Anschluß an Krankheitserscheinungen ein, die man einer Coronarthrombose zuschreiben kann. Doch ist das nicht häufig, die ersten Beschwerden bestehen vielmehr in Unbehagen oder wirklichem Schmerz bei Anstrengung. Die Beschwerden werden zunächst und in leichten Fällen bei der Ausführung einer gewohnten körperlichen Bewegung verspürt, etwa beim Laufen oder beim raschen Bergaufgehen. Eine schmerzhafte Empfindung tritt gewöhnlich über den mittleren oder oberen Teilen des Brustbeins auf, kann jedoch auch über der unteren Brustbeingegend, dem Präkordium oder mehr allgemein über der Vorderseite der Brust erscheinen: Es besteht ein Druckgefühl, ein Zusammengeschnürtsein oder Brennen von gleichmäßigem oder andauerndem Charakter, d. h. eine Schmerzempfindung, deren Heftigkeit nicht von Augenblick zu Augenblick schwankt und kein klopfender Schmerz, obwohl langsame Schwankungen der Intensität vorkommen. Sitzt der Schmerz in den oberen Brustpartien und am Halsansatz, so entsteht ein Würge- oder Erstickungsgefühl. Das gab der Erkrankung den Namen „Angina". Bleibt der Befallene still stehen, so verschwinden der Schmerz oder die Beschwerden innerhalb von 1—2 Minuten. Viele Kranke leiden wenig unter ihren Schmerzen, denn sie bleiben stehen, sobald sie die ersten Zeichen von Unbehagen verspüren. Schmerzen, die nicht ausstrahlen, sind häufiger als solche, die ausstrahlen. Zwingt sich der Kranke weiterzugehen, so nimmt das Schmerzgefühl meistens an Heftigkeit zu, es breitet sich dabei weiter aus und zieht in den Hals und Oberkiefer oder in einen der Arme, in den Bauch oder ins Schulterblatt. Am Arm — gewöhnlich ist der linke befallen — tritt der Schmerz im allgemeinen auf der dem Rumpf zugekehrten Fläche auf. Er strahlt bis in den Ellenbogen aus, selten bis in den kleinen Finger hinab. Gleichzeitig oder im Anschluß daran macht sich oft ein taubes Gefühl in den Fingern oder im Arm bemerkbar. In seltenen Fällen beginnt der Schmerz im Unterkiefer oder Arm und breitet sich von hier nach der Brust zu aus. Einige Kranke berichten, daß sie ihre Schmerzen los werden können, wenn sie die körperliche Tätigkeit fortsetzen; doch ist das sehr selten.

Bei schweren Fällen treten die gleichen Beschwerden auf; nur daß sie schon durch geringere Arbeitsleistungen, wie rasches oder mäßig rasches Gehen in der Ebene, ausgelöst werden. Der Schmerz pflegt dann von Anfang an schwerer zu sein und langsamer zu verschwinden. Die Arbeitsleistung, die jeweils nötig ist, um Schmerzen auszulösen, ändert sich bei den schwereren und leichteren Formen sehr wenig, manchmal so erstaunlich wenig, daß ein Mann Tag für Tag nach dem Verlassen seines Hauses genau an derselben Stelle zum erstenmal stehenbleiben muß.

Bei den schwersten Fällen wird der Schmerz durch ganz geringe körperliche Bewegung hervorgerufen; er steigert sich oft zu unerträglicher Heftigkeit und wiederholt sich in verhältnismäßig kurzen Abständen. Er zwingt den Kranken sofort, sich ganz still zu verhalten, denn jede Bewegung vermehrt seine Qualen. Er bleibt starr und regungslos stehen. Sein Gesicht hat einen angstvollen Ausdruck und kann blaß und feucht sein. Der Blutdruck ist wenig erhöht; die Pulsfrequenz ist unverändert, manchmal auch etwas beschleunigt oder verlangsamt. Starker Speichelfluß kann vorhanden sein. Diese Anfälle dauern einige Minuten, können sich aber auch, falls sie sich rasch wiederholen, über $\frac{1}{2}$ Stunde und länger hinziehen. Sie hinterlassen einen Zustand von Schwäche und Zittrigkeit, und oft bleibt eine Berührungsempfindlichkeit der Brusthaut, der Interkostalmuskeln, der Pectorales und der Sternocleidomastoidei zurück.

Man erfährt oft, daß Schmerzanfälle, die durch körperliche Tätigkeit
hervorgerufen werden, leichter in der Kälte als in der Wärme auftreten.
Der Grund hierfür liegt wohl darin, daß sich der Kranke in der Kälte
lebhafter bewegt. Zur Auslösung eines Anfalls kann es bereits genügen,
daß der Kranke aus einem warmen Hause in die Nachtluft hinausgeht
oder sich in Zugluft niedersetzt. Die Erregung bei einer lebhaften Unterhaltung, oder der Verdruß infolge eines Wortwechsels können auslösende Reize darstellen. In einigen Fällen werden Anfälle besonders
leicht dadurch hervorgerufen, daß direkt im Anschluß an die Nahrungsaufnahme körperliche Tätigkeit erfolgt. Diese Erscheinung und das
häufige Auftreten von Blähungen kann zur Diagnose eines Magen-,
statt eines Herzleidens verleiten.

Einige Autoren unterscheiden zwischen Schmerz und einem Gefühl
der Spannung oder des Sichzusammenschnürens in der Brust. Ich bin
nicht davon überzeugt, daß das grundsätzlich verschiedene Erscheinungen
sind. Manche Kranke berichten spontan von beiden, und viele erklären,
daß der Schmerz in einem Gefühl heftigen Druckes oder Geschnürtseins
besteht oder daß das Gefühl der Beengung zunimmt, bis es in einen
schweren erstickenden Schmerz übergeht. Wieder andere verneinen,
daß sie ein Gefühl von Beengung haben.

Das Auftreten von Todesangst, das sich bei schweren Fällen einstellt, wird oft verschwiegen, wenn man nicht danach fragt. Todes-
furcht ist eine gewöhnliche Gedankenassoziation bei vielen neuartigen,
schmerzhaften oder aufregenden Erlebnissen; meistens ist sie unbegründet. Ob ein bestimmtes Gefühl dafür verantwortlich zu machen ist,
oder ob sie mehr als nur die Auslegung eines sehr unangenehmen, neuartigen Gefühls oder unerträglichen Schmerzes ist, läßt sich nicht
sicher beweisen. Sie hat heute wenig diagnostische Bedeutung. Viel
hängt hierbei von der geistigen Verfassung des Kranken ab und etwas
auch davon, was er vorher über sein Leiden gehört oder gelesen hat.

Diagnose. Die Diagnose Angina pectoris durch Anstrengung (Arbeitsangina) stützt sich bei Leuten entsprechenden Alters und Geschlechts
fast ausschließlich auf die Vorgeschichte, die mit der größten Sorgfalt
erhoben werden muß und oft genaues und langes Befragen erfordert.
Der Schmerz kann zwar an irgendeiner von vielen Stellen auftreten,
doch hat eine Vorgeschichte mit Schmerzen über dem Brustbein größere
Bedeutung als jede andere. Ganz irrig ist die Vorstellung, daß anginöse
Schmerzen immer schwer sein müssen, oder daß ein leichter Schmerz,
der während körperlicher Anstrengung auftritt, keine ernsthafte Bedeutung habe. Wenn man nach den Besonderheiten des Schmerzes
fragt, ist es äußerst wichtig, ganz klarzustellen, ob es sich um einen
ununterbrochen bestehenden Schmerz handelt; ein anginöser Schmerz
ist weder klopfend noch stechend. Manchmal ist es wichtig, daß der
Kranke eine endgültige Auskunft erst nach dem nächsten Anfall
gibt, bei dem er seine Aufmerksamkeit besonders auf die in Frage
stehenden Punkte gerichtet hat. Äußerst bedeutungsvoll ist es, ob in
der Vorgeschichte die Reaktion auf dieselbe Anstrengung stets die gleiche
ist. In der Regel besteht eine bestimmte, innerhalb enger Grenzen

konstante Arbeitstoleranz. Kranke mit Arbeitsangina erzählen nicht, an einem Tage habe erst forsches Gehen einen Anfall ausgelöst und am nächsten sei ein solcher spontan aufgetreten, als sie still und ungestört ruhten. Einzelne Unstimmigkeiten dieser Art lassen sich manchmal mit Unterschieden in der Außentemperatur, mit Aufregungen oder mit einer Überfüllung des Magens erklären; sind aber deutliche und zahlreiche Unstimmigkeiten vorhanden, dann handelt es sich in dem betreffenden Fall selten um eine HEBERDENsche Angina pectoris. Bei der Arbeitsangina tritt mit Wiederholung einer bestimmten Tätigkeit ein Schmerz bestimmter Schwere immer wieder auf. Vereinzelte schwere Schmerzanfälle sind nicht für dieses Leiden, sondern eher für Coronarthrombose oder für akute gastrische Erkrankungen charakteristisch.

Kleinere Unstimmigkeiten treten auf, wenn die Anfälle mit großen Veränderungen der Pulsfrequenz und des Blutdruckes verknüpft sind. Hierbei handelt es sich um einen anderen Typ, der im nächsten Abschnitt behandelt wird. Größere und häufigere Widersprüche kommen in Fällen vor, wo das Grundleiden nicht kardialer Natur ist.

Das Vorhandensein von Zeichen einer ausgesprochenen Herzerkrankung hilft wohl in zweifelhaften Fällen bei der Diagnose; man muß sich aber darüber klar sein, daß in den meisten Fällen keine greifbaren Beweise dafür vorliegen. Über einige physikalische Zeichen, die mitunter bei der Erkennung kardialer Schmerzen helfen und die manchmal isoliert vorhanden sind, siehe Seite 218 ff.

Ein besonderes anginöses Syndrom.

Anginöse Schmerzen bei ruhenden Menschen sind gewöhnlich ein Anzeichen für eine schwere Krankheit. Ursache eines einmaligen schweren Anfalles kann die Thrombose eines Coronargefäßes sein. Eine zweite Thrombose kann einen ähnlichen Anfall hervorrufen. Bei Kranken, die an HEBERDENscher Angina pectoris leiden und bei denen diese Krankheit weit genug vorgeschritten ist, kann der Schmerz gelegentlich durch so geringe Reize hervorgerufen werden, daß der Kranke, obwohl er sich zu Bett legt, weiter an Schmerzanfällen leidet.

Die gewöhnlichste Form schwerer anfallsweiser Angina pectoris bettlägeriger Kranker unterscheidet sich von den eben genannten Typen durch gewisse besondere Merkmale, die ihre getrennte Beschreibung wünschenswert machen. Bei diesen Fällen handelt es sich meist um Männer mit Aorteninsuffizienz in jugendlichem oder mittlerem Alter; aber auch Frauen erkranken daran, und das gleiche Syndrom findet sich auch ohne Aortenfehler. Der Aortenfehler kann eine rheumatische oder syphilitische Grundlage haben. Das Herz ist stark vergrößert; die Coronargefäße können, aber brauchen nicht verengert zu sein. Die Vorgeschichte einiger dieser Fälle ergibt, daß sie schon länger an Angina pectoris bei Anstrengungen gelitten haben. Bettlägerig sind sie zum größten Teil wegen der Schmerzen und wegen anderer Symptome. Bestenfalls sind sie lediglich zu ganz geringen Anstrengungen fähig, denn schon beim Gehen werden leicht Schmerzen ausgelöst. Auch bei Bettruhe erfahren sie schwere Schmerzanfälle. Dieser Schmerz hat die gewöhnlichen Eigenschaften, den üblichen wechselnden Sitz und die Verbreitung des anginösen Schmerzes. Er kann, aber braucht nicht mit einem heftigen Angstgefühl verbunden zu sein. Die Anfälle können jederzeit auftreten, kommen aber besonders gern in den frühen Morgenstunden vor und wecken den Kranken oft aus dem Schlafe. Am Tag können sie durch Nahrungsaufnahme oder durch bloßes Denken an Essen hervorgerufen werden. Sie dauern einige Minuten bis zu einer halben Stunde oder länger. Die Kranken geben gewöhnlich an, daß der Schmerz mit einem heftigen Klopfen in der Brust und im Hals und einem Spannungsgefühl im Kopf verbunden ist. Das Gesicht ist während des Anfalls meistens deutlich, manchmal stark gerötet; oft ist starkes Schwitzen vorhanden. Die Atmung ist in der Regel rasch, aber weder Rasselgeräusche in der Brust, noch Cyanose sind vorhanden. Die Herzfrequenz ist auf 100 bis 140 Schläge in der Minute erhöht. Der systolische Blutdruck steigt von der Norm bis auf sehr hohe Werte, gewöhnlich auf 200, manchmal auf 250 mm Hg oder höher an. Derartige Erscheinungen kennzeichnen diese Art von Anfällen. Der Schmerz, der für gewöhnlich schwer ist, wird fast immer durch Amylnitrit behoben, obwohl der Blutdruck dabei nicht immer abfällt. Die Tatsache, daß bei diesen Anfällen der Anstieg der Pulsfrequenz und des Blutdruckes vor Beginn des Schmerzes einsetzt, spricht dafür, daß der Anfall von einer Störung des Herzaccelerators und der vasomotorischen Nerven ausgeht, wodurch einem geschädigten Herzen vermehrte Arbeit aufgeladen wird. Die Beziehung aber zwischen Extraarbeit und Schmerz ist nicht konstant; und man muß daher annehmen, daß die Gefäßverengerung, durch die der Blutdruck ansteigt, sich nicht nur auf die Bauch-, sondern auch auf die Kranzgefäße erstreckt.

Diagnose. Das Vorhandensein deutlicher Zeichen einer ernsten Herzerkrankung und die Schwere der Anfälle in der Ruhe sichern die Diagnose einer schweren Form von Angina pectoris. Berichtet der Kranke von heftigem Herzklopfen, so lenkt das den Verdacht auf eine gleichzeitige Störung der Schlagfrequenz und des Blutdrucks; der Verdacht sollte aber durch Beobachtungen im Anfall bestätigt oder widerlegt werden. Diese Krankheit darf man nicht mit dem NOTHNAGELschen Syndrom (siehe S. 54) verwechseln.

Verlauf und Prognose.

Die Kranken, die an HEBERDENscher Angina pectoris leiden, stehen meist im mittleren oder höheren Alter, wenn die Krankheit zum ersten Male auftritt. Sie ist mit degenerativen und gewöhnlich progredienten Veränderungen an den Gefäßen verbunden und führt deshalb meist infolge von Schmerzen zu einer zunehmenden Bewegungseinschränkung. Mit der Zeit werden zur Vermeidung von Schmerzen körperliche Betätigungen immer mehr verringert. Schließlich treten bei so geringer Anstrengung Schmerzen auf, daß der Patient, an seinen Stuhl, ans Sofa oder ans Bett gefesselt, nie sicher vor Schmerzanfällen ist, die noch dazu an Heftigkeit zunehmen. Einige geraten in einen Status anginosus und sterben darin; häufiger jedoch ist dieser Zustand Folge einer Coronarthrombose. Die mittlere Lebensdauer beträgt vom Beginn der Anfälle an etwa 6—7 Jahre, doch unterliegt sie großen Schwankungen. In sehr vielen Fällen schreitet die Krankheit sehr langsam vorwärts, und Männer, die ihre ersten Symptome in der Mitte der vierziger Jahre durchmachen, erleben noch die Mitte der fünfziger und sechziger Jahre. Nicht immer ist der Verlauf der Angina pectoris in seinem Fortschreiten stetig. Jahre können vorübergehen, in denen sich der Zustand wenig oder nicht merklich verändert. In einer Reihe von Fällen stellen sich bei den Kranken Zeichen von Herzinsuffizienz mit oder ohne Vorhofflimmern ein. Dann wird die körperliche Bewegung mehr durch die Atemnot als durch den Schmerz eingeschränkt. Solche Kranke leiden in der Regel nachher nicht mehr unter anginösen Schmerzen; nichtsdestoweniger ist das Auftreten von Herzinsuffizienz mit Stauung ein sehr ernstes Ereignis und führt für gewöhnlich innerhalb eines Jahres zum Tode. Auch muß man im Auge behalten, daß Kranke mit Angina pectoris Individuen mit allgemeinen Arterienerkrankungen sind und daher zu verschiedenen Komplikationen von seiten der Niere oder des Gehirns neigen. Nicht immer tritt der Tod infolge von Herzinsuffizienz ein.

Die prognostische Bedeutung der HEBERDENschen Angina pectoris im Einzelfalle hängt in erster Linie davon ab, wieviel körperliche Bewegung nötig ist, um Schmerzen auszulösen; Kranke, die bei raschem Bergaufgehen geringe Schmerzen haben und beim Ausruhen bald wieder schmerzfrei werden, haben im allgemeinen eine günstige Prognose. Werden Schmerzen von längerer Dauer durch langsames Gehen in der Ebene ausgelöst, so ist die Prognose im allgemeinen viel ernster. Nimmt der Kranke eine ruhige, sitzende Lebensweise an und hat er auch dabei in kurzen Abständen Schmerzen, dann ist das Ende nicht mehr fern. Kranken, die nicht auf sich geachtet, übermäßig gearbeitet oder in letzter Zeit eine akute Infektion durchgemacht haben, stellt man leicht eine schlechtere Prognose als sie verdienen. Man darf die Beurteilung nicht übereilen, da die Arbeitstoleranz sich in einigen Fällen von Zeit zu Zeit deutlich ändert und viele Kranke auf Behandlung gut ansprechen. Zweitens gründe man die Prognose auf die Geschwindigkeit, mit der das Leiden fortschreitet, soweit man das aus der Vorgeschichte und durch Beobachtung feststellen kann. Die Schwere des Schmerzes nach Anstrengung ist selten von großer Bedeutung; sie zeigt höchstens an, ob oder wie gleichgültig sich der Kranke seinem Leiden gegenüber verhält. Die Möglichkeit, daß eine Coronarthrombose hinzutreten kann, bringt einen erheblichen Unsicherheitsfaktor in die Prognosenstellung. Sie ist ein Zwischenfall, den man nicht voraussagen kann; obwohl sie jederzeit eintreten kann, bleiben die meisten Kranken jedoch von Coronarthrombose verschont. Viele Kranke sterben, ob eine Thrombose entsteht oder nicht, plötzlich an Herzinsuffizienz oder an interkurrenten Erkrankungen. Die HEBERDENsche Angina pectoris ist deshalb zwar eine der ernstesten Herzerkrankungen, die die Lebensaussichten recht unsicher macht; trotzdem wäre es sehr irrig, die Diagnose dieser Krankheit gleichbedeutend mit einem Todesurteil zu erachten. Viele Männer, die in verantwortlicher Berufsstellung oder im öffentlichen Leben stehen, führen ihre vielbeschäftigte Lebensweise einige oder viele Jahre weiter und sind dabei bis auf ganz gelegentliche Anfälle schmerzfrei, wenn sie ihre körperliche Tätigkeit einschränken. Meist sind es Männer im mittleren oder höheren Alter, die an Angina pectoris durch Anstrengung (Arbeitsangina) leiden; man hat behauptet, daß ihre voraussichtliche Lebensdauer nicht sehr davon beeinflußt würde, ob sie an Angina pectoris leiden oder nicht. Das gilt für alle, außer für die ernsteren Formen. Überlegt man sich, was man dem Patienten sagen soll, so denke man daran, daß es keinen Sinn hat, sein vorgeschrittenes Alter zu betonen oder ihm die vielen Möglichkeiten aufzuzählen, durch die ein älterer oder alter, aber sonst gesunder Mann ums Leben kommen kann.

Das besondere Syndrom, bei dem Angina pectoris in der Ruhe auftritt und das mit Vasomotorenstörungen und gewöhnlich mit Aortenfehlern verbunden ist, ist von ernster prognostischer Bedeutung. Diese Kranken können zwar einige Jahre lang, während deren sie viel zu Bett liegen, ein unsicheres Leben fristen, sehr häufig aber sterben sie plötzlich; das ist in der Tat der typische Ausgang solcher Fälle.

Behandlung.

Ruhe und körperliche Bewegung. Als Grundsatz der Behandlung gilt, daß der Kranke innerhalb der durch seine Schmerzen gesetzten Grenzen lebt. Bewegung im Freien ist zuträglich, und man soll dazu ermuntern, sofern keine Schmerzen dadurch ausgelöst werden. Treten Schmerzen auf, so soll der Kranke sofort stillstehen und sich mindestens dreimal so lange ausruhen, wie es dauert, bis der Schmerz verschwindet. Er darf dann weitergehen, aber etwas langsamer, damit der Schmerz nicht wiederkehrt. Man mache dem Kranken klar, daß körperliche Bewegung günstig ist und gebe ihm Vorschriften über die Art ihrer Durchführung. Man sage ihm etwa, daß sein Herz zwar nicht stark genug sei, um schwere Anstrengungen auszuhalten, daß jedoch Bewegung, soweit sie ohne Beschwerden durchgeführt werden kann, sein Herz wieder übt und dessen Kraft vergrößert. Er weiß dann selbst am besten, was er sich zumuten darf, und kann innerhalb dieser Grenzen gehen, wohin er will. Das tröstet ihn auch und läßt ihn weniger trübe in die Zukunft blicken als zuvor. Auch durch beruhigenden Zuspruch verhindert man bei ängstlichen Kranken viel unnötiges Invalidentum. Leute mit Angina pectoris sollten früh zu Bett gehen und spät aufstehen. Anstrengende körperliche Tätigkeiten (siehe S. 260) verbiete man ein für allemal. Der Kranke muß strenge und gesunde Lebensgewohnheiten (siehe S. 257) annehmen. 6 Stunden Nachtschlaf müssen ihm sicher sein. Man schütze ihn vor übermäßiger geistiger und körperlicher Aufregung und vor Erkältungen zu Hause und im Freien. Die Nahrungsmenge soll gering, das Essen leicht verdaulich und nahrhaft sein und ohne Getränke ein-

genommen werden (siehe S. 260, Diät II); nach größeren Mahlzeiten soll
der Kranke eine Stunde ruhen. Tabakgenuß verbiete man, auch Tee und
Kaffee darf nicht viel getrunken werden. Die Behandlung von Blähungen
und Dyspepsien ist wichtig, da durch diese Störungen oft Schmerzanfälle
verursacht oder zum mindesten leichter ausgelöst werden. Werden
Schmerzen leicht hervorgerufen, etwa durch sehr langsames Gehen,
dann ist mehrwöchiges Ruhen auf dem Sofa oder im Bett von Nutzen.
Für gewöhnlich verschwindet der Schmerz allein auf die Ruhe hin
sofort oder nach einigen Tagen Bettruhe. Steht der Kranke nach einigen
Wochen Bettruhe wieder auf und geht umher, so findet man gewöhnlich,
daß er sich mehr als vorher bewegen kann, ohne Schmerzen zu bekommen.
Es ist, als ob sich zuvor ein kumulativer Prozeß im Herzen abgespielt
hätte, als sei der Muskel gewissermaßen müde gewesen und hätte sich
durch die Ruhe wieder erholt. Treten Schmerzanfälle ohne Anstrengung
auf, dann muß man ihre Ursache durch genaue Nachforschung sicher-
stellen; die Anfälle können von verborgenen Aufregungen oder Sorgen
herrühren, und manchmal erkennt der Kranke die Ursache erst, wenn
man ihm mithilft, danach zu suchen.

Viele Kranke, die tagsüber arbeiten oder sich körperlich betätigen,
klagen über leichte Erschöpfbarkeit und auffallende Müdigkeit am
frühen Abend. Ruhe und ein Glas Wein tut ihnen oft gut und belebt
sie wieder. Sie sollten jedoch weniger arbeiten. Die schematische Verabreichung von gefäßerweiternden oder schlaferzeugenden Mitteln ist
nicht ratsam.

Amylnitrit. Kranke, die an HEBERDENscher Angina pectoris leiden,
sollen zwar immer Amylnitritkapseln (0,1—0,3 ccm) oder Nitroglycerin
mit sich führen, sie sollten es jedoch nicht oft dazu kommen lassen, sie
gebrauchen zu müssen. Das wahre Mittel ist, sofort bei der ersten
Warnung durch den Schmerz die körperliche Bewegung einzustellen;
das Nitrit dagegen ist mehr für Notfälle da, wie etwa für einen unerwartet eintretenden Anfall oder für einen beunruhigend schweren
Schmerzanfall. Alkohol kann man in ähnlichen Fällen benutzen; daß
aber gegen den regelmäßigen Alkoholgenuß bei Anfällen Bedenken
bestehen, ist klar. Kranke, die gezwungen sind, häufig Nitrite zu benutzen, dürfen nicht herumgehen. Anfälle bei ruhenden Kranken kann
man ganz mit Nitrit behandeln; sind die Anfälle schwer und halten sie
lange an, so kann man eine Anzahl Kapseln aufbrechen und nacheinander
einatmen lassen, bis der Schmerzanfall aufhört oder bis es klar ist,
daß Nitrit keine Wirkung hat. Eine einzige, zum vollen Erröten des
Gesichtes führende Inhalation genügt oft, um einen Anfall zum Aufhören
zu bringen. Manchmal erzeugt die Droge unangenehmes Herzklopfen,
auch Kopfschmerzen sind eine häufige Folge. Doch lehnt kein Kranker,
dem Nitrit hilft, es aus diesen Gründen ab. Der Einfluß der Droge auf
das Gefäßsystem ist flüchtig, ihre Wirkung auf den Schmerz über-
dauert aber die Gefäßwirkung. Ihre Wirksamkeit beruht wahrscheinlich
nicht so sehr auf ihrer blutdrucksenkenden Eigenschaft, sondern hauptsächlich auf einer starken Erweiterung der Coronargefäße. Kann die
Coronarzirkulation nicht gesteigert werden, etwa weil eine Thrombose

des Gefäßes, das das befallene Gebiet mit Blut versorgt, vorliegt, so bleibt die günstige Beeinflussung aus.

Nitroglycerin (Glycerin-trinitrat) ist ebenso wirkungsvoll wie Amylnitrit und wird bei ähnlichen Gelegenheiten benutzt. Es macht viel weniger Herzklopfen und Kopfschmerzen. Ist bei einer progredienten Angina pectoris durch Anstrengung bereits das Stadium erreicht, in dem der Kranke bereits zum Sitzen oder Liegen gezwungen ist, so ist es sicher das wertvollere Mittel. Man benutzt es dann zur Verhinderung von Anfällen, die sonst bestimmt auftreten würden, oder zur Linderung der Schwere der Schmerzen. Die Dosis ist 0,5 mg. Eine Tablette beginnt 1—2 Minuten nach dem Zerkauen und Schlucken zu wirken und die Wirkung hält sehr viele Minuten lang an. Die gleiche Dosis kann man, wenn nötig, in halbstündigen oder kleineren Pausen über mehrere Stunden hin wiederholen. Manchmal wird die Erledigung wichtiger geschäftlicher Dinge oder der Besuch bei Freunden durch Einnehmen von Nitroglycerin ermöglicht. Man soll es aber nicht mit der Absicht geben, gleichzeitig auch mehr körperliche Bewegung zuzulassen.

Theobromin (Kapseln zu 0,6 g) oder *Euphyllin* (Tabletten zu 0,1 g) 3—4mal täglich verabreicht, können bei Fällen mit häufigen Schmerzanfällen in der Ruhe von wohltuendem Einfluß sein. Diese Mittel wirken auch gefäßerweiternd und haben eine länger anhaltende, aber weniger sichere Wirkung als die Nitrite. Manche Kranke sprechen auffallend gut auf sie an.

Ammoniumbromid (1—1,5 g), 3mal täglich 1 Woche oder 10 Tage lang, mit Pausen zwischen den Verabreichungsperioden, gibt man auch bei Fällen mit häufigen Schmerzanfällen in der Ruhe. Dieses Verfahren, das Nervensystem abzustumpfen, eignet sich besonders für unruhige und schlaflose Individuen.

Luminal (0,06—0,12 *g*), 2mal am Tage kann für denselben Zweck benutzt werden. Im Status anginosus, wo schwere Anfälle rasch aufeinanderfolgen, verabreicht man Morphium. Gelegentlich ist sogar eine leichte Narkose notwendig.

Chirurgische Eingriffe in Form einer Exstirpation der sympathischen Ganglien am Halse (linkes unteres und mittleres Halsganglion) bringen, wie in einer Reihe von Fällen nachgewiesen wurde, den Schmerz der Angina pectoris zum Verschwinden. Man muß die Operation aber noch als gefährlich betrachten; rechtfertigen läßt sich vielleicht, daß man sie in refraktären Fällen empfiehlt, die trotz Anwendung aller anderen Mittel täglich schwere Anfälle durchmachen. Das gleiche gilt für Alkoholinjektionen in die unmittelbare Nachbarschaft der hinteren Wurzeln der oberen Brustganglien, ein Eingriff, der nur von denen, die Fertigkeit in diesem Verfahren besitzen, durchgeführt werden darf.

Besondere Fälle.

In diesem und dem vorangegangenen Kapitel sind die Haupttypen der Krankheiten beschrieben worden, bei denen anginöse Schmerzen das Hauptsymptom eines schweren Herzleidens darstellen. Versteht man sich ganz auf diese Typen, so wird man wenig Fälle von schwerer Angina pectoris übersehen und außerdem die meisten Kranken, die ein gesundes oder relativ gesundes Herz besitzen, von diesen Arten abgrenzen können.

Neurasthenie. Es gibt eine Gruppe von Kranken, der mehr Frauen als Männer angehören und die allen Ärzten wohl bekannt ist; bei ihnen bietet sich das Bild einer lange sich hinziehenden, dauernden Unpäßlichkeit. Die Leute fühlen sich niemals richtig wohl. Sie sind niedergeschlagener Stimmung, oft reizbar und in einem Zustande dauernder Müdigkeit. Sie weisen andere, vielfach unbedeutende Symptome in großer Mannigfaltigkeit auf. Wenn alle Bemühungen, eine genauere Diagnose zu stellen, mißlungen sind, pflegt man sie unter der Bezeichnung „Neurasthenie" einzureihen. Einige dieser Kranken leiden in Wirklichkeit an unerkannten, chronischen, örtlichen Infekten; bei anderen lassen sich derartige Veränderungen nicht finden. Ihr Nervensystem befindet sich in einem Zustand, in dem jeder Schmerz schlecht ertragen wird; möglicherweise besitzen diese Menschen eine niedrigere Schmerzschwelle. Wie dem auch sei, einige klagen über krampfhafte, angeblich in der Brust auftretende Schmerzen, und darum muß das Verhalten des Herzens untersucht werden. Schwere Angina pectoris darf man bei Frauen unter 45 Jahren nicht häufig diagnostizieren, und noch seltener bei jüngeren Frauen oder viel jüngeren Männern, es sei denn, es sind eindeutige Zeichen einer Herzerkrankung, wie deutliche Herzerweiterung oder Aortenfehler vorhanden. Sind Symptome einer leichten Erregbarkeit des Nervensystems vorhanden und fühlen sich die Kranken zwischen den Schmerzanfällen dauernd unpäßlich, so trägt das natürlich dazu bei, die Aufmerksamkeit vom Herzen abzulenken. Oft kann man sich auch vor einer falschen Diagnose durch eine eingehende Analyse des Schmerzes schützen, der dabei häufiger über dem Präkordium als über dem Sternum angegeben wird, in einer dauernden Berührungsempfindlichkeit besteht oder stechenden Charakter hat. Während der Anfälle ist die Atmung oft rasch, und der Kranke ist sehr unruhig. Gewöhnlich besteht auch keine oder nur eine sehr unvollkommene Beziehung zwischen Schmerz und Anstrengung.

Tabak und Angina pectoris. Bei Leuten, die gelegentlich stark rauchen, können Anfälle vorkommen, bei denen ein Gefühl des Zusammengeschnürtseins in der Kehle oder in der Brust auftritt. Blässe, Übelkeit, Schwindel und Schwäche können ebenfalls damit verbunden sein. Da man derartige Anfälle bei heranwachsenden jungen Leuten trifft und da sie aufhören, wenn das Rauchen eingestellt wird, kann man sie wahrscheinlich allein dem Rauchen zuschreiben. Druck in der Brust oder ein leichtes, wehes Gefühl der Beengung findet sich nicht selten bei starken Rauchern, wenn sie sich lebhaft körperlich betätigen. Bei älteren Leuten liegt wahrscheinlich, selbst wenn der Tabak die auslösende Ursache darstellt, eine Prädisposition zu Angina pectoris zugrunde. Man hat vermutet, daß starkes Rauchen zur Degeneration der Arterien, einschließlich der Coronargefäße, führt, bewiesen ist das jedoch nicht; ebenso hat man angenommen, daß übermäßiges Rauchen einen Spasmus der Coronararterien verursachen kann; die Beweise dafür sind jedoch ebenfalls nicht ausreichend.

Tachykardie und Angina pectoris. Gelegentlich klagen Kranke bei paroxysmaler Tachykardie mit hoher Schlagfrequenz und langandauernden Paroxysmen während der Anfälle über charakteristische anginöse Schmerzen. Dieses Beispiel ist deshalb von Interesse, weil das Herz hierbei nicht durch einen Anstieg des arteriellen Druckes, sondern allein durch die übergroße Schlagfrequenz überbelastet ist.

Schwere Anämie; Hyperthyreoidismus. Anfälle von anginösen Schmerzen treten manchmal in Fällen mit schwerer Anämie, gleichgültig welchen Ursprungs, auf und verschwinden mit der Heilung der Anämie durch Leberextrakt oder eine andere Behandlung. Hierbei scheint eine feste Beziehung zwischen den anginösen Schmerzen und der Ernährung des Herzens zu bestehen. Weder in diesem Falle, noch im Fall der vorher besprochenen Tachykardie ist es klargestellt, ob dabei eine Erkrankung der Kranzgefäße vorliegt oder nicht, und ob die Veranlagung zu anginösen Anfällen eine Folge davon ist. Das gleiche gilt für Fälle von Hyperthyreoidismus, bei denen es so lange zu anginösen Schmerzen kommen kann, bis die Schilddrüse ausreichend behandelt worden ist.

Gefäßverengerungen, die Brustsymptome auslösen. Spritzt man einem gesunden Menschen Adrenalin intravenös ein, so tritt eine allgemeine Blässe der Haut auf, und die Pulsfrequenz sowie der Blutdruck steigen an. Bei auffallenden Reaktionen kann es zu starkem Herzklopfen, zu Klopfen im Hals und zu einem Gefühl des Zusammengeschnürtseins oder zu wirklichen, quer über das Brustbein ziehenden Schmerzen kommen, Erscheinungen, die den anginösen sehr ähneln. Bei den seltenen Fällen von paroxysmaler Hypertonie, die im Zusammenhang mit Nebennierentumoren beschrieben sind, entwickelt sich spontan eine ähnliche Gruppe von Symptomen und Zeichen. Man stellt sich vor, daß die Anfälle Folge der Ausschüttung von natürlichem Adrenalin sind. Außerdem können noch heftige Kopfschmerzen, Übelkeit und Erbrechen dabei vorhanden sein.

Unter der unglücklichen Bezeichnung „Angina pectoris vasomotoria" beschrieb NOTHNAGEL Kranke mit ähnlichen Erscheinungen. Die Krankheit ist sehr selten, so selten, daß seit dem Jahre 1867 keine genau gleichartigen Fälle beschrieben wurden. Sie wird hier hauptsächlich aus historischen Gründen besprochen. NOTHNAGELs Fälle waren keine Herzfälle. Es waren sonst völlig gesunde Männer in den dreißiger oder vierziger Jahren, bei denen während einer begrenzten Zeitspanne, wenn sie der Kälte ausgesetzt waren oder im Anschluß an Alkoholexzesse, Anfälle ausgelöst wurden. Die Anfälle dauerten von einer viertel bis zu einer Stunde und begannen mit Erblassen der Haut. Hände und Füße waren deutlich von der Blässe mitbefallen und wurden pelzig und kalt. Der Puls war klein und schlecht gefüllt, seine Frequenz war unverändert oder etwas verlangsamt. Diese Zeichen gingen einem Gefühl von Angst oder echter Furcht und schwerem Herzklopfen voraus. In einem Fall, dem einzigen älteren Individuum dieser Reihe, traten Schmerzen von deutlich anginösem Charakter auf. Außerdem sind einige wenige Fälle ähnlicher Art mit anginösen Schmerzen, aber mit erhöhter Pulsfrequenz beschrieben worden.

Die eigentliche Bedeutung der Fälle dieser Gruppe liegt nicht darin, daß sie die Diagnose erschweren; wichtig sind sie vielmehr als Hinweis darauf, daß eine Gefäßverengerung sekundäre Symptome in Form beträchtlicher Beschwerden in der Brust oder sogar eine echte Angina pectoris erzeugen kann; und zwar dadurch, daß sie einem nicht kranken, aber deshalb nicht unbedingt voll leistungsfähigen Herzen eine beträchtliche Last aufbürdet.

Pulsunregelmäßigkeiten leichter Art.

Sinusarhythmie.

Der Rhythmus des normalen Pulses kann deutlich unregelmäßig sein. Das kommt in der Kindheit und im Wachstumsalter häufig infolge sogenannter Sinusarhythmie vor. An dieser Unregelmäßigkeit haben alle

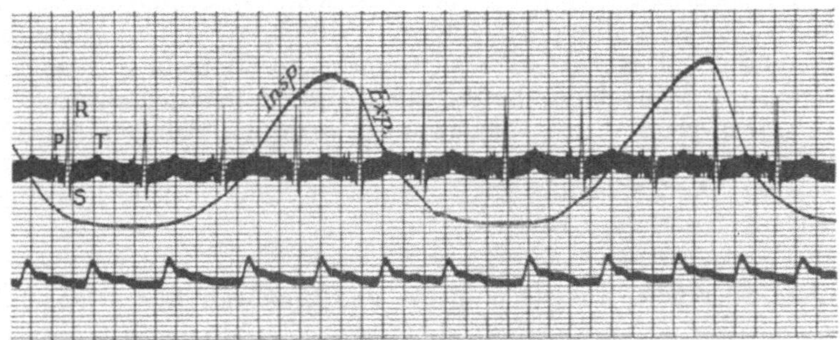

Abb. 7. Elektrokardiogramm, Radialispuls und Atmung (gleichzeitig aufgenommen). Die Unregelmäßigkeit hat ihren Ursprung im Sinus und begleitet die normale Atmung. Das ganze Herz beteiligt sich an der Unregelmäßigkeit. Die Herzfrequenz steigt während der Phase erniedrigten intrathorakalen Druckes an und fällt während der erhöhten intrathorakalen Druckes ab.

Kammern des Herzens teil; sie ist zwar oft unbedeutend, kann aber auch ausgesprochen sein. Fast immer steht sie in Beziehung zur Atmung. Der Puls ist während der Einatmung beschleunigt und während der Ausatmung verlangsamt (Abb. 7). Manchmal ist die Abhängigkeit von der Atmung undeutlich. In solchen Fällen kann man die Art der Arhythmie dadurch feststellen, daß man den Kranken auffordert, tiefer zu atmen; Sinusunregelmäßigkeiten werden dann stärker und deutlicher von der Atmung abhängig. Da junge Leute bei tiefer Atmung fast immer eine respiratorische Unregelmäßigkeit haben, besteht bei dieser Prüfung der bedeutsame Punkt darin, daß die ursprüngliche Unregelmäßigkeit sich der Atmung entsprechend völlig verschiebt, und nicht lediglich eine respiratorische Irregularität auftritt. Diese Sinusunregelmäßigkeiten sind eine Folge der Veränderlichkeit des Vagustonus und sind fast immer mit einem verhältnismäßig hohen Vagustonus und deshalb mit einer relativ langsamen Herztätigkeit verbunden.

In der Zeit vor der Analyse der unregelmäßigen Herztätigkeit, d. h. ehe man die Unterscheidung ihrer verschiedenen Formen lernte, maß man allen Unregelmäßigkeiten des Herzens ernste Bedeutung zu. Obwohl die Sinusarhythmie doch normalerweise in der Kindheit vorkommt, nahm man an, daß sie vor allem mit Meningitis und anderen schweren Krankheiten verknüpft sei — eines von vielen Beispielen, das klar zeigt, in wie bedenklicher Weise Zeichen in der klinischen Medizin falsch gedeutet werden können, so lange sie nicht richtig erforscht sind. Heute hat die Erkennung der Sinusarhythmie als einer normalen Erscheinung fast nur insofern Bedeutung, als man sie möglicherweise beim einfachen Fühlen des Pulses mit anderen Formen unregelmäßiger Herztätigkeit, besonders mit Vorhofflimmern, verwechseln kann. Beim Vorhofflimmern fällt die Unregelmäßigkeit wenig auf, wenn die Kammertätigkeit langsam ist. Selten wird man eine Sinusarhythmie nicht als solche erkennen, wenn man sich folgendes erinnert: Sie besteht gewöhnlich in einer sich wiederholenden Zu- und Abnahme der Pulsfrequenz und ist die bei weitem gewöhnlichste Form einer unregelmäßigen Schlagfolge in den früheren Lebensjahren; wenn sie zunächst keine Beziehung zur Atmung aufweist, läßt sich diese Abhängigkeit durch vertieftes Atmen herstellen, und — als letztes, aber nicht geringstes Moment — kann man sie durch jede Maßnahme, die die Herzfrequenz deutlich steigert, zum Verschwinden bringen. Sie verschwindet, wenn die Pulsfrequenz durch körperliche Arbeit und Fieber oder durch Medikamente, wie Amylnitrit, erhöht wird. Nur sehr selten kommt Sinusarhythmie bei Pulsfrequenzen von 100 in der Minute vor.

Intermittierendes Aussetzen, paar- und gruppenweises Schlagen.

Manche Arten von unregelmäßiger Herztätigkeit haben verhältnismäßig einfache Formen: eine bestimmte Phase kehrt immer wieder. Es besteht Ordnung in der Anordnung der Unregelmäßigkeit. Die einfachste Störung dieser Art ist der intermittierende Puls.

Intermittierender Puls. Eine gelegentliche Pause von auffallender Länge als Unterbrechung eines sonst regelmäßigen Pulses kann durch eine Extrasystole oder durch das Ausfallen eines Schlages infolge Herzblock verursacht sein. Die erste Ursache ist häufig, die letztere selten.

Die Extrasystole ist eine Störung, die in einem verfrühten Schlag besteht. Dieser Schlag kann im Vorhof entstehen. Dann ersetzt die verfrühte Kontraktion den gerade bevorstehenden normalen Vorhof- und Kammerschlag (Abb. 8). Oder der Schlag entsteht in der Kammer. In diesem Fall wird nur die Kammer betroffen, und der verfrühte Schlag ersetzt die rhythmische Reaktion der Kammer, die in Kürze zu erwarten ist (Abb. 9). In beiden Fällen wird der vorzeitige Schlag der Kammer eine kleinere Blutmenge als gewöhnlich in die Aorta auswerfen: der entsprechende Pulsschlag ist schwach oder bleibt aus. Fällt der verfrühte Pulsschlag aus, dann wird der Puls intermittierend; am Herzen läßt sich zwar eine Bewegung feststellen, und man hört einen ersten, aber keinen zweiten Ton; die Aortenklappen haben sich nicht geöffnet. Das ist das Aussetzen durch eine Extrasystole.

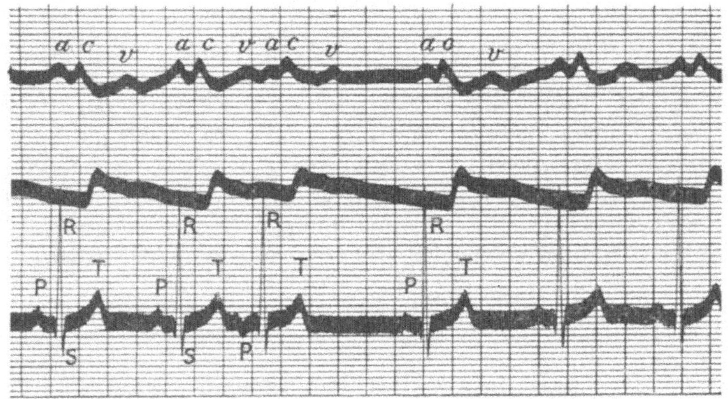

Abb. 8. Venenpuls-, Radialispulskurve und Elektrokardiogramm einer Vorhofextrasystole. Diese Extrasystole ist in der Kurve des Radialispulses als vorzeitiger Schlag, und in der Kurve des Venenpulses durch verfrühte a-, c- und v-Wellen gut gekennzeichnet. Im Elektrokardiogramm ist der vorzeitige Schlag durch die Zacken P, R, S und T vertreten. Der Schlag entsteht an einer ungewöhnlichen Stelle im Vorhof und breitet sich in abnormer Weise über den Vorhof aus; infolgedessen verursacht er auch eine abnorme P-Zacke. Da er vom Vorhof her den Ventrikel erreicht, breitet er sich hier in normaler Weise aus, und deshalb haben die Kammerausschläge die gewöhnliche Form.

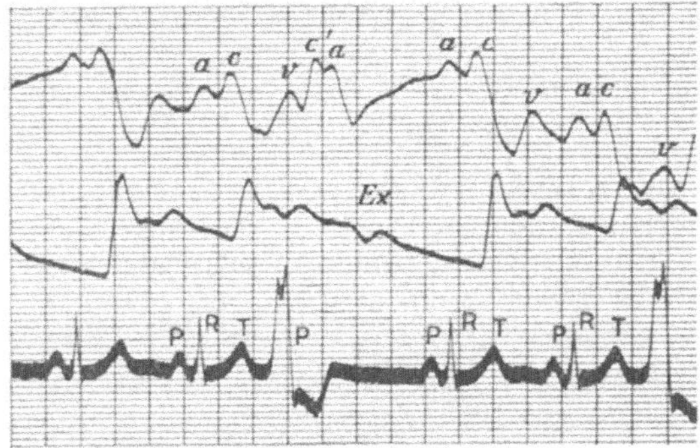

Abb. 9. Kurven des Venenpulses, Radialispulses und Elektrokardiogramms mit einer Kammerextrasystole. Der verfrühte Schlag (Ex) beeinflußt die Kurve des Radialispulses wenig, in der Kurve des Venenpulses erscheint er als vorzeitige Welle c′, welcher die Vorhofwelle a nicht vorausgeht, sondern nachfolgt. Die Vorhofwelle a liegt an ihrer gewöhnlichen Stelle im Rhythmus. Im Elektrokardiogramm ist die Extrasystole durch eine hochgradig abnorme Zacke dargestellt, auf die die rhythmische P-Zacke aufgepfropft ist. Am Ende der Kurve ist eine zweite Extrasystole sichtbar.

Beim Herzblock wird das Aussetzen dadurch hervorgerufen, daß die Antwort des Ventrikels auf einen rhythmischen Vorhofschlag ausbleibt (Abb. 10). Ein verfrühter Schlag läßt sich dabei nicht entdecken; das Herz ist während der ganzen Pause bewegungslos und still. Das Aussetzen infolge von Extrasystolen läßt sich daher durch aufmerksame Untersuchung leicht vom Herzblock unterscheiden.

Paarweises und gruppenweises Schlagen. Der Puls kann ab und zu einmal oder in regelmäßigen Abständen aussetzen. Folgen die regelmäßigen Abstände nahe aufeinander, so ordnen sich die Pulsschläge in einfachen Gruppen an. Wird somit jeder dritte rhythmische Schlag durch eine Pause ersetzt, dann zeigt der Puls eine Paarung seiner Schläge; wird jeder vierte Schlag ersetzt, dann treten die Pulsschläge in Gruppen von drei auf. Paarung der *Kammerschläge* zeigt sich, wenn immer jeder zweite Kammerschlag durch eine Extrasystole ersetzt wird; der Puls mag unter den gleichen Bedingungen auch paarweises Schlagen aufweisen, wenn die verfrühten Schläge kräftig genug sind, um zu Pulswellen zu führen; wenn sie das aber nicht sind, so wird die Pulsfrequenz halbiert.

Es wird verständlich, daß sehr ähnliche Gruppierungen der Pulsschläge und Halbierungen der Pulsfrequenz auch dann vorkommen

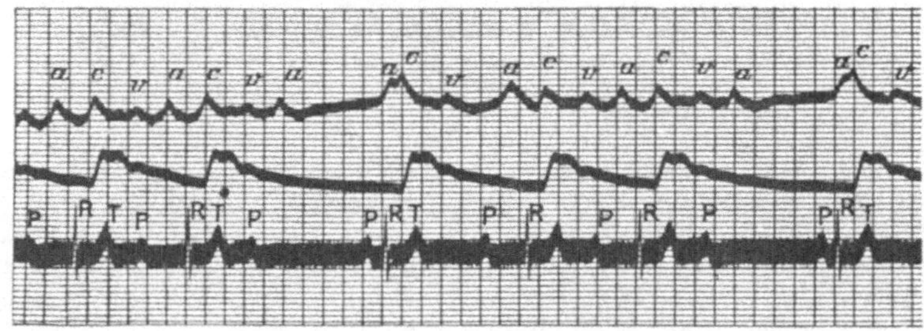

Abb. 10. Venenpuls, Radialispuls und Elektrokardiogramm bei partiellem Herzblock (gleichzeitig geschriebene Kurven). Die a—c- und P—R-Überleitungszeiten sind doppelt so groß wie normal, außer nach der längsten Diastole. Die Kammer antwortet an zwei Stellen nicht auf die Vorhofkontraktion, denn in der Venenpulskurve steht eine a-Welle und im Elektrokardiogramm eine P-Zacke allein. Der Puls setzt daher in regelmäßigen Abständen aus.

können, wenn die Kammer in regelmäßigen und häufigen Abständen auf den Vorhofschlag nicht anspricht.

Die Unterscheidung dieser beiden Mechanismen am Krankenbett hängt davon ab, ob wir imstande sind, eine etwa vorkommende Extrasystole daran zu erkennen, daß wir ihr vorzeitiges Auftreten bemerken, oder falls sie zu schwach ist, daran, daß wir beobachten, daß sie keinen zweiten Ton erzeugt. In Fällen, die Schwierigkeiten bieten, erhöhe man die Herzfrequenz dadurch, daß man den Kranken Bewegungen machen läßt; im allgemeinen wird die Unregelmäßigkeit dann verschwinden; jetzt legt man das Stethoskop über dem Herzspitzenstoß an und beobachtet, in welcher Form die erste Unregelmäßigkeit wiederkehrt. Bei Extrasystolen beginnt sie mit einem vorzeitigen Schlag, beim Herzblock mit einer ungewöhnlich langen Pause.

Herzklopfen durch Extrasystolen. Beim Aussetzen des Pulses oder bei gruppenweisem Schlagen kann es zu Symptomen kommen, falls das Aussetzen von Extrasystolen herrührt, aber nicht, wenn es eine Folge von Herzblock ist. Bei vielen Menschen gehen die Extrasystolen unbemerkt vorüber; bei anderen aber sind sie die häufigste Ursache für das, was die Kranken „Herzklopfen" nennen. Die Symptome sind hervorstechender bei jungen Menschen, bei Frauen, nervösen Leuten oder bei allgemeiner Schwächlichkeit oder Ermüdung. Die Extrasystole ist mit einem Gefühl des Unbehagens in der Brust verknüpft, als ob eine Leere bestünde, der nachfolgende Schlag ist dagegen von einem Stoß gegen die Brustwand und oft von einem Gefühl des Zusammenschnürens in der Kehle begleitet. Extrasystolen lenken die Aufmerksamkeit auf das Herz und erwecken dadurch Angst. Sind sie zahlreich, so können sie viel Unbehagen verursachen; manchmal führen sie zu wirklichen Qualen, kalter Schweiß bedeckt die Haut, und die Menschen werden ohnmächtig.

Daß Herzklopfen durch gelegentliche Extrasystolen verursacht ist, kann man meistens aus den Erzählungen des Kranken heraushören, falls dieser seine Empfindungen genau beschreiben kann. Sind die Extrasystolen gehäuft, dann sind die Sensationen schwer von denen des paroxysmalen Flimmerns (siehe S. 72) zu unterscheiden.

Klinik der Extrasystolen. Extrasystolen sind eine sehr häufige Erscheinung; sie treten in jedem Alter, besonders aber im höheren Lebensalter auf; wahrscheinlich kommen sie bei den meisten Menschen vor, die ein mittleres und höheres Alter erreichen. Ein paar Extrasystolen können täglich oder von Zeit zu Zeit vorkommen, oder sie können Stunden, Tage oder Jahre lang anhalten. Zahlreiche oder dauernde Extrasystolen findet man häufig bei Fällen von chronischen rheumatischen Herzleiden, bei Hypertonie und chronischen Magen-Darmstörungen. Vorübergehend können sie während der exanthematischen Fieberkrankheiten oder in Verbindung mit örtlichen Infektionen vorkommen. Oft werden sie durch übermäßiges Rauchen, manchmal durch große Dosen Digitalis oder verwandter Drogen hervorgerufen. Die Extrasystolen erscheinen bei den dazu Disponierten mit Vorliebe während des Ausruhens nach körperlicher Bewegung, nach schweren Mahlzeiten und abends kurz nach dem Zubettgehen. Bei anderen treten sie nur bei aufrechter Körperhaltung auf.

Prognostische Bedeutung der Extrasystolen. Daß man Extrasystolen bei schweren Herzerkrankungen findet und daß die Sterblichkeit unter den Herzkranken, die sie aufweisen, groß ist, sind Tatsachen, die keineswegs beweisen, daß Extrasystolen als solche ernste Bedeutung haben. Auch die Ansicht, daß sie eher Folge einer Myokardstörung als einer Störung im Nervensystem sind, darf ihre Beurteilung nicht beeinflussen. Bei der Abschätzung der prognostischen Bedeutung irgendeiner Erscheinung kommt es darauf an, sich nicht durch andere, mit ihr verbundene Erscheinungen oder durch Vorstellungen über ihre Ursache irreführen zu lassen. Die prognostische Bedeutung muß auf reiner Erfahrungsgrundlage unter genauer Prüfung des Beweismaterials bestimmt werden; die prognostische Bedeutung vieler klinischer Erscheinungen wird immer noch falsch bewertet, weil man diese einfachen Regeln nicht befolgt. Sucht man aufs Geratewohl eine Reihe von Kranken mit Extrasystolen heraus, und ebenso eine Reihe von solchen, die keine haben, und vergleicht die beiden, dann findet man allerdings, daß die Mortalität bei der Gruppe mit Extrasystolen größer ist. Ein derartiges Beweismaterial ist aber für die Bedeutung von Extrasystolen wertlos, denn innerhalb der Gruppe mit Extrasystolen ist eine größere Zahl von Kranken, die ein ernstes Herzleiden oder andere Krankheiten haben, und diese Erkrankung, aber nicht die Extrasystolen, ist eigentlich bedeutungsvoll. Will man Extrasystolen beurteilen, so muß man mit der erstgenannten Gruppe eine Reihe ausgewählter Fälle vergleichen, die alle Erscheinungen der ersten Gruppe, wie Herzvergrößerung, Klappenerkrankung, Infektionen usw. in der gleichen Häufigkeit bieten, allein die Extrasystolen selbst ausgenommen; ebenso kann man eine ausgewählte Reihe von Menschen mit Extrasystolen, die aber sonst anscheinend völlig gesund sind, einer Reihe normaler Kontrollen des gleichen Alters usw. gegenüberstellen. Bei derartigen Vergleichen erweist sich die Bedeutung der Extrasystolen als so gering, daß man sie bei der Bestimmung der Lebensaussichten praktisch vernachlässigen kann.

Wenn sich Extrasystolen finden, untersuche man außer dem Herzen auch die anderen Organe gründlich. Findet man keine weiteren Zeichen, dann kann man die Extrasystolen vernachlässigen; findet man dagegen andere Zeichen, dann wird sich die Prognose auf diese gründen; die Extrasystole hat dann ihren Zweck erfüllt und man kann sie wieder vernachlässigen.

In seltenen und besonderen Fällen sind Extrasystolen in langen Gruppen aufeinanderfolgender Schläge vorhanden. Es versteht sich, daß derartige Gruppen den Energieverbrauch des Herzens erhöhen und gelegentlich seine Tätigkeit deutlich behindern können. Die vorausgegangenen Feststellungen beziehen sich nicht auf Fälle dieser Art, deren Prognose zwar weniger genau bekannt ist, sich aber sehr wahrscheinlich mehr der des Vorhofflimmerns nähert.

Ob Extrasystolen andauern werden oder nicht, ist im Einzelfall schwer zu sagen. Viele Menschen leiden zeitweilig an Extrasystolen, die später nicht mehr oder nur in seltenen Abständen wieder auftreten. In einer geringen Minderzahl von Fällen kann die Störung jahrelang vorhanden sein. Bei der Beantwortung dieser Frage muß man alle Faktoren in Betracht ziehen, die erfahrungsgemäß Extrasystolen auslösen, und ebenso muß man die Aussichten ihrer Beseitigung berücksichtigen.

Behandlung von extrasystolischem Herzklopfen. Extrasystolen, die keine Symptome machen, brauchen keine Behandlung. Ihr Vorhandensein sollte die übliche Betätigung des Kranken selten einschränken. Gelegentlich sind Einschränkungen beim Auftreten von weniger leichten Symptomen geboten. Ist der Kranke ängstlich, so beruhige man ihn wieder; das macht ihn gleichgültiger gegen Herzklopfen. Manchmal kann man die auslösende Ursache, nämlich übermäßiges Rauchen, Überarbeitung, Blähungen, Verstopfung oder Infekte aufdecken und beseitigen. Das einzige Medikament, das Extrasystolen oft zum Verschwinden bringt, ist Chinidin. Man gibt es in Dosen von 0,12—0,3 g, 2- oder 3 mal täglich, wende es jedoch nur bei den Kranken an, die durch die Schläge sehr beunruhigt werden. Digitalis gebrauche man nicht.

Ammoniumbromid in täglichen Dosen von 1—2 g oder mehr wird die
Symptome der Extrasystolen oft verringern oder beseitigen. Das Mittel
ist besonders wertvoll für Kranke mit Extrasystolen, die durch ihr
Herzklopfen sehr aufgeregt werden und dadurch nicht schlafen können.

Herzblock wird später auf Seite 83 besprochen.

Tachykardien.

Einfache Tachykardie.

Mit dem Ausdruck einfache Tachykardie pflegt man eine Erhöhung
der Herzfrequenz bei normaler Herztätigkeit zu bezeichnen. Sie ist
die Folge einer vermehrten rhythmischen Tätigkeit des Sinusknotens
im Vorhof (Abb. 17, S. 82), des Schrittmachers des Herzens. Unter
physiologischen Bedingungen wird diese rhythmische Tätigkeit erhöht
a) durch veränderte Innervation infolge Abnahme des Vagustonus oder
Zunahme des Sympathicustonus, b) durch Veränderungen im chemischen

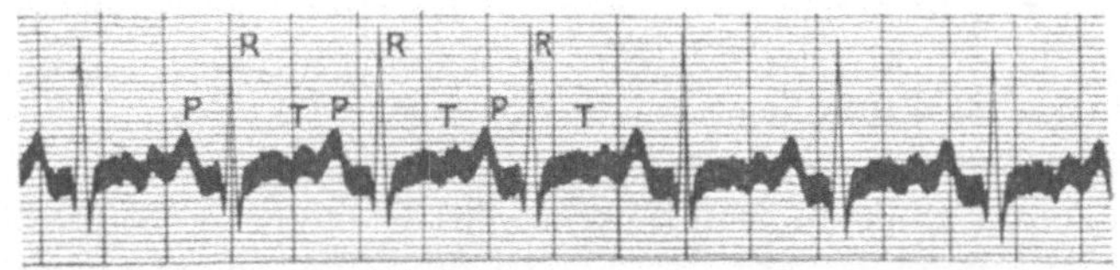

Abb. 11. Elektrokardiogramm einer jungen Frau mit dauernder Tachykardie unbekannten
Ursprungs. Die Frequenz betrug in Ruhe 130 in der Minute und stieg bei geringer Anstrengung auf 180 an. Es handelt sich um eine einfache Tachykardie, jeder Herzzyklus
wird durch normale Vorhof- und Kammerzacken dargestellt. Zeit in ¹/₅ Sekunde.

Milieu des Herzens, falls etwa das Blut saurer wird oder sein Adrenalin-
gehalt zunimmt, oder c) durch eine Änderung seines physikalischen
Milieus; ein bemerkenswertes Beispiel dafür ist die Reaktion auf Temperaturerhöhung. Eine einfache Tachykardie ist somit nicht primär
kardialen Ursprungs.

Beim Menschen kann man eine einfache Tachykardie bei mancherlei
verschiedenen Zuständen sehen. Ihre Entstehungsweise ist nicht immer
genau bekannt. Die Herzfrequenz kann beim gesunden Menschen als
eine physiologische Variation dauernd über dem Durchschnitt liegen
(ausnahmsweise bis zu einem Wert von 90 Schlägen); bei Kindern ist
die normale Frequenz höher als bei Erwachsenen. Sie erhöht sich bei
körperlicher Arbeit (bis zu 180), bei seelischer Erregung und bei Erwärmung des Körpers. Sie ist im Fieber erhöht; bei allen akuten fieberhaften Erkrankungen findet sich Tachykardie, wenn auch weniger ausgeprägt bei denjenigen, die das Zentralnervensystem befallen, und beim
Typhus. Rasche Herztätigkeit ist hervorstechend nach Blutungen und
im Shock; sie ist eine natürliche Folge niederen Blutdruckes. Sie tritt
nach Verletzungen der Vagi ein, besonders des rechten. Sie ist ein
besonderes Kennzeichen der BASEDOWschen Krankheit. Einfache
Tachykardie findet sich oft bei lokalen Infektionen, gleichgültig ob

Fieber besteht oder nicht; eines der bemerkenswertesten Beispiele hierfür ist die Lungentuberkulose; aber auch kleine, oft versteckte Infektionsherde, wie etwa eine Infektion der Tonsillen oder eine Pyorrhoe, können bei fieberfreien Personen mit einem beträchtlichen Anstieg der Herzfrequenz (bis zu 130 in Ruhe) verbunden sein. Tachykardie kommt vor bei Atropin- (oder Belladonna-) Vergiftung. Diese Drogen und Nitroglycerin (das letztere wurde von Soldaten in der Form des Cordits genommen) sind bemerkenswerte Beispiele; man beobachtet einfache Tachykardie bei akutem und chronischem Alkoholismus. Sie ist ein Hauptkennzeichen des sogenannten „Anstrengungssyndroms" *(effort syndrom)* (siehe S. 141). Unter den Klappenerkrankungen zeichnen sich Mitralstenose und Aorteninsuffizienz oft durch eine hohe Schlagfrequenz aus.

Tachykardie als vorübergehende Störung trifft man oft bei Menschen an, die Zeichen nervöser Übererregbarkeit bieten; hier wird sie durch körperliche Bewegung oder durch Aufregung ausgelöst. In ähnlicher Weise kommt es bei vielen Leuten im Erholungsstadium nach einer akuten Erkrankung zur zeitweiligen Tachykardie; und bei vielen der eben erwähnten Beispiele, bei denen die Herzfrequenz bereits vermehrt ist, ruft einer der physiologischen Beschleunigungsreize oft eine übermäßig starke Reaktion hervor.

In den meisten unserer Beispiele ist nicht nur die Schlagfrequenz erhöht, sondern auch die Kontraktion des Herzens ist kraftvoller, und das Schlagvolumen ist erhöht, ein Zustand, den man manchmal als „Augmentation" bezeichnet.

Symptome. Die Augmentation des Herzschlages ist eine der häufigsten Ursachen des vom Kranken so genannten „Herzklopfens". Das unangenehme Klopfen in der Brust und im Halse kann mit Unruhe, Aufregung und gelegentlich mit Niedergeschlagenheit verbunden sein.

Begleitende Zeichen. Besteht eine Augmentation der Herztätigkeit, dann verbreitert sich der Spitzenstoß mehr oder weniger; und das führt oft zu der falschen Vorstellung, daß das Herz erweitert sei (siehe S. 97). Häufig treten systolische Geräusche über Basis und Spitze auf und verstärken den irrigen Eindruck, daß eine Herzerkrankung vorliege. Ein verbreiterter Spitzenstoß und ein systolisches Geräusch sind Erscheinungen, die an jedem Herzen zu erwarten sind, das aus irgendwelchem Grunde übermäßig arbeitet.

Paroxysmale Tachykardie.

Die paroxysmale Tachykardie ist dadurch verursacht, daß das Herz vorübergehend einen neuen Rhythmus aufnimmt, der gewöhnlich von einer abnormen Stelle im Herzen ausgeht und der von den Herznerven sowie anderen physiologischen Faktoren, die den natürlichen Herzrhythmus kontrollieren, nicht beeinflußt wird. Die Natur des neuen Rhythmus ist unbekannt. Es handelt sich um eine pathologische Schlagweise, die in Anfällen ganz plötzlich beginnt und ebenso plötzlich endet (Abb. 12). Im Anfall ist der Kammerrhythmus ganz regelmäßig. Die Frequenz der verschiedenen Paroxysmen wechselt innerhalb weiter Grenzen von 110 bis 220 in der Minute; die gewöhnlichen Frequenzen liegen aber zwischen 160 und 200. Die Anfälle können einige Sekunden, einige Stunden, einige Tage, eine Woche oder etwas länger dauern. Ihre gewöhnliche Dauer beträgt 1 bis 2 Stunden, oder 1 bis 2 Tage.

Klinik. Eine paroxysmale Tachykardie kann in jedem Lebensalter auftreten, sie kommt jedoch am häufigsten in den zwanziger und dreißiger Jahren vor. Oft stellt sie sich bei Menschen ein, die weder Krankheitszeichen bieten, noch in der Vorgeschichte erhebliche Krankheiten aufweisen. Von Zuständen, die damit vergesellschaftet sind, sind rheumatische Herzleiden am häufigsten. Darum findet sich die paroxysmale Tachykardie verhältnismäßig häufig bei Mitralstenose und bei Herzvergrößerungen rheumatischen Ursprungs. Ab und zu scheint

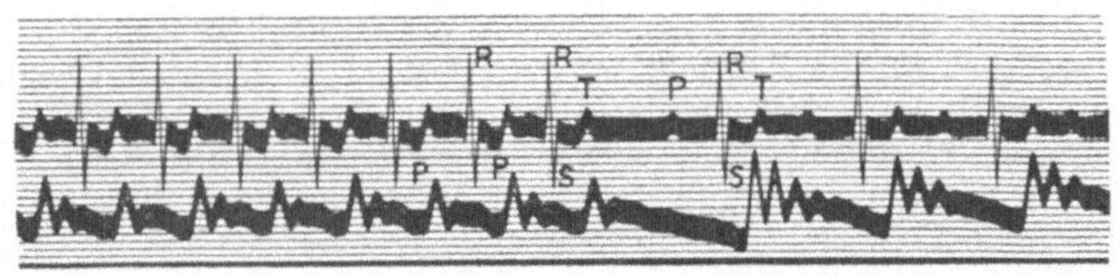

Abb. 12. Elektrokardiogramm und Radialispulskurve. Am Ende eines Anfalls von Tachykardie sieht man die Wiederaufnahme des normalen Rhythmus. Im Elektrokardiogramm sind die Kammerausschläge der raschen und langsamen Perioden gleich; es ist daher klar, daß der Herzschlag während des Anfalls wie bei der normalen Schlagfolge seinen Ausgang von einem supraventrikulären Ort nimmt. Während der normalen Schlagfolge sind die aurikulären P-Zacken normal, während des Anfalls sind sie umgekehrt, und zwar fallen sie in jedem Zyklus, außer im letzten, in den Beginn von T und erzeugen hier eine Einkerbung. Der Puls alterniert während des Paroxysmus. Zeitschreiber ¹/₃₀ Sekunde.

sie mit chronischen Herdinfektionen einherzugehen, in anderen Fällen mit dyspeptischer Flatulenz.

Sind Menschen dazu veranlagt, so werden Paroxysmen oft durch körperliche Arbeit oder seelische Erregung, manchmal durch Blähungen und selten dadurch, daß eine aufrechte Körperhaltung eingenommen wird, ausgelöst. Bei ein und demselben Kranken ist die Dauer der einzelnen Anfälle ziemlich gleich. In einigen Fällen sind sie selten und langandauernd, in anderen häufig und von kurzer Dauer.

Symptome. Die charakteristischen Symptome der paroxysmalen Tachykardie sind Folge der raschen und abnormen Tätigkeit des Herzens. Sie wechseln hauptsächlich mit der Schlagfrequenz und der Reaktion des Nervensystems. Ist der Anfall kurz und die Herzfrequenz nicht übermäßig hoch, so geht der Anfall nicht selten unbemerkt vorüber, besonders wenn der Kranke ein Phlegmatiker ist. Gewöhnlich besteht das erste Symptom in einem plötzlich einsetzenden Unbehagen über dem Herzen, das als leichtes oder heftiges Herzklopfen beschrieben wird. Häufig stellt sich auch ein Gefühl des Flatterns in der Brust und des Klopfens im Halse ein. Empfindliche oder nervöse Kranke sind bestürzt, sie werden blaß, schwitzen und fühlen sich zittrig und schwach. Das Ende des Anfalles kann ausnahmsweise durch einen scharfen, stichartigen

Schmerz oder durch einen oder mehrere heftige Herzschläge gekenn
zeichnet sein; in der Regel aber spricht der Kranke nur von einem
raschen Befreitwerden von den vorher vorhandenen Symptomen.

Reaktionen des Herzens. Die Reaktion des Herzens wechselt mit
der Schlagfrequenz, der Dauer des Anfalles und dem vorherigen Zustand
der Herzreserven. Eine rasche Tätigkeit läßt das Herz mehr Energie
verbrauchen und verkürzt seine Ruheperioden (siehe S. 21). Ist der
Anfall kurz oder die Herzfrequenz nicht übermäßig hoch, und ist die
Reservekraft des Herzens verhältnismäßig normal, so treten keine
ernsthaften Störungen auf. Das Herz erweist sich beim Beginn des
Anfalles im Röntgenbild gewöhnlich als etwas verkleinert. So ist es beim
gewöhnlichen Typ. Die ernstesten Symptome stellen sich ein, wenn die
Reservekraft des Herzens bereits vermindert ist, denn dann wird sie
durch einen Anfall von rascher Tachykardie erschöpft. Das führt zur
raschen Entwicklung von akuter Herzinsuffizienz mit Stauung. Die
Venen am Hals beginnen anzuschwellen, der Herzspitzenstoß verlagert
sich merklich nach außen und verbreitert sich, der Leberrand beginnt
nach abwärts zu rücken, der Kranke verfärbt sich, sein Gesicht wird
cyanotisch, die Augen sinken zurück, der Ausdruck verfällt; der Kranke
leidet an Atemnot. Innerhalb einer halben Stunde können diese Zeichen
sehr auffallend werden. Die Atemnot wird bedrängender; die Venen
schwellen weiter an, die Leber vergrößert sich weiter nach unten, ihr
Rand wird tastbar und fest, und schließlich kann sie bis unter den
Nabel reichen. Die Lebergegend ist druckempfindlich, und man sieht
das Organ pulsieren. Die Bauchmuskeln werden stärker gespannt. Es
beginnt ein weher Schmerz im Epigastrium und im rechten Hypochondrium. Blähungen, Übelkeit und Erbrechen können stark hervortreten. Wie weit die Stauung fortschreitet, ist sehr verschieden; sie
kann jederzeit stationär werden oder aber bis zum äußersten fortschreiten.
Im letzteren Falle verlagert sich der Herzspitzenstoß weiter nach außen,
bis er die mittlere Axillarlinie erreicht. Bei langdauernden Paroxysmen
kommt es zu auffallender Erschöpfung. Bei ständig sich verschlimmernden Anfällen entwickelt sich in den letzten Stadien Husten mit
schaumigem und manchmal blutig gefärbtem Auswurf, zusammen mit
Zeichen von Lungenstauung und Lungenödem. Solche stetig sich
verschlimmernden Anfälle endigen gelegentlich in allgemeiner Wassersucht, Delirium und Tod. Nahezu alle Anfälle aber enden mit einer
Wiederaufnahme der normalen Schlagfolge; in vereinzelten Fällen tritt
plötzlich der Tod ein. Mit dem Aufhören des Anfalls verspürt der Kranke
augenblicklich Erleichterung, die Atmung wird frei, und die restlichen
Symptome verschwinden bald; auch die Zeichen der Stauung verschwinden mit bemerkenswerter Schnelligkeit. Das Herz erlangt innerhalb weniger Schläge seine ursprüngliche Größe wieder; die Leber
weicht im Verlauf von Stunden langsamer zurück. Oft sind noch einige
Tage nach dem Anfall Blähungen und Schwäche vorhanden, auch kann
ein Gefühl der Erschöpfung und des Wundseins der Brust zurück-
bleiben.

In seltenen Fällen, deren Veranlagung zu Angina pectoris gewöhnlich bekannt ist, kann ein Paroxysmus einen Anfall von charakteristischem, anginösem Schmerz auslösen, der leichter oder schwerer und ausstrahlend sein kann.

Vorhofflattern.

Dieser auffällige Zustand, bei dem der Vorhof gewöhnlich mit einer Frequenz von 260 bis 320 in der Minute schlägt, hat große Ähnlichkeit mit Vorhofflimmern. Vermutlich wird er durch eine Kontraktionswelle verursacht, die regelmäßig und dauernd in diesem raschen Rhythmus um den Vorhof kreist (Kreisbewegung, *circus movement*). Das Vorhofflattern ist einem im Herzen selbst liegenden Defekt zuzuschreiben. Die Frequenz ist so hoch, daß die Kammern selten mit mehr als der Hälfte der Frequenz antworten (Abb. 13). Gewöhnlich beträgt die Kammerfrequenz 130 bis 160, d. h. die Hälfte der Vorhoffrequenz. Es

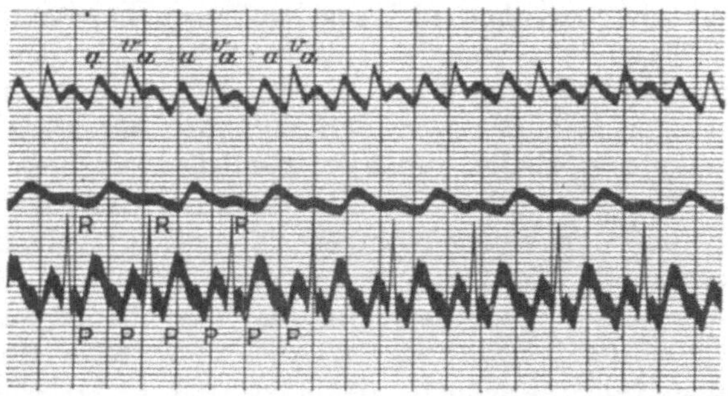

Abb. 13. Venenpuls, Radialispuls und Elektrokardiogramm. Die Kurven sind von einem Fall von Vorhofflattern, bei dem der Vorhof mit einer Frequenz von 250, und die Kammer mit einer Frequenz von 125 in der Minute schlug. Die Kammerschläge erkennt man an der R-Zacke im Elektrokardiogramm; je eine R-Zacke geht einem Radialispulsschlag voraus. Diese R-Zacken entspringen von einer Zickzacklinie; der Anstieg dieser Linie beginnt in ganz regelmäßigen Abständen, und jede vollständige Phase entspricht einem Vorhofzyklus; jede zweite Vorhofzacke ist vergrößert, da die T-Zacken mit ihnen zusammenfallen. Die Kurve des Venenpulses besteht hauptsächlich aus sehr raschen a-Wellen, jede zweite a-Welle aber ist durch überlagerte v-Wellen verzerrt.

gibt seltene Fälle, bei denen Vorhofflattern in kurzen Paroxysmen auftritt, und dann kann man es mit einfacher paroxysmaler Tachykardie verwechseln. Unbehandelt bleibt es gewöhnlich monate- oder jahrelang bestehen. Die klinischen Begleitzustände und Symptome dieses fortdauernden Zustandes ähneln denen des langdauernden Vorhofflimmerns (siehe S. 72 und S. 73). Beim Vorhofflattern findet man in der Vorgeschichte nicht selten Ohnmachtsanfälle.

Diagnose und Differentialdiagnose der Tachykardien.

Der Arzt bekommt Fälle mit auffallender Tachykardie auf verschiedene Arten zu sehen.

Der Kranke kommt und klagt über Anfälle von Herzklopfen; seine Herztätigkeit ist zur Zeit normal. Die Unterscheidung zwischen einfacher Tachykardie und paroxysmaler Tachykardie, auf die es hier ankommt, kann man oft nur auf Grund der Vorgeschichte treffen. Was am stärksten für Paroxysmus spricht, ist eine vollkommen klare Vorgeschichte mit plötzlichem Beginn und plötzlichem Aufhören des Anfalls, währenddessen das Herz dauernd rasch und regelmäßig schlägt; derartige Vorgeschichten kann man von Kranken, die sich aufmerksam beobachten, erhalten. Andererseits muß man Angaben über ein allmähliches Abklingen mit Vorsicht aufnehmen, weil sie manchmal von Kranken gemacht werden, bei denen lange dauernde Paroxysmen in einer Reihe ganz kurzer Anfälle endigen oder mit einer abnehmenden Anzahl von extrasystolischen Unterbrechungen aufhören. Ferner helfen bei der Diagnose die Umstände, unter denen der Anfall einsetzt. Anfälle von paroxysmaler Tachykardie können zwar durch körperliche Anstrengung oder durch Erregung hervorgerufen werden, gewöhnlich aber treten sie unerwartet auf und bleiben unerklärt. Im Gegensatz dazu wird eine einfache Tachykardie gewöhnlich durch bestimmte Tätigkeiten ausgelöst, oder sie wiederholt sich regelmäßig zu bestimmten Zeiten, wie den Mahlzeiten oder abends beim Hinlegen. Oft weist das allgemeine Bild deutlich auf eine einfache Tachykardie hin, wenn z. B. eine nervöse Frau während der Menopause über Herzklopfen klagt. Es gibt aber Fälle, die zweifelhaft bleiben; und gewöhnlich wird dann die Beobachtung des Kranken während des Anfalls selbst Klärung bringen.

Oder man findet bei einem Kranken eine rasche regelmäßige Herztätigkeit. Beträgt die Herzfrequenz bei einem Kranken in der Ruhe jemals 140 oder mehr, so muß man prüfen, ob es sich um eine einfache Art von Tachykardie handelt oder nicht. Die normale Herzfrequenz kann bei einem ruhig liegenden, atropinisierten Erwachsenen bis zu 140 betragen; nur gelegentlich und sehr vorübergehend steigt sie bei seelischen Erregungen auf diese Frequenz an; häufiger erreicht sie diese und höhere Frequenzen bei hohem Fieber und bei BASEDOWscher Krankheit. Solche Frequenzen halten aber nicht lange an; sie fallen ab, wenn der Kranke Ruhe einhält. Bleibt bei Ruhe die Herzfrequenz dauernd über 140, so ist gewöhnlich eine wirkliche Abnormität des Rhythmus dafür verantwortlich. Ist der Rhythmus des rasch schlagenden Herzens normal, dann steigt die Herzfrequenz beim Aufstehen und fällt beim Hinlegen; auf körperliche Anstrengung reagiert sie mit noch stärkerem Anstieg und fällt in der Ruhe ab; auf Einatmen von etwas Amylnitrit steigt sie an. Keine dieser Maßnahmen hat einen Einfluß auf die Frequenz bei paroxysmaler Tachykardie, die unter den verschiedensten Verhältnissen auf einem hoch eingestellten Niveau fixiert bleibt. Man kann also beide Zustände durch sehr einfache Prüfungen am Kranken unterscheiden, falls sie der Krankheitszustand zuläßt; man sollte aber die jeweils angewandte Prüfung mit Bedacht und wiederholt anstellen. Kann man beobachten, wie der Anfall beginnt oder aufhört, so sollte das immer entscheidend sein, denn der Umschlag beim Paroxysmus ist plötzlich.

Oder man sieht einen Kranken zum erstenmal in einem Anfall rascher Herztätigkeit, und er bietet das Bild einer akuten Herzinsuffizienz mit Stauung. Es kann sich um den ersten Anfall handeln, und dann fehlt die Hilfe, die durch Berichte über frühere Vorkommnisse gewährt wird. Wird die Stauung erkannt, so wird der Zustand leicht als „akute Herzerweiterung" bezeichnet; hat der Anfall während körperlicher Anstrengung oder beim Heben eines Gewichtes eingesetzt, so wird der Zustand möglicherweise „Herzüberanstrengung" genannt. Keine dieser Diagnosen trifft das richtige; beide gründen sich auf Irrtümern und führen solche herbei; sie würdigen nicht die Bedeutung und die Folgen der raschen Herzfrequenz. Entwickelt sich bei älteren Menschen während des Anfalles Lungenstauung und Lungenödem, dann können Dämpfung und Rasselgeräusche über den unteren Lungenabschnitten fälschlich für Zeichen einer Pneumonie gehalten werden. Abdominale Schmerzen anginösen oder hepatischen Ursprungs, mit Zeichen von Kollaps und einem jagenden Puls während der Anfälle, sind vielfach mit akuten abdominalen Symptomen verwechselt worden. Keiner dieser Fehler wird vorkommen, wenn man die Kammerfrequenz genau zählt und die Venen am Hals sorgfältig untersucht. Ein heftiges Pulsieren der Halsvenen mit Anschwellung des Bulbus jugularis der rechten Seite können gelegentlich ein Aneurysma der Anonyma täuschend nachahmen.

Flattern. Spricht die Kammer regelmäßig auf die Hälfte der Vorhoffrequenz an, so sind die Prüfungen zur Differentialdiagnose des Flatterns die gleichen wie die für die Unterscheidung der paroxysmalen Tachykardie von einfacher Tachykardie; denn beim Flattern sind die Frequenzen unter sehr verschiedenen Verhältnissen ebenfalls auffallend konstant. Die Unterscheidung zwischen paroxysmaler Tachykardie und Flattern ist am Krankenbett nicht immer leicht. Bei der ersteren liegt die Frequenz gewöhnlich um 160 oder darüber, bei der letzteren um 160 oder darunter. Bei Personen mittleren oder höheren Alters spricht eine langanhaltende, regelmäßige Kammertätigkeit von 130—160 in der Minute immer für Flattern. Hält eine solche Tachykardie zwei oder mehr Wochen lang an, und tritt keine Veränderung der Frequenz in der Ruhe oder bei körperlicher Anstrengung ein, so ist die Diagnose praktisch sicher. Häufiges Wiederauftreten genau der gleichen hohen Pulsfrequenzen, die Tage, Wochen oder Monate anhalten, ist ein wichtiges Zeichen des Flatterns. Gelegentlich, und dann meist als Folge einer ungewöhnlichen Erregung oder körperlichen Anstrengung, steigt die Kammerfrequenz vorübergehend auf die volle Vorhoffrequenz an, und es kommt zur kardialen Ohnmacht (Synkope, siehe S. 88). Bei Flattern kann man durch Druck auf den Carotissinus die Frequenz der Kammer für einige Sekunden (siehe S. 70) verlangsamen; die vorherige schnelle Frequenz stellt sich aber schnell wieder ein; diese Prüfung ist oft wertvoll. Digitalis in ausreichenden Dosen wird die Kammertätigkeit stets verlangsamen und unregelmäßig machen.

Ist das ursprüngliche Verhältnis zwischen Vorhofreiz und Kammerantwort größer, d. h. schlägt der Vorhof beispielsweise etwa um 300 und die Kammer etwa um 75 (4:1 „Antwort"), dann ist Flattern schwieriger zu erkennen. Gelegentlich kann man die sehr raschen Bewegungen des Vorhofs an den Halsvenen sehen. Eine plötzliche und

genaue Verdoppelung der Herzfrequenz (70 auf 140 oder 80 auf 160)
nach leichter körperlicher Anstrengung ist für Flattern charakteristisch.

Ist die Antwort der Kammer auf einen flatternden Vorhof rasch
und unregelmäßig (Abb. 14), dann wird der Zustand klinisch gewöhnlich für Flimmern gehalten, es sei denn, man findet, daß körperliche
Anstrengung den Puls beschleunigt und regelmäßig macht. Der Irrtum
ist unwichtig, da die Behandlung beider Zustände fast die gleiche ist.

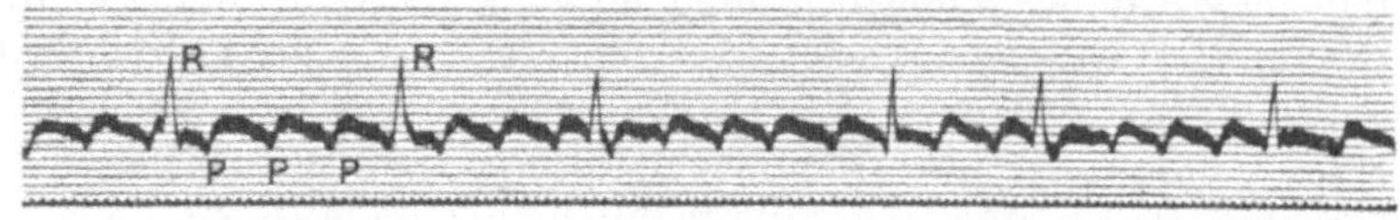

Abb. 14. Elektrokardiogramm von Vorhofflattern. Die Vorhoffrequenz beträgt 310 in
der Minute; die Kammer spricht unregelmäßig an. Zeit in ¹/₃₀ Sekunde.

Die Unterscheidung zwischen einfacher Tachykardie, paroxysmaler
Tachykardie und Vorhofflattern kann man immer mit Sicherheit durch
das Elektrokardiogramm treffen; diese Methode ist in zweifelhaften
Fällen zu benutzen, falls sie zur Verfügung steht.

Prognose.

Einfache Tachykardie. Die Prognose der einfachen Tachykardie
hängt offensichtlich von ihrer Ursache ab und bedarf hier keiner
weiteren Erörterung.

Paroxysmale Tachykardie. Für die unmittelbare Prognose schwerer
Anfälle sind verschiedene Gesichtspunkte wichtig. Die Symptome des
Kranken werden durch die Reaktion des Nervensystems stark beeinflußt; nervöse Menschen, besonders Frauen, geben zu übertriebenen
Befürchtungen Anlaß. Die Größe der dem Herzen aufgebürdeten Belastung hängt von seiner Schlagfrequenz und von der Dauer des Anfalls
ab; wie lange der Anfall anhalten wird, kann man aus der Dauer früherer
Anfälle beurteilen. Wie die erhöhte Belastung ertragen wird, hängt von
der Reservekraft des Herzens ab. Als prognostisches Zeichen hat die
Stärke des Pulses wenig Wert. Die Befürchtungen vermehren sich be-
greiflicherweise, wenn nach einigen Tagen mit fortschreitender und
zunehmender Stauung die Atmung behindert wird und wenn Wassersucht auftritt. Aber selbst wenn die Kreislaufinsuffizienz weit vorgeschritten ist, enden die Anfälle fast immer günstig, und ein Zustand schwerer Qual und offensichtlicher Gefahr für den Kranken
schlägt innerhalb weniger Minuten in Wohlbefinden und Sicherheit
um. Zuversicht auf Besserung ist fast immer gerechtfertigt durch das
übliche Ende des Anfalls, nämlich sein plötzliches Aufhören. Anfälle,
die 10 Tage dauern, sind sehr selten; darum wird das Ende des Anfalls
mit jedem Tage wahrscheinlicher. Ein tödlicher Ausgang ist selten,
außer bei Leuten, die bereits vor Beginn des Anfalls infolge Herzinsuffizienz, Pneumonie oder anderer Gründe schwer krank waren.

Die Zukunftaussichten der Kranken, die an paroxysmaler Tachykardie leiden, sind natürlich sehr verschieden. Sie gründen sich erstens
auf einer Schätzung der Tüchtigkeit des Herzens, und zweitens auf der
Schwere und Häufigkeit der Anfälle. Über den ersten Faktor verschafft
man sich Aufschluß aus dem Zustand des Herzens zwischen den Anfällen.
Die Prognose ist im Grunde die gleiche wie bei ähnlichen Fällen, bei
denen keine Anfälle vorkommen, nur muß man sich vor Augen halten,
daß die Anfälle selbst auf eine vorhandene Muskelschädigung hinweisen,
und daß schwere Anfälle das Leben des Kranken vorübergehend be-
drohen. Die Reaktion des Herzens auf einen Anfall von Herzjagen
liefert an sich oft wertvolle Aussagen über seine Reservekräfte. Ist das
Herz gesund, so führt ein einfacher Anstieg der Frequenz (140 oder mehr)
zu einer Verkleinerung seines Volumens, ein geschädigtes Herz dagegen reagiert mit Erweiterung. Im ersteren Falle wird der Kreislauf
voll aufrecht erhalten, im zweiten wird er beeinträchtigt.

Daß Anfälle von Herzjagen eine Schädigung hinterlassen, ist nicht
bewiesen; es würde jedoch aus allgemeinen Gründen wahrscheinlich
erscheinen, daß häufige und schwere Anfälle bei Menschen mit geringer
Reservekraft einen schädlichen Einfluß ausüben. Die Möglichkeit eines
unerwarteten Todes, obwohl fernliegend, verlangt einige, aber keine
übergroße Vorsicht in der allgemeinen Prognose.

Die günstigsten und nebenbei bemerkt die häufigsten Fälle sind im
allgemeinen diejenigen, bei denen das Herz zwischen den Anfällen
gesund ist und bei denen die Anfälle selten, kurz und nicht schwer sind.
Derartige Paroxysmen verkürzen selten das Leben. Junge Leute,
besonders Kranke, die vorübergehend einen geschwächten Gesundheitszustand aufweisen, verlieren ihre Paroxysmen in späteren Jahren oft
vollständig. Die ungünstigsten Fälle sind diejenigen, bei denen zwischen
den Anfällen eine nachweisbare Herzschädigung besteht und bei denen
die Anfälle häufig und schwer sind.

Vorhofflattern. Es sind Fälle bekannt, wo der Vorhof ohne Unterbrechung zehn oder mehr Jahre lang dauernd mit einer Frequenz von
280 in der Minute schlug, die Kammer darauf mit der Hälfte dieser
Frequenz antwortete und der Zustand des Kranken während dieser
Zeit sich kaum veränderte. Die Prognose folgt weitgehend den gleichen
Gesichtspunkten, wie bei einfachen Paroxysmen und beim Vorhofflimmern. Die Reaktion des Herzens auf Vorhofflattern hängt von
seiner Reservekraft und von der Natur der Belastung ab, die ihm das
Flattern aufbürdet. Sie ähnelt weitgehend der Reaktion, wie sie für
das Vorhofflimmern genauer beschrieben wird (siehe S. 76), da sowohl
Flattern wie Flimmern ihrem Wesen nach Dauerzustände sind und da
sie auch bei derselben Klasse von Kranken auftreten und sehr ähnliche
Kammerfrequenzen zeigen, die im allgemeinen niedriger als bei der
paroxysmalen Tachykardie sind. Vorhofflattern ist durch richtige Behandlung leicht zu beeinflussen, und das muß man bei der Prognosestellung berücksichtigen.

Behandlung.

Einfache Tachykardie. Die Behandlung der einfachen Tachykardie hängt selbstverständlich von ihrer Ursache ab. Das rasch schlagende Organ ist nur ein Indikator, der Störungen der Innervation oder ein verändertes physikalisches oder chemisches Milieu anzeigt. Die Feststellung einer Schilddrüsenvergrößerung, Zeichen toxischer Schädigungen, ein Infektionsherd, leichte Erregbarkeit des Nervensystems sind Wegweiser für eine passende Behandlung. Bromide sind zur Behandlung von Anfällen einfacher Tachykardie äußerst nützlich, insbesondere für die im Zusammenhang mit der Menopause auftretenden.

Paroxysmale Tachykardie. Die Behandlung von Fällen mit paroxysmaler Tachykardie zerfällt in die Anwendung von Mitteln während der Anfälle selbst und in die allgemeine Pflege des Kranken während des Verlaufes der Krankheit. Ein nie versagendes Heilmittel gegen den Anfall selbst gibt es nicht. Manche Kranke können die Anfälle dadurch zum Stillstand bringen, daß sie eine bestimmte Haltung einnehmen; z. B., indem sie sich hinsetzen und den Kopf zwischen die Knie nehmen, oder indem sie bei sich Übelkeit hervorrufen. Übt man einen tiefen Druck über der Arteria carotis unterhalb des Unterkieferwinkels nacheinander rechts und links 10 oder 20 Sekunden lang aus, dann kann das den Anfall zuweilen zu Ende bringen. Das ist einem besonderen Reflex zuzuschreiben, der von der eigentümlich reizempfindlichen Wand des Carotissinus ausgeht, d. h. einer Erweiterung der Arteria carotis communis an der Stelle ihrer Gabelung und oberhalb davon. Der Nervenreiz gelangt zur Medulla durch den Glossopharyngeus und verläßt sie durch den Vagus. Die Maßnahme ist zwar unangenehm, aber gefahrlos, und hat so oft Erfolg, daß man sie immer versuchen sollte. Das Auflegen eines Eisbeutels auf die Herzgegend verschafft oft Linderung und bringt manchmal einen Anfall zum Stehen. Alle diese Mittel versagen häufiger als sie helfen. Chinidin ist das einzige Medikament, das nach allgemeiner Erfahrung mit Sicherheit wirkt. Man kann es per os in Dosen verschreiben, die man für Vorhofflimmern anwendet (siehe S. 80). Chinidin hat man auch mit gelegentlichem Erfolg intravenös gegeben, es ist aber nicht ungefährlich. Man gibt es unter genauester Beobachtung des Herzens sehr langsam und stark verdünnt in einer Einzeldosis von 0,1—0,2 g. In den meisten Fällen erschöpft sich die Behandlung in reinen Vorbeugungsmaßnahmen. Der Kranke ruht in der Stellung, in der er sich am wohlsten fühlt; gewöhnlich liegt er, durch Kissen wohl gestützt, manchmal sitzt oder steht er lieber. Die Diät sollte die gleiche sein, wie man sie bei Herzinsuffizienz mit Stauung (siehe S. 24) gibt, falls die Anfälle lang und schwer sind. Getränke sollen eisgekühlt sein. Ein Eisbeutel oder ein Reizmittel über dem Präkordium appliziert, lindern örtliche Schmerzen. Gegen schwere Schmerzen kann man Morphium anwenden, doch ist dies Medikament selten notwendig. Hypnotika benutzt man, um bei langanhaltenden Paroxysmen Schlaf herbeizuführen. Schwere Stauungserscheinungen kann man durch einen Aderlaß von 250—350 ccm Blut bekämpfen, doch dafür bietet sich selten Gelegenheit.

Für die allgemeine Behandlung des Kranken ist der Zustand des Herzens zwischen den Anfällen maßgebend. Oft kann man durch genaues Nachfragen die auslösenden Ursachen des Anfalls ermitteln. Peinlichste Beachtung muß man dem allgemeinen Gesundheitszustand und besonders der oralen und tonsillären Sepsis zollen; die Diät muß geregelt sein, dyspeptische Beschwerden müssen behandelt werden, Tabakgenuß ist einzuschränken oder gänzlich zu verbieten. Die Verabreichung von 0,2 g Chinidin 2—3mal täglich verhütet manchmal das Auftreten von Anfällen oder verringert ihre Zahl; diese Dosierung kann, wenn nötig, monatelang fortgesetzt werden.

Vorhofflattern. Das wichtigste Mittel ist Digitalis oder eine verwandte Droge. Eine rasche Kammerfrequenz kann durch volle Dosen Digitalis immer herabgesetzt werden; und die langsamere Frequenz kann man so lange, wie man das Medikament gibt, aufrecht erhalten. Hierin ist die Behandlung der des Vorhofflimmerns ähnlich; die Einzelheiten sind dort beschrieben (siehe S. 76).

Oft ist es möglich, in Fällen von Flattern noch weiter zu gehen. Man verabreicht Digitalis in kräftigen Dosen (4 ccm der Tinktur täglich) und behält diese Dosis bei, bis die Kammerfrequenz auf 70 in der Minute oder darunter fällt. Gibt man jetzt die gleiche Dosis weiter oder vergrößert sie noch, dann kann man die Frequenz bis auf 50 in der Minute herabzwingen. Läßt sich das ohne sonstige toxische Symptome zustande bringen, so geht das Flattern nicht selten in Flimmern über. Die Herztätigkeit ist dann außerordentlich unregelmäßig, bleibt aber trotzdem sehr langsam. Ist Flimmern einmal eingetreten, dann sollte man Digitalis absetzen; bleibt es bestehen, dann behandelt man es als solches. Aber nicht selten stellt sich wieder normaler Rhythmus ein, sobald man das Medikament abgesetzt hat, und in diesem Falle ist keine weitere Behandlung erforderlich. Diese Behandlung des Flatterns ist ohne häufige graphische Aufzeichnungen der Herztätigkeit etwas schwierig durchzuführen; in der Praxis aber wird man finden, daß eine beträchtliche Besserung eintritt, wenn Fälle von Flattern über längere Zeit große Dosen Digitalis erhalten, und zwar entweder einfach infolge der Verlangsamung der Kammertätigkeit oder infolge der Wiederherstellung eines normalen Rhythmus; in beiden Fällen verschwinden Zeichen venöser Stauung, falls sie vorher vorhanden waren, und Atemnot sowie andere Beschwerden bessern sich.

Zur Wiederherstellung eines normalen Rhythmus hat man auch beim Flattern Chinidin in derselben Weise wie beim Flimmern angewandt. Das benutzte Verfahren wird beim Vorhofflimmern beschrieben (siehe S. 80); das Mittel hat jedoch keinen großen Erfolg.

Vorhofflimmern (unregelmäßige Tachykardie).

Einführung.

Man nimmt an, daß Vorhofflimmern ähnlich wie Vorhofflattern durch eine Kontraktionswelle verursacht wird, die dauernd im Vorhof herum kreist (Kreisbewegung, *Circus movement*), nur mit dem Unterschied gegenüber Flattern, daß sie ihren Weg beim Herumkreisen wechselt und daß ihr Rhythmus viel schneller ist. Wie das Flattern kann man das Vorhofflimmern als Ausdruck einer im Herzen selbst gelegenen Schädigung ansehen.

Vorhofflimmern ist ein Zustand, bei dem die normale rasche und kräftige systolische Kontraktion der Vorhofwand verloren gegangen ist. Die Vorhofwände verharren in Diastole, und es treten nur feine zitternde Bewegungen auf, die nicht kraftvoll genug sind, Blut aus den Höhlen auszutreiben. Die Vorhofsystole ist zwar mechanisch unwirksam, sie regt aber die Kammern trotzdem zu rascher und völlig unregelmäßiger Tätigkeit an; die Frequenz der Kammerreaktion beträgt dann bis zu 180 oder sogar 200 in der Minute, falls das Reizleitungsgewebe ganz gesund ist. Die üblichen Frequenzen der Kammerreaktion liegen zwischen 100 und 140 in der Minute. Unter besonderen Umständen kann die Frequenz niedriger sein.

Das Vorhofflimmern ist eine der häufigsten Formen unregelmäßiger Herztätigkeit beim Menschen. Es ist seinem Wesen nach ein Dauerzustand; einmal aufgetreten, hält es während des ganzen folgenden Lebens an, es sei denn, es wird durch Behandlung unterbrochen. Vereinzelte Fälle haben paroxysmalen Charakter.

Klinik. Beim Menschen hat man Vorhofflimmern in allen Lebensaltern von der Kindheit bis zum hohen Alter beobachtet; vor dem 12. Lebensjahre ist es aber außerordentlich selten. Häufig ist es die Folge von Gelenkrheumatismus oder Chorea, und sehr oft findet man es verknüpft mit Mitralstenose. Die rheumatische Gruppe ist daher die größte, und ihr häufigstes Vorkommen fällt in die zwanziger und dreißiger Jahre. Eine zweite Gruppe von Fällen mit Flimmern zeigt degenerative Veränderungen am Herzen und an den Arterien, ihr Vorkommen fällt hauptsächlich in die fünfziger und sechziger Jahre. Obwohl Flimmern eine häufige Begleiterscheinung der Mitralstenose ist, ist es bei Fehlern der Aortenklappe selten. Mindestens 70% aller Fälle von Herzinsuffizienz mit Stauung weisen Vorhofflimmern auf. Bei Hyperthyreoidismus ist es eine häufige Komplikation (siehe S. 235).

Paroxysmales Flimmern. Obwohl man Vorhofflimmern als eine im wesentlichen chronische Erkrankung ansprechen kann, tritt es bei manchen Kranken in Form von stunden- oder tagelangen Anfällen auf. Nur in den allerseltensten beobachteten Fällen dauerte ein Anfall länger als 10 Tage. Es handelt sich hierbei gewöhnlich um Fälle mit rheumatischen Herzleiden oder Hyperthyreoidismus; bei anderen finden sich zwischen den Anfällen keine krankhaften Veränderungen. Vereinzelte Anfälle von Vorhofflimmern stellen sich manchmal im Verlauf von Infektionen ein,

besonders bei akuten Infektionen, wie schwerer Tonsillitis, akuter Chole-
cystitis, Appendicitis, Pneumonie und infektiöser Endokarditis.

Symptomatologie.

Vorhofflimmern führt nicht direkt zu Symptomen, aber dadurch,
daß es gewöhnlich die Kammer zu rascher und unregelmäßiger Tätigkeit anregt, verursacht es „Herzklopfen" oder „Flattern" in der Brust.
Die Symptome zu Beginn des Vorhofflimmerns sind ähnlich den bereits
für die paroxysmale Tachykardie beschriebenen und zeigen auch ähnliche Abwandlungen. Flimmern kann vollkommen symptomlos sein,
andererseits können schwere Symptome auftreten. Verständige und
aufmerksame Kranke beschreiben manchmal von selbst den Herzschlag als unregelmäßig. Bei dauerndem Flimmern spürt der Patient
in der Regel nicht dauernd Herzklopfen, sondern nur, sobald die
Kammerfrequenz als Folge von Anstrengung oder Erregung stark
ansteigt.

Reaktionen des Herzens.

Flimmern die Vorhöfe, so arbeitet das Herz unter ungünstigen
Bedingungen. Erstens sind die Vorhöfe praktisch gelähmt; das scheint
jedoch den Allgemeinkreislauf nicht stark zu beeinflussen. Zweitens
schlägt die Kammer unregelmäßig und rascher. Infolge der raschen
Tätigkeit vermag sich der Muskel weniger auszuruhen und verbraucht
mehr Energie (siehe S. 20); die Unregelmäßigkeit verstärkt diese
Störungen noch, weil viele Herzschläge insofern erfolglos sind, als sie
die Semilunarklappen nicht zu öffnen vermögen. Eine verhältnismäßig
gesunde Kammer kann diese vermehrte Belastung tragen; eine ge-
schädigte Kammer dagegen kann es nicht, und sie erweitert sich.
Folgendes dürfte also nach allem hier und früher Gesagten klar sein:
Alle Störungen, die sich nach dem Auftreten von Vorhofflimmern einstellen — mag es der Beginn eines Dauerzustandes oder ein Paroxysmus
sein — sind in jeder Hinsicht fast identisch mit denjenigen, die unter
paroxysmaler Tachykardie beschrieben wurden (siehe S. 64); sie zu
wiederholen, ist deshalb unnötig. Auch hier gibt es die gleichen Verschiedenheiten in der Schwere der Symptome, je nach der Frequenz der
Kammerschläge und dem Ausmaß der Reservekraft des Herzens. Für
eine gleich hohe Schlagfrequenz der Kammer ist die Störung beim
Flimmern infolge der Unregelmäßigkeit des Herzschlages stärker als
bei der paroxysmalen Tachykardie. Die Schlagfrequenz ist jedoch im
allgemeinen beim Flimmern niedriger; als Ausgleich dafür ist aber
gewöhnlich die Arbeitskapazität des Herzens geringer. Manchmal
besteht zu Beginn des Vorhofflimmerns keine Vermehrung der Atemnot bei körperlicher Anstrengung, oder nur eine geringe Einschränkung
der Atemreserve; diese Fälle aber sind selten. Gewöhnlich entwickelt
sich eine dauernde oder dauernd zunehmende Atemnot, oder der Kranke
gerät rasch in einen Zustand von Herzinsuffizienz mit Stauung, der
bis zum Tod anhält, wenn er unbehandelt bleibt. In Fällen, die bereits
vor dem Flimmern Stauung aufweisen, besteht oft unmittelbare Lebens-

gefahr. Bei älteren Leuten ist die Kammerfrequenz gewöhnlich nicht sehr hoch; deshalb geht die Veränderung des Schlagmechanismus öfter unbemerkt oder ohne nennenswertere Störungen vorbei.

Fälle mit Vorhofflimmern bleiben zwar nicht immer, aber doch meistens von anginösen Schmerzen verschont.

Erkennung des Vorhofflimmerns.

Vorhofflimmern ist für zwei Gruppen von Zeichen verantwortlich; die eine ist dadurch bedingt, daß der Vorhof praktisch gelähmt ist, die andere ist die Folge der raschen und unregelmäßigen Kammertätigkeit. Seitens des Vorhofs bestehen folgende Zeichen: die Vorhofwelle des Jugularispulses und die elektrokardiographische Vorhofzacke fehlen, und es treten kleine Pulswellen auf, die von dem dauernd flimmernden Vorhofmuskel ausgehen; diese Zeichen sind gut zu erkennen in graphischen Aufzeichnungen (Abb. 15), mit Hilfe derer Vorhofflimmern

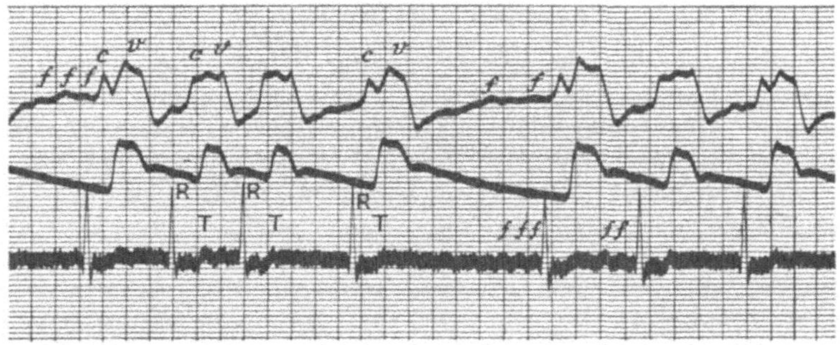

Abb. 15. Venenpuls, Radialispuls und Elektrokardiogramm bei Vorhofflimmern (gleichzeitig geschrieben). Der arterielle Puls ist vollkommen unregelmäßig, jeder Schlag ist von Wellen (c, v) in der Venenpulskurve begleitet; der Venenpuls hat „Plateautyp". a-Wellen sind nicht vorhanden, daher der Name „ventrikuläre Form des Venenpulses". In den langen Diastolen treten Oszillationen f, f auf, die von dem flimmernden Vorhof herstammen. Im Elektrokardiogramm sind keine P-Zacken vorhanden, sondern an ihrer Stelle erscheinen Oszillationen (f, f), die vom flimmernden Vorhof herrühren.

sofort feststellbar ist. Die einzigen klinischen Zeichen, die durch den Vorhof direkt hervorgerufen werden, betreffen den Einfluß des Flimmerns auf die Herztöne bei Mitralstenose; sie werden bei dieser Klappenerkrankung beschrieben (siehe S. 120). Die Diagnose des Vorhofflimmerns ohne die Hilfe graphischer Aufzeichnungen stützt sich fast immer auf die Untersuchung der Kammertätigkeit. Charakteristisch ist ein unruhiger oder völlig unregelmäßiger Puls: ein Gemisch von Schlägen, die an Stärke wechseln und in höchst ungleichmäßigen Abständen auftreten. Man muß vor allem darauf achten, daß sich Phasen von Unregelmäßigkeiten nie genau wiederholen, und daß, falls kleine Gruppen besonders rasch aufeinanderfolgender Schläge auftreten, sie nicht notwendigerweise mit einer ungewöhnlich langen Pause enden. Zahlreiche Schläge erreichen das Handgelenk nicht, das ist aber eine allgemeine Eigenschaft schwacher Schläge, ebenso wie bei Extrasystolen. Rasche Schläge sind in der Regel schwach, und da sie beim Flimmern zahlreich sind, folgt natürlich vielen Schlägen keine arterielle Pulsation nach. Die Tatsache, daß auf dem Wege zur Arterie Schläge verloren gehen, ist für die Diagnose an sich unwichtig; sie macht es aber notwendig, die Zählung der Kammerfrequenz am Herzen selbst vorzunehmen.

Eines der zuverlässigsten klinischen Zeichen ist die Verbindung von unregelmäßiger mit rascher Tätigkeit der Kammer. Schlägt das Herz unregelmäßig mit einer Frequenz von 120 oder mehr, so liegt gewöhnlich Vorhofflimmern vor; je höher unter diesen Umständen die Frequenz ist, um so sicherer wird die Diagnose. Eine Sinusarhythmie verschwindet, wenn die Frequenz über 100 steigt; Extrasystolen verschwinden fast immer, wenn sie über 120 steigt, und die Unregelmäßigkeit beim Vorhofflattern fast immer bei 130 oder 140. Unregelmäßigkeiten bei höheren Kammerfrequenzen sind außer beim Flimmern praktisch unbekannt. Je niedriger die Frequenz ist — und sie liegt oft unter 120 beim ruhenden Kranken — desto weniger zuverlässig wird dieses klinische Zeichen; man kann sich aber dadurch sichern, daß man die Frequenz künstlich durch aktive Bewegung steigert. Kurz, das gleichzeitige Vorhandensein einer Pulsunregelmäßigkeit und Frequenz von 120 oder mehr hat die gleiche Bedeutung, gleichgültig ob diese Frequenz spontan besteht oder künstlich herbeigeführt ist. Es gibt natürlich Kranke, bei denen körperliche Bewegung unerwünscht ist, auch wenn sie kaum anstrengt; beim Vorhofflimmern steigt die Frequenz aber viel leichter an als bei normalem Rhythmus. Auch Amylnitrit kann man gelegentlich benutzen, um die Frequenz zu Prüfungszwecken zu erhöhen.

Die Verbindung von unregelmäßiger Herztätigkeit mit Venenstauung legt an sich die Diagnose Flimmern sehr nahe; sie hat aber nicht den gleichen Wert, wie die eben beschriebenen Zeichen. Vorhofflimmern ist die einzige Rhythmusstörung, die zu dauernder Unregelmäßigkeit der Herztätigkeit führt; andere Unregelmäßigkeiten verschwinden ab und zu, so daß man von einer Stunde zur anderen oder von einem Tag zum anderen eine ganz regelmäßige Tätigkeit beobachten kann.

Wenn die Kammerfrequenz niedrig ist (unter 80 oder 90 in der Minute), ist die Diagnose schwieriger. Das ist gewöhnlich der Fall bei Kranken, die unter dem Einfluß von Medikamenten, wie etwa Digitalis, stehen; in solchen Fällen wird das Flimmern mit dem Nachlassen der medikamentösen Wirkung deutlicher. Es gibt aber auch Fälle, bei denen die Frequenz dauernd niedrig ist. Dann ist eine sehr genaue Beobachtung der Anordnung der Pulsschläge erforderlich, und man sollte immer die Beziehung zwischen raschen Herzschlägen und tiefer Inspiration zwecks Unterscheidung von Flimmern und Sinusarhythmie untersuchen. Zum Trost kann man sich vergegenwärtigen, daß die Diagnose zwar zunehmend schwieriger wird, je niedriger die Kammerfrequenz ist, daß sie aber gleichzeitig weniger bedeutungsvoll wird; denn gerade die rasche Tätigkeit beim Flimmern bedarf hauptsächlich der Behandlung. Tatsächlich ist Vorhofflimmern mit Hilfe der hier angegebenen klinischen Prüfungsmethoden bei über 90% der Kranken diagnostizierbar, die zum erstenmal in ärztliche Obhut kommen.

Prognose.

Die Prognose des Anfalls von unbehandeltem, paroxysmalem Flimmern ist derjenigen der paroxysmalen Tachykardie ähnlich; es ist aber möglich, Anfälle von Flimmern mit größerer Sicherheit durch perorale Chinidingaben zu beenden. Besteht das Flimmern ununterbrochen seit mehr als 10 oder 15 Tagen, so sollte man es nicht als Paroxysmus, sondern als Dauerzustand betrachten. Behandelt man es nicht, so bleibt es bestehen, solange der Kranke lebt; man kann zwar den normalen Rhythmus durch Chinidin bei einer Reihe von Kranken wiederherstellen, aber nur bei wenigen bleibt er dauernd bestehen. War das Vorhofflimmern ursprünglich mit einer Thyreotoxikose verbunden und wurde diese behandelt, so ist es wahrscheinlicher, daß der normale Rhythmus anhält (siehe S. 236).

Das Vorhandensein von dauerndem Vorhofflimmern beeinflußt die allgemeine Prognose in verschiedener Hinsicht. Man kann bei keinem dieser Kranken mit Sicherheit annehmen, daß er einen gesunden Herzmuskel hat. Das Vorhofflimmern kann das einzige Zeichen einer Schädigung des Herzmuskels darstellen, und immer muß man es als solches deuten, weil es dem bereits geschädigten Muskel eine Extralast aufbürdet. Für die Beurteilung dieser Extralast ist hauptsächlich die Frequenz, mit der die Kammer anspricht, von Wichtigkeit; ein geschädigter Muskel kann eine hohe Frequenz nicht lange aufrecht erhalten; man muß aber in diesem Zusammenhang das Ansprechen auf Behandlung berücksichtigen. Es kommt nicht auf die Frequenz an, die bei dem Kranken vor einer solchen Behandlung besteht, sondern auf die Frequenz, die unter einer solchen Behandlung erreicht wird. Man kann mit einer beträchtlichen Herabsetzung der Belastung rechnen, wenn ausreichende Dosen von Digitalis dauernd gegeben werden; denn dieses Medikament beeinflußt die Kammerfrequenz in höchst eindrucksvoller Weise. Nichtsdestoweniger ist das Einsetzen von Vorhofflimmern bei jedem Kranken eine ernste Angelegenheit, und bei Leuten, die bereits an kardialen Symptomen leiden, ist es ein besonders schwerwiegendes Ereignis; zum mindesten bedeutet es dauernde medikamentöse Behandlung, und dabei besteht trotzdem eine Herzfrequenz, die oft weit über ihrer vorherigen Durchschnittshöhe liegt. In den meisten Fällen kündigt es eine venöse Stauung an oder führt eine solche sogar wirklich herbei; wenige Kranke überleben das Eintreten des Vorhofflimmerns um mehr als 5 oder 10 Jahre. Es gibt jedoch seltene, aber von zuverlässiger Seite beschriebene Fälle, wo die Kranken länger lebten.

Behandlung.

Paroxysmales Vorhofflimmern behandelt man auf Grund der für paroxysmale Tachykardie niedergelegten Gesichtspunkte (siehe S. 70). Digitalis oder verwandte Mittel haben die Neigung, Anfälle von Flimmern zu verlängern, und man darf sie nur bei äußerster Dringlichkeit geben; die Dosierung muß man dann so einrichten, daß eine rasche

Reaktion eintritt. Besteht Flimmern länger als 10 Tage, dann mag man es als Dauerzustand ansehen und dementsprechend behandeln. Im Paroxysmus soll man natürlich immer Chinidin geben (siehe S. 80); es führt oft zum Erfolg. Gaben von 0,3 g, zweimal am Tage fortlaufend gegeben, helfen spätere Anfälle zu verhüten. Bei der Behandlung aller paroxysmaler Fälle sollte man die Möglichkeit einer Thyreotoxikose im Auge behalten.

Wenden wir uns dem chronischen Vorhofflimmern zu, so gibt es wahrscheinlich keine Form von Herzleiden, die so außerordentlich günstig auf aktives Eingreifen anspricht, wie richtig behandelte Fälle dieser Erkrankung. Es gibt zwei Hauptverfahren der Behandlung, entweder mit Digitalis bzw. einer verwandten Droge, oder mit Chinidin.

Digitalisbehandlung. Die Medikamente der Digitalisgruppe verdanken ihr wohlbegründetes Ansehen fast ausschließlich ihrer auffallenden Wirkung in Fällen von Vorhofflimmern. Beim Flimmern ist die Kammerfrequenz gewöhnlich erhöht; man kann sie ebenso wie beim Vorhofflattern durch Digitalis verringern, weil es die Leitfähigkeit des Hisschen Bündels für Impulse vom Vorhof zur Kammer herabsetzt. Durch Verlangsamung der Kammerfrequenz verschafft es dem Herzen das so dringend nötige Ausruhen von der ungewöhnlichen Arbeitslast. Es gibt nur wenig Fälle, in denen man die erwünschte Verlangsamung nicht herbeiführen und eine verringerte Frequenz durch Dauerverabreichung nicht aufrecht erhalten kann. Je höher die ursprüngliche Schlagfrequenz war, desto sicherer spricht sie auf Behandlung an. Man kann Digitalis mit Vorteil bei jedem Kranken geben, der bei Körperruhe eine Herzfrequenz von über 90 in der Minute hat. Für die Behandlung von Fällen mit Vorhofflimmern ist wegweisend die Kammerfrequenz, die man nicht am Handgelenk, sondern über der Herzspitze zählt.

Kranke, die zum erstenmal behandelt werden, müssen sich zu Bett legen und Bettruhe einhalten, bis ihre Reaktion auf das Medikament genau untersucht ist, oder so lange, wie andere Umstände es verlangen. Als gewöhnliches Mittel benutze man Tinctura digitalis; die Tinktur muß biologisch (U. S. A.-Tinktur) oder durch klinische Erfahrung standardisiert sein, falls man große Anfangsdosen zu geben hat; im letzteren Fall muß ein großer Vorrat vorhanden sein, aus dem die Tinktur abgegeben wird, und man muß wissen, wann er ergänzt wird. Die übliche und zuverlässige Dosierung für einen Erwachsenen ist 4 ccm der Tinktur (U. S. A. oder B. P[1]) täglich per os als Einzeldosis oder in zwei oder drei Dosen verteilt. Man fährt damit fort, bis eine Reaktion in Form der gewünschten Verlangsamung der Herzfrequenz oder bis Übelkeit und Erbrechen als Reaktion auf das Mittel auftreten.

Es sei erwähnt, daß ein Kranker im Durchschnitt täglich 1,2 ccm der Tinktur aufbraucht oder ausscheidet, und daß man gewöhnlich eine Reaktion nicht eher erhält, bis sich ungefähr 20 ccm im Körper angesammelt haben; deshalb beobachtet man vor Ablauf von 7 Tagen gewöhnlich keine Reaktion. Viele Kranke brauchen mehr, manche

---

[1] British Pharmacopoe.

weniger; alle müssen genau beobachtet werden. In der Regel ist eine
Verlangsamung der Kammerfrequenz das erste klinische Zeichen der
Digitaliswirkung. Das Ziel ist, eine Reaktion in Form eines Abfalls der
Kammerfrequenz auf 70 bis 60 in der Minute zu erhalten. Gibt man
das Mittel zu lange, dann kann die Frequenz auf 50 oder sogar auf 40
absinken, und es kann paarweises Schlagen (Bigeminie) auftreten.
Weder eine Digitalis-Bigeminie (Abb. 16), noch eine weitgehende Ver-
langsamung darf man fortbestehen lassen; beide sind Beweis für eine
Überdosierung und verlangen ein unverzügliches Absetzen der Digitalis.
Viele Kranke scheinen sich in diesem Stadium in einem recht zufrieden-
stellenden Genesungszustand zu befinden; in Wirklichkeit sind sie in
Gefahr. Man halte den Kranken in vollkommener Ruhe und vermeide
streng jede seelische Aufregung, bis das Herz wieder schneller schlägt.
Ich habe mehr als einen plötzlichen und vermeidbaren Todesfall als
Folge einer Vernachlässigung der genannten Zeichen gesehen. Bei der
Verlangsamung muß man darauf achten, daß man die Wirkung von
Fieber auf die Herzfrequenz in Abzug zu bringen hat; in diesem Fall

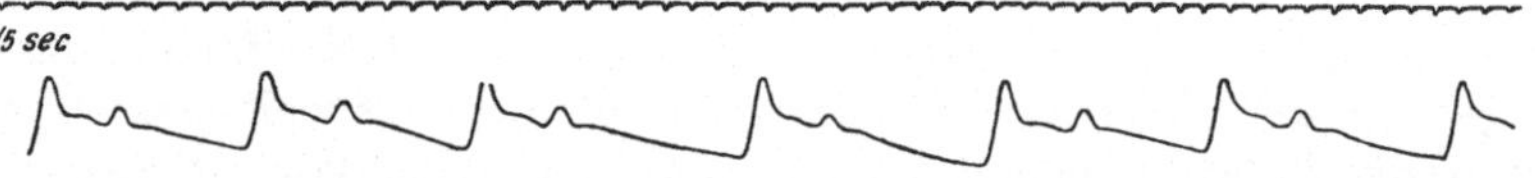

Abb. 16. Radialispulskurve bei Vorhofflimmern mit paarweisem Schlagen (Bigeminie)
infolge Digitalisüberdosierung. Die Abstände zwischen dem großen und kleinen Schlag
eines jeden Paares sind gleichmäßig, die langen Abstände aber, die jedem Schlagpaar
folgen, sind ganz unregelmäßig.

darf man die Herzfrequenz nicht unter 80—90 herabzwingen. Gelegentlich wird die Behandlung auch bei hohen Frequenzen durch Bigeminie
beeinträchtigt. In diesem Fall kann man manchmal mit Vorteil Digitalis
und Chinidin kombiniert anwenden.

In dringenden Fällen kann man eine raschere Reaktion dadurch
erreichen, daß man zu Beginn eine massive Dosis von 6—8 ccm gibt
(bei einem Kranken von 45—65 kg Gewicht), unter deren Einfluß die
Herzfrequenz gewöhnlich innerhalb von 8 Stunden zu fallen beginnt.
Tritt nur eine geringe Verlangsamung ein, so kann man die Dosis am
nächsten Tag wiederholen und im Anschluß daran kleinere Dosen verabreichen. Dieses Verfahren bietet Aussicht auf rasche Besserung, aber
man darf es nur anwenden, wenn die Kranken unter sehr sorgfältiger
Beobachtung stehen. Es ist besonders für Kranke mit einer sehr raschen
Kammertätigkeit (150—200) geeignet; es ist ungefährlich in den Händen
derer, sie sich in den Eigenheiten des Kammerflimmerns vollkommen
auskennen und in seiner Reaktion auf Digitalis Erfahrung haben.

Für Fälle dieser Art steht unter Beachtung der gleichen Einschränkungen jetzt noch ein anderer Weg zur Verfügung; und zwar
kann man das kürzlich entdeckte, wirkungsvolle kristallisierte Glukosid
Digoxin (Burroughs Wellcome) verabreichen. Man gibt entweder eine
Dosis von 0,5—0,75 mg in 10 ccm physiol. Kochsalzlösung langsam
intravenös; dabei muß man sehr darauf achten, daß keine Spur der Droge
paravenös gelangt; oder man gibt eine Dosis von 1,0—1,5 mg per os. Die

erste Verabreichungsweise führt zu einer fast sofortigen Verlangsamung des Herzens, die im Verlaufe von 2 Stunden beachtlich stark wird; die zweite erzielt eine deutliche Wirkung innerhalb von 4—6 Stunden. In beiden Fällen kann man regelmäßige Dosen von Digitalis (4 ccm der Tinktur täglich) nachfolgen lassen. Man beginnt damit 6 Stunden nach der Verabreichung der Digoxindosis.

Es gibt Kranke, bei denen man durch Digitalis keine ausreichende Verlangsamung der Frequenz erreichen kann, bevor gastrointestinale Symptome ausgelöst werden. Davon zu unterscheiden ist das Erbrechen beim Stauungsmagen, das oft unter Digitalisdauerbehandlung verschwindet, weil hierdurch die Stauung beseitigt wird; Erbrechen durch Digitalis tritt selten auf, bevor 20 ccm der Tinktur genommen sind. Man kann Digitalis in Fällen, in denen es Übelkeit und gelegentliches Erbrechen hervorruft, trotz dieser Symptome mit Vorteil 1—2 Tage weitergeben, da die erwünschte Verlangsamung des Herzens oft bald danach eintritt; man kann die Dosierung aber nicht mehr lange nach dem Auftreten dieser Symptome fortsetzen, und deshalb verhindern sie oft die völlig erfolgreiche Durchführung der Behandlung. Man kann sich darauf verlassen, daß Übelkeit und Erbrechen bald nach Absetzen der Digitalis verschwinden; beide Symptome sind weitgehend, aber nicht ausschließlich, durch Einwirkungen auf das Zentralnervensystem bedingt; manchmal kann man sie durch Verdünnung der Tinktur vermeiden oder dadurch, daß man sie entweder per os nur nach den Mahlzeiten oder rektal gibt.

Strophanthus ist ein weit weniger sicheres Mittel als Digitalis, und man muß es infolge der schweren Resorption in Dosen geben, die verhältnismäßig große Mengen der wirksamen Prinzipien enthalten, wenn das Medikament eine Wirkung haben soll. Es schließt auch die Gefahr einer wechselnden Resorption in sich und kann sehr leicht Diarrhoe, Kopfschmerzen, Gelbsehen und manchmal schwerere Symptome hervorrufen. Wegen dieser unerwünschten Eigenschaften und in Anbetracht dessen, daß es kaum jemals — wenn überhaupt — dort Erfolg hat, wo Digitalis versagt, neige ich jetzt dazu, von seiner Anwendung völlig abzuraten. Auch im Hinblick auf die kürzlich erfolgte Isolierung von Digoxin in reiner Form empfehle ich, das weniger verläßliche Strophanthin nicht anzuwenden.

Das erste Ziel der Behandlung ist die Herabsetzung der Kammerfrequenz auf ungefähr 70 bis 60 in der Minute; das zweite Ziel ist, die Frequenz unter Ruhebedingungen und bei leichter körperlicher Bewegung dauernd auf ungefähr 70 bis 90 Schlägen zu halten. Ist sie auf die anfänglich starken Dosen hin abgefallen, dann verringere man das Quantum des Medikaments und bestimme durch dauernde Beobachtung, mit welcher Menge die richtige Frequenz aufrecht erhalten wird, wenn man dem Kranken mehr und mehr Freiheit gestattet. Es ergibt sich gewöhnlich als ausreichende Dosis für Kranke außer Bett 2 ccm Digitalistinktur in 24 Stunden; manchmal genügen 1,2 ccm, manchmal 3 ccm; Dosen von 1 ccm oder noch weniger sind bei Erwachsenen fast immer zwecklos. Gewöhnlich muß der Kranke diese Dosis während seines ganzen weiteren Lebens einnehmen, und man hat ihn sich alle paar Wochen anzusehen. Die weitere Verabreichung des Medikaments wird fast lediglich durch die Herzfrequenz bestimmt; man muß ausreichende Mengen geben, um Frequenzen, die etwas über der Norm liegen, aufrecht zu erhalten; kumulative Wirkungen treten nicht auf, vorausgesetzt, daß man die Frequenz nicht übermäßig langsam werden läßt. Intelligente Kranke lernen schnell, ihre eigenen Dosen dem Gefühl nach dadurch zu regulieren, daß sie gerade die geringste Menge einnehmen, die sie von Atemnot und Herzklopfen befreit; man kann ihnen das unter der Voraussetzung gestatten, daß man ihnen eine maximale Dosis angibt, die sie nicht überschreiten dürfen. Geschäftsleute, die reisen finden es bequem, Digoxintabletten (0,25 mg) bei sich zu tragen. Sie sind sehr wirksam; zwei oder drei täglich sollten genügen, richtige Frequenzen bei denjenigen aufrecht zu erhalten, die bereits unter dem Einfluß der Droge stehen. Obwohl man bei Vorhofflimmern eine Einschränkung der Frequenz gewöhnlich leicht erreicht, wenn die Kranken ruhen oder sich nur wenig bewegen, so ist es doch selten möglich, die Frequenz bei freier körperlicher Betätigung hinreichend zu kontrollieren. Es ist gefährlich, Kranken, die unter vollen Digitalisdosen stehen, wahllos körperliche Bewegung zu gestatten, und die gewöhnlichen, „frequenzerhaltenden" Dosen werden bei flottem Gehen ein ungewöhnlich hohes Ansteigen der Herzfrequenz nicht verhindern. Obschon Kranke mit Vorhofflimmern zwar oft wieder zur Arbeit zurückkehren, sind für sie mäßig schwere manuelle Arbeiten, anstrengende Spiele und Sport niemals ratsam. Aus ähnlichen Gründen muß man Frauen mit Vorhofflimmern von Schwangerschaften abraten (siehe S. 244). Der Kranke muß seiner Gesundheit leben, entsprechend den Regeln, die auf Seite 257 niedergelegt sind.

Chinidinbehandlung. Obwohl Digitalis im allgemeinen das sicherste und zuverlässigste Mittel für die Behandlung des Vorhofflimmerns ist, kann man einige Fälle auch anders behandeln. Chinidin hat eine mächtige Wirkung auf das Herz; man kann mit seiner Hilfe Vorhofflimmern zum Verschwinden bringen und normalen Rhythmus wiederherstellen. Es ist aber ein Mittel, das man nicht oft anwenden soll, da manchmal unerwünschte Folgen eintreten. Für welchen besonderen Typ von Fällen diese Form der Behandlung gerechtfertigt ist, steht noch zur Diskussion. Man ist sich darüber einig, daß Chinidin nur in vorsichtig ausgewählten Fällen zu rechtfertigen ist, und daß es nicht das allgemein verwendbare Mittel bei Flimmern ist. Ausdrücklich verboten ist es bei Kranken, die blutigen Auswurf haben oder bei denen venöse Stauungserscheinungen oder eine starke Herzvergrößerung vorliegt. Es gibt Kranke, die wenig Chinidin vertragen können, so daß auf die üblichen Dosen hin Kollaps oder kardiale Ohnmacht (Synkope, Seite 88) eintritt. Um diese ungewöhnliche Überempfindlichkeit auszuschließen, gebe man zunächst eine Probedosis von 0,2 g in Form des Sulfates; folgen keine unangenehmen Symptome, so kann man eine Kur mit Gaben von je 0,4 g dreimal am Tage und zweimal in der Nacht eine Woche lang durchführen, und kann dann die Dosis allmählich bis auf das Doppelte steigern, wenn die erwünschten Wirkungen ausgeblieben sind und keine unangenehmen Symptome auftreten. Selten sollte man die Droge länger als 3 Wochen hintereinander geben.

In 50—60% der so behandelten Kranken schlägt die Herztätigkeit plötzlich wieder in den normalen Rhythmus um; dieser Zustand besteht jedoch nicht für dauernd, sondern in den meisten Fällen kehrt das Vorhofflimmern innerhalb weniger Wochen oder Monate wieder. Man kann die Zahl derer, die wieder in Vorhofflimmern zurückfallen, dadurch verringern, daß man die Fälle dauernd auf einer Dosis von 0,3 g (täglich ein- oder zweimal) hält; solche Dosen kann man jahrelang geben. Der Rhythmus bleibt in einem Teil dieser Fälle jahrelang normal, und bei diesen hat die Behandlung einen unbedingten Erfolg; sie verschafft dem Kranken größeres Wohlbefinden und befreit ihn von Digitalis, das sonst täglich weitergenommen werden muß.

Gewöhnlich steigt die Kammerfrequenz während der Behandlung an und manchmal, aber nicht oft, wird die weitere Chinidinverabreichung durch schweres Herzklopfen verhindert. Das Auftreten von Kopfschmerzen, Schwindel und gastrointestinalen Symptomen wirkt selten störend; die Behandlung sollte aufhören, wenn sich eine Urticaria entwickelt. Nicht selten folgen einer erfolgreichen Behandlung Embolien nach; sie werden durch Gerinnsel veranlaßt, die sich im Vorhof loslösen, wenn die Vorhofwände wieder kräftig zu schlagen anfangen. Diese Gefahr ist gering, wenn die Fälle, die man für diese Behandlung aussucht, so unkompliziert wie möglich sind. Die günstigsten Fälle für eine Chinidinbehandlung sind Kranke, bei denen das Flimmern erst seit kurzem besteht und außerdem keine Zeichen eines Herzleidens vorhanden sind. Wahrscheinlich wird man die Anwendung von Chinidin auf solche Fälle und auf Vorhofflimmern bei Hyperthyreoidismus beschränken.

Bradykardie. Kardiale Ohnmacht (Synkope) und plötzlicher Tod.

Bradykardie.

Einfache Bradykardie. Den Ausdruck einfache Bradykardie benutzt man zur Bezeichnung einer verlangsamten Herzfrequenz bei normaler Herzaktion; die langsame Herztätigkeit betrifft das ganze Herz; ihre Ursache ist eine Herabsetzung der Zahl der vom Schrittmacher des Herzens ausgehenden rhythmischen Impulse (Abb. 17). Das Herz selbst ist gewöhnlich gesund. Diese Verlangsamung der Herztätigkeit kommt beim Menschen unter den verschiedensten Verhältnissen vor. Eine Frequenz von ungefähr 70 in der Minute gilt zwar seit langem als die durchschnittliche Normalfrequenz des ruhenden Menschen, man findet aber bei vollkommen gesunden Menschen nicht selten auch niedrigere Frequenzen (65, 60, 55, ja sogar 50). Im Wachstumsalter (Abb. 18) ist die Herzfrequenz in der Ruhe oft langsamer, und bei Athleten liegt sie häufig weit unter dem Durchschnitt. Mit zunehmendem Alter wird die Herzfrequenz langsamer. Oft ist sie in der Rekonvaleszenz nach akuten Erkrankungen vermindert. Nach kurzer körperlicher Anstrengung kann

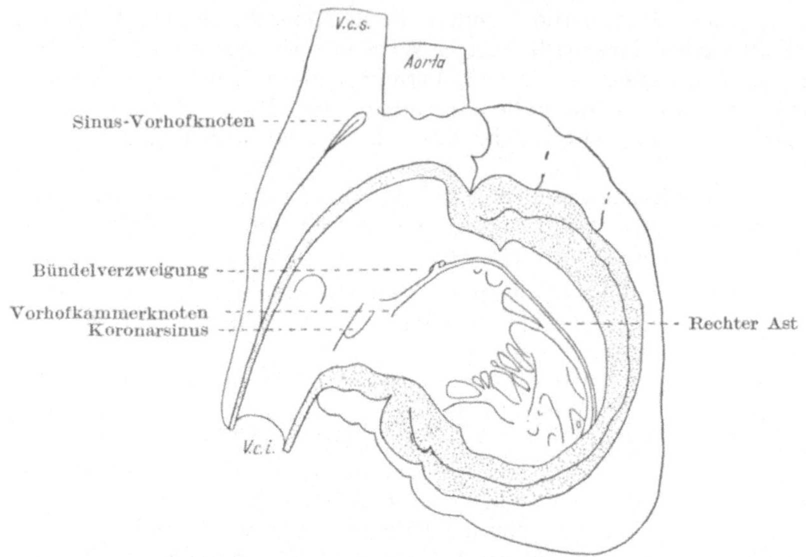

Abb. 17. Diagramm eines menschlichen Herzens. Die Wände der Vena cava inferior, des rechten Vorhofs und der rechten Kammer wurden teilweise entfernt, um die Septen zu Gesicht zu bringen. Die Schnittflächen sind im Diagramm punktiert. Man sieht die Lage des Sinus-Vorhofknotens, von dem der Herzschlag ausgeht, und ebenso die Lage des Vorhofkammerknotens und den Verlauf des Vorhofkammerbündels und seiner Äste. Die letztgenannten Strukturen leiten die Kontraktionswelle vom Vorhof zur Kammer.

sie steil abfallen, auch kann sie durch Kälteeinwirkung verlangsamt werden. Schwere Gehirnschädigungen, wie Tumor, Apoplexie und Meningitis, sind oft mit langsamer Herztätigkeit verknüpft; ähnliches

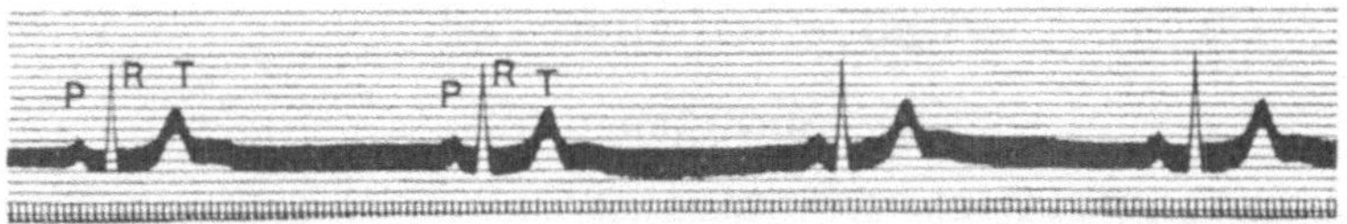

Abb. 18. Elektrokardiogramm mit der außergewöhnlich langsamen Herzfrequenz von 36 in der Minute. Einfache Bradykardie unbekannten Ursprungs; jeder Herzzyklus zeigt einen normalen Vorhof- und Kammerausschlag. Zeit in $^1/_{30}$ Sekunde.

gilt für das Myxödem und, wie behauptet wird, für gewisse Formen von Psychosen, wie z. B. Depressionen. Bei Gelbsucht ist der Puls gewöhnlich langsam, oft ausgesprochen langsam. Die Pulsfrequenz fällt im allgemeinen ab, wenn der Blutdruck ansteigt. Langsame Herztätigkeit ist eine häufige Begleiterscheinung von gewöhnlichen Ohnmachtsanfällen (siehe S. 87), von Erbrechen und von Anfällen von Mittelohrschwindel;

in all diesen Fällen wird sie durch den Vagus ausgelöst. Die langsame Herzaktion bei Gelbsucht und die verhältnismäßig langsame Schlagfrequenz bei Typhus werden nicht durch die Innervation, sondern durch andere Einflüsse verursacht.

Herzblock. Herzblock ist eine Rhythmusstörung des Herzens, bei der die Kammer nicht imstande ist, auf die Schläge des Vorhofs in richtiger Weise anzusprechen. Das führt zu einer regelmäßigen, langsamen Tätigkeit der Kammer, falls letztere auf jeden zweiten Schlag des Vorhofs anspricht (2:1 Herzblock), oder falls sie überhaupt nicht antwortet und einen unabhängigen, eigenen, langsamen Rhythmus annimmt (vollständiger Herzblock) (Abb. 19).

Die Ursache eines Herzblocks ist eine Herabsetzung der Leitungsfähigkeit des Atrioventrikularknotens oder -bündels, die normaler-

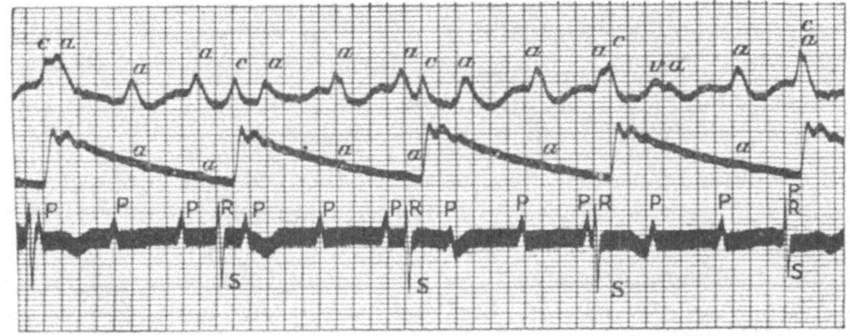

Abb. 19. Venenpuls, Radialispuls und Elektrokardiogramm bei einem Fall von vollständigem Herzblock (gleichzeitig geschrieben). Die Kammer schlägt mit einer Frequenz von 27 und der Vorhof mit einer Frequenz von 75 in der Minute. Die zeitlichen Beziehungen zwischen den Vorhof- und Kammersystolen sind am klarsten im Elektrokardiogramm; und zwar ist die Kammer durch R-, S- und T-Ausschläge, und der Vorhof durch P-Zacken vertreten. Der Rhythmus des Vorhofs und der Kammer sind beide regelmäßig, aber unabhängig voneinander. Mit jedem Kammerkomplex (R, S) treten eine Radialispulsation und eine venöse c-Welle auf. Mit jeder P-Zacke kommt es zu einer venösen a-Welle und einer winzigen radialen a-Welle. Fallen in den Venen a und c zusammen, so entsteht eine größere Welle; treffen im Elektrokardiogramm Vorhof- und Kammerausschläge zusammen, so überlagern sie sich genau; beispielsweise fällt im letzten Zyklus P auf R und S, und deshalb ist R vergrößert und S ist weniger tief.

weise die Impulse vom Vorhof zur Kammer übertragen. Experimentell kann man ihn hervorrufen a) durch direkte Eingriffe an diesen Strukturen, etwa durch Druck oder Abkühlung, b) dadurch, daß man den Vagus, besonders den linken, stärker auf die Funktion des Atrioventrikularknotens einwirken läßt, oder c) durch Änderung der Eigenschaften des den Atrioventrikularknoten versorgenden Blutes, z. B. durch Erstickung oder durch Injektion von Stoffen wie Digitalis, großen Dosen Adrenalin oder Diphtherietoxin.

Beim Menschen kann ein Herzblock in jedem Alter auftreten. Er kann angeboren sein. Oft entsteht er durch eine Schädigung, die ins atrioventrikuläre Bündel eindringt. Diese Schädigungen sind meist entzündlicher Natur und zwar entweder akut, subakut oder chronisch. Gewöhnlich ist die Entzündung rheumatisch, manchmal ist sie syphilitisch; im höheren Lebensalter sind häufiger degenerative Prozesse mit oder ohne Kalkablagerungen dafür verantwortlich. Es sind auch seltene Tumoren beschrieben worden, die vom Bündel ausgehen oder auf es übergreifen. Selten beschränken sich die krankhaften Veränderungen, die den Herzblock hervorrufen, auf das Bündel allein.

Geringere Grade von Herzblock verursachen ein Aussetzen (Intermittieren) der Kammer (siehe S. 58) und finden sich gewöhnlich bei Infektionen, besonders bei subakutem Rheumatismus, Dyphtherie, Grippe und Lungenentzündung. Sie können auch durch Einflüsse vom Vagus her entstehen, hervorgerufen etwa durch Druck auf den reizempfindlichen Carotissinus (siehe S. 70). Ein Vagusherzblock ist gewöhnlich vorübergehend; Atropin beseitigt ihn. Die gleichen Grade von Herzblock stellen sich oft nach großen Dosen von Digitalis, Strophanthus und Scilla ein, besonders wenn man sie jungen Leuten mit rheumatischen Herzkrankheiten verabreicht.

Die dem Herzblock eigentümlichen Symptome sind allein Folge der weitgehenden Verlangsamung der Kammerfrequenz oder eines etwaigen plötzlichen Herzstillstandes; die dadurch ausgelösten kardialen Ohnmachtsanfälle (Synkopen) sind bei einem hochgradigen Herzblock nicht selten. Sie werden auf Seite 89 beschrieben.

Differentialdiagnose der Bradykardien. Die Unterscheidung der verschiedenen Formen langsamer Kammertätigkeit kann man gewöhnlich auf Grund der klinischen Zeichen am Krankenbett treffen. Endgültig kann man die Diagnose immer durch graphische Aufzeichnungen sichern. Bei einfacher Bradykardie ist die Kammerfrequenz in der Ruhe selten langsamer als 50 in der Minute. Bei 2:1 Herzblock beobachtet man im allgemeinen Frequenzen zwischen 40 und 50. Bei einfacher Bradykardie steigt die Kammerfrequenz bei aktiven Bewegungen, bei Aufregung und nach Medikamenten, wie Atropin und Amylnitrit, allmählich an. Bei einem 2:1 Herzblock schnellt unter diesen Bedingungen die Frequenz plötzlich auf das Doppelte an und fällt nachher plötzlich wieder auf ihren Ausgangswert ab. Ein 2:1 Block ist gewöhnlich nicht stabil, und oft findet man plötzliche Frequenzänderungen mit oder ohne dazwischenliegende unregelmäßige Schlagfolgen. Für die Unterscheidung der einfachen Bradykardie vom 2:1 Block sind deshalb einfache Prüfungen, wie Bewegung oder Inhalation von Amylnitrit, sehr wertvoll.

Eine regelmäßige Kammertätigkeit von weniger als 35 Schlägen in der Minute spricht für die Diagnose vollständiger Herzblock; eine dauernd bestehende Frequenz von 30 in der Minute ist fast immer gleichbedeutend mit vollständigem Herzblock, besonders dann, wenn in der Vorgeschichte Ohnmachtsanfälle vorhanden sind. Beim vollständigen Herzblock läßt sich die Kammerfrequenz durch körperliche Anstrengung, Atropin oder Amylnitrit gewöhnlich nicht beeinflussen. Man kann die Diagnose im allgemeinen sichern durch die Beobachtung der charakteristischen Schwankungen der einzelnen Herztöne, die unabhängig von der Atmung auftreten. Läßt man den Atem anhalten, so hört man mit jeder Kammersystole den ersten und zweiten Ton, beide Töne wechseln aber sehr in ihrer Stärke oder lassen eine von Zyklus zu Zyklus sich ändernde Doppelung erkennen. Manchmal kann man über dem rechten Vorhof oder über der Herzspitze oder im Epigastrium dumpfe Vorhoftöne hören. Das Auftreten zahlreicher regelmäßiger Wellen in den Jugularvenen, von denen einige in die langen Pausen zwischen den Kammersystolen fallen, ist für die Diagnose ebenfalls entscheidend.

Prognose und Behandlung. *Eine einfache Bradykardie* hat keine direkte prognostische oder therapeutische Bedeutung.

Ein Herzblock, der sich unter dem Einfluß von Medikamenten einstellt, darf die Prognose nicht beeinflussen; tritt er aus anderen Gründen auf, dann muß man ihn als eine ernste Erscheinung betrachten, selbst wenn er geringgradig ist (ausfallende Schläge, *dropped beats*). Gewöhnlich ist er als Ausdruck einer diffusen Erkrankung des Herzmuskels zu werten und nicht einfach als eine Angelegenheit des Bündels abzutun. Fast immer ist der zugrundeliegende Prozeß weit über die „stilleren" Gegenden des Myokards verbreitet, und meist lassen sich weitere Beweise für eine Insuffizienz des Muskels finden. Tritt er bei akutem Gelenkrheumatismus, Pneumonie und anderen Infektionskrankheiten auf, so spricht sein Vorhandensein für eine schwere Infektion, und er kann das einzige auffallende Zeichen einer Herzschädigung sein. Meistens ist jedoch der Herzblock bei diesen Infektionen nur eine vorübergehende Erscheinung, und die ursprüngliche Schädigung heilt wieder teilweise oder ganz aus. Die meisten Kranken mit dauerndem Herzblock sterben innerhalb weniger Jahre, gleichgültig ob der Block leichteren oder schwereren Grades ist und ob Synkopen auftreten oder nicht. Die Mehrzahl hat niemals kardiale Ohnmachtsanfälle, sondern stirbt an Herzinsuffizienz mit Stauung. Gelegentlich gibt es Fälle, bei denen ein — oft sogar hochgradiger — Herzblock sehr viele Jahre lang dauernd besteht; das sind Ausnahmen, bei denen die Herzmuskulatur, die das Blut austreibt, wenig gelitten hat und leistungsfähig bleibt.

Streng genommen gibt es für den Herzblock keine Behandlung. Die Behandlung richtet sich gegen die Ursache oder gegen die Symptome. Liegt ein partieller Herzblock frischen Ursprungs vor, so zeigt er eine aktive Erkrankung an, etwa eine Intoxikation oder Infektion, und man muß den Kranken genau auf die Ursache hin untersuchen. Er muß Bettruhe einhalten, bis alle Zeichen des Blockes verschwunden sind, oder bis es klar ist, daß der Block ein Dauerzustand ist. Die schwereren Grade von Herzblock bestehen gewöhnlich dauernd; welche Lebensweise man diesen Kranken vorschreiben soll, ermittelt man auf Grund der Prüfung der Arbeitsfähigkeit ihres Herzens. Viele dieser Kranken können ihren gewöhnlichen Pflichten nachgehen; sie sind jedoch nicht imstande, oder es wäre unklug von ihnen, sich körperlich sehr stark zu betätigen. Ist ein sicherer Beweis für das Fortschreiten der Schädigung vorhanden, dann sind Ruhe und genaue Beobachtung erforderlich. Kranke mit Syphilis behandle man gründlich mit Quecksilber- oder Arsenpräparaten (siehe S. 204).

Die prognostische Bedeutung der kardialen Ohnmachtsanfälle (Synkopen) bei Herzblock und die besondere Behandlung dieser Anfälle wird besser unter kardiale Ohnmacht (Synkope, Seite 91) beschrieben.

Ohnmachten und verwandte Erscheinungen.

Ein Schwächeanfall oder eine wirkliche Ohnmacht sind häufig ein Grund, ärztlichen Rat zu suchen. Die Volksmeinung glaubt, daß derartige Anfälle oft Ausdruck einer schweren Herzerkrankung oder Vorläufer eines Schlaganfalles seien. Diese Ansicht ist zwar nicht unbegründet, doch hat die überwiegende Mehrzahl der erwähnten Anfälle weit geringere Bedeutung. Es ist von großer praktischer Bedeutung, Ohnmachten und verwandte Erscheinungen völlig zu verstehen. Wir wollen die Hauptarten der vom cardiovasculären System ausgehenden Anfälle beschreiben und ihnen im Anschluß daran einige Erscheinungen gegenüberstellen, von denen man sie zu trennen hat.

Unter Ohnmacht verstehen wir einen Bewußtseinsverlust, der dadurch verursacht wird, daß nicht genügend Blut vom Herzen zum Gehirn fließt. Die Störung kann vasculär bedingt sein, wenn der venöse Rückfluß zum Herzen vermindert ist, oder kardial, wenn das Herz als Pumpe nicht imstande ist, ausreichende Arbeit zu leisten. Ist sie vasculär bedingt, so geht ein Abfall des allgemeinen Blutdrucks voraus. Ein Absinken des Blutdrucks auf 90—80 mm Hg kann ohne Folgen für das Bewußtsein ertragen werden. Fällt der systolische Druck bis auf Werte von 60 oder 50 mm Hg ab, so wird der Puls außerordentlich schwach oder unfühlbar. Bewußtseinsverlust tritt ein, wenn der systolische Blutdruck auf dieses Niveau oder etwas tiefer absinkt. Bei einer Ohnmacht infolge verminderten venösen Rückflusses zum Herzen ist der Puls unfühlbar, gleichgültig ob eine Blutung oder eine Gefäßerweiterung zugrunde liegt.

Durch Körperhaltung bedingte Ohnmacht. Wird ein Kaninchen eine Zeitlang an seinen Ohren hochgehoben, so sammelt sich sein Blut in den Baucheingeweiden an; das Herz wird blutleer und das Tier bald bewußtlos. Beim Menschen kommt es gewöhnlich beim Übergang aus der liegenden in die aufrechte Körperhaltung zu einem geringen Blutdruckabfall, der sich rasch und weitgehend wieder ausgleicht. Bei vielen Menschen sind diese Erscheinungen verstärkt vorhanden; das führt beim Aufstehen zeitweilig zu Schwindel oder zu vorübergehender Bewußtlosigkeit. Gewöhnlich klagen darüber Menschen im mittleren oder höheren Alter. Die Symptome treten besonders häufig dann auf, wenn die Leute nach einem reichlichen Mahl in einem überhitzten Raum vom Stuhl aufstehen. In diesem Augenblick trübt sich das Sehvermögen des Betreffenden, er schwankt einen Augenblick, streckt eine Hand aus, um sich festzuhalten, oder er spannt seine Muskeln an und erholt sich auf diese Weise. In manchen Fällen sind die Auswirkungen tiefgreifender und jagen denen, die sie erleben, einen gewissen Schrecken ein. In seltenen Fällen ist die Wirkung nicht vorübergehend, sondern anhaltend. Der Kranke kann sich nicht länger auf den Beinen halten und verliert das Bewußtsein. Die Ursache der Erscheinung ist eine Ansammlung von Blut in hauptsächlich den Bauchgefäßen, also eine falsche Blutverteilung. Zu einem sehr ähnlichen Zustand kommt es beim Bücken zum Schnüren der Schuhbänder oder am Ende einer anstrengenden Hubbewegung. In diesen beiden Fällen wird durch Druck oder Muskelspannung Blut aus den Bauchgefäßen verdrängt, und beim plötzlichen Übergang in eine aufrechte Körperhaltung im ersten Falle, oder in eine entspannte Haltung im zweiten, entsteht im Bauchraum ein großes aufnahmefähiges Reservoir für Blut. Das füllt sich dann und verhindert währenddessen den normalen Rückfluß des Blutes zum Herzen.

Vaso-vagale Anfälle. Sie stellen die gewöhnlichste Art von Ohnmachtsanfällen dar, und treten bei beiden Geschlechtern und besonders, aber nicht ausschließlich, bei jungen Leuten auf. Ein schlechter Gesundheitszustand prädisponiert; deshalb sieht man sie häufiger nach kürzlich durchgemachten Erkrankungen oder bei chronischen Infektionen; Müdigkeit, ein leerer Magen oder Eingezwängtsein in einen überhitzten und überfüllten Raum sind keine ungewöhnlichen Begleitumstände. Man findet die Anfälle nicht ausschließlich bei Menschen, die keinerlei Krankheitszeichen bieten, sondern auch bei chronischem Herzleiden; sie sind in der Tat die übliche Art von Ohnmachtsanfällen bei Aorteninsuffizienz. Man macht sich, wie dieses Beispiel zeigt, nicht genügend klar, daß vorübergehende Störungen, die bei verhältnismäßig gesunden Menschen zu Symptomen führen, auch bei Herzkranken vorkommen; und man muß sich davor hüten, derartige Symptome als zur Hauptkrankheit gehörig zu betrachten. Der vaso-vagale Anfall ist wahrscheinlich die Ursache der Ohnmacht bei gewissen Arten von schweren Schmerzen, wie sie bei Coronarthrombose oder beim passiven Bewegen von Gelenken, die lange Zeit ruhig gestellt waren, und bei Gallen- und Nierensteinkoliken auftreten. Die Anfälle beschränken sich indessen nicht auf Leute, die unpäßlich sind, sondern treten auch bei voller Gesundheit auf.

Nervöse Erregung und Kummer sind häufig auslösende Momente; beispielsweise ein schroffer Befehl, eine Drohung, eine unerwartete wichtige Begegnung, eine außergewöhnliche und aufregende Nachricht, oder das Miterleben eines schrecklichen Unglücksfalls. Auch ein Reiz, der keine Gefühle von Furcht und Entsetzen erweckt, kann zur Auslösung ausreichen; gewöhnlich spielt die Überraschung dabei eine Rolle, wenn beispielsweise der Betreffende sein eigenes Blut in eine Spritze fließen sieht, oder wenn der Pulsschreiber sich am eigenen Handgelenk zu bewegen anfängt.

Die Haupteigentümlichkeit des Anfalls ist die Ohnmacht. Der Bewußtseinsverlust kann ohne Warnung erfolgen und zu einem schweren Sturz und zu Verletzungen führen. Häufiger aber sind warnende Symptome vorhanden; dann setzt oder legt sich der Betroffene absichtlich hin, oder er gleitet oder fällt langsamer; die Warnung besteht entweder in einem Gefühl des Schwankens oder der Unsicherheit, oder es verschwimmt das Gesichtsfeld; es kann auch ein Schwindelgefühl auftreten. Drehschwindel kommt nicht vor. Selten, wenn überhaupt, treten die Anfälle im Liegen auf, vielmehr fast immer im Stehen oder Sitzen. Ein häufiges Frühsymptom ist ein Gefühl des Versinkens, das im Bauch verspürt wird und im allgemeinen mit Übelkeit verbunden ist; manchmal auch mit Würgen und gelegentlich mit dem Gefühl, als ob Stuhlgang abgehen würde. Zu Unbehagen oder einem Gefühl der Beengung in der Herzgegend kommt es nicht, und wirkliche Angst ist sehr selten.

Vom Beginn des Anfalls an sinkt der Blutdruck zunehmend, und gleichzeitig damit fällt die Herzfrequenz steil ab. Der Puls wird oft unfühlbar, und die Frequenz sinkt auf 50—40 (ausnahmsweise auf 30) Schläge in der Minute. Diese Veränderungen werden von einer rasch zunehmenden und schließlich außerordentlich hochgradigen Blässe begleitet. Bei dieser Blässe handelt es sich um den Typ, bei dem das Blut einfach aus der Haut abfließt; deshalb ist sie im Gesicht am deutlichsten und kommt in den tiefer gelegenen Teilen, wie den Händen, viel weniger zum Vorschein. Mit zunehmender Blutleere im Gehirn beobachtet man, daß der Betreffende unsicher wird, wirr spricht, unruhig ist und gähnt. Es besteht eine herabgesetzte Ansprechbarkeit auf Fragen und auf physikalische Reize; darauf folgt gewöhnlich Bewußtseinsverlust mit allgemeiner Muskelerschlaffung, geringer Pupillenerweiterung und fehlendem Konjunktivalreflex. Leichte klonische Zuckungen im Gesicht, an den oberen Gliedmaßen und am Rumpf können auftreten; die Atmung wird langsam, tief und seufzend. Gewöhnlich kommt es zum Schwitzen, zuerst im Gesicht und dann am Körper, das oft außerordentlich stark ist.

Der Anfall ist fast immer kurz. Er dauert 2—10 Minuten, selten ½ Stunde oder länger. Die Erholung erfolgt langsamer als das Einsetzen des Anfalles, und der Kranke ist danach schlapp und träge, die Haut ist blaß und feucht. Schwäche, Zittern und gelegentlich auch schwere Kopfschmerzen können noch stundenlang anhalten.

Man hat nachgewiesen, daß die Verlangsamung des Herzschlages die Folge eines erhöhten Vagustonus ist; durch Atropin wird die Pulsverlangsamung, nicht aber der Bewußtseinsverlust aufgehoben. Der niedrige Blutdruck ist ein davon unabhängiger Effekt; er kommt wahrscheinlich durch eine Erweiterung der Gefäße im Splanchnicusgebiet zustande; diese Gefäßerweiterung ist auch für den Bewußtseinsverlust mit verantwortlich. Der Doppelausdruck vaso-vagal beschreibt in zutreffender Weise die beiden Wirkungen, die sich als vorherrschende Eigentümlichkeiten der Anfälle erwiesen haben. Man stellt sich vor, daß die Anfälle durch eine reflektorische Störung eines zentralnervösen Mechanismus verursacht werden, der normalerweise in gedämpfter Form durch Reizung des Carotis-Sinus (siehe S. 70) oder des Depressornerven ausgelöst wird.

Kardiale Ohnmacht (Synkope). Schwächeanfälle und vaso-vagale Anfälle, die durch Körperstellung bedingt sind, sind häufig. Selten ist eine andere Art von Ohnmacht, die jetzt beschrieben werden soll; es sind Fälle, in denen das Herz außerstande ist, das einfließende Blut von der venösen nach der arteriellen Seite hinüberzuschaffen. Das ist die kardiale Ohnmacht (Synkope) im eigentlichen Sinne; sie stellt sich ein, wenn die Kammern zu schlagen aufhören oder sehr langsam schlagen, und wenn die Kammern sehr rasch arbeiten oder flimmern. Sie ist nicht mit irgend einer bestimmten Klappenschädigung vorzugsweise verknüpft.

Kammerstillstand. Eine einfache Herzverlangsamung ist nicht imstande, eine wesentliche Erniedrigung des mittleren Blutdrucks herbeizuführen; sie erhöht den systolischen und senkt den diastolischen Druck; das Herz paßt sich während der Diastole der vermehrt zurückfließenden Blutmenge an und wirft sie mit jeder Systole wieder aus. Nur eine hochgradige Verlangsamung der Kammern führt zu Symptomen; man hat festgestellt, daß bei Menschen Bewußtlosigkeit dann auftritt, wenn sich die Frequenz bis auf Werte zwischen 20 und 8 Schlägen in der Minute verlangsamt. Diesen Frequenzen entsprechen Zyklen, die ungefähr 3—7 Sekunden lang dauern. Man hat zeigen können, daß ein einmaliges Aussetzen des Herzschlages von 5—10 Sekunden genügt, um Bewußtlosigkeit hervorzurufen. Ein Herzstillstand, der 15—20 Sekunden dauert, erzeugt ein deutliches Anschwellen der Venen, gelegentlich Cyanose und tiefes Atmen; in Pausen, die länger dauern, treten noch leichte Zuckungen im Gesicht und den oberen Gliedmaßen hinzu.

In sehr seltenen Fällen hört das Herz für ein paar Sekunden ganz zu schlagen auf; hierbei handelt es sich wahrscheinlich um Störungen,

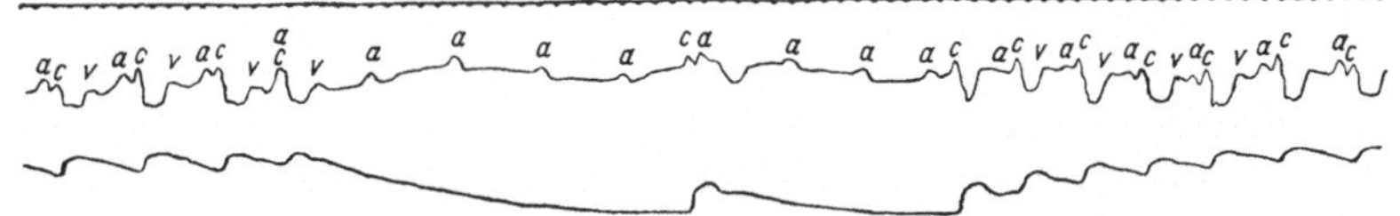

Abb. 20. Venenpuls und Radialispuls bei einem Kranken mit vielen kurzen Synkope-anfällen. Die Kurven zeigen, daß die Synkopeanfälle Folge eines vorübergehenden Herzblockes sind; der Vorhof schlägt dauernd, die Kammer aber setzt zuerst 5 Sekunden und dann 3 Sekunden aus; diese Verlangsamung der Kammer führte zu Bewußtlosigkeit. Am Ende des Anfalls wird die normale Herztätigkeit sofort wieder aufgenommen. Zeit in $^{1}/_{5}$ Sekunde.

die vom Vagus ausgehen. In anderen Fällen tritt plötzlich ein Vorhof-Kammerblock auf, und die normale Reaktion der Kammer endet unvermittelt in einer Pause (Abb. 20). Keine dieser Abarten von Kammerstillstand, auch nicht das vorübergehende Kammerflimmern (siehe S. 92), das bekanntlich gelegentlich Ohnmachtsanfälle auslöst, sind häufig genug, um große praktische Bedeutung zu besitzen.

Ist Kammerstillstand für wiederholte Ohnmachtsanfälle verantwortlich, dann sind es fast immer Fälle mit chronischem Herzblock, bei denen dieser Stillstand auftritt. Bei Kranken mit hochgradigem partiellem Herzblock oder mit vollständigem Block sind Anfälle von Schwindel, von vorübergehendem Bewußtseinsverlust und von länger dauernder Bewußtlosigkeit mit Stauung und Krämpfen häufige Erscheinungen. Während dieser Anfälle ist die Kammertätigkeit außerordentlich langsam, oder sie hört für kürzere oder längere Zeit ganz auf; die Vorhöfe schlagen weiter, wie aus den Pulswellen, die in den Halsvenen auftreten, hervorgeht. Die Schwere des Anfalles hängt vom Grade der Verlangsamung ab oder davon, für wie lange die Kammerschläge ausfallen. Der Tod tritt ein, wenn der Kammerstillstand 1—2 Minuten dauert. Bei einigen Fällen von Herzblock können die Anfälle fehlen oder selten sein und in Pausen von Monaten oder Jahren auftreten; bei anderen sind sie häufiger und treten wöchentlich oder täglich oder im Verlauf mehrerer Stunden oder Tage in rascher Folge auf; sie erzeugen dann eine lang anhaltende Bewußtlosigkeit oder eine Art epileptischen Zustand. Hört die Kammer zu schlagen auf, so erleidet der Kranke den Anfall ohne vorausgehende Warnung; gelegentlich kann jedoch durch eine vorausgehende Pulsverlangsamung ein flüchtiges Schwindelgefühl ausgelöst werden, das ein Zeichen für das Herannahen der Gefahr ist. Unfreiwilliger Harnabgang und Zungenbisse während der Anfälle sind außerordentlich selten. Schwitzen ist keine Eigentümlichkeit dieser Anfälle, gelegentlich kommt es jedoch im Anfall und im Erholungsstadium vor. Für diese Fälle, bei denen eine dauernd langsame Kammertätigkeit mit Ohnmachtsanfällen (Synkopen) verbunden ist, ist der Ausdruck „Adams-Stokessches Syndrom" besonders anwendbar.

Rasche Kammertätigkeit. Kardiale Ohnmachten können auch durch eine sehr rasche Kammertätigkeit verursacht werden. Gewöhnlich ist dazu ein Anstieg der Frequenz auf 250 oder mehr erforderlich. Bei solchen Frequenzen ist die Diastole so kurz und die Kontraktionen sind so schwach, daß wenig oder gar kein Blut in die Arterien getrieben wird und der Blutdruck tief abfällt. Kranke mit Vorhofflattern neigen zu Anfällen dieser Art (siehe S. 67).

Kammerflimmern (siehe S. 92) führt nicht zu kardialer Ohnmacht (Synkope), von der eine Erholung möglich ist, sondern vielmehr zum plötzlichen Tod. Es sind sehr seltene Fälle beschrieben, bei denen ein kurzer Bewußtseinsverlust von einer Rhythmusstörung ausging, die, wenn nicht Kammerflimmern selbst, so doch ein sehr nahe verwandter Zustand war.

Differentialdiagnose der Ohnmachten. Es ist oft nötig, zwischen Ohnmachten zu unterscheiden, die vom Herzen oder vom allgemeinen Kreislaufsystem ausgehen — der sogenannten Synkope (kardiale Ohnmacht) — und dem Bewußtseinsverlust, der primär eine Folge cerebraler Störungen ist, wie etwa bei der Epilepsie. Bei der kardialen Ohnmacht (Synkope) fehlt stets der Pulsschlag, entweder weil der Puls zu schwach ist, um fühlbar zu sein, oder weil die Kammer nicht schlägt. Deshalb kann ein Bewußtseinsverlust, bei dem die Pulsfrequenz wenig von der normalen Höhe und Stärke abweicht, nicht durch eine Verminderung der Durchblutung des Kopfes und Halses verursacht sein; es ist eine Ohnmacht cerebralen Ursprungs. Aus ähnlichen Gründen ist bei der kardialen Ohnmacht (Synkope) immer eine deutliche Blässe vorhanden; dagegen ist Blässe keine Eigentümlichkeit der cerebralen Ohnmachten. Klonische Zuckungen treten gelegentlich bei der kardialen Ohnmacht (Synkope) auf, sie sind aber nicht heftig; ebenso kommen Zungenbisse, Blasenentleerungen, die viele epileptische Anfälle charakterisieren, bei kardialer Ohnmacht (Synkope) nicht vor. Drehschwindel gibt es bei kardialer Ohnmacht nie; diese Tatsache hilft sehr für die Unterscheidung vom Gehörschwindel.

Die Besonderheit der vaso-vagalen Anfälle, nämlich ihr seltenes Auftreten beim liegenden Kranken, ist oft für ihre Unterscheidung, sowohl von der Epilepsie, als auch von kardialer Ohnmacht (Synkope) ausschlaggebend. Starker Schweißausbruch spricht für einen vaso-vagalen Anfall und ist fast für die Diagnose erforderlich; er schließt aber eine kardiale Ohnmacht nicht aus, bei der allerdings Schwitzen seltener ist. Besteht ein Herzblock zwischen den Ohnmachtsanfällen, so spricht das sehr dafür, daß sie Folgeerscheinungen von Kammerstillstand sind.

Schwindelanfälle, die von der Körperhaltung abhängig sind, und vaso-vagale Anfälle bei Leuten mittleren und höheren Alters werden leicht Erkrankungen der Gehirnarterien zugeschrieben und als Vorläufer der Apoplexie angesehen. Die Fälle mit Erkrankungen der Gehirnarterien haben gewöhnlich Hypertonie, und die Anfälle können in Schwindel ohne Drehgefühl, in Schwäche oder in einem tatsächlichen Bewußtseinsverlust bestehen. Schwindelanfälle, die von der Körperlage abhängig sind, kann man durch entsprechendes Befragen immer als solche erkennen. Die Anfälle, die bei Erkrankungen der Gehirnarterien auftreten, unterscheiden sich von den vaso-vagalen Anfällen hauptsächlich durch das Fehlen von hochgradiger Blässe oder starkem Schwitzen und durch den unveränderten Puls. Bei Anfällen, die Folge einer Erkrankung der Gehirnarterien sind, kann Übelkeit vorhanden sein; Kopfschmerzen finden sich häufig; das gemeinsame Vorhandensein von Gedächtnisverlust, Konzentrationsunfähigkeit, Parästhesie, Parese oder Aphasie macht die Diagnose dieser Anfälle leicht.

Prognose und Behandlung. *Schwindelanfälle, bedingt durch Körperhaltung,* haben keinerlei ernste Bedeutung; sie treten nur dann und wann auf und sind in der Regel keine Dauererscheinung. Man kann sie dadurch mildern oder verhindern, daß man ein breites und festes Bauchstützband tragen läßt; ein solches ist zu empfehlen, wenn die Anfälle häufig oder so schwer sind, daß ein Bewußtseinsverlust droht oder wirklich eintritt. Im übrigen besteht die Behandlung darin, daß man sich um den allgemeinen Gesundheitszustand kümmert, Fettsucht bekämpft und Maßnahmen trifft, die den Tonus der Bauchmuskeln erhöhen (Körperübungen und Massage).

Vaso-vagale Anfälle sind nichts Ernsthaftes. Sie stellen Ereignisse dar, die gelegentlich ein- oder mehrere Male, und unter besonderen, oft vermeidbaren Umständen auftreten. Im Anfall lege man den Kranken auf den Rücken, am besten unter Tieflagerung des Kopfes, und lockere die Kleidung am Hals und der Brust, wie bei jeder Ohnmacht, gleichgültig aus welcher Ursache. Bei fast allen Fällen reichen diese einfachen Maßnahmen aus, und der Kranke erholt sich innerhalb weniger Minuten. Bei länger anhaltenden Anfällen hebt Atropin die Pulsverlangsamung auf und macht dem Schwitzen ein Ende. Einem bewußtlosen Menschen dürfen alkoholische Getränke nicht in den Mund gegossen werden; wohl aber können sie einem Menschen, der sich in einem Schwächezustand befindet, wohltun und ihn wiederbeleben. Für langdauernde Anfälle wird auch Adrenalin subcutan (0,3 ccm einer 0,1%igen Lösung) empfohlen.

Zur Allgemeinbehandlung dieser Fälle benutzt man keine besonderen Heilmittel; die Grundlage der Behandlung ist die genaue Beachtung und Befolgung allgemeiner Gesundheitsvorschriften; dabei ist körperliche Bewegung im Freien besonders dann zu empfehlen, wenn die Lebensweise lange Stunden sitzender Tätigkeit mit sich bringt.

Kammerstillstand. Anfälle als Folge von Kammerstillstand sind gewöhnlich so kurz, daß man keine Mittel dagegen anwenden kann. Bei einzelnen, langdauernden Anfällen ist es natürlich zwecklos, kardiale Reizmittel per os oder subcutan zu geben, denn die Mittel gelangen nicht zum Herzen hin. Man hat die Injektion von Adrenalin (0,3—0,6 ccm) direkt ins Herz empfohlen. Schlägt die Kammer sehr langsam, oder treten die Anfälle rasch hintereinander auf, so gebe man Atropin (1,0 mg) intravenös, da die Ursache des Anfalls gelegentlich ein erhöhter Vagustonus ist; hilft das nicht, so kann man danach eine oder mehrere Dosen Adrenalin (0,1—0,3 ccm) intravenös geben; nach der Injektion streicht man die Venen des Arms nach dem Herzen zu aus, um das Vordringen der Droge zum Herzen zu beschleunigen. Ephedrin, drei- oder mehrmals täglich in Dosen von 0,015—0,03 g, wurde ebenfalls mit Erfolg angewandt. Von Bariumchlorid in Tagesdosen von 0,03 g per os werden in einigen Fällen günstige Erfolge berichtet. Strychnin, Digitalispräparate und Amylnitrit sind zwecklos. Treten die Anfälle stündlich oder täglich auf, dann muß der Kranke zur Allgemeinbehandlung das Bett hüten; und zwar lasse man ihn so lange im Bett, wie die Anfälle bestehen, und auch danach noch einige Wochen lang. Man forsche nach gastrointestinalen und anderen Störungen, die zu Anfällen prädisponieren, und schaffe nach Möglichkeit Abhilfe. Alle, die an kardialen Ohnmachten (Synkopen) leiden, mache man darauf aufmerksam, daß es gefährlich für sie ist, sich in Situationen zu begeben, in denen sie im Anfall Unfällen ausgesetzt sind. Nicht wenige büßen durch einen schweren Sturz oder im Straßenverkehr ihr Leben ein. Häufiger kommen sie auf eine andere Art zum Tode, und zwar dadurch, daß die Kammer nicht wieder zu schlagen anfängt; dieses Ende findet man nicht selten bei Kranken, die viele schwere Anfälle erlitten haben oder in einen Zustand langanhaltender Bewußtlosigkeit geraten. Das Leben von Kranken, die an diesen Anfällen leiden, ist sehr unsicher.

Plötzlicher Tod, Kammerflimmern. Bei Herzfällen anginöser oder anderer Natur, die plötzlich sterben, findet man als häufigste Schädigung Erkrankungen der Coronararterien. In vielen von diesen Fällen ist der Tod wahrscheinlich die Folge von Kammerflimmern, gleichgültig ob eine fettige Degeneration des Herzmuskels vorhanden ist oder nicht (siehe S. 228). Findet man eine wirkliche Coronarthrombose, dann ist der Tod fast mit Sicherheit auf diesem Wege erfolgt, wie sich aus Tierexperimenten einwandfrei entnehmen läßt; gelegentlich, besonders bei alten Leuten, ist der Tod Folge einer Ruptur der nekrotischen Kammerwand.

Kammerflimmern ist ein Zustand, in dem die koordinierte Systole aufgehoben ist und der Kammermuskel feinste, aber wirkungslose

Zuckungsbewegungen macht. Selten erholt sich das Herz von diesem Zustand. Ein kranker oder toxisch geschädigter Herzmuskel neigt viel mehr zum Flimmern als ein normaler (über Tod unter Chloroformnarkose siehe S. 248). Bei Fällen, in denen der Vorhof bereits flimmert, ist ein plötzlicher Tod gewöhnlich dieser Störung zuzuschreiben. Sie ist auch die Ursache von plötzlichen Todesfällen nach großen Digitalisdosen, wenn dadurch die Kammerfrequenz stark verlangsamt ist und möglicherweise paarweises Schlagen (Bigeminie) besteht (Abb. 16, S. 78). Die Katastrophe stellt sich ein, obwohl eine weitgehende Besserung vorhanden zu sein scheint, und zwar kann sie durch eine plötzliche Bewegung oder durch Erregung ausgelöst werden. Der Kranke setzt sich etwa im Bett auf und fällt plötzlich zurück; der Puls hört auf, er schnappt einige Male nach Luft, wird rasch blau und regungslos. Eine Schädigung, die den Tod erklären könnte, findet sich späterhin nicht.

Übermäßige Vagustätigkeit hat man ebenfalls als mögliche Ursache eines plötzlichen Todes angesehen; es ist jedoch nicht nachgewiesen, daß der Tod auf diese Weise erfolgt, und es ist fraglich, ob durch den Vagus ein dauernder Herzstillstand hervorgerufen werden kann. Kammerstillstand kommt bei Herzblock vor, und in diesen Fällen ist er die Ursache des plötzlichen Todes.

Eine Aortenruptur oder ein großer Thrombus, der die Aorta, die Lungenarterie oder ein verengtes Mitralostium verstopft, sind bei Herzleiden gelegentlich schuld an einem plötzlichen Tod.

Bei Hypertonie ist zwar ein plötzlicher Tod am häufigsten die Folge einer Apoplexie, nicht selten jedoch ist auch eine Coronarerkrankung die Ursache.

Herzvergrößerung.

Die Größe des Herzens wechselt bei gesunden Menschen, und zwar steht das Gewicht des Herzmuskels in Beziehung zum Gewicht der Körpermuskulatur. Je größer und kräftiger ein Mensch ist, desto größer und schwerer ist sein Herz. Das Herz ist bei Leuten, die beruflich schwere körperliche Arbeit leisten oder stark trainiert sind, schwerer als bei Menschen, die eine sitzende Lebensweise führen. Das sind physiologische Variationen.

Ursachen krankhafter Herzerweiterung und Herzhypertrophie.

Eine pathologische Vergrößerung des Herzens kann die Folge einer Erweiterung seiner Hohlräume oder einer Hypertrophie seines Muskels sein.

Ursachen der Herzerweiterung. Eine krankhafte Herzerweiterung entsteht dadurch, daß ein mit Blut gut versorgtes Herz außerstande ist, seinen Inhalt richtig zu entleeren. Abgesehen von außergewöhnlichen Fällen mit schwerster Abflußbehinderung ist die Unfähigkeit des

Herzens, sich zu entleeren, in der Unzulänglichkeit der Herzkontraktion begründet. Unzulängliche Kammerkontraktionen können Folge einer außergewöhnlich hohen Frequenz sein — wie beim Vorhofflattern oder Vorhofflimmern — oder Folge einer Schwächung des Herzmuskels durch toxische Schädigungen, durch unzureichende Ernährung, durch organische Erkrankung des Muskels. Ein Beispiel für eine toxische Schädigung ist die akute Herzerweiterung bei Krankheiten wie Pneumonie, subakutem Gelenkrheumatismus, Diphtherie, oder bei Erstickungszuständen; Beispiele für eine unzureichende Ernährung des Herzmuskels sind Erkrankungen der Coronararterien, schwere Anämien und wahrscheinlich auch Fälle von niedrigem mittlerem Aortendruck, da die Durchblutungsgeschwindigkeit der Kranzgefäße empfindlich auf diesen reagiert. Das Herz erweitert sich unter dem gleichen Druck, unter dem es sich füllt: es ist ein niedriger venöser, kein arterieller Druck. Diese Feststellung gilt für die allgemeine Herzerweiterung; davon zu trennen ist die Dehnung der Herzwand an Stellen, die bindegewebig verändert sind — wenn sich etwa eine Schwiele in der Kammerwand allmählich bis zur Bildung eines Wandaneurysmas dehnt — denn diese dehnt sich unter systolischem Kammerdruck. Ferner müssen wir davon Vorgänge trennen, die als Folge der Ruptur der Aortenklappe auf Seite 135/136 besprochen werden.

Ursachen der Herzhypertrophie. Als Ursache der Herzhypertrophie ist die Erhöhung der Herzarbeit allgemein anerkannt. Eine für die Entstehung einer Herzhypertrophie ausreichende Mehrarbeit ist vorhanden bei dauernd hohem Blutdruck, Klappen- oder Septumdefekten und unter Umständen bei perikardialen Verwachsungen.

Die Erhöhung der Belastung trifft die verschiedenen Teile des Herzens nicht in gleichem Ausmaß. Eine Mitralstenose beispielsweise belastet den linken Vorhof und die rechte Kammer, und diese Abschnitte des Herzens hypertrophieren dementsprechend am stärksten. Eine Aorteninsuffizienz und Aortenstenose belasten den linken Ventrikel und führen dadurch zu einer sehr auffälligen Hypertrophie dieses Herzteils. Allgemeiner arterieller Hochdruck ist eine äußerst wichtige, vielleicht die wichtigste Ursache der Hypertrophie der linken Kammer. Die Verteilung der Hypertrophien bei den verschiedenen Herzkrankheiten ist indessen doch nicht so einfach, wie man sich oft vorstellt. So ist in der Hälfte der Fälle von Mitralstenose die linke Kammer ebenso stark hypertrophiert wie die rechte, und in der Hälfte der Fälle mit Aortenerkrankungen ist die rechte Kammer ebenso stark oder mehr als die linke hypertrophiert. In der Regel sind bei beiden Erkrankungen beide Kammern an der Vergrößerung beteiligt, wenn vielleicht auch die eine mehr als die andere. Einfache Verwachsungen zwischen visceralem und parietalem Perikard erzeugen nur eine geringe oder gar keine Hypertrophie des Herzens; die Belastung des Herzens kann jedoch erhöht sein, wenn die Herztätigkeit durch Verwachsungen mit benachbarten Organen oder Geweben behindert wird. Es gibt viele Fälle von Herzhypertrophie und sogar von starker Hypertrophie, bei denen man weder zu Lebzeiten noch nach dem Tode einen Grund für die vermehrte

Herzarbeit entdecken kann. Bei vielen Klappenfehlern, wie Aorten-insuffizienz oder Mitralstenose, steht im Einzelfall die tatsächlich vorhandene Herzvergrößerung manchmal in gar keinem Verhältnis zu der ersichtlichen Mehrbelastung. Hier bleibt recht viel noch ungeklärt. Offenbar muß es versteckte Ursachen für eine Arbeitsvermehrung geben, sonst wäre der Schluß, daß Arbeitsvermehrung die Ursache von Hypertrophie sei, revisionsbedürftig.

Symptome.

Spezifische Symptome der Herzhypertrophie sind nicht bekannt. Die Symptome, die man der Herzerweiterung zuschreiben kann, wurden schon bei Herzinsuffizienz mit Stauung beschrieben.

Messung der Herzgröße am Lebenden.

Das genaueste Verfahren für die Bestimmung der Größe und Lage des Herzens am Lebenden ist die Röntgenuntersuchung. Ist die Brust von einer mächtigen Fettschicht bedeckt oder sind die Lungen emphysematös, dann ist es oft das einzige Verfahren, das Wert hat. Befindet sich bei der Aufnahme des Röntgenbildes die Röhre direkt hinter der Brust, und liegt die Platte dem Brustbein auf, dann wird der Umriß des Herzens ungenau. Hält jemand ein Licht in der Hand, so projiziert sich ein vergrößerter Schatten des Betreffenden auf eine in der Nähe befindliche Wand; die Vergrößerung ist abhängig von der Entfernung des Körpers von der Kerze und von der Entfernung der Wand. Ist der Körper nahe der Kerze, aber weit von der Wand, dann wird die Verzerrung groß. Für das Röntgenbild gelten ähnliche Bedingungen. Um ein Radiogramm des Herzens mit ausreichender Genauigkeit zu erhalten, muß die Platte der Vorderseite der Brust aufliegen und die Röhre 2 m vom Rücken entfernt sein. Hat die Röhre nur einen geringen Abstand von der Brustwand, dann wird der Fehler groß. Die Verzerrung ist die Folge der Divergenz der Strahlen, die von der kleinen Kathode ausgehen und auf dem Wege vom Herzrand zur Platte mehr und mehr auseinander weichen.

Der Orthodiagraph schaltet diesen Messungsfehler aus. Die Röntgenröhre ist bis auf eine punktförmige Öffnung in einen Behälter eingeschlossen und kann an einem besonderen Arm leicht bewegt werden; nur ein feiner Strahl tritt aus der Metallkapsel aus und geht durch den Thorax. Dieser Strahl wird so am Herzrand entlang geführt, daß die durch den Thorax gehenden einzelnen Strahlen einander immer parallel bleiben. Mittels einer besonderen Vorrichtung wird ein vollständiger und unverzerrter Umriß des Herzens entsprechend den Bewegungen des Strahles aufgezeichnet. Zeichnet man jeden Teil des Umrisses in der gleichen Atmungsphase und in Diastole auf, so erhält man einen Herzschatten von größtmöglicher Genauigkeit. Die Messung ist jedoch immer noch unvollkommen, denn die Zeichnung mißt das Herz nur in einer einzigen Ebene. Um ein Maß des Herzvolumens zu erhalten, müßte man die Silhouette in einer Anzahl von Ebenen aufzeichnen. Die frontale Darstellung reicht jedoch im allgemeinen als Maßstab für die Herzgröße aus und ist benutzt worden, um die am Krankenbett durchführbaren Größenschätzungen des Herzens nachzuprüfen. Die Angaben über den Wert der anschließend beschriebenen Methoden gründen sich in der Hauptsache auf solche Vergleiche.

Der maximale Spitzenstoß. Beim gesunden, aufrechtstehenden Erwachsenen ist der Spitzenstoß gewöhnlich auf ein kleines Gebiet der Brust beschränkt; man findet ihn im fünften Interkostalraum 8—10 cm außerhalb der Mittellinie. Der gewöhnlich angegebene Wert von 7,5 cm ist zu starr. Die Brustwarzenlinie wird manchmal als Leitlinie benutzt; das ist insofern berechtigt, als bei breitgebauten Männern die Brustwarze weiter vom Brustbein entfernt liegt; eine konstante Beziehung zum Umriß der Brustwand hat die Brustwarze jedoch nicht. Legt sich der Betreffende hin, so verändert sich die Lage des Spitzenstoßes selten; ändert er sich, dann rückt er im allgemeinen zum Sternum hin. Der Spitzenstoß ist nicht nur sichtbar, er ist auch fühlbar. Legt man den Finger auf die betreffende Stelle, so fühlt man deutlich die systolische Bewegung des darunterliegenden Herzmuskels; es ist kein gerade noch fühlbares Anschnellen, sondern ein ausgesprochener kurzer oder länger anhaltender Stoß. Der umschriebene Bezirk, über dem man ihn fühlt, hat bei den meisten Menschen einen Durchmesser von etwa 2,5 cm. Seine äußerste Grenze ist das beste klinische Zeichen, das wir für die Herzgröße haben, vorausgesetzt, das Herz ist nicht verlagert. Gewöhnlich fällt er bei einem Herzen, das nicht oder nur wenig vergrößert ist, genau mit der linken Grenze des Orthodiagramms zusammen. Ist das Herz beträchtlich vergrößert, dann liegt der Spitzenstoß oft in der Achselhöhle. Die Bewegungen erfolgen dann nach der Seite und bestehen nicht in nach vorn gerichteten Stößen, denn das Herz liegt nicht hinter dem Teil der Brustwand, wo sich der Spitzenstoß zeigt, sondern rechts davon. Die Bewegung der Brustwand wird nicht mehr durch die Vorderfläche des Herzens hervorgerufen, sondern in dem Maße, in dem das Herz sich vergrößert und der Spitzenstoß zur Achselhöhle hinwandert, verdankt er mehr und mehr seine Entstehung der linken Herzfläche. Man kann dann den Spitzenstoß nicht mehr in Beziehung zum Röntgenschatten des Herzens bringen, obwohl er immer noch ein Index für die Herzgröße bleibt.

Ein gut bestimmbarer maximaler Herzspitzenstoß, dessen äußere Grenze 11 cm oder weiter nach links von der mittleren Sternallinie reicht, oder der bei einem erwachsenen Mann die Brustwarzenlinie ganz deutlich überschreitet, muß als deutliches Zeichen von Herzvergrößerung aufgefaßt werden, wenn keine Verlagerung des Herzens besteht. Das Zeichen ist noch bedeutungsvoller, wenn man den Spitzenstoß im sechsten Interkostalraum findet; im vierten Interkostalraum hat es geringere Bedeutung.

Spitzenstoß bei Kindern und jungen Menschen im Wachstumsalter. Bei Kindern ist das Herz verhältnismäßig größer als bei Erwachsenen. Man findet den maximalen Spitzenstoß oft im vierten Interkostalraum und weit außerhalb der Brustwarzenlinie. Bei rasch heranwachsenden jungen Menschen und sehr vereinzelt bei Erwachsenen kann man den maximalen Spitzenstoß im Stehen weit außerhalb der Brustwarzenlinie sehen und fühlen, was keine Herzvergrößerung bedeutet. Der linke Perkussionsrand kann mit dem Spitzenstoß zusammenfallen oder innerhalb von ihm liegen. In einzelnen dieser Fälle sind die physikalischen Zeichen so auffallend, daß man schwer der Überzeugung widersteht, daß eine Herzvergrößerung vorhanden ist, und doch zeigt dann die orthodiagraphische Untersuchung einen normalen Herzschatten. Aus welchem Grund der Spitzenstoß in diesen Fällen so weit entfernt von der Mittellinie auftritt, ist nicht klar; bei einigen Fällen dieser Art besteht ein Skoliose (Abb. 21). Es ist wichtig, die wirkliche Herzgröße zu erkennen, denn sonst wird diesen jungen Menschen körperliche Anstrengung verboten. Diesen Irrtum kann man klinisch nur dadurch vermeiden, daß man den Jungen sich hinlegen läßt, denn dann kehrt der Spitzenstoß an seine normale Stelle zurück.

Verbreiterung des Spitzenstoßes. Der Spitzenstoß kann gewöhnlich nicht nur im fünften, sondern auch im vierten und sechsten, ja sogar im zweiten, dritten und siebenten Interkostalraum auftreten und sich über einen großen Teil des Präkordiums erstrecken. Diese Verbreiterung des Spitzenstoßes hat häufig dadurch zu Irrtümern geführt, daß man sie viel zu oft als Folge von Kammererweiterung aufgefaßt hat. Die Ursache der Verbreiterung ist eine über die Norm verstärkte Einwirkung des Herzens auf die Brust-

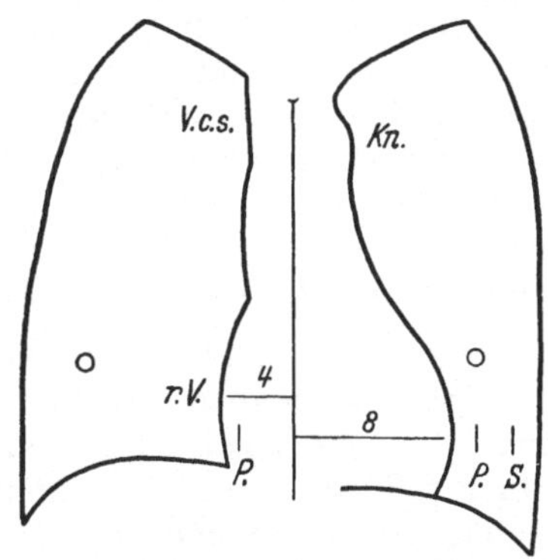

Abb. 21. Orthodiagramm. Dieses und alle weiteren Orthodiagramme haben genau $^{1}/_{6}$ der natürlichen Größe. Junger Mensch von 16 Jahren, Gewicht 75 kg. Stärkster Spitzenstoß (S.) im Stehen im fünften Zwischenrippenraum, 13,5 cm von der Mittellinie. Perkussionsgrenzen (P.) 3 und 9 cm von der Mittellinie. Der Spitzenstoß veränderte seine Lage im Liegen um 2,5 cm. Dieses und die folgenden Orthodiagramme wurden im Stehen aufgenommen. Die rechte Grenze setzt sich zusammen aus dem rechten Vorhof (r. V.) und der Vena cava superior (V. c. s.). Die linke Grenze setzt sich zusammen aus der Kammer und den Gefäßen an der Herzbasis; der Knopf (Kn.) stellt die nach hinten ziehende Aorta transversa dar.

wand, die auf die verschiedenste Weise zustandekommen kann. Sie kann mit Dilatation einhergehen, in den meisten Fällen aber ist eine Herzerweiterung nicht vorhanden. Gelegentlich führt ein Herzbeutelerguß dazu. Gewöhnlich aber rührt ein verbreiterter Spitzenstoß von verstärkter Herztätigkeit her (siehe S. 62). Eine andere häufige Ursache ist ein Zurückweichen der Lunge, wodurch die Brustwand der Herzbewegung unmittelbar ausgesetzt wird. Der Spitzenstoß kann entweder nur innerhalb der linken Brustwarzenlinie verbreitert sein; oder er kann weit darüber hinausreichen und die Achselhöhle mit einbeziehen. Oft ist der größte Teil des Spitzenstoßes nur sichtbar; die Bewegung ist zu schwach, um fühlbar zu sein, obwohl sie über eine gewisse Entfernung fortgeleitet wird. Diese nicht fühlbaren Bewegungen der Brustwand haben für die Bestimmung der Herzgröße geringe Bedeutung. An ihrer äußersten Grenze oder in ihrem Mittelpunkt liegt der maximale Spitzenstoß, eine sicher tastbare Bewegung; aus der Grenze dieser letzteren schätzt man die Größe des Herzens und nicht, wie manchmal gelehrt wird, aus dem allertiefsten und alleräußersten Punkt der Pulsation.

Bewegung und Vorbuckelung der Rippen oder des Brustbeins. Eine in der Gegend des maximalen Spitzenstoßes deutlich fühlbare, hebende systolische Bewegung der Rippen, oder eine ähnliche Bewegung des unteren Teils des Brustbeins kann gewöhnlich als Beweis für eine Herzvergrößerung angesehen werden, selbst wenn der maximale Spitzenstoß an normaler Stelle liegt. Eine einfache „Augmentation" des Herzschlages (siehe S. 62) erzeugt zwar eine Verbreiterung des Spitzenstoßes in den Interkostalräumen, selten werden jedoch dadurch Rippenknochen oder -knorpel merklich bewegt. Im Wachstumsalter findet sich häufig eine Vorbuckelung der präkordialen Rippen und des unteren Brustbeins, wenn sich das Herz stark vergrößert hat, bevor die Brustwand ihre endgültige Gestalt angenommen hat.

Epigastrische Pulsationen können in drei verschiedenen Formen auftreten. Sie können von der Bauchaorta aus fortgeleitet sein, und dann fühlt man sie als systolische Stöße, die etwas später als der Herzspitzenstoß auftreten. Sie können durch Leberpulsationen hervorgerufen sein; dann sind sie sichtbar, aber selten zu fühlen, und gehen mit auffälligen Zeichen von Venenstauung einher. Sie können endlich vom Herzen fortgeleitet sein; dann ist die Bewegung fast immer eine systolische Retraktion, und man kann die Pulsationen mit der Fingerspitze spüren, wenn man das Epigastrium eindrückt. Diese gewöhnliche kardiale Form von epigastrischen Pulsationen ist für die Beurteilung der Herzgröße bedeutungslos, weil sie sehr leicht durch verstärkte Herztätigkeit erzeugt wird und bei vielen völlig gesunden Menschen auftritt. Bei Herzhypertrophie fühlt man beim tiefen Betasten des Epigastriums manchmal starke, nach abwärts gerichtete systolische Stöße des Herzens.

Perkussion. Diese Methode zur Messung des Herzens ist von großem Wert, wenn sie vernünftig angewendet wird. Sie ist jedoch ein höchst subjektives Verfahren mit oft beträchtlichen Fehlergrenzen. Für die Messung entscheidend ist es, die Fehlergrenze der Methode zu kennen; es ist vielleicht bedauerlich, nur ein ungenaues Verfahren zu besitzen, aber es ist kläglich, ein ungenaues Verfahren zu besitzen und das nicht zu wissen. Von der Genauigkeit, die man beim Perkutieren erreichen kann, hat man sich sehr phantastische Vorstellungen gemacht, und macht sie sich noch immer. Es ist lehrreich, Perkussion mit verbundenen Augen zu üben und wiederholt einen Zwischenrippenraum zu perkutieren, den ein kritischer Beobachter ausgesucht hat, der die jeweils bestimmte Dämpfungsgrenze auf der Brustwand anzeichnet. Man braucht das nicht lange auszuprobieren oder genau mit orthodiagraphischen Bildern zu vergleichen, um zu erkennen, daß große Genauigkeit unmöglich ist. Der linke Herzrand rückt in der Systole oft bis zu 1 cm nach innen, und mit der Atmung oft noch mehr. Trotzdem achten wir gar nicht darauf, in welcher Phase des Herzzyklus und der Atmung wir die einzelnen Perkussionsschläge ausführen. Fällt der linke Dämpfungsrand mit dem maximalen Spitzenstoß zusammen, so ist das gewöhnlich ausreichend und entspricht unseren Erwartungen, da dieser Teil des Spitzenstoßes oft den äußersten Punkt des Herzteils bildet, der nicht von Lunge bedeckt ist. Hat man in anderen Interkostalräumen den Eindruck einer scharfen Dämpfungsgrenze, so beruht das meistens auf Einbildung; es muß so sein, weil sich das Herz in gleichem Maße von der Brustwand entfernt, wie das dazwischenliegende Lungengewebe an Tiefe zunimmt. Die Vorstellung, daß die Perkussion ein Projektionsbild des Herzens gibt, kann nur für kleine, auf der Vorderseite der Brust perkutierte Herzen gelten. Ist das Herz vergrößert, so wandert die Perkussion weiter in die linke Achsel, und man klopft nun auf die Seitenwand des Herzens zu und nicht in Richtung auf seine Vorderwand; was man perkutiert, ist kein Herzrand. Herzränder sind reine Vorstellungsgebilde; die Herzwände projizieren auf die Brustwand in gegebenen Ebenen lediglich gewisse Abstände von der Mittellinie. Es ist unrichtig, von einer Herzgrenze zu sprechen. Was wir bestenfalls durch die Perkussion erreichen können, ist eine grobe Abgrenzung der Teile der Brustwand, an die das Herz und die großen Gefäße ziemlich nahe heranreichen. Eine Verbreiterung der Herzdämpfung nach links ist zwar eine wichtige diagnostische Stütze, niemals aber darf man sie für bedeutungsvoller als einen wohlbegrenzten maximalen Spitzenstoß halten. Der Hauptwert der Perkussion nach links liegt also darin, daß sie Klarheit bringt, falls der Spitzenstoß schlecht abgegrenzt ist, und daß sie eine Bestimmung der ungefähren Ausdehnung des Herzens nach der Achsel erlaubt, falls kein deutlicher Spitzenstoß vorhanden ist.

Zur Bestimmung der Lage des Herzens durch Perkussion benutze man eine mäßig kräftige Perkussion. Die linke Dämpfungsgrenze bestimmt man durch Perkussion im fünften, manchmal im sechsten Zwischenrippenraum; man beginnt weit außen in der Achsel und rückt in dem gewählten Interkostalraum nach vorn und innen zu vor. Die äußerste normale Grenze liegt 11 cm von der Mittellinie entfernt.

Bestimmt man die rechte Dämpfungsgrenze, so perkutiert man zuerst in der rechten Brustwarzenlinie die obere Lebergrenze durch mittelkräftiges oder besser schwächeres Klopfen. Darauf setzt man die Perkussion unmittelbar über der Leberdämpfung auf die Mittellinie zu fort. Im allgemeinen trifft man auf die dem rechten Vorhof entsprechende Dämpfung 3—5 cm von der Mittellinie entfernt im fünften oder manchmal im vierten Zwischenrippenraum. Die rechte Grenze bringt hauptsächlich Klarheit darüber, ob das Herz verlagert ist oder nicht. Eine Verbreiterung der Dämpfung nach rechts findet sich in Fällen mit Vorhofvergrößerung, besonders bei Mitralstenose.

Es ist üblich, die obere Herzgrenze zu perkutieren. Das Verfahren hat wenig Wert und man kann einwenden, daß die obere Grenze schräg verläuft. Von viel größerem praktischem Wert ist es, stets den zweiten linken Zwischenrippenraum von links nach rechts und quer über das

Brustbein zu perkutieren. Wenn man will, kann man den dritten linken
Interkostalraum in ähnlicher Weise perkutieren, in besonderen Fällen
sollte man es sogar. Der zweite Interkostalraum sollte überall hellen
Klopfschall geben; perkutiert man ihn, dann entdeckt man jede wesentliche Ausdehnung der Herzdämpfung nach oben. Gleichzeitig ist damit
auch eine Aortenerweiterung nachweisbar, die bei der gewöhnlichen
schematischen Perkussion oft übersehen wird.

Akute Dilatation.

Dehnt sich das Herz in einem Anfall von paroxysmaler Tachykardie,
so baucht es sich hauptsächlich seitlich aus und zwar mehr nach der
linken als nach der rechten Seite. Ein Hauptzeichen von akuter Herzdilatation besteht daher darin, daß der Spitzenstoß und die linke
Dämpfungsgrenze nach außen rücken; die Veränderung der Lage ist
von viel größerer Wichtigkeit als die endgültige Lage, die der Spitzenstoß schließlich einnimmt. Eine hochgradige Erweiterung des normalen
Herzens bringt den Spitzenstoß weit nach außen in die linke Achsel
(siehe S. 64, 65). Bei einer akuten Erweiterung kann der Spitzenstoß
sich verbreitern, doch ist ein verbreiterter Spitzenstoß häufiger bei
chronischer Herzvergrößerung. Ein weiteres, mit den Frühstadien von
Herzerweiterung häufig verbundenes Zeichen ist das Auftreten eines
blasenden, systolischen Geräusches über der Herzspitze. Es ist ein Irrtum
zu glauben, daß die rasche Herztätigkeit, die oft mit Dilatation verbunden
ist, durch die Herzerweiterung verursacht wird (siehe S. 64 und 66/67).
Die meisten, wenn nicht alle Fälle von merklicher Herzerweiterung sind
mit venöser Stauung verknüpft. Es ist bisher noch nicht geklärt, ob
nicht jedem Grad von Dilatation ein bestimmter Venendruck entspricht, sicher ist nur, daß es keine Drucksteigerung im rechten Vorhof
geben kann, die sich nicht sofort in Gestalt einer entsprechenden Druckzunahme auch auf die Venen des großen Kreislaufes überträgt. Nur
an diesen Venen kann man die Druckzunahme bestimmen.

Rechts- und linksseitige Herzhypertrophie.

Es ist im allgemeinen richtig, daß ein Sternum, das sich in seinem
unteren Teil mit der Systole hebt, die Hypertrophie des rechten Herzens,
und ein hebender Spitzenstoß im fünften oder sechsten Interkostalraum
die Hypertrophie des linken Herzens anzeigt. Es kann aber auch eine
starke Hypertrophie der Kammern vorhanden sein, ohne daß eines
dieser Zeichen auftritt, und gelegentlich kann ein hebender Spitzenstoß
im sechsten oder siebenten Interkostalraum in der linken Achsel von
der rechten Kammer herrühren. Besteht in einem chronischen Fall
eine starke Vergrößerung des Herzens, dann ist es am sichersten, eine
Beteiligung beider Kammern anzunehmen, da das fast immer der
Fall ist. Der Versuch, klinisch eine Unterscheidung zu treffen, stellt
eine Verfeinerung der Diagnose dar, die gewöhnlich nicht innerhalb
des Erreichbaren liegt und tatsächlich sehr wenig weiterhilft. Das

relative Überwiegen einer Kammer bei Fällen, in denen die Herzvergrößerung bekannt ist, kann man elektrokardiographisch bestimmen (Abb. 22 und 23); aber auch das Ergebnis dieser Untersuchung beeinflußt weder die Prognose noch die Behandlung.

Starke Dilatation des linken Vorhofs.

Eine aneurysmatische Erweiterung des linken Vorhofs (500 bis 1000 ccm) kommt selten vor. Gewöhnlich findet sich in der Vorgeschichte dieser Kranken ein akuter Gelenkrheumatismus. Fast alle haben Vorhofflimmern, die Hälfte hat eine Mitralstenose, und bei den meisten übrigen finden sich geringe Verdickungen der Klappe und eine Erweiterung des Klappenringes. Die Vorhofwand ist oft papierdünn, und

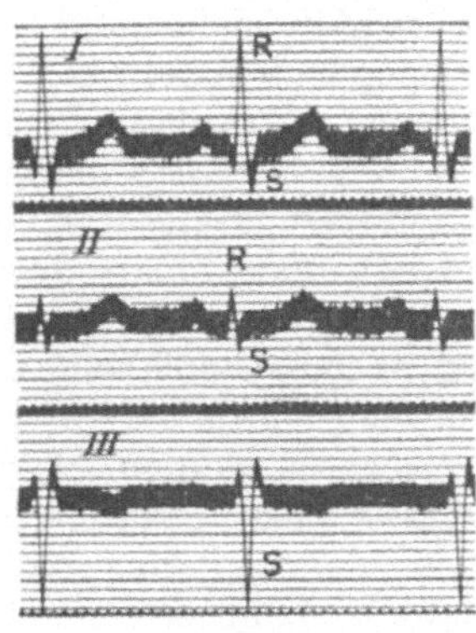

Abb. 22. Elektrokardiogramm, Ableitung I, II und III, mit Überwiegen der linken Kammer. R ist am höchsten in Ableitung I und am kleinsten in Ableitung III, S ist am tiefsten in Ableitung III.

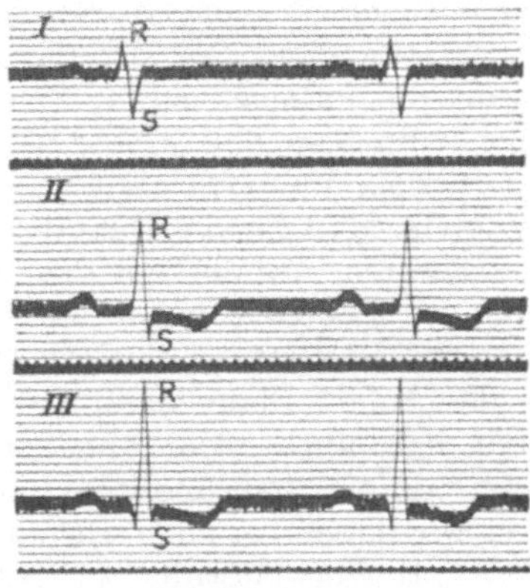

Abb. 23. Elektrokardiogramm, Ableitung I, II und III, mit Überwiegen der rechten Kammer. R ist am kürzesten und S am tiefsten in Ableitung I. R ist am größten und S am kleinsten in Ableitung III. Zeit in $^1/_{30}$ Sekunde.

die Muskulatur ist durch fibröses Gewebe ersetzt. Die Dilatation des Vorhofs tritt eben als Folge dieses Untergangs des Muskels auf. Dehnt sich der linke Vorhof aus, dann wölbt er sich nach rechts hinter den normalerweise vor ihm liegenden rechten Vorhof in die untere rechte Pleurahöhle. Das Krankheitsbild ist insofern wichtig, als man es mit einem Pleura- oder Perikarderguß verwechseln und gar punktieren kann. Die Dämpfung reicht weit nach rechts vom Brustbein; die Dämpfungsgrenze erstreckt sich von der vierten Rippe oder vom vierten Intercostalraum abwärts in einer konvexen Linie nach außen und unten und kreuzt dabei die rechte Brustwarze oder reicht über sie hinaus; die ganze untere Axillargegend kann gedämpft sein. Die Dämpfung an der Lungenbasis hinten ist gewöhnlich weniger deutlich. Kardiale Pulsationen und deutlich hörbare Herztöne über der Vorderfläche der Dämpfung sind weitere Zeichen, die am Krankenbett mithelfen, das Krankheitsbild von Ergüssen zu unterscheiden.

Unterscheidung zwischen Herzhypertrophie und Dilatation in chronischen Fällen.

Ob man das Ausmaß einer Herzhypertrophie getrennt von dem Grade der Dilatation in chronischen Herzfällen zu Lebzeiten bestimmen kann, ist ein Problem der Messung. Die einzig zuverlässige Art der Bestimmung der Muskelmasse des Herzens ist ihre Messung nach dem Tode; wir wiegen den Muskel nach dem Tod, und das ist unser Maß für die Hypertrophie, die während des Lebens vorhanden war.

Messen wir die Herzgröße während des Lebens, so messen wir die Größe des Organs mit seinem Blutinhalt. Unsere Messung bezieht sich auf das Volumen des Herzens. Würden wir in verschiedenen Ebenen messen, so könnten wir auf mühsame Weise zu einer Bestimmung des Herzvolumens gelangen; und zwar des Volumens des Muskels zusammen mit dem Inhalt. Volumetrische Messungen nach dem Tode sind Trugschlüssen ausgesetzt, weil sich das Herz agonal leicht ausdehnt und weil viel Blut hineinfließen kann, wenn es zu schlagen aufgehört hat.

Wie kann man eine Herzdilatation bestimmen? Schwillt ein Herz von normalem Volumen akut an, dann ist seine Volumenvergrößerung das einfache Maß für die Dilatation. Die Herzerweiterung, die während eines schweren Anfalls von Tachykardie auftritt, kann man durch wiederholte Beobachtungen im Verlauf des Paroxysmus annähernd bestimmen. Beschränkt sich die Beobachtung aber lediglich auf das Ende des Anfalls, dann kann das Ausmaß, um das sich das Herz ausgedehnt hat, auch nicht annähernd genau geschätzt werden, da in diesem Fall die ursprüngliche Größe des Herzens nicht bekannt ist. Wollen wir daher bei einer chronischen Herzvergrößerung ein genaues Maß der Herzerweiterung zu Lebzeiten erhalten, dann besteht der einzige gangbare Weg darin, das Herzvolumen während des Lebens abzuschätzen und etwas später nach dem Tode, falls sich Gelegenheit dazu bietet, das Volumen des Muskels davon abzuziehen. Eine Herzhypertrophie kann man nach dem Tode messen; das Herzvolumen könnte man zu Lebzeiten bestimmen. Durch Verbindung beider Werte könnte man die Herzdilatation messen, was aber noch nicht gemacht worden ist. Man muß darauf achten, nicht etwa physikalische Zeichen, die in chronischen Fällen angeblich Grade von Dilatation anzeigen, in die Rechnung einzusetzen, denn alle Zeichen, die wir besitzen, sind unzuverlässig, da sie nie mit einem Standardmaß verglichen werden. Wir sind also nicht imstande, den Grad von Herzhypertrophie oder von Herzdilatation, wenn beide zusammen vorhanden sind, im Leben oder nach dem Tode auch nur mit annähernder Genauigkeit abzuschätzen.

„Kompensation."

Vor mehr als 100 Jahren entstand die Auffassung, daß sich eine Art Kompensation oder Gleichgewichtszustand einstellt, der die Herzfunktion in ihrem normalen Zustand erhält, sobald das Herz durch Hypertrophie um ebensoviel leistungsfähiger geworden ist, als es durch Erweiterung an Leistungsfähigkeit verloren hatte. Diese Vorstellung wurde mehr und mehr dogmatisch und beherrschte nicht nur die Erklärung der Herzinsuffizienz, sondern beeinflußte sogar die Diagnose. Würde man etwa bei der Aorteninsuffizienz die Anschauung vertreten, daß die Hypertrophie hierbei einen „Kompensations"vorgang darstelle, der es dem Herzen ermöglicht, mit der zusätzlichen Belastung fertig zu werden, so könnte man keinen Anstoß an der Verwendung des Wortes nehmen. Es liegt aber dem Ausdruck Kompensation eine darüber hinausgehende Hypothese zugrunde. Und zwar die Annahme, daß das Auftreten von Herzerweiterung eine Gefahr für den Kreislauf darstelle, die so lange bestehen bleibe, bis sich auch ein ihr entsprechender Grad von Hypertrophie eingestellt habe; erst dann bestehe wieder ein Gleichgewicht und das Herz arbeite wieder normal. Treten später ungünstige Symptome auf, so wird das als ein „Zusammenbruch der Kompensation" bezeichnet, womit eine erneute Störung des Gleichgewichts zwischen Dilatation und Hypertrophie gemeint ist. Man muß dabei voraussetzen, daß das Gleichgewicht eher durch eine Zunahme der Dilatation gestört wird als durch eine Abnahme an Hypertrophie. Diese Hypothese ist schwerwiegenden Einwänden ausgesetzt. Deshalb muß man sie als klinische Lehrmeinung aufgeben, zumal sie auch die Diagnostik nachteilig beeinflußt hat.

Wenn heutzutage die Physiologie lehrt, daß das normale Herz sich als Reaktion auf zusätzliche Arbeit erweitert und dadurch seine Arbeitsfähigkeit erhöht, so warnt sie damit deutlich vor der Ansicht, daß die obige Hypothese unerschütterlich sei; denn das Wesentliche der Hypothese besteht ja darin, daß Herzerweiterung schädlich ist. Nimmt man außerdem an, daß jede Störung der Kompensation durch eine entsprechende Hypertrophie geheilt wird, so ist es klar, daß durch jedes derartige Ereignis das Herz größer werden muß. Das ist nun bestimmt nicht der Fall; es ist nicht einmal nach wiederholten Anfällen von Herzinsuffizienz mit Stauung unbedingt der Fall. In Wirklichkeit ist nicht die Herzerweiterung schädlich, sondern das, was die Erweiterung verursacht. Die Dilatation des Herzens ist eher die Folge als die Ursache der nachlassenden Leistungsfähigkeit. Ein Patient, der an Vorhofflimmern leidet, verliert seine Stauung unter Digitalisbehandlung weder deshalb, weil sich eine Herzhypertrophie entwickelt, die die Dilatation ausgleicht, noch weil die Erweiterung des Herzens verschwindet; sondern die venöse Stauung verschwindet, weil das Herz infolge der langsameren Schlagfrequenz wirkungsvoller arbeitet. Wird das Herz dann auch kleiner, was dabei manchmal vorkommt, so ist das nicht die Ursache des wiederhergestellten Gleichgewichtzustandes, sondern es ist eine sekundäre Wirkung längerer Diastolen und kräftigerer Systolen. Die Verwendung des Ausdruckes „Kompensation" am Krankenbett erzeugt aber oder unterhält den Glauben, als ob man sich durch eine Untersuchung der Brustwand Daten verschaffen könne, die ein Urteil über das Gleichgewicht zwischen Dilatation und Hypertrophie gestatten; das zu glauben ist grotesk und hinderlich für die Diagnose. Sicherlich gebrauchen viele die Ausdrücke „Kompensation" und „Zusammenbruch der Kompensation" oder sein häßliches Äquivalent „Dekompen-

sation" am Krankenbett und wollen damit nicht mehr andeuten, als
daß venöse Stauung vorhanden ist oder nicht; das ist aber nicht das,
was man darunter zu verstehen hat. Eine schlichte Beobachtung wird
mit einer Hypothese verziert und dann in einer Form aufgetischt, in
der sie nicht wiederzuerkennen ist; diese allzu verbreitete Gewohnheit
ist verderblich, weil sie exaktes Denken tötet. Man vermeide Ausdrücke,
die unbewiesene Hypothesen enthalten; und im vorliegenden Falle
sollte man eben einfach feststellen, ob venöse Stauung vorhanden ist
oder nicht. Durch dieses direkte Vorgehen umgeht man eine schwer-
fällige, nutzlose und in Wirklichkeit irrige Annahme und sichert Einfachheit und Genauigkeit des Ausdrucks. Die Diagnose venöse Stauung
kann von jedem leicht gestellt werden; sie ist der einfache Ausdruck
dessen, was man sieht. Die Diagnose „Zusammenbruch der Kompensation" ist in ihrem eigentlichen Sinn niemandem zugänglich.

Die verschiedenen Grade chronischer Herzvergrößerung.

Wir haben gesehen, daß man bei chronischer Herzvergrößerung den
relativen Anteil von Muskelwachstum und Muskeldehnung nicht bestimmen kann. Das ist aber auch nicht nötig, weil man das erstrebte
Ziel schneller und sicherer durch die Untersuchung der Venen erreicht.
Wahrscheinlich bestehen in den meisten Fällen dauernder Herzvergrößerung Hypertrophie und Dilatation nebeneinander und entsprechen
einander mehr oder weniger. Denn man kann während des Lebens aus
dem Herzvolumen das Gewicht ohne grobe Fehler abschätzen. Das
stimmt nicht immer, und das Hauptbeispiel hierfür sind Fälle, in denen
das Herz während des Lebens bestimmt für klein gehalten wird, während
es nach dem Tode viel mehr wiegt, als man erwartet hat. Diese Fälle
sind aber selten.

Wenn ein chronisches Herzleiden besteht oder durch die Untersuchung ausgeschlossen werden soll, können wir zweifellos in den meisten
Fällen die Herzgröße durch einfache klinische Zeichen ungefähr abschätzen. Wie wir gesehen haben, ist eine große Genauigkeit bei der
Messung zwar nicht erreichbar; wäre sie wirklich erreichbar, so würde
sie kaum große praktische Bedeutung haben. Ob wir ein normal großes
oder ein ganz leicht vergrößertes Herz feststellen, ist selten — und bei
einem chronischen Fall niemals — von erheblicher Bedeutung für die
Behandlung. Die Vorstellung, daß eine genaue Messung notwendig sei,
ist irrig, eine grobe Schätzung genügt. Ist die rechte Herzgrenze an
richtiger Stelle und der äußere Rand des Spitzenstoßes sowie die linke
Perkussionsgrenze 11 cm oder mehr links von der Mittellinie zu finden,
oder liegen beide zwar etwas weniger weit nach links, werden aber
knöcherne oder knorpelige Teile der Brust einwandfrei gehoben, so
kann man eine *deutliche Herzvergrößerung* (d. h. eine geringe, aber
einwandfreie Vergrößerung) diagnostizieren. Liegen unter ähnlichen
Umständen die linke Herzgrenze und der Spitzenstoß weiter nach
außen und vielleicht auch weiter nach unten, und heben sich vielleicht noch die Rippen oder das Brustbein mit dem Herzschlag, dann

kann man eine *mäßige Herzvergrößerung* (d. h. mittleren Grades) diagnostizieren. Befindet sich der Spitzenstoß und die Perkussionsgrenze weit außen in der Achselhöhle und wird ein großer Teil der Brustwand vom Herzschlag stark erschüttert, dann kann man die Diagnose *beträchtliche Herzvergrößerung* stellen. Die Einteilung ist willkürlich und kann kleineren Abänderungen unterworfen werden, aber sie dient dazu, Kranke unter dem Gesichtspunkt der Herzgröße in ein paar einfache Gruppen einzuteilen, die für alle praktischen Bedürfnisse ausreichen. Es ist viel besser, sich auf dieses verhältnismäßig einfache Endergebnis zu konzentrieren, als feine Unterscheidungen von mehr als zweifelhaftem Wert zu versuchen.

Prognose.

Dilatation. Aus der Entstehungsweise der pathologischen Herzerweiterung ergibt sich, daß ihr Vorhandensein auf eine wirkungslose Kontraktionstätigkeit des Herzens hinweist. Da diese auf verschiedene Arten hervorgerufen wird, wechselt auch die Prognose, denn man muß die Entstehungsweise der Dilatation dabei berücksichtigen. Ist die Dilatation Folge sehr rascher Herztätigkeit, dann muß man für die Prognose eigentlich nur diese rasche Tätigkeit berücksichtigen, ferner die Möglichkeit, sie zu beseitigen; denn die wirkungslosen Kontraktionen hören auf, sobald das Herz wieder langsam zu schlagen anfängt. Eine Erweiterung an sich bedeutet kein Unheil, wenn sie nicht gerade sehr hochgradig ist; und gewöhnlich wird eine hochgradige Erweiterung durch das nichtgedehnte, normale Perikard verhindert. Wie die paroxysmale Tachykardie zeigt, kann trotz starker Herzerweiterung der Kreislauf lange Zeit aufrecht erhalten werden; mit der Wiederaufnahme der normalen Schlagfolge erfolgt die Erholung rasch und vollständig. Ähnliche Erwägungen gelten für die Herzerweiterung bei Infektionskrankheiten, wo sie ein Maß für die Schwere der Intoxikation ist; eine merkliche Dilatation entsteht nur dann, wenn die Intoxikation ein gefährliches Ausmaß erreicht. Einen solchen Zustand hat man natürlich als schwer zu betrachten, man richte die Aufmerksamkeit dabei aber nicht nur auf das Herz, da gleichzeitig andere Teile des Organismus geschädigt sind. Die Schwere des Zustandes ist mehr vom Verlauf der Infektion als von der Herzerweiterung selbst abhängig. Selten erreicht eine Herzerweiterung bei Infektionskrankheiten den Grad, der bei paroxysmaler Tachykardie zeitweise vorkommt, die Endstadien hoffnungsloser Infektionen ausgenommen. Diese Beispiele beleuchten die prognostischen Überlegungen bei akuter Herzerweiterung ausreichend.

Die Herzvergrößerung ist bei chronischen Herzleiden ein führendes Zeichen für die Prognose. Doch genügt es nicht, einfach zu untersuchen, ob eine Gruppe von Menschen mit Herzvergrößerung länger lebt als eine Gruppe ohne Herzvergrößerung. Sondern man muß zwei Reihen von Kranken mit ähnlichen Zeichen von Klappenerkrankungen, ähnlicher Arbeitstoleranz usw. vergleichen, die sich voneinander einzig und allein durch den Grad ihrer Herzvergrößerung unterscheiden, und zwar deutlich unterscheiden. Von diesem Standpunkt aus betrachtet, wird es klar, daß eine Herzvergrößerung bedeutungsvoll ist, und zwar entsprechend dem Grad, in dem sie vorhanden ist. Bei den chronischen Herzleiden Erwachsener ist auffallend, wie wenig sich die vorliegenden physikalischen Zeichen der Vergrößerung von Jahr zu Jahr ändern. Herzvergrößerung ist keine stetig fortschreitende Erkrankung. Sie tritt oft in den frühen Stadien des Herzleidens auf und bleibt im gleichen Grade bestehen. Ebenso ist man heute der Ansicht, daß sich eine Herzhypertrophie als Reaktion auf konstante neue Belastung innerhalb weniger Wochen voll entwickelt. Die Gründe, warum eine Herzvergrößerung die Prognose beeinflußt, sind folgende: vergrößerte Herzen neigen viel eher als kleine Herzen zu plötzlichen Zeichen von Herzinsuffizienz; sie sind viel mehr der Gefahr von Coronar- oder Endokardthrombosen ausgesetzt, von denen die letzteren zu Embolien führen; und schließlich neigen sie außerdem mehr zu schweren Herzrhythmusstörungen. Man ist seit langer Zeit — und, ich glaube, mit Recht — der Auffassung, daß der Muskel eines stark vergrößerten Herzens unbedingt geschädigt ist; diese Feststellung gründet sich aber nicht auf histologische oder experimentelle Beweise, sondern auf die Erfahrung, daß man sich auf große Herzen nicht verlassen kann.

Die Rolle, die eine Herzvergrößerung bei der allgemeinen Prognose chronischer Herzkrankheiten spielt, wird im letzten Kapitel besprochen.

Behandlung.

Die Behandlung von Fällen mit akuter Herzerweiterung muß von der Ursache dieser Dilatation abhängig gemacht werden. Entsteht sie als Folge eines Anfalls von Tachykardie, dann hat man den Paroxysmus zu behandeln; hat dieser aufgehört und verschwindet dann die Erweiterung nach wenigen Herzschlägen, was gewöhnlich der Fall ist, dann macht die Tatsache, daß das Herz erweitert war, keine besondere Behandlung erforderlich. Kranke, die sich erschöpft fühlen, werden einen Tag Ruhe brauchen; andere fühlen sich bald wieder ganz wohl, und man kann ihnen gestatten, ihrer gewöhnlichen Beschäftigung nachzugehen. Ist die Herzerweiterung die Folge einer Infektion, dann muß man diese behandeln, und der Verlauf und die Schwere der Infektion schreiben die Länge der Ruhezeit vor. Entsteht sie als Folge von Sauerstoffmangel (Asphyxie), dann muß man etwa vorhandene Hindernisse in den Atmungswegen beseitigen. Das sind die einzigen gewöhnlichen Entstehungsarten der akuten Herzerweiterung, deren Behandlung sich nach ihrer Genese richtet.

Einen akuten Krankheitszustand, den wir zu Recht mit dem Ausdruck „idiopathische" Herzerweiterung bezeichnen könnten oder der besonderer Behandlung oder Nachbehandlung bedürfte, gibt es nicht (Überanstrengung des Herzens, siehe S. 135); ist aber eine akute Herzerweiterung so hochgradig, daß sie zu schwerer Venenstauung führt, dann mögen besondere Mittel gegen die Stauung indiziert sein, wenn man ihre Ursache nicht angreifen kann. Sie wurden bereits unter Herzinsuffizienz besprochen.

Für eine Vergrößerung des Herzens als chronische Krankheit gibt es keine Behandlung. Kranke dieser Art müssen streng in den durch ihre Reservekraft gegebenen Grenzen leben. Kranke mit einer geringen, aber deutlichen Herzvergrößerung können wohl eine gute Arbeitstoleranz haben; man lasse sie aber nur leichtere Arten körperlicher Anstrengung ausführen. Kranke mit einer mäßigen Herzvergrößerung besitzen selten eine gute Arbeitstoleranz, und Kranke mit beträchtlicher Herzvergrößerung besitzen sie nie. Dementsprechend muß man die körperliche Tätigkeit der Kranken einschränken.

Erkrankungen der Aortenklappen.

Pathologische Anatomie.

Die Aortenklappen können in verschiedener Weise erkranken. Die rheumatische Klappenerkrankung befällt junge Menschen; hierbei entzündet sich die Klappe, und längs des Schließungsrandes der Segel treten zahlreiche warzige Auflagerungen auf. Die so veränderten Segel verdicken sich schließlich, schrumpfen und verwachsen häufig an den Rändern miteinander. Die Schrumpfung erzeugt Schlußunfähigkeit der Klappe; Verwachsungen erzeugen Stenose. Sekundär kann es bei den gleichen Fällen zu Kalkablagerungen kommen, die ebenfalls eine Stenose verursachen. Die Syphilis befällt die Aorta im mittleren Lebensalter; die Aorta und der Aortenring werden erweitert, und die Segel verlängern sich dementsprechend; sie sind aber nicht mehr groß genug, sich an ihren Rändern berühren zu können; obwohl die letzteren zwar oft undurchsichtig sind, brauchen sie nur geringgradig verdickt zu sein; manchmal sind die Segel, besonders an den Rändern, stark verdickt, geschrumpft und gegen die Aortenwand zurückgezogen. Die Syphilis erzeugt eine ausgesprochene Insuffizienz der Aortenklappen, selten — wenn überhaupt — deutliche Stenose. Bei Arteriosklerose der Aorta kann sich dieser Prozeß längs der Kommissuren auf die Segel ausbreiten und sie verdicken und schlußunfähig machen. Eine schwere Form aufsteigender Degeneration der Segel findet sich nicht selten bei älteren Leuten (siehe S. 222); es bilden sich große knotige Kalkablagerungen an der Basis der Segel und verursachen dann häufig eine Aortenstenose. Bei infektiöser Endokarditis wird die Klappensubstanz teilweise durch Geschwürsbildung zerstört; teilweise kann sie gleichzeitig durch Bindegewebsbildung deformiert werden, da in subakuten und chronischen Fällen die Bildung neuer Auflagerungen und Abheilungsvorgänge nebeneinander verlaufen.

Aorteninsuffizienz.

Bei der Aorteninsuffizienz und besonders bei schwerer Insuffizienz ist der Druck am Ende eines Pulszyklus (diastolischer Blutdruck) niedrig, und zwar zum großen Teil infolge des Rückflusses von Blut aus der Aorta in die linke Kammer, und zum Teil, wie wir später sehen werden, infolge von Gefäßerweiterung. Soll der Kreislauf voll aufrecht erhalten bleiben, dann muß sowohl das Blut, das zurückfließt, wieder ausgeworfen werden, als auch der normale Inhalt der Kammer. Es wird also, besonders bei reichlichem Rückfluß, eine vermehrte Blutmenge rasch in verhältnismäßig leere Gefäße getrieben. Der höchste Punkt der Pulswelle, der dem systolischen Blutdruck entspricht, liegt hoch. Die Blutdruckamplitude (Differenz zwischen diastolischem und systolischem Druck) ist groß.

Symptome. Für die Schlußunfähigkeit (Insuffizienz) der Aortenklappen gibt es nur wenige, pathognomonische Symptome. Wir können höchstens diejenigen als solche anerkennen, die von der ungewöhnlichen Triebkraft des ausströmenden Blutes und von der raschen Dehnung der Arterien herrühren. Ein Bewußtwerden des Herzschlages (Herzklopfen) kommt sehr häufig vor und kann sehr stark sein. Oft spüren die Kranken Klopfen im Hals und Kopf und hören den Pulsschlag in den Ohren. Es kann vorkommen, daß der ganze Körper mit jedem Herzschlag erschüttert wird. Die Triebkraft des Blutes kann so stark sein, daß das Bett oder das Sofa, auf dem der Kranke ruht, erschüttert wird, und daß er das selbst hört. Nach einer Ruptur der Aortenklappen kann der Kranke ein rhythmisches Geräusch in seiner Brust wahrnehmen. Ob Schwächeanfälle im Stehen bei diesen Kranken häufiger vorkommen als bei anderen Herzfällen, ist fraglich.

Zeichen. Zwei Zeichen sind für die Diagnose außerordentlich wertvoll: der charakteristische, steil ansteigende Puls der schweren Klappeninsuffizienz und das diastolische Geräusch über der Herzbasis. Sind beide Zeichen zusammen vorhanden, so ist die Diagnose sicher; ist nur eines von beiden vorhanden, so ist sie wahrscheinlich.

Pulsus celer („Wasserhammerpuls"[1]). Bei schwerer Aorteninsuffizienz ist die mit jedem Herzschlag ausgeworfene Blutmenge größer als in der Norm; sie wird von einer kräftigen Kammer in eine Aorta getrieben, in der ein ungewöhnlich niedriger Druck herrscht; deshalb steigt der Druck mit abnormer Schnelligkeit auf eine ungewöhnliche Höhe an. Der charakteristische Puls ist deshalb groß und schnellt plötzlich bis auf seinen höchsten Punkt an; die Blutdruckamplitude wird dadurch stark verbreitert. Der Anstieg des Pulses ist viel steiler als in der Norm (Abb. 24); wenn man das Handgelenk, an dem man den Puls fühlt, hoch hält, dann ist er noch steiler. Umfaßt man das ganze Handgelenk derart, daß die Finger über der Vorderseite liegen, so kann man den normalen Puls kaum fühlen; der Aortenpuls aber schlägt scharf gegen die untersuchenden Finger, und oft hat man dazu noch den deutlichen und richtigen Eindruck eines gleichzeitigen Schwirrens (Abb. 24). Ebenso wie der Radialispuls schnellen alle anderen Pulse des Körpers, und im Verlauf der Arteria carotis und Arteria brachialis kann man die

---

[1] Wird ein Quecksilberkügelchen in eine 5 cm lange Glasröhre eingeschmolzen und hält man das Röhrchen zwischen dem Daumen und dem kleinen Finger und kippt es um, so löst dies einen pulsähnlichen Schlag aus, der dem der schweren Aorteninsuffizienz sehr ähnelt. Der Wasserhammer war ein ähnliches Spielzeug.

Bewegungen deutlich sehen. Zuweilen wird durch die Carotis das Ohrläppchen bewegt; die Pulsation setzt sich kräftig bis in die oberflächlichen Schläfengefäße fort. Die Bauchaorta klopft heftig. Mit zunehmender Entfernung vom Herzen steigt die Pulswelle steiler und steiler an und erreicht eine größere Höhe; daher kommt es häufig vor, daß die schnellende (oder „Wasserhammer"-) Qualität des Pulses am stärksten am Fußrücken ausgeprägt ist; aus dem gleichen Grunde erreicht der systolische Blutdruck am Bein höhere, ja oft viel höhere Werte als am Arm. Viele andere Zeichen sind beschrieben worden, die der gleichen Kategorie angehören, z. B. das „Pistolenschuß"-Geräusch, das man hört, wenn man ein Stethoskop auf eine Arterie aufdrückt; und der Puls, der in der Handfläche hörbar ist. Es ist unnötig, sie alle anzuführen, da alle Ausdruck ein und derselben Erscheinung und in Wirklichkeit überflüssige Zeichen sind.

Da der Gipfel des Pulses hoch liegt, erfolgt der Abfall des Druckes zum dikroten Einschnitt viel rascher als normal; diese Eigentümlichkeit hat zum Gebrauch des Ausdrucks „kollabierender Puls" geführt. In Wirklichkeit ist die Abfallgeschwindigkeit des Pulses weit weniger beschleunigt als die Anstieggeschwindigkeit, und man kann sie nicht mit dem Finger nachweisen; der Ausdruck „kollabierend" lenkt die Aufmerksamkeit von den wesentlichen Eigenschaften des Aortenpulses ab, man sollte ihn deshalb aufgeben.

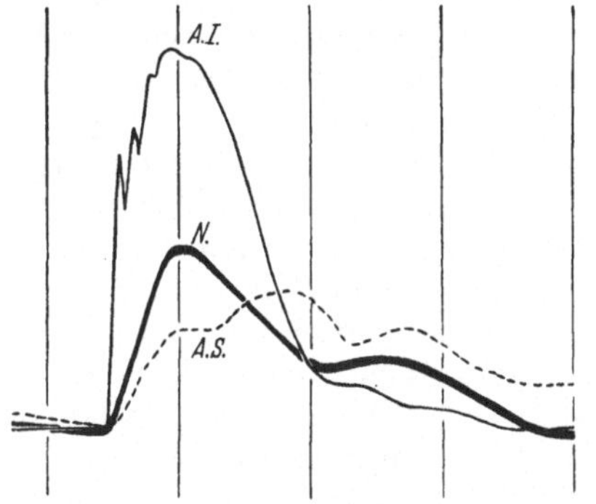

Abb. 24. Drei ausgewählte Kurven des Radialispulsus, optisch geschrieben. Die höchste Kurve gibt den charakteristischen Puls eines Falles von schwerer Aorteninsuffizienz (A. I.) wieder. Sie zeigt einen äußerst plötzlichen Anstieg, der in einer Reihe von Oszillationen zum Gipfel hinführt; ein vollkommenes Beispiel eines „Wasserhammerpulses" (Pulsus celer).
Die unterste Kurve (A. S.) stammt von einem Fall von Aortenstenose und zeigt eine anakrote Form; der Puls steigt langsam über einen Buckel zu einem sehr späten Gipfel an.
Die dritte Kurve (N.) ist eine normale Kurve zum Vergleich. Die vertikalen Linien entsprechen Zeitabständen von $^1/_5$ Sekunde.

Der Puls bei Aorteninsuffizienz verdient ein genaues Studium nicht nur, weil er für die Diagnose so wichtig ist, sondern, weil er die einzige Handhabe zur Beurteilung des Grades des Rückflusses ist. Von den voll ausgebildeten, hier beschriebenen Zeichen an den Arterien bis zu den arteriellen Zeichen, die man bei gesunden Menschen findet, besteht ein kontinuierlicher Übergang; bei geringem Aortenrückfluß sind das Ausmaß der Blutdruckamplitude und die Geschwindigkeit des Pulsanstieges normal.

Das diastolische Geräusch. Das charakteristische Geräusch der Aorteninsuffizienz beginnt jäh am Anfang der Diastole und klingt allmählich ab. Es ist gewöhnlich ein langgezogenes, gleichmäßiges, ziemlich lautes blasendes Geräusch von beträchtlicher Tonhöhe; manchmal ist es viel kürzer und viel schwieriger zu hören, sein Nachweis erfordert dann sehr genaue Aufmerksamkeit. Man hört es am besten über oder nahe dem Brustbein in Höhe der zweiten Rippe oder des zweiten Intercostalraumes rechts oder links vom Brustbein, oder im dritten oder vierten Intercostalraum links vom Sternum. Die stereotype Redensart, das Geräusch sei am stärksten über dem zweiten rechten Rippenknorpel, ist nicht richtig. Oft hört man es auch am rechten Sternalrand entlang oder es ist über dem Herzen bis zum Spitzenstoß hinunter zu verfolgen. In der Gegend der zweiten Rippe geht dem diastolischen Geräusch fast immer ein systolisches Geräusch voraus, gleichgültig ob eine Stenose vorhanden ist oder nicht. Ein lehrreicher Kommentar zur Frage der zeitlichen Festlegung von Geräuschen (siehe S. 119) ist die Tatsache, daß kein Geräusch häufiger zu Meinungsverschiedenheiten führt oder ein und denselben Beobachter häufiger veranlaßt, seine Meinung zu wechseln, als dieses diastolische Geräusch, wenn es für sich allein auftritt, besonders bei etwas raschem Herzschlag. Glücklicherweise fehlt das systolische Geräusch tatsächlich selten. Wird das Stethoskop über dem zweiten rechten Rippenknorpel aufgesetzt, so genügt es, daß man ein durch Systole und Diastole gehendes blasendes Doppelgeräusch hört; es ist dann unnötig, diese Geräusche zeitlich festlegen zu wollen — das erste muß systolisch und das zweite muß diastolisch sein. Oft hört man das diastolische Geräusch lauter und noch weiter abwärts als das systolische. Fehlt das systolische Geräusch, dann wird die richtige zeitliche Festlegung des Geräusches für die Diagnose sehr wesentlich, weil sein Charakter nicht verrät, in welcher Phase des Herzschlages es auftritt. Bei der zeitlichen Festlegung höre man sich die Herztöne an und fühle dabei gleichzeitig mit einem Finger den Herzspitzenstoß.

Bei Verdacht auf Aorteninsuffizienz muß man sorgfältig an beiden Rändern des Sternums entlang nach dem diastolischen Geräusch suchen, besonders am linken Rand entlang, wo es gern in Fällen leichter Klappeninsuffizienz auftritt, ohne daß eine Pulsveränderung vorhanden ist. Man muß im Liegen und im Stehen danach fahnden, besonders in vornübergelehnter Haltung des Kranken, wobei man den Atem in tiefer Expiration anhalten läßt. Aber selbst auf diese Art wird man es in manchen Fällen nicht fassen, da es von Zeit zu Zeit völlig verschwindet.

Den Grad der Schlußunfähigkeit der Klappen kann man weder aus der Stärke, noch aus der Dauer des Geräusches bestimmen. Weist der Puls auf eine erhebliche Klappeninsuffizienz hin, so ist oft, aber nicht immer, der zweite Ton über der Aorta nicht hörbar. In der Regel findet man dann eine Kammervergrößerung, deren Ausmaß jedoch einen zu indirekten Beweis darstellt und die als Maßstab für den Zustand der Aortenklappen völlig unzuverlässig ist. Der Puls allein zeigt am verläßlichsten den Grad der Insuffizienz an.

In Fällen von auffallend schwerer Aorteninsuffizienz hört man manchmal ein diastolisches Geräusch über den Hauptarterien der Extremitäten. Es entsteht unter dem Stethoskop, und man hört es nur dann, wenn auch andere Zeichen von Aortenrückfluß ganz deutlich sind; deshalb hat es wenig Wert.

Differentialdiagnose, einschließlich Pulmonalinsuffizienz. *Der Puls.*
Die charakteristischen Zeichen, die man bei Aorteninsuffizienz am
Arteriensystem findet, treten in ihrer Gesamtheit nur noch bei einem
anderen Krankheitsbild auf, nämlich bei der arterio-venösen Anastomose.
Hier liegt das Leck zwischen Arterie und Vene, nicht zwischen Arterie
und Herz. Jedes der bei Aorteninsuffizienz angeführten Zeichen an den
Arterien findet sich, und zwar in seiner stärksten Form, bei einer arterio-
venösen Anastomose wieder. Ein schnellender Charakter des Pulses tritt,
allerdings in geringerem Grade, bei einigen Fällen von offenem Ductus
arteriosus (Botalli) auf, wo das Leck zwischen Aorta und Pulmonalarterie liegt. Unter Bedingungen einfacher peripherer Gefäßerweiterung
ist der Puls ebenfalls schnellend, aber nicht so ausgesprochen. Zwischen
Aorteninsuffizienz, arterio-venöser Anastomose und offenem Ductus
arteriosus (siehe S. 237) unterscheidet man mit Hilfe der Zeichen, die
direkt über den entsprechenden geschädigten Stellen auftreten.

Das Geräusch. Tritt bei einem Fall von Vorhofflimmern mit langsamer Kammeraktion ein blasendes, streng auf den Spitzenstoß be-
schränktes Geräusch von niederer Tonhöhe zu Beginn der Diastole auf,
dann handelt es sich um eine Mitralstenose (siehe S. 120).

Hört man bei Fällen von Mitralstenose im dritten oder vierten
linken Interkostalraum ein Geräusch zu Beginn der Diastole, so beziehe
man es nicht auf eine Schlußunfähigkeit der Pulmonalklappen, sondern
auf eine leichte Aorteninsuffizienz, selbst wenn der Puls unverändert ist.
Das von STEELL beschriebene Geräusch, das bei Mitralstenose durch
Pulmonalinsuffizienz entstehen soll, ist beim lebenden Menschen nicht
von einem Aortengeräusch zu unterscheiden. Die Pulmonalklappe ist,
außer bei angeborenen Herzfehlern (siehe S. 241) oder bei akuter
bakterieller Endokarditis (siehe S. 172), sehr selten verändert. Ist eine
Infektion mit Sicherheit vorhanden und bestehen an den Arterien keine
Zeichen für eine Aortenerkrankung oder für Embolien im großen Kreislauf, so wird ein diastolisches Geräusch über der Pulmonalis gelegentlich
den Verdacht erregen, daß sich an dieser Klappe Auflagerungen
befinden.

Das bei Erkrankung der Aortenklappen durch Systole und Diastole
ziehende Geräusch kann manchmal schwer von den systolisch-diasto-
lischen Reibegeräuschen (beschrieben auf Seite 156) unterschieden
werden, falls sie sich auf die Herzbasis beschränken. Die Diagnosen-
stellung wird schwierig, wenn sich in Fällen von rheumatischer Myokarditis an dieser Stelle ein weiches systolisch-diastolisches Geräusch
entwickelt, aber andere Zeichen von Perikarditis noch fehlen. Dieser
Punkt klärt sich mit der Zeit von selbst auf. Bei rheumatischen Infektionen könnten auch Schwierigkeiten dann entstehen, wenn zunächst
weit verbreitete Reibegeräusche auftreten, die nach ihrem Verschwinden
ein dauerndes systolisches und diastolisches Geräusch an der Basis
zurücklassen, was man entweder als perikardial oder von der Aortenklappe
herrührend deuten kann. Das Vorhandensein von starkem Aortenrückfluß kann man durch den Puls erkennen oder ausschließen. Weiß man,
daß das ganze Herz an einer rheumatischen Entzündung erkrankt war,

dann ist es ziemlich bedeutungslos, ob man sich über das Vorhandensein einer leichten Schädigung der Aortenklappen im unklaren ist.

Ruptur eines Aortensegels. Es gibt keine spontane Ruptur eines gesunden Aortensegels. Am häufigsten reißen Klappensegel, die an Syphilis oder subakuter bakterieller Endokarditis (E. lenta) erkrankt sind. Es bildet sich ein kleines Aneurysma in der Mitte des Segels und wölbt sich nach der Kammer zu vor; schließlich bricht dieses Aneurysma durch; oder ein erkranktes Segel wird von seinem Rand bis zur Ansatzstelle durchgeschlitzt. Dieses Ereignis tritt am ehesten dann ein, wenn sich der Kranke sehr anstrengt und dadurch den Blutdruck in der Aorta erhöht. In einem solchen Fall wird der Betreffende das Gefühl haben, als ob etwas in seiner Brust gerissen sei; er wird sehr kurzatmig oder kollabiert oder wird sogar bewußtlos; und gelegentlich finden sich Zeichen von akuter Herzerweiterung. Manchmal bemerkt der Kranke vom Augenblick des Vorfalls an oder etwas später ein

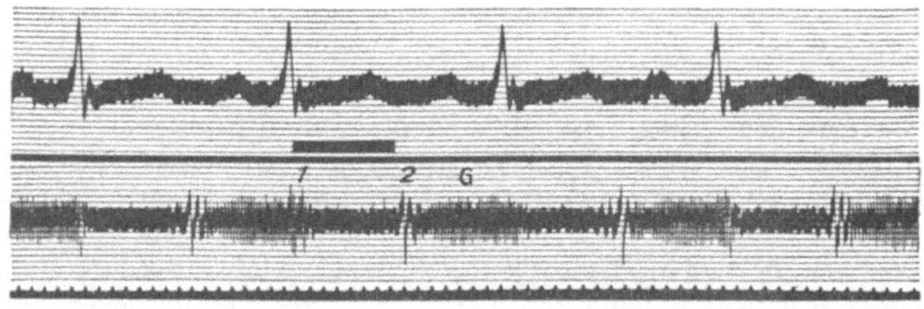

Abb. 25. Elektrokardiogramm und gleichzeitig geschriebenes Herztonbild vom zweiten rechten Intercostalraum bei einem Kranken mit Verdacht auf Ruptur eines Aortenklappensegels. Das Geräusch (G), das frühdiastolisch war und musikalischen Charakter hatte, ergibt ein Tonbild mit charakteristischen, gleichmäßigen Schwingungen. Die Schwingungen haben eine Frequenz von 138 in der Sekunde. Das schwarze Rechteck markiert die Dauer einer Kammersystole. Der erste und zweite Herzton sind bezeichnet. Zeit in $^1/_{30}$ Sekunde.

rhythmisches Geräusch in seiner Brust; das kann das einzige Symptom sein. Die WASSERMANNsche Reaktion fällt im allgemeinen positiv aus, und es finden sich Zeichen von gewöhnlich beträchtlicher Aorteninsuffizienz. Das diastolische Geräusch kann so laut sein, daß man es bereits mit bloßem Ohr in der Nähe der Brustwand hört; oft hat es musikalischen Charakter (Abb. 25) und ist mit Schwirren verbunden.

Folgeerscheinungen. *Rascher Puls.* Bei der Schilderung der Zeichen einer Aorteninsuffizienz wurden verschiedene Erscheinungen ausgelassen, weil sie keine direkten und unmittelbaren Folgen des Blutrückflusses sind, obwohl sie oft im Anschluß daran auftreten. Eine wichtige Folge von schwerer Aorteninsuffizienz ist ein niederer mittlerer Blutdruck; er ist gewöhnlich die Ursache der erhöhten Pulsfrequenz, die man bei diesem Zustand meistens findet, die aber auch von einer Infektion herrühren kann.

Gefäßerweiterung. Bei schwerer Aorteninsuffizienz ist Gefäßerweiterung häufig, sie zeigt sich besonders im Gesicht, aber auch an den oberen Extremitäten und manchmal mehr in allgemeiner Ausdehnung. Die

Gesichtshaut ist frisch und etwas, oder manchmal sogar stark gerötet; sie ist warm oder heiß. Es ist eine irrige Vorstellung, daß Aorteninsuffizienz Blässe verursacht; sie entstand zu einer Zeit, als man die subakute bakterielle Endokarditis (E. lenta) noch nicht kannte; denn diese Erkrankung befällt die Aortenklappen und führt oft zu einer hochgradigen Blässe (siehe S. 167 und S. 170); das gleiche Bild wird durch lange bestehende rheumatische Klappenerkrankungen erzeugt. Capillarpulsationen (siehe S. 35) finden sich bei diesem Krankheitsbild vor allem infolge der mit schwerer Aorteninsuffizienz einhergehenden Gefäßerweiterung häufig. Die Pulsationen sieht man gewöhnlich an den Wangen und der Stirn spontan auftreten, an der Lippe und am Ohrläppchen kann man sie leicht sichtbar machen, wenn man einen Objektträger sanft auf diese Gegenden aufpreßt; man beobachtet sie auch an den Fingern, doch nicht so häufig und weniger stark. Sie finden sich nur in Hautbezirken, die warm oder heiß sind, aber nie an kalten; sie sind also offensichtlich mit einer Erschlaffung der Arteriolen verbunden. Zweifellos trägt auch der hohe Pulsdruck zu ihrem deutlichen Auftreten bei, doch ist er nicht die Ursache. Capillarpulsationen kann man ebenso gut auch bei einem großen Aneurysma zwischen Arteria und Vena femoralis superficialis sehen; auch hier sind sowohl eine hohe Blutdruckamplitude, als ebenfalls Zeichen von Gefäßerweiterung vorhanden. Verschließt man die Arteria femoralis communis[1] durch Druck und schaltet damit die arterio-venöse Anastomose aus der allgemeinen Zirkulation aus, dann verliert der Puls sofort seinen ausgeprägt schnellenden Charakter; die Amplitude fällt sofort ab, aber die Capillarpulsationen behalten ihre ursprüngliche Intensität, weil die Vasodilatation weiter besteht.

Herzvergrößerung. Es versteht sich, daß Aorteninsuffizienz zu einem gewissen Grad von Herzvergrößerung führt. Doch erschien es praktischer, diese Frage schon im vorigen Kapitel (siehe S. 94) zu besprechen.

Anginöse Schmerzen treten bei vielen Fällen von Aorteninsuffizienz auf; mit Recht kann man wohl die Extraarbeit, die der Klappenfehler dem Herzen aufbürdet, in einigen Fällen als auslösende Ursache des Schmerzes ansehen. Auf seine Bedeutung innerhalb des Symptomenkomplexes der Aorteninsuffizienz gehen wir jedoch nicht ein im Interesse der Einfachheit und Klarheit der Darstellung dieses Krankheitsbildes.

Aortenstenose.

Es ist eine vernünftige Regel, Dinge, die selten vorkommen, auch selten zu diagnostizieren. Aortenstenose ist viel seltener als Aorteninsuffizienz, deshalb sollte man die Diagnose nicht häufig stellen. Sie tritt hauptsächlich bei älteren Leuten auf und nur gelegentlich bei rheumatischen Herzleiden jüngerer Menschen.

Symptome, Zeichen und Diagnose. Symptome der Aortenstenose gibt es nicht.

---

[1] Nach der englischen Nomenklatur teilt sich die Arteria femoralis communis in Arteria femoralis superficialis und profunda.

Anakroter Puls. Das führende diagnostische Zeichen der Aortenstenose ist ein kleiner Puls, der langsam ansteigt und seinen höchsten Punkt verspätet erreicht; ohne dieses Zeichen darf man diesen Krankheitszustand nie diagnostizieren. Der Finger des Erfahrenen wird ihn fühlen; oft merkt man ihn auch bei der Beobachtung pulsierender Arterien. Manchmal kann man in dem langsamen Pulsanstieg durch Palpation einen vorzeitigen Gipfel nachweisen; das ist aber eher in sphygmographischen Aufzeichnungen (Abb. 24) möglich. Der Puls wird dann „anakrot" genannt. Diese Veränderung der Pulsform ist die direkte Folge der Stenose; der Grad der Pulsveränderung steht in direkter Beziehung zum Grad der Stenose. Aus diesem Grunde ist das Zeichen gerade so wesentlich, denn bei einem raschen Pulsanstieg ist die etwa vorhandene Stenose so gering, daß es sich nicht verlohnt, sie als solche zu diagnostizieren. Ein langsam ansteigender, anakroter Puls kann bei allen anderen Zuständen auftreten, bei denen irgendwo zwischen den Aortenklappen und der Stelle, wo man den Puls fühlt, ein unvollständiger lokaler Verschluß vorliegt. Der Mechanismus ist immer der gleiche, die primäre Pulswelle wird bei der Überwindung des Hindernisses aufgebraucht; aus diesem Grunde ist der systolische Druck niedriger, als er sonst sein würde. Keine andere Schädigung indessen ruft diesen Puls auch nur annähernd so häufig hervor, wie die Aortenstenose. Beim Aortenaneurysma können durch Gerinnsel oder durch Verengerungen an den Ursprungsstellen der von dem Aneurysma abgehenden Gefäße Hindernisse in den abführenden Gefäßen entstehen. Die Verengerung ist indessen gewöhnlich auf ein Gefäß, seltener auf zwei von den drei aus der Aorta entspringenden Gefäßen beschränkt, nämlich entweder auf die Arteria anonyma oder die Carotis oder die Subclavia; deshalb ist es beim Aneurysma sehr ungewöhnlich, überall einen langsam ansteigenden Puls zu finden, oder in beiden Armen einen gleich langsamen Pulsanstieg festzustellen. Ein in allen Gefäßen anakroter Puls kommt als seltene Erscheinung bei vorgeschrittener allgemeiner Arteriosklerose mit schwacher Herztätigkeit vor. Bei all den aufgeführten verschiedenen Krankheitszuständen, die Aortenstenose einbegriffen, ist sowohl die Höhe des systolischen Blutdrucks als auch die Höhe der Pulswelle herabgesetzt.

Systolisches Schwirren. Das zweite diagnostische Zeichen ist ein systolisches Schwirren an der Herzbasis, das gewöhnlich am zweiten rechten Rippenknorpel oder im zweiten Interkostalraum am stärksten ist. Sucht man nach ihm genau, so kann man es gewöhnlich nachweisen, indem man die warme Handfläche gerade in dem Augenblick auf die Herzbasis legt, in dem der Patient eben eine tiefe Expiration beendet hat und den Atem in Expirationsstellung anhält. Es ist zwar ein Zeichen, das man erwartet, man kann die Diagnose jedoch auch stellen, wenn es fehlt; niemals aber kann sich die Diagnose nur auf sein Vorhandensein allein gründen. Bei Erkrankungen der Aortenklappen mit geringer oder fehlender Stenose kann es ebenfalls vorkommen, manchmal auch, wenn keine Klappenerkrankung, sondern Anämie vorhanden ist.

Systolisches Geräusch. Jeder Fall von Aortenstenose hat ein systolisches Geräusch, das man am stärksten dort hört, wo das Schwirren am besten zu fühlen ist. Es wird zum Schlüsselbein oder darüber hinaus längs der Carotis in den Hals fortgeleitet. Ein rauhes Geräusch sollte dazu veranlassen, nach einem Schwirren zu suchen. Das systolische Geräusch als solches ist ein Leitzeichen, für die Diagnose hat es aber sonst keinen weiteren Wert. Bei jeder Erkrankung der Aortenklappen pflegt über der Aorta ein systolisches Geräusch aufzutreten, ebenso bei Dilatation oder Aneurysma der aufsteigenden Aorta und bei Atheromen an der Aortenwurzel; recht häufig findet es sich bei Anämie und bei jedem Zustand, bei dem das Herz vermehrt arbeitet. Auf Grund eines solchen Geräusches eine Stenose zu diagnostizieren, ist ein unverzeihlicher Fehler.

Gleichzeitig vorhandene Aorteninsuffizienz. Ein langsam ansteigender Puls ist zwar ein sehr wesentliches, jedoch nicht ganz ausreichendes Zeichen. Das systolische Schwirren lokalisiert das Hindernis und hilft daher bei der Diagnose; ebenso kann ein rauhes Geräusch mithelfen. Das Vorhandensein eines diastolischen Insuffizienzgeräusches kann man in ähnlicher Weise zur Lokalisierung des Leidens benutzen, da eine Stenose selten ohne dieses Zeichen des Blutrückflusses vorkommt. Man beachte, daß das Geräusch hier für sich allein erwähnt ist, denn ein steil ansteigender Puls (Pulsus celer) ist an sich ein hinreichender Beweis dafür, daß eine wesentliche Stenose nicht vorliegt.

Erkrankungen der Atrioventrikularklappen.

Pathologische Anatomie.

Mitralklappe. Eine Erkrankung der Mitralklappe rührt gewöhnlich von einer Entzündung der Klappe im Verlaufe einer aktiven rheumatischen Erkrankung her (siehe S. 175). In den Frühstadien der Entzündung sieht man auf beiden Segeln schmale Bänder von kleinen, ohne Stiel aufsitzenden, eng aneinanderliegenden Auflagerungen, die längs der Schließungsränder angeordnet sind. Darunter und in der Klappensubstanz selbst findet sich eine weiter ausgebreitete Entzündung. Heilt die Entzündung ab, dann bleibt eine Verdickung des Segelrandes zurück, wodurch die dünne, schmiegsame, für einen völligen Verschluß so notwendige Klappenkante zerstört wird. Die beginnende Verdickung und Abrundung des Klappenrandes ist als Ursache der Mitralinsuffizienz anerkannt. Wiederholte und lange bestehende Entzündungen führen zu schweren Deformierungen der Klappen; die Ränder verdicken sich stärker und ihre benachbarten Teile verwachsen miteinander; zuerst verfilzen die kleinsten Verzweigungen der Chordae tendineae, später verwachsen auch gröbere Verzweigungen untereinander und mit dem Segel, dem sie anliegen. Der Vorgang breitet sich an den Hauptsehnenfäden entlang aus, und diese und die Segel verbacken miteinander und werden in neues Gewebe eingeschlossen. Allmählich verwandelt sich

8*

der Klappenapparat in ein zusammengeschrumpftes, starres Gebilde, das von einer knopfloch- oder trichterförmigen Öffnung durchbohrt ist, die sich weder öffnen noch schließen kann. Das ist eine Stenose. Die rheumatische Entzündung, die zuerst eine Schrumpfung der Klappen mit Insuffizienz erzeugt, führt schließlich zur Stenose; ein und dieselbe Erkrankung bietet also in ihren verschiedenen Verlaufsstadien ein wechselndes Bild.

Es gibt einen Zustand von Atherosklerose der Klappensegel, besonders am Aortensegel der Mitralklappe, bei dem es manchmal zu so reichlichen Kalkablagerungen kommt, daß eine Mitralstenose verursacht wird. Bei älteren Menschen findet man gelegentlich solche verkalkten Klappen; sie können auch bei jüngeren Menschen auftreten, wenn sich in Geweben, die durch eine rheumatische Infektion sklerosiert sind, Kalksalze ablagern. Schädigungen der Mitralklappe durch Syphilis gibt es nicht.

Bei Vergrößerung der linken Kammer findet man nach dem Tod häufig eine Erweiterung der Kammer und des Atrioventrikularringes; dabei besteht einerseits eine Vergrößerung der ganzen Mitralklappe mit einer Verlängerung der Sehnenfäden und sich verstärkt ausbuchtenden Klappensegeln, andererseits aber eine abnorme Verdickung und Undurchsichtigkeit des Klappengewebes. Solche Klappen sind im Leben wahrscheinlich oft schlußunfähig; bei der Autopsie haben wir aber keine ausreichende Prüfungsmethode für eine Schlußunfähigkeit der Mitralklappe.

Die infektiöse Endokarditis führt zu Ulcerationen der Klappen; oft sind die Sehnenfäden zerrissen; dadurch wird die Klappe schlußunfähig oder es kann durch Anhäufung von Auflagerungen zum Teilverschluß der Klappenöffnnng kommen.

Tricuspidalklappe. Die einzige häufige Schädigung dieser Klappe wird durch Gelenkrheumatismus verursacht; genau wie der Mitralklappenfehler ist sie die Folge einer charakteristischen Entzündung der Klappe. Die Tricuspidalklappe wird indessen seltener und weit weniger schwer als die Mitralklappe in Mitleidenschaft gezogen. Ist eine Stenose vorhanden, so ist sie gering, weil die verdickte Klappenkante einen starren Ring von beträchtlicher Größe bildet; gewöhnlich besteht daneben eine schwere Mitralstenose.

Mitralstenose.

Erkennung. Kranke mit Mitralstenose können zwar über vielerlei Symptome klagen, aber keines kann man eigentlich sinngemäß dieser Klappenveränderung zuschreiben. Eine Reihe von Kranken mit vollentwickelter Stenose haben gar keine Symptome, und die Krankheit wird nur zufällig entdeckt. Hier sollen nur die objektiven Zeichen der Krankheit besprochen werden.

Die gewöhnlichen Zeichen der Mitralstenose sind ein jäh abbrechender und betonter erster Ton über der Herzspitze, und ein betonter oder verdoppelter zweiter Ton am zweiten linken Rippenknorpel; diese Zeichen

bilden aber einzeln oder zusammen keine ausreichende Grundlage für
eine Diagnose, mag ein Gelenkrheumatismus in der Vorgeschichte vorliegen oder nicht. Häufiger als von Mitralstenose rühren sie von einer
Verstärkung der Herztätigkeit (Augmentation) her; als Zeichen sind sie
jedoch nützlich, da sie auf eine Mitralstenose hinweisen und eine genauere Untersuchung der Mitralklappe veranlassen, als sonst üblich ist.
Zeichen, die eine Hypertrophie der rechten Kammer vermuten lassen,
darf man nicht ohne weiteres als Beweis für eine Mitralstenose anführen.
Das ist ein viel zu indirektes Vorgehen, um zuverlässig zu sein. Ein
Zeichen allein rechtfertigt die Diagnose, und das ist das eigentümliche
Geräusch am Herzen. Ein entsprechendes Schwirren muß natürlich mit
einbezogen werden; es ist keine getrennte Erscheinung, sondern das
Ohr hört und die Hand fühlt im wesentlichen die gleichen Schwingungen,
wenn sie sowohl zu hören wie zu fühlen sind. Das Geräusch der Mitralstenose ist das einzige Herzgeräusch, das genaues Studium erfordert.

Zuerst ein Wort über das Schwirren. Man fühlt es am besten, wenn
man die Handfläche gerade eben in der Gegend des Spitzenstoßes auf
die Brustwand auflegt; diagnostischen Wert hat das Schwirren nur,
wenn es lange genug anhält und deutlich schnurrenden Charakter hat.
Es ist töricht, etwas für Schwirren zu halten, was als Zeichen nicht
unmißverständlich erkennbar ist. Zeitlich fällt das Schwirren fast in
die gleiche Phase des Herzschlages wie das Geräusch, wenn man es auch
nicht immer gleich lange wahrnehmen kann. Es ist schwerer als das
Geräusch zu fassen und weniger wichtig für die Diagnose.

Das Geräusch ist fast immer über oder nahe dem Spitzenstoß am
lautesten. Gewöhnlich ist es streng auf diese Gegend beschränkt, manchmal jedoch über einem größeren Gebiet des Präkordiums hörbar. Wir
wollen es zuerst für das regelmäßig schlagende Herz beschreiben und
dann die durch Vorhofflimmern und andere abnorme Mechanismen
veränderten Geräusche besprechen. Die Beschreibung, die in gewisser
Hinsicht von der üblichen Lehrmeinung abweicht, gründet sich auf eine
lange Erfahrung im Auskultieren und, was vielleicht einzigartig ist,
auf einen bei einer großen Reihe ausgewählter Fälle durchgeführten
genauen Vergleich von dem, was man hört, mit dem, was man mit dem
Mikrophonverfahren aufzeichnen kann. Nur die graphische Darstellung
stellt die zeitlichen Beziehungen dieser Geräusche über jeden Zweifel.

Bei normalem Rhythmus. Das charakteristische Geräusch hat eine
niedere Tonhöhe, ist gewöhnlich rauh, polternd oder schabend und endet
jäh in einen lauten Ton, in den es kontinuierlich übergeht. Dieser Ton
ist in Wirklichkeit der erste Herzton; da er gewöhnlich sehr stark
betont ist, kam die Vorstellung auf, das Geräusch nehme in einem
Crescendo zu. Die Ansicht, man erkenne das Geräusch gewöhnlich dadurch, daß man es im Herzzyklus zeitlich festlegt, ist irrig, obwohl sie
ständig gelehrt wird. Die Mehrzahl der Untersucher ist zwar imstande,
die hauptsächlichen Geräusche sofort zu erkennen, sie sind aber nicht
in der Lage — und werden es nie sein — Geräusche mit Zuverlässigkeit
zeitlich festzulegen. Sie erkennen dieses Geräusch der Mitralstenose im
Augenblick, in dem sie es hören — ebenso wie ich es bei der gewöhnlichen

Untersuchung tue — an seinem jäh endenden, tiefen Brausen. Viel Arbeit wird vergeudet, und viele sind zuletzt doch außerstande, das Geräusch zu erkennen, weil sie sich dauernd bemühen, es zeitlich festzulegen, anstatt es erkennen zu lernen, wie man das Bellen eines Hundes zu erkennen lernt.

Das Geräusch kommt dadurch zustande, daß das Blut während der Diastole durch die verengte Öffnung der Mitralklappe fließt. Es ist in denjenigen Phasen der Diastole hörbar, in denen das Blut mit hinreichender Geschwindigkeit durch den Mitralring hindurchfließt. Eine ausreichend rasche Strömungsgeschwindigkeit, die die betreffenden Strukturen durch Wirbelbildung in Schwingungen versetzt, kann während eines kürzeren oder längeren Teiles der Diastole erreicht werden. Welcher Teil der Diastole durch das Geräusch ausgefüllt wird, hängt

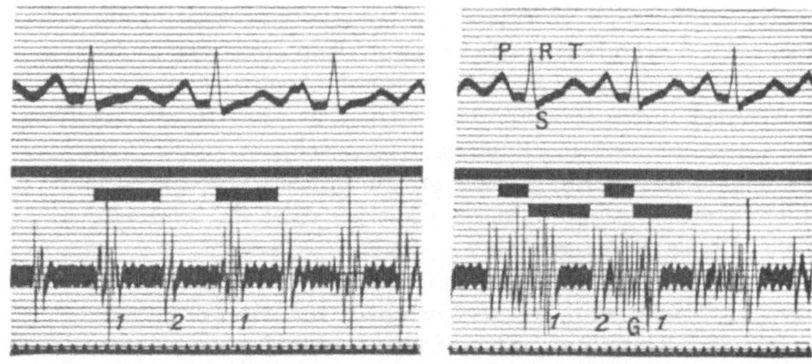

Abb. 26 und 27. Elektrokardiogramm und gleichzeitig geschriebenes Herztonbild eines Falles von Mitralstenose. Das erste Tonbild (Abb. 26) wurde von einem Punkt etwas medial vom Spitzenstoß aufgenommen und zeigt eine Betonung des ersten und zweiten Tones, aber kein Geräusch. Das zweite Tonbild (Abb. 27) ist an der Stelle des Spitzenstoßes aufgenommen, an dem ein diastolisches Brausen zu hören war; es zeigt, daß die ganze Lücke zwischen zweitem und ersten Ton von einem Geräusch (G.) ausgefüllt ist. Die größeren schwarzen Rechtecke in den Abbildungen markieren die Dauer der Kammer-, und die kleineren Rechtecke die der Vorhofsystole. Zeit in $^{1}/_{30}$ Sekunde.

hauptsächlich von der Herzfrequenz und vom Grade der Stenose ab. Setzt man voraus, daß in jeder Minute eine bestimmte Blutmenge durch die Öffnung fließen muß, so wird die Strömungsgeschwindigkeit in dem Maße größer, wie die Diastole mit rascherer Herzfrequenz verhältnismäßig kürzer wird; unter sonst gleichen Verhältnissen wird die Blutströmungsgeschwindigkeit um so größer, je kleiner die Öffnung ist. Bei den meisten Fällen von Mitralstenose, die zur Untersuchung kommen, ist die Schlagfrequenz rasch und die Stenose mäßig oder beträchtlich; infolgedessen besteht eine hohe Strömungsgeschwindigkeit, und *in der Regel* füllt das Geräusch die ganze Diastole aus; es beginnt also mit dem zweiten Ton und hört mit dem jähen ersten Ton auf (Abb. 26, 27 und 28). Da Ausdrücke gern stereotyp werden, ist es noch immer gebräuchlich, dieses vollständig diastolische Geräusch als präsystolisch zu bezeichnen, obwohl der Ausdruck nur selten zutrifft. Schlägt das Herz mit einer Frequenz von 120 in der Minute, wie man das in der Poliklinik oft beobachtet, so kann die Bezeichnung sicherlich nicht

ganz richtig sein, denn bei diesen Kranken dauert die Diastole nicht
länger als $\frac{1}{4}$, und die Präsystole, sagen wir, $\frac{1}{12}$ Sekunde. Wir würden
diesen Punkt nicht so sehr betonen, wenn es nicht wichtig wäre, sich
zu vergegenwärtigen, daß der Ärztestand eine deutliche und zwar
traditionelle Neigung hat, die Genauigkeit seiner subjektiven Untersuchungsverfahren zu überschätzen. Wie bereits früher im Zusammenhang mit der Messung der Herzvergrößerung (siehe S. 98) festgestellt
wurde, ist es bei der Benutzung eines jeden Meßverfahrens wesentlich,
seine Fehlergrenze zu kennen, und diese kann bei einer zeitlichen
Messung schwerlich unter $\frac{1}{10}$ Sekunde liegen; gewöhnlich ist sie größer.
Fertigt man graphische Aufzeichnungen an und auskultiert man sehr
aufmerksam besonders im Hinblick darauf, eine Lücke zwischen dem
zweiten Ton und dem Geräusch aufzufinden, so zeigt sich, daß Geräusche, die sich auf die Spätdiastole beschränken, verhältnismäßig
selten sind. Sie finden sich nur bei Herzen, die langsam schlagen und bei

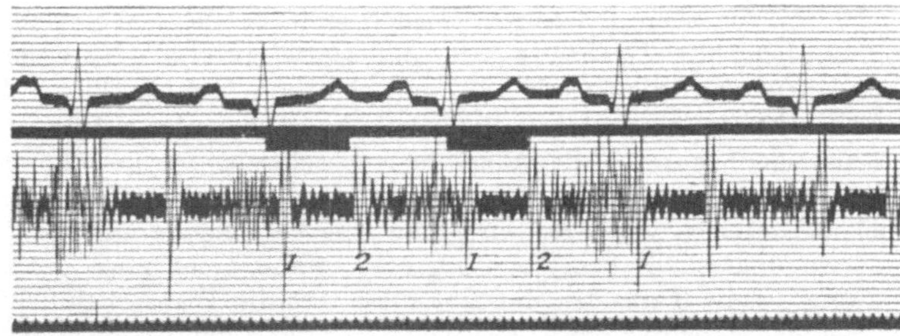

Abb. 28. Elektrokardiogramm und gleichzeitig geschriebenes Herztonbild eines Falles
von Mitralstenose. Das Tonbild wurde von einem Punkt nahe der Herzspitze aufgenommen, wo ein diastolisches Brausen und ein betonter erster und zweiter Ton zu
hören waren. Man sieht, daß die Pause zwischen dem zweiten und ersten Ton vollständig
durch ein Geräusch ausgefüllt ist. Die schwarzen Rechtecke markieren die Dauer der
Kammersystole. Herzfrequenz 96 in der Minute. Zeit in $\frac{1}{30}$ Sekunde.

denen keine vorgeschrittene Stenose besteht. In seltenen Fällen mit
langsamer Herztätigkeit kann das Geräusch in der Präsystole und auch
in der Frühdiastole auftreten und eine stumme Lücke in der mittleren
Diastole lassen.

Mitralstenose wird bei Kindern unter 10 Jahren gewöhnlich nicht
diagnostiziert. In diesem Alter und auch noch einige Jahre danach tritt
das für Mitralstenose charakteristische Geräusch in der Mitte der
Diastole (siehe S. 179) auf. Der Grund für diese merkwürdige Lokalisation ist nicht ganz verständlich, es ist aber gut, wenn man diese Ab-
weichung kennt.

Frühdiagnose. Wenn ich lehre, daß das eigentümliche Geräusch das
einzige Zeichen ist, das die Diagnose Mitralstenose rechtfertigt, so tue
ich das unter dem Vorbehalt, daß man aufmerksam nach ihm sucht und
daß man sich mit Verständnis bemüht, es zum Vorschein zu bringen.
Man hört das Geräusch beim Kranken viel häufiger im Liegen als im
Stehen, und bei linker Seitenlage öfter als bei Rückenlage. Besonders
häufig hört man es, wenn ein Kranker, der zuvor saß, eine der beiden

letztgenannten Körperhaltungen gerade einnimmt, oder wenn er sich durch einige Male Aufsitzen und Hinlegen gerade genug anstrengt, eine Steigerung der Pulsfrequenz und der Strömungsgeschwindigkeit des durch die Klappenöffnung fließenden Blutes zu erreichen. Im Anschluß an körperliche Anstrengung, unmittelbar nachdem der Kranke eine der beiden Körperstellungen eingenommen hat, widme man den Tönen über der Herzspitze während der ersten fünf oder zehn Herzschläge besondere Aufmerksamkeit. Sehr oft hört man das Geräusch nur dann und nur während einiger Herzschläge, und sehr oft ist das Geräusch nur unter eben diesen Umständen nicht zu verkennen; deshalb darf man bei einem Menschen, bei dem man eine Mitralstenose auch nur entfernt vermutet, nicht eher davon Abstand nehmen, bis man diese besonderen Prüfungen durchgeführt hat. Sie sollten bei verdächtigen Herzbeschwerden in jedem Fall angewandt werden, wenn eine Betonung oder Verdoppelung des ersten oder zweiten Tones über der Pulmonalis besteht oder wenn ein systolisches Spitzengeräusch vorliegt. Gewöhnt man sich an, die eben genannten Zeichen stets in dieser Weise zu benutzen, so lehrt die Erfahrung bald, daß sie wertvoll als Hinweis auf die speziellen Prüfungen sind, daß man sie aber, wenn sie diese Aufgabe erfüllt haben, als wirkliche diagnostische Zeichen der Mitralstenose vernachlässigen kann. Mit dem hier beschriebenen gewöhnlichen Untersuchungsverfahren, das letzten Endes alle Zeichen außer dem eigentümlichen Geräusch verwirft, wird man eine beginnende Mitralstenose sehr selten übersehen. Von ebenso großer, wenn nicht noch größerer Bedeutung ist die Tatsache, daß auf diese Art die Wahrscheinlichkeit stark verringert wird, diese Klappenerkrankung zu diagnostizieren, wenn sie nicht vorhanden ist. Es gibt natürlich Fälle, in denen wegen der vorhandenen Venenstauung Arbeits- oder Lageprüfungen nicht ratsam sind; für diese Kranken macht es wenig aus, ob man die Diagnose Mitralstenose stellt oder nicht.

Bei Vorhofflimmern. Flimmern die Vorhöfe, so unterscheidet sich die Eigenart des Geräusches der Mitralstenose gewöhnlich nicht von dem gewöhnlichen Geräusch, das man bei normalem Rhythmus hört. Das heißt, es ist ein tiefes, polterndes oder schabendes Geräusch. Bei den meisten unbehandelten Fällen, die man zum erstenmal sieht, schlagen die Kammern rasch. Unter diesen Umständen nimmt das Geräusch die ganze Diastole ein und endet in einem jähen ersten Ton; es entsteht also wie gewöhnlich ein Crescendoeffekt.

In Fällen mit regelmäßigem Rhythmus füllt das Geräusch, wie wir gesehen haben, gewöhnlich die ganze Diastole aus, bei langsamer Herztätigkeit kann es aber auch nur auf einen Teil der Diastole beschränkt sein; vorzugsweise fällt es dann in die Präsystole. Ebenso füllt das Geräusch bei Vorhofflimmern nicht mehr die ganze Diastole aus, wenn sich die Kammerfrequenz verlangsamt; dann bevorzugt es aber die beginnende Diastole jedes Schlages. Der Grund hierfür ist der, daß die Vorhöfe nicht mehr arbeiten und das Blut am Ende der Diastole nicht mehr rasch durch das Ostium hindurchpressen; unter diesen Umständen strömt das Blut am raschesten unmittelbar nach Öffnung der Atrioventrikularklappen aus dem Vorhof, weil die Vorhöfe dann mit dem während der Kammersystole gestauten Blut strotzend gefüllt sind. Die Geschwindigkeit des Blutstromes läßt mit fortschreitender Diastole bald nach, und deshalb pflegt das in Frage stehende Geräusch im allgemeinen einen Diminuendocharakter zu haben. Bei Vorhofflimmern mit sehr langsamer Kammertätigkeit beschränkt sich das Geräusch bei allen Schlägen auf den Beginn der Diastole und neigt aus einem ungeklärten Grund oft dazu, seine schabende Eigenschaft zu verlieren, weich zu werden und seinem Charakter nach mehr dem Geräusch der Aorteninsuffizienz zu gleichen. Obgleich unregelmäßig, schlägt die Kammer gewöhnlich nicht so langsam, und das Geräusch behält die charakteristische rauhe Eigenart; bei raschen Herzschlägen füllt es die ganze Diastole aus; bei langsamen Schlägen fällt es in die beginnende und mittlere Diastole, klingt dann ab und läßt eine merkliche Pause zwischen dem Ende des Geräusches und dem darauffolgenden ersten Ton. Diese

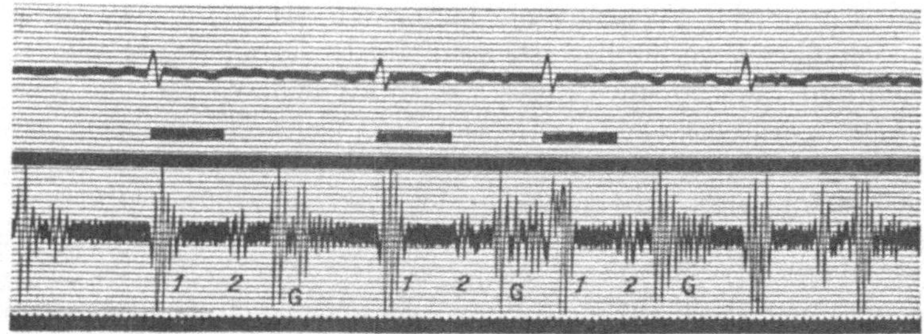

Abb. 29. Elektrokardiogramm und gleichzeitig geschriebenes Herztonbild von der Spitzengegend in einem Fall von Mitralstenose und Vorhofflimmern unter Digitalisbehandlung. Jede Systole der Kammer, deren Dauer durch scnwarze Rechtecke bezeichnet sind, ist von einem ersten und zweiten Ton begleitet. Kurz nach dem Ende des zweiten Tones tritt ein rauhes, diastolisches Geräusch (G.) auf. Ist die Diastole lang, dann hat das Geräusch Diminuendocharakter und endet mit der Diastole; ist aber die Diastole kurz, wie im zweiten Zyklus, dann endet das Geräusch im nächsten ersten Herzton. Zeit in $^1/_{30}$ Sekunde.

Kombination der Töne ist außerordentlich häufig, und man sollte gründlich damit vertraut sein; es ist ein wenig Überlegung erforderlich, um sie zu verstehen; zur Erleichterung des Verständnisses füge ich eine graphische Darstellung derartiger Töne bei, die gleichzeitig mit dem Elektrokardiogramm aufgenommen sind (Abb. 29).

Entwickelt sich bei Fällen von Mitralstenose mit normalem Rhythmus Vorhofflimmern, so verschwindet manchmal das vorher hörbare spätdiastolische Geräusch, oder es wird infolge des Fehlens der Vorhofsystole viel weniger deutlich. Es ist wohl bekannt, daß eine Mitralstenose bei Vorhofflimmern durch das zeitweilige Fehlen von Geräuschen am Herzen verborgen bleiben kann. Die oben beschriebenen Prüfungen bringen das Geräusch, wie in Fällen mit normalem Rhythmus, gewöhnlich auch hier zum Vorschein, oder sie machen ein fragliches Geräusch unverkennbar deutlich.

Die Hauptvariationen der Geräusche der Mitralstenose, die besprochen wurden, sind in der beigefügten Tabelle zusammengefaßt. Der gewöhnlichste Fall ist in der dritten und vierten Reihe dargestellt:

Geräusche der Mitralstenose.

Herz	Normaler Rhythmus	Vorhofflimmern
1. Frequenz langsam; beginnende Stenose	Präsystole	Kein Geräusch
2. Frequenz sehr langsam; voll entwickelte Stenose	Beginn und Ende der Diastole	Beginn der Diastole
3. Frequenz rasch; voll entwickelte Stenose	Ganze Diastole	Ganze Diastole
4. Frequenz mäßig; voll entwickelte Stenose	Ganze Diastole	Bei rascher Frequenz ganze Diastole; bei langsamer Schlagfolge Beginn und Mitte der Diastole

Diese Tabelle zeigt auf den ersten Blick den Einfluß der Vorhofsystole auf die Phase der Diastole, in der das Geräusch auftritt.

Den Einfluß der Vorhofsystole kann man auch bei Mitralstenose, die mit Herzblock verbunden ist, studieren. Vergrößert sich die Pause zwischen den Vorhof- und Kammerkontraktionen, so ist eine kürzere oder längere stumme Lücke zwischen dem Geräusch und dem ersten Ton zu bemerken. Entwickelt sich ein 2:1 Block, dann treten zwei ähnliche Geräusche auf, das eine in der Präsystole und das andere zu Beginn der Diastole, und zwar jedes als Folge eines entsprechenden Vorhofschlages. Fälle dieser Art sind nicht sehr selten; Fälle von Mitralstenose mit vollständigem Block, bei denen sich die Stelle, an der das Geräusch auftritt, von einem Herzschlag zum andern ändert, sind selten.

Das Flintsche Geräusch. Dieses Geräusch ähnelt dem der Mitralstenose; man hört es bei Fällen von schwerer Aorteninsuffizienz, bei denen sich nachtraglich herausstellt, daß gar keine Mitralstenose vorhanden ist. Die genaue Entstehungsweise des Geräusches ist unbekannt; sein Vorkommen ist nicht ungewöhnlich. In sehr seltenen Fällen kann es einen ebenso schabenden Charakter haben, wie das Geräusch bei Mitralstenose, und es wird behauptet, daß es auch mit Schwirren verbunden sein kann; gewöhnlich ist es ein tiefes, brausendes Geräusch, das die ganze Diastole ausfüllt, das aber weniger gut hörbar ist als das ähnliche Geräusch bei Stenose. In Fällen von Aorteninsuffizienz, bei denen man über dem Spitzenstoß ein diastolisches Rauschen hört, ist es unmöglich, die Herkunft des Geräusches allein aus seinen Besonderheiten oder durch seine zeitliche Festlegung im Zyklus des Einzelschlages zu bestimmen. Erstrebt man eine vollkommene anatomische Genauigkeit in der Diagnose, so kommt man diesem Ziele am nächsten, wenn man die Begleitumstände zur Klärung heranzieht. Wenn die Insuffizienz gering und das Herz klein ist oder wenn eine Vorgeschichte mit Gelenkrheumatismus oder Chorea vorliegt, dann kann man eine Mitralstenose diagnostizieren; ist das Herz groß oder besteht Verdacht auf eine Aortenerkrankung syphilitischen Ursprungs, dann sollte man keine Mitralstenose diagnostizieren. In Wirklichkeit besitzt diese Frage keine praktische Bedeutung, da durch eine Entscheidung in dieser oder jener Richtung weder die Prognose noch die Behandlung geändert werden.

Mitralinsuffizienz.

Systolische Spitzengeräusche. *Kardiorespiratorisches Geräusch.* Es ist das häufigste Geräusch, das man über der Spitzengegend des Herzens hört. Gewöhnlich hört man es am besten über dem Spitzenstoß oder etwas außerhalb davon. Oft ist es über einem großen Gebiet zu hören, und zwar ist es häufig nicht nur über dem Präkordium deutlich, sondern auch in der Achsel und am linken Schulterblattwinkel. Es ist ein kurzes, hohes, blasendes Geräusch. In Wirklichkeit ist es ein Teil des Atemgeräusches, und man hört es am besten oder überhaupt nur bei der Inspiration, wenn das normale vesikuläre Atemgeräusch durch den Herzschlag in zwei oder mehrere kurze Geräusche zerlegt wird. Bevor man es aber nicht genau kennt, übersieht man im allgemeinen seine Beziehung zur Atmung; hört man ein kurzes wechselndes Geräusch, das dem Ohr nahe liegt, so achte man auf seine Beziehung zur Atmung und besonders darauf, wie es sich verhält, wenn der Atem angehalten wird. Die Kammer erzeugt mit jeder Systole ein kleines Vakuum in ihrer Nachbarschaft und vergrößert so die Geschwindigkeit, mit der die Luft in die Lunge einströmt. Das Geräusch ist eine normale Erscheinung, wenn das Herz z. B. bei körperlichen Anstrengungen oder Aufregungen schnell und kräftig schlägt; hat man den Mund beim steilen Bergaufgehen geöffnet, so kann man oft merken, wie mit der Systole des Herzens ein scharfer Luftzug am Larynx vorbeistreicht. Das Geräusch ist als die natürliche Begleiterscheinung verstärkter Herztätigkeit zu betrachten.

Extrakardiale Geräusche. Präkordiale systolische Geräusche, die kurz sind, dem Ohr nahe zu liegen scheinen und etwas schabenden Charakter haben, betrachtet man gewöhnlich als außerhalb des Herzens durch eine Rauhigkeit des Perikards oder der Pleura hervorgerufen. Gelegenheit, die verdächtigten Membranen zu untersuchen, besteht nicht oft. Ist sie einmal gegeben, so ist es manchmal, aber keineswegs immer möglich, eine Schadhaftigkeit zu finden, der man das Geräusch zuschreiben kann; ein Beweis läßt sich jedoch selten erbringen. Während des Lebens ist die Unterscheidung zwischen systolischen Geräuschen, die innerhalb oder außerhalb des Herzens entstehen, den sogenannten „intrakardialen" und „extrakardialen" Geräuschen, oft unmöglich, es sei denn, die letzteren bestehen in Form der charakteristischen, weithin hörbaren systolischen und diastolischen Reibegeräusche einer frischen Perikarditis, oder sie sind deutlich kardiorespiratorisch.

Inkonstante Geräusche. Nicht selten hört man ein weiches, blasendes, systolisches Geräusch in der Gegend des Spitzenstoßes nur dann, wenn sich der Kranke in einer bestimmten Körperhaltung befindet, und zwar meistens im Liegen, manchmal im Stehen. Einige Geräusche der gleichen Art wechseln von Tag zu Tag sehr in ihrer Stärke, andere treten nur nach körperlicher Anstrengung auf. Solche Geräusche sind gewöhnlich

— wenn auch nicht immer — über einem verhältnismäßig kleinen Gebiet der Brustwand hörbar.

Konstante Geräusche. Ein beträchtlicher Teil der systolischen Geräusche an der Herzspitze verändert sich von Schlag zu Schlag und von Tag zu Tag verhältnismäßig wenig; es sind im allgemeinen rauhere und langanhaltendere Geräusche, und man hört sie über einem größeren Gebiet des Präkordiums und der Achsel, im Gegensatz zu den zuvor beschriebenen inkonstanten Geräusche. Das sind die Geräusche, die man gewöhnlich für die hauptsächlichen Kennzeichen der Mitralinsuffizienz hält. Unter ihnen gibt es ein Geräusch, das erst in der Mitte der Systole beginnt und das infolge dieser Verspätung häufig mit einem in der beginnenden Diastole auftretenden Geräusch verwechselt wird.

Mitralinsuffizienz und ihr Zeichen. Es ist ratsam, von vornherein zu betonen, daß wir bei Erörterung der Diagnose der Mitralinsuffizienz nicht oder höchstens indirekt die Diagnose der Mitralerkrankungen überhaupt besprechen; diese beiden Fragen müssen getrennt behandelt werden.

Es gibt keine Symptome, die man vernünftigerweise der Mitralinsuffizienz zuschreiben kann. Das einzige Zeichen, das man nennen könnte, ist das systolische Geräusch. Man hat behauptet, daß bei Mitralinsuffizienz der erste Herzton durch ein Geräusch ersetzt sein kann; auf graphischen Aufzeichnungen zeigt sich der erste Ton aber immer. In Wirklichkeit verhält es sich so, daß das Ohr, das auf den ersten Ton horcht, sich durch ein lautes Geräusch täuschen läßt.

Der Versuch, die genaue Beziehung gewisser systolischer Geräusche zur Mitralinsuffizienz zu finden, stößt auf die wirkliche Schwierigkeit, daß es häufig unmöglich ist, nach dem Tode aus dem Aussehen der Klappe festzustellen, ob während des Lebens eine Schlußunfähigkeit vorhanden war oder nicht. Unter Berücksichtigung dieser Tatsache könnte man folgendes behaupten: wenn man die Feststellung macht, daß in irgend einer Gruppe von Herzfällen Mitralinsuffizienz häufiger als in einer anderen Gruppe vorkommt, so ist es diejenige Gruppe, bei der man die Segel später so verdickt findet, daß die starre Klappenöffnung weder imstande ist, sich weiter zu öffnen noch zu schließen. Bei derartigen Fällen von Stenose sollte man während des Lebens das Zeichen der Insuffizienz finden. In Wirklichkeit verhält es sich aber folgendermaßen. Bei einem Drittel der Fälle kann man kein Geräusch entdecken; in den übrigen Fällen hört man ein systolisches Geräusch in der Spitzengegend. Dieses Geräusch kann lokal auftreten; häufiger kann man es weit in die Achselhöhle hinein verfolgen. Es kann so leise sein, daß es fast unhörbar ist, es kann musikalischen Charakter haben oder rauh und laut sein; gelegentlich kann ein Schwirren damit verbunden sein. Gewöhnlich ist es bei allen Herzschlägen konstant, aber nicht immer. Man muß also zugeben, daß das Zeichen der Mitralinsuffizienz von Fall zu Fall sehr stark wechselt. Außerdem hört man all diese mannigfaltigen Geräusche ab und zu in Fällen, bei denen man bei der Autopsie überhaupt keine Schädigung am Klappenapparat finden

kann. Meist nimmt man dann an, daß der Muskelring, der den Klappenansatz umgibt, so stark erschlafft ist, daß ein Leck entsteht. Früher
neigte man sehr dazu, a priori zu glauben, daß ein deutliches systolisches
Geräusch an der Spitze durch eine Insuffizienz verursacht sein müsse;
stellte man ein systolisches Geräusch fest, dann nahm man an, daß
es von einer Insuffizienz herrührte. Meistens mag die Annahme richtig
sein; in manchen Fällen ist sie falsch, da diese Geräusche auch auf andere
Art hervorgerufen werden können. Unser Vorgehen bei der Diagnose
der Mitralinsuffizienz hat ganz offensichtliche Schwächen. Es ist nie
sehr befriedigend, eine Diagnose auf ein einziges Zeichen zu gründen,
und die Lage wird unsicher, wenn man weiß, daß das Zeichen keinen
hohen Grad von Zuverlässigkeit besitzt.

Haben wir einen Fall einer akuten Infektionskrankheit oder einen
hinfälligen älteren Menschen in Behandlung und sind wir sicher, daß
sich unter unseren Augen ein systolisches Geräusch am Spitzenstoß
oder in seiner Nähe eingestellt hat, so können wir es mit Recht als das
erste Anzeichen einer beginnenden Herzerweiterung deuten, und deshalb
kann das Geräusch wichtig sein; wir sind aber kaum berechtigt, diesen
Schluß endgültig zu ziehen, ehe sich nicht gleichzeitig oder später direkte
Zeichen von Herzvergrößerung finden lassen. Das systolische Geräusch
ist hauptsächlich ein Leitzeichen; als solches kann es besonderen Wert
haben. Für einen Schutzmann kann ein offenes Fenster auf seiner nächtlichen Runde ein solches Zeichen sein; er kann Verdacht schöpfen, aber
nicht unbedingt daraus den Schluß ziehen, daß ein Dieb im Hause ist.
Bei chronischen Herzleiden hat ein konstantes systolisches Geräusch
einen ähnlichen Wert, weil es manchmal das erste Zeichen ist, welches
die Aufmerksamkeit auf das Herz lenkt und zu dessen genauer Untersuchung führt.

Das Vertrauen in den Wert der Diagnose Mitralinsuffizienz sinkt
nicht nur, weil häufig Zweifel über das tatsächliche Vorhandensein der
Insuffizienz bestehen, sondern weil wir auch für den Fall, daß sie vorhanden ist, völlig außerstande sind, ihren Grad anzugeben. Es mögen
einige — wenn auch unzureichende — Gründe für die Behauptung
sprechen, daß das Geräusch der Mitralinsuffizienz durch Rauhigkeit,
Schwirren, Hörbarkeit über einem großen Bezirk oder durch andere
Eigenarten gekennzeichnet sei. Daß eine geringe oder eine sehr starke
Schlußunfähigkeit der Klappe sich durch besondere Eigenschaften
verrate, wurde bisher noch nicht behauptet. Sicher ist jedenfalls, daß,
wenn die Diagnose Insuffizienz wegen eines tatsächlich bestehenden
Blutrückflusses von Bedeutung ist, diese Bedeutung sicherlich dem
Grad des Rückflusses entsprechen muß.

Kurz, die Diagnose Mitralinsuffizienz ist von sehr begrenzter Wichtigkeit; bei akuten Infektionskrankheiten und gelegentlich im hohen Alter
kann sie als Hinweis auf ein drohendes Versagen des Muskels nützlich
sein. Für die Schlußfolgerung, daß die Diagnose Mitralinsuffizienz weder
Prognose noch Behandlung beeinflussen darf, werden noch weitere
Gründe angeführt werden (siehe S. 131).

Erkennung von Mitralerkrankungen.

Für die Erkennung einer Mitralerkrankung auf Grund von systolischen Geräuschen ist es zunächst wesentlich, alle Geräusche, seien sie kardiorespiratorisch oder nicht, die nicht an der Mitralklappe, sondern anderweitig entstehen, sorgfältig auszuschalten; es ist zweitens wesentlich, daß man klar unterscheidet zwischen einem Mitralgeräusch als Folge einer Kammerschädigung und einem Geräusch, das die Folge einer Klappenerkrankung ist. Es ist unhaltbar, jedes deutlich systolische Geräusch an der Spitze als gleichbedeutend mit einer Klappenerkrankung anzusehen. Sagt man, daß ein konstantes, langes, rauhes systolisches Geräusch, das man am Spitzenstoß oder außerhalb davon hört, gewöhnlich eine Mitralerkrankung bedeutet und fügt man hinzu, daß dieser

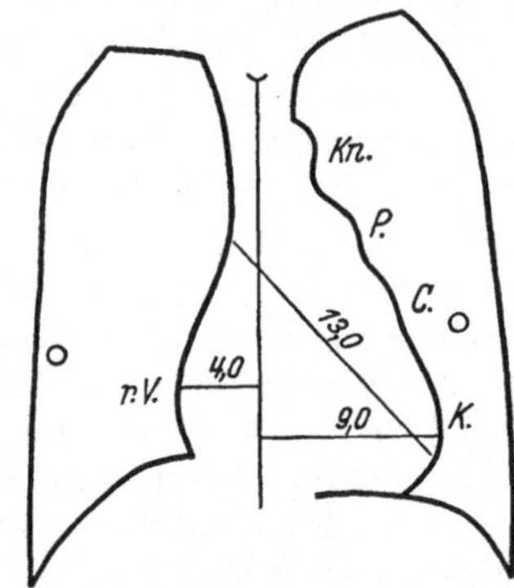

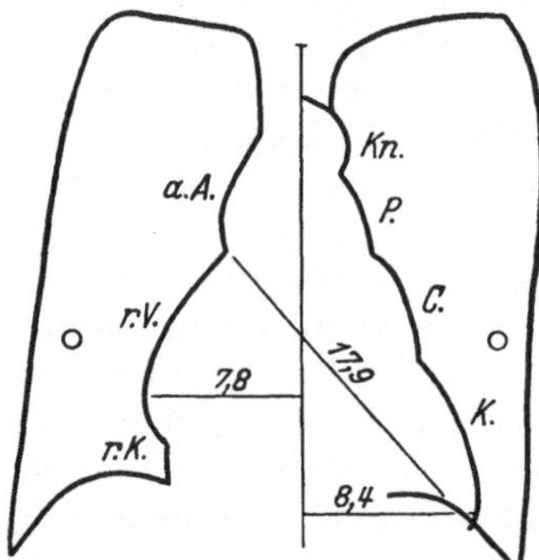

Abb. 30. Orthodiagramm. Mann von 24 Jahren; Gewicht 51 kg. Mitralstenose (voll entwickelt). Unterhalb des Aortenknopfes (Kn.) sieht man die Vorwölbung der erweiterten Pulmonalarterie (P.), des vergrößerten Conus (C.) und den Umriß der Kammer (K.), deren Spitze ungewöhnlich rund ist. Der Schatten des rechten Vorhofs (r. V.) ist vergrößert.

Abb. 31. Orthodiagramm. Mann von 29 Jahren. Mitralstenose (voll entwickelt), Aorteninsuffizienz (gering) und starke Herzvergrößerung. Die rechte Grenze setzt sich zusammen aus der verlagerten aufsteigenden Aorta (a. A.), aus einem vergrößerten rechten Vorhof (r. V.) und dem Anfang der vergrößerten rechten Kammer (r. K.) oder der Vena cava. Die linke Grenze besteht aus dem Aortenknopf (Kn.), der erweiterten Pulmonalarterie (P.), dem stark vergrößerten Conus (C.) und der Kammer (K.).

Schluß zuverlässiger bei einer Vorgeschichte mit fieberhaftem Gelenkrheumatismus ist, so ist das die weitgehendste Behauptung, die sich verteidigen läßt.

Die genaue Diagnose einer Erkrankung der Mitralklappe hängt nicht von der Erkennung der Schlußunfähigkeit der Mitralklappe ab, sondern von der Erkennung einer Verengerung des Mitralostiums. Es wurde bereits gesagt, daß beide Arten von Schädigung durch einen Gelenkrheumatismus hervorgerufen werden, und daß diese Zustandsbilder nur Stadien ein und derselben Erkrankung sind. Die Diagnose einer rheumatischen Mitralerkrankung wird daher am genauesten gestellt (wenn wir von Genauigkeit sprechen, müssen wir nicht nur richtige Mutmaßungen berücksichtigen, sondern auch unrichtige Mutmaßungen ausschalten), wenn wir mit der Stenose anfangen und die Diagnose dieser Schädigung so weit wie möglich zurückverlegen.

Befolgt man die Methode der Frühdiagnose (siehe S. 119), dann werden viele Fälle, die sonst als Mitralinsuffizienz durchgehen, in die bedeutungsvolle Klasse der Stenosen überwiesen; gibt man sich Mühe, diese Frühfälle zu entdecken, so wird es bei vielen systolischen Geräuschen unnötig, ihre Deutung zu versuchen. In den übrigen Fällen ist es fraglich, ob man die Diagnose einer Mitralerkrankung in einem ausreichend großen Prozentsatz mit genügender Genauigkeit stellen kann, um einen solchen Versuch auf Grund der vorhandenen physikalischen Zeichen rechtfertigen zu können.

Tricuspidalerkrankungen.

Tricuspidalstenose. Nur ein Zeichen dieses Krankheitszustandes hat großen Wert; nämlich ein Geräusch, das dem für Mitralstenose beschriebenen ähnelt, aber über den unteren Teilen des Brustbeins auftritt. Charakteristischerweise hört man in diesen Fällen über dem Spitzenstoß das Geräusch einer Mitralstenose; verschiebt man das Stethoskop medianwärts, dann verschwindet es, und sobald man näher ans Sternum herankommt, wird das ähnliche Geräusch der Tricuspidalstenose hörbar. Ist kein Tricuspidalgeräusch vorhanden, so bedeutet das nicht, daß die Klappe gesund ist. Früher hielt man eine präsystolische Pulsation der Leber, die man graphisch aufzeichnete, für ein diagnostisches Zeichen dieser Erkrankung; diese Ansicht hat man jedoch aufgegeben. Mir ist nicht bekannt, daß die Behandlung irgendeines Falles durch die Stellung der Diagnose beeinflußt worden wäre.

Tricuspidalinsuffizienz. Ein dauerndes, blasendes systolisches Geräusch, das auf den unteren Teil des Brustbeins und den Schwertfortsatz beschränkt ist, findet sich bei Fällen mit Venenstauung nicht selten und wird gewöhnlich einer Tricuspidalinsuffizienz zugeschrieben. Viel häufiger aber ist bei Fällen mit allgemeiner Venenstauung kein deutliches Geräusch dieser Art zu hören; zudem kann man ein ähnlich klingendes Geräusch von Zeit zu Zeit, besonders nach Anstrengungen, bei Menschen in offensichtlich gutem Gesundheitszustand hören. Wahrscheinlich wird die Tricuspidalklappe sehr leicht undicht.

Nach der alten Theorie des rückläufigen Druckanstiegs nahm man an, daß der Druck in der rechten Kammer ansteigt, bevor er sich in den Venen erhöht, und die Tricuspidalklappe stellte man als eine der letzten Verteidigungslinien hin. Eine Schlußunfähigkeit dieser Klappe betrachtete man als Signal für den Beginn der Venenstauung; und so kam es, daß man den Ausdruck Tricuspidalinsuffizienz fast als gleichbedeutend mit Venenstauung benutzte. Diese Hypothese ließ die Tatsache unberücksichtigt, daß bei einer Behinderung des Blutabflusses aus der rechten Kammer in dieser Kammer keine Stauung auftreten kann, ohne daß der Druck in den Venen nicht auch entsprechend ansteigt; außerdem steigt der Druck bei Venenstauung nicht, wie er nach dieser Theorie müßte, plötzlich an, sondern allmählich im Verlauf von Stunden und Tagen. Venenstauung beginnt also nicht durch ein plötzliches Leckwerden der Tricuspidalklappe. Die Schwierigkeiten bei der Diagnose der Tricuspidalinsuffizienz durch Auskultation sind ähnlicher

Art, wie die bereits für die Mitralinsuffizienz angegebenen; die Diagnose besteht im allgemeinen nur in der Feststellung, daß man ein Geräusch entdeckt hat, von dem man dann in vielen Fällen vielleicht mit Recht annimmt, es weise auf eine Tricuspidalinsuffizienz hin. Für den Grad der Insuffizienz gibt es keine Anzeichen; man kann auch die Bedeutung des Rückflusses für den Kreislauf nicht abschätzen, es sei denn, man beobachtet eine Veränderung der Form des Halsvenenpulses, und auch das ist oft ein unsicheres Kennzeichen.

Die Tricuspidalinsuffizienz bildet ein lehrreiches Beispiel für eine altmodische klinische Denkweise. Einen nicht faßbaren Klappendefekt umgab man mit einer verwickelten und unbewiesenen Hypothese und erreichte damit, daß das Wesentliche des Krankheitszustandes verdeckt blieb. Das Wesentliche ist nicht die Schlußunfähigkeit der Tricuspidalis, sondern die allgemeine Venenstauung; und die für praktische Zwecke erforderlichen genauen Informationen erhält man nicht über dem Präkordium, sondern von den Venen selbst, denn am Venensystem findet man sowohl die Zeichen der eben gerade beginnenden, als auch der fortgeschrittenen Stauungsinsuffizienz. Die Venen liefern direkte Zeichen, und wer gründlich damit vertraut ist, benutzt für die Diagnose weder das Tricuspidalgeräusch, noch die darauf aufgebaute Theorie.

Die Bedeutung von Herzklappenfehlern.

Prognose.

Der unberechtigte Nachdruck, den man in der Diagnostik auf die Herzklappenerkrankungen legte, war der Hauptgrund, warum die Prognosestellung bei Herzkrankheiten lange so sehr unbefriedigend blieb. Diese Überbetonung rührte vor allem daher, daß man sich eine übertriebene Vorstellung davon machte, in welchem Ausmaße Klappenfehler das Herz mechanisch belasten. Die Vorstellung darüber ändert sich, wenn man den Grad der Belastung ein wenig genauer betrachtet. Als Beispiel diene die Stenose. Man schneide in einen Tennisball ein Loch von 4 cm Durchmesser, fülle den Ball mit Wasser und umgreife ihn mit der Hand. Es erfordert nur wenig Kraft, das Wasser herauszutreiben. Man wiederhole den Versuch mit einem Ball, bei dem das Loch auf 2 cm Durchmesser verkleinert ist, und das Ergebnis ist nur wenig verschieden; auch dann wird der Inhalt noch leicht und rasch herausgespritzt. Und doch erläutert dies, wie die Verkleinerung einer Klappenöffnung, z. B. der Mitralis, auf $\frac{1}{4}$ ihrer ursprünglichen Fläche wirkt. Eine sehr geringe Erhöhung des austreibenden Druckes überwindet den vermehrten Widerstand, den ein beträchtlich verengtes Ostium bietet. Nur im Falle einer sehr auffallenden Verengerung wird die Arbeit der entsprechenden Herzkammer wesentlich vermehrt. Die schwerste Belastung, die dem Herzen durch einen Klappenfehler aufgebürdet wird, ist wahrscheinlich die bei Aorteninsuffizienz; das Ausmaß ist nicht genau bekannt, man weiß aber, daß für das normale Herz diese Belastung keineswegs untragbar ist. Nehmen wir also an, daß die durch einen reichlichen Aortenrückfluß aufgebürdete Belastung die Arbeit, die der linke Ventrikel unter Ruhebedingungen bei jedem Schlag leisten muß, wirklich verdoppelt, wobei die Kammer ihre normale Blutmenge und dazu das Rückflußquantum auswirft; sogar dann sind die Reservekräfte des Herzens wenig verändert, da die Leistung, zu der das Herz fähig ist, viele Male größer ist, als seine Beanspruchung bei Körperruhe (Abb. 32, Seite 140). Wenn man die Belastung, die eine ausgesprochene Aorteninsuffizienz dem Herzen auferlegt, richtig einschätzt, so beraubt sie den gesunden Ventrikel nur eines kleinen Bruchteils seiner vollen Reservekraft. Der Unterschied zwischen den Arbeitsmengen, die beim Vorhandensein oder Fehlen eines reichlichen Aortenrückflusses aufzuwenden sind, ist wahrscheinlich viel geringer, als der Unterschied zwischen der vom Herzen zu leistenden Arbeit bei einem mit schwerer Handarbeit beschäftigten Mann und einem, der eine sitzende Lebensweise führt.

Vom Gesichtspunkt der dadurch dem Herzen auferlegten Belastung aus betrachtet, muß die Bedeutung von Klappenerkrankungen fast ausschließlich zu einer Frage der Abschätzung der noch übrig gebliebenen Reservekraft werden. Es gibt keinen Beweis dafür, daß irgendein Klappenfehler dem gesunden Herzen eine solche Belastung auferlegt, daß er — sogar wenn sich keine Herzhypertrophie entwickelt — eine Herzinsuffizienz zur Folge haben würde. Wäre uns die ursprüngliche Leistungsfähigkeit des Herzens bekannt, und könnten wir die Belastung genau schätzen, so könnten wir die Reserven des Herzens durch einfache Subtraktion bestimmen. In der Praxis kommen wir mit einem Schritt zu unserem Ziel, wenn wir die Reserven auf Grund der Symptome, die der Kranke bietet, beurteilen. Es ist selten notwendig, an die durch einen Klappenfehler auferlegte Mehrbelastung zu denken; sicherlich ist es unerwünscht, zur Prognose von einem so indirekten, so theoretischen und deshalb so ungewissen Standpunkt aus zu kommen.

Die einzige zuverlässige Grundlage für Prognosen ist wirkliche Erfahrung, und niemals dürften theoretische Erwägungen demgegenüber ins Gewicht fallen. Aber der Gedankengang muß klar sein. Die einfache Tatsache, daß es bei Kranken mit bestimmten Formen von Klappenfehlern eine hohe Mortalität gibt, hilft uns wenig oder überhaupt nicht, wenn wir den einzelnen Kranken hinsichtlich seiner Lebensaussichten beraten. Fraglos kann ein Kranker, der einen gegebenen Grad einer Aorten- oder Mitralschädigung hat, vielleicht unmittelbar vor dem Tode stehen oder aber nach einem langen, tätigen Leben ein vorgerücktes Alter erreichen und an einer interkurrenten Krankheit sterben; wie können wir angesichts solcher Unterschiede Klappenerkrankungen in befriedigender Weise zur Prognosestellung benutzen? Zwar sind solche Unterschiede weniger häufig bei Kranken mit fortgeschrittenen Aortenfehlern, als bei denen, die an leichteren Graden von Aortenfehlern leiden; aber das ist nicht wichtig; und es ist auch richtig, daß man außer bei der Aortenklappe den Grad der Schädigung während des Lebens nicht genau abschätzen kann. Es gibt Fälle mit außerordentlich schlechten und außerordentlich guten Aussichten, und zwischen beiden gibt es jede Übergangsform. Wenn man bei Klappenerkrankungen die Zukunft mit annähernder Genauigkeit vorher sagen soll, so muß man sich darüber klar sein, daß der Blick über die Klappen hinaus gehen muß. In einigen Fällen hilft uns der Zustand der Klappen bei der Prognosestellung, in anderen Fällen nicht. Hat man bei einem Kranken eine Klappenerkrankung diagnostiziert, aber erkannt, daß er außerdem eine Herzinsuffizienz mit Stauung hat, so wird der erstere Befund so sehr von dem letzteren an Bedeutung übertroffen, daß man ihn gewöhnlich überhaupt vernachlässigen kann. Eine ähnliche Feststellung gilt für Klappenerkrankungen, bei denen eine starke Herzvergrößerung vorliegt und die Herzreserven herabgesetzt sind. Herzinsuffizienz und Herzvergrößerung sind in diesen Fällen die bestimmenden Faktoren für eine vernünftige Voraussage.

In dem Maße, wie Symptome und Zeichen von Herzinsuffizienz und Herzvergrößerung auftreten, tritt die Bedeutung der Klappenschädigung selbst in den Hintergrund.

Das Vorhandensein eines Klappenfehlers ist hauptsächlich bei den Kranken bedeutungsvoll, bei denen wenige oder keine anderen Zeichen einer Herzerkrankung vorhanden sind. Unter Kranken, die die Periode der in Frage kommenden Infektionen schon seit einigen Jahren überstanden haben, gibt es ein paar mit Aorteninsuffizienz oder Mitralstenose; ihre Körperkraft ist aber meist unbeeinträchtigt, und die Reservekräfte des Herzens sind anscheinend unversehrt; sie klagen meist über keinerlei Symptome, auch kann man bei ihnen keine bestimmten Zeichen von Herzvergrößerung finden. Es sind gewöhnlich, aber nicht ausschließlich, junge Leute, und die Prognose ist bei ihnen erfahrungsgemäß im allgemeinen sehr gut; das heißt, diese Menschen werden gewöhnlich viele Jahre leben und sich einer guten Gesundheit erfreuen. In dieser Feststellung liegt die Grundlage einer richtigen Prognose in soweit, als es sich um die Klappenerkrankung handelt; aber es muß hier betont werden, wenn ich von Klappenerkrankung spreche, meine ich lediglich Aortenfehler oder Mitralstenose, ohne dabei irgendeine der üblichen Begleiterscheinungen dieser Leiden in Betracht zu ziehen. Bei einigen Fällen aus dieser unkomplizierten Gruppe von Aortenerkrankungen und Mitralstenose, und zwar nur bei einigen, bilden sich in einigen Jahren schwerere Erscheinungen heraus. Es ist jedoch höchst wichtig, daß diese Tatsache keine Verschlechterung in die Prognose der Gesamtgruppe hineinbringen darf. Es ist vollkommen angebracht und richtig, daß die allgemeine Haltung gegenüber der in Frage stehenden Gruppe eine fast unbeschränkt optimistische sein soll, vorausgesetzt, daß der einzelne Kranke die Zweckmäßigkeit von einfachen Vorsichtsmaßregeln erfaßt. Bei dieser Gruppe gibt es selten ein Mittel, mit dem man zwischen den vielen Fällen mit guten Aussichten und den wenigen, deren Herz später versagt, unterscheiden kann; deshalb muß man konsequenterweise gegenüber allen entweder optimistisch oder pessimistisch sein. Ist man bei allen optimistisch, so kann es vorkommen, daß gelegentlich ein Kranker ohne vorhergehende

Warnungszeichen versagen wird, und noch dazu vielleicht sehr dramatisch; die Mehrzahl der Kranken aber wird sich eines vernünftigen Gefühles von Sicherheit erfreuen, worauf sie ein Recht haben. Ist unsere Einstellung gegenüber allen pessimistisch, so werden die meisten Kranken nutzlos Zeiten von Angst und Unruhe erleben und ein dauerndes Gefühl von Unsicherheit haben. Sicherlich kann es nur eine Entscheidung geben, wenn man die beiden Möglichkeiten abwägt, denn nur die erstere ist vernünftig und wirklich menschlich.

Hat der Leser das Gesagte verstanden, dann ist es unnötig, den Fall der Klappenerkrankung mit einem geringeren Grad von Herzinsuffizienz oder Herzvergrößerung zu erörtern. Den vorgebrachten allgemeinen Argumenten kann man noch weiteren Nachdruck dadurch geben, daß man sich mit dem Klappenfehler beschäftigt, der im vorigen Kapitel im Hauptbrennpunkt der Erörterungen gestanden hat, nämlich der Mitralinsuffizienz. Sie wird vor der Zusammenfassung besprochen werden.

Mitralinsuffizienz. Die Schwierigkeiten bei der Diagnose Mitralinsuffizienz sind schon erörtert worden; es wurde gezeigt, daß die Diagnose unsicher ist, und daß man, wenn eine Insuffizienz sicher scheint, ihren Grad nicht feststellen kann. Da die Stellung der Diagnose, ausschließlich von einem Zeichen abhängt, hat es keinen Wert, die Bedeutung der Mitralinsuffizienz als solche zu diskutieren. Es ist unter diesen Umständen zweckmäßiger, Hypothesen, die sich mit den Wirkungen einer Insuffizienz usw. befassen, möglichst zu vermeiden, und sich mit den klaren Tatsachen zu befassen; nämlich zu fragen, was ist die prognostische Bedeutung eines systolischen Geräusches an der Spitze, und, wenn man es für erwünscht hält, dieses Geräusch durch bestimmte Kennzeichen, wie Länge, Rauhigkeit und Fortleitung zu unterscheiden (siehe S. 125). Nehmen wir die ersten besten 50 Menschen mit einem solchen Geräusch und die ersten 50 ohne ein solches, so wird in der ersten Gruppe die Prognose zweifellos weniger zufriedenstellend sein als in der zweiten. Es ist aber nicht angängig, die Angelegenheit auf diese Art zu erledigen, denn die zweite Gruppe bildet keine einwandfreie Kontrolle gegenüber der ersten. Soll die Bedeutung des systolischen Geräusches an der Spitze sichergestellt werden, dann ist es ganz wesentlich, daß die zwei Serien von Fällen, abgesehen vom Geräusch, in jeder Hinsicht genau gleich sind. Die zweite Gruppe muß deshalb eine gleiche Anzahl von Menschen mit Atemnot und mit Gelenkrheumatismus usw. in der Vorgeschichte umfassen.

Durch einen solchen Vergleich ist niemals gezeigt worden, daß irgendein beträchtlicher Unterschied der Lebensaussichten in diesen beiden Gruppen besteht. Tatsächlich hat man bei solchen Vergleichen keine Unterschiede ermitteln können. Die Meinungen, daß ein deutlicher Unterschied besteht, sind auf rein theoretischen Annahmen gegründet. Die traditionelle Anschauung ist jedoch so fest eingewurzelt, daß man einer kritischen Untersuchungsmethode und ihren Ergebnissen fast immer aus dem Wege geht. Ist festgestellt, daß eine Mitralinsuffizienz wenig oder keine prognostische Bedeutung hat, dann wird nicht selten die Frage gestellt, ob sie auch keine Bedeutung hat, wenn sie mit Kammererweiterung oder frischem Gelenkrheumatismus verknüpft ist. Die Antwort lautet, daß nur der frische Gelenkrheumatismus oder die Herzerweiterung belangvoll sind.

Die hier angewandte Beweisführung ist zum großen Teil eine Wiederholung des Vorgehens, das schon bei der Diskussion über die Bedeutung von Extrasystolen eingeschlagen wurde. Das Prinzip, um das es geht, ist jedoch so wesentlich für die Prognose im allgemeinen und wird so oft vernachlässigt, daß es nochmals direkt hervorzuheben ist. Ein wohl etwas extremes Beispiel aus einem anderen Gebiet kann dazu dienen, die Behauptung zu rechtfertigen, daß Begleitumstände wirklich unwesentlich sind. Eine einfache, verheilte Narbe auf der Zunge hat offensichtlich wenig oder keine prognostische Bedeutung; und doch haben Kranke mit einer solchen Narbe keine normalen Lebensaussichten, da einige von ihnen Epileptiker sind. Diese Tatsache ändert nichts an der prognostischen Bedeutung der Narbe selbst.

Die Prognose in Fällen von Aorteninsuffizienz wird oft als schlechter angegeben, wenn gleichzeitig Mitralinsuffizienz besteht. Diese Feststellung beruht nicht auf Erfahrung, sondern wiederum auf rein theoretischen Erwägungen. Sie ist nur der letzte Schritt zu der äußersten Absurdität, wo die Prognose sich auf eine Anzahl von Geräuschen gründet. Bei einem Kranken, der ein Aortenleiden hat, die Bedeutung eines systolischen Geräusches an der Spitze zu diskutieren, heißt, eine Nebensächlichkeit erörtern und wesentliche Erwägungen außer acht lassen.

Zusammenfassend sei gesagt: wenn man behauptet, daß die Diagnose von Aortenklappenerkrankungen oder Mitralstenose für die Prognosestellung bedeutungsvoll ist und daß die Diagnose einer Mitralinsuffizienz wenig oder keine Bedeutung hat, so sind wir nicht weit von der Wahrheit entfernt. Seit vielen Jahren erlebe ich bei der Beobachtung der Arbeit anderer Ärzte, daß diejenigen, die sich dauernd auf Herzgeräusche oder auf die Diagnose von Klappenerkrankungen verlassen, immer in Schwierigkeiten geraten, wenn es zu Prognose und Behandlung kommt; und daß diejenigen, die sich am erfolgreichsten mit Herzkranken befassen, den Hauptwert auf andere Erscheinungen legen.

Unsere Besprechung der Bedeutung von Klappenerkrankungen begann mit einer Betrachtung der Belastung, die dem Herzen durch Klappenfehler aufgebürdet wird. Das führte zu der Feststellung, daß man die Prognose auf die Erfahrung und nicht auf die theoretische Wirkung von Klappenschädigungen gründen muß; und wir sind zu dem Schluß gekommen, daß allein Schädigungen der Aortenklappe und die Mitralstenose wesentliche prognostische Bedeutung besitzen. Wenn wir erwägen, warum das so ist, dann theoretisieren wir wieder; obwohl dies an sich nützlich sein mag, darf es die Haltung nicht ändern, die wir den prognostischen Wertungen gegenüber bereits eingenommen haben. Wahrscheinlich liegt die Bedeutung von Klappenfehlern nicht so sehr in der Belastung, die sie dem Muskel auferlegen, sondern hauptsächlich in Störungen, die zugleich mit der Klappenerkrankung auftreten und aus einer gemeinsamen Quelle herrühren. Ein Herz mit Klappenerkran-

kungen war gewöhnlich früher der Sitz von entzündlichen Prozessen
oder von degenerativen Veränderungen; eine Klappenerkrankung kommt
selten isoliert vor, sie ist von Erkrankungen anderer Teile des Herzens
begleitet. Deshalb ist man berechtigt, bei Jugendlichen eine Mitralstenose oder einen Aortenfehler als Beweis für eine abgelaufene oder
vorhandene rheumatische Entzündung des Herzens zu betrachten, die
alle Teile des Herzens in größerem oder geringerem Grade befallen
hat. Ein systolisches Geräusch an der Spitze, sogar wenn man es im
Sinne einer Mitralinsuffizienz auffaßt, hat nicht die gleiche Bedeutung.
Wenn man an einem Herzen eine Mitralstenose festgestellt hat, sollte
man, bevor die Untersuchung weiter fortgeführt wird, den Muskel als verdächtig ansehen; bei diesen Kranken besteht mehr als bei normalen Leuten
Neigung zur Entwicklung von Vorhofflimmern und Herzinsuffizienz
mit Stauung. In ähnlicher Weise sind bei Aortenerkrankungen syphilitischen Ursprungs die Aorta und Teile der Kammer der Spirochäten-
infektion ausgesetzt gewesen, die Krankheit ist progredient, und es
besteht die Wahrscheinlichkeit einer Schädigung der Abgangsstellen
der Coronargefäße. Die Diagnose Aorteninsuffizienz syphilitischen Ursprungs erlangt oft dadurch, daß sie auch benachbarte Strukturen
einbezieht, eine zusätzliche Bedeutung. Genau gesagt, sind diese Erwägungen für die Prognose des Klappenleidens selbst unwesentlich;
sie sind aber sicherlich wichtig für die Frage der Bedeutung des
Klappenleidens im allgemeineren Sinn. Es ist nicht stark übertrieben,
wenn man sagt, die größte Bedeutung der Diagnose einer Klappenerkrankung liege darin, daß sie oft Licht auf die Vorgeschichte des
betroffenen Herzens wirft, und daß sie uns weiter hilft, indem sie
zur Diagnose einer herabgesetzten Reservekraft, einer aktiven Infektion,
einer Erkrankung der Aortenwand oder eines Coronarverschlusses führt.

Versorgung der Fälle.

Liegt eine aktive Erkrankung der Klappen vor, so richtet sich die
Behandlung gegen die Infektion; soweit etwas darüber bekannt ist, wird es
unter den speziellen Kapiteln infektiöse Endokarditis (siehe S. 171 u. 174),
rheumatische Pankarditis (siehe S. 181) und syphilitische Mesaortitis
(siehe S. 204) abgehandelt. Damit ist man tatsächlich schon am Ende
dessen, was über die Behandlung von Klappenerkrankungen zu sagen
ist, da man chronische und inaktive Schädigungen kaum als der Behandlung zugänglich betrachten kann. Versuche, Fälle von Mitralstenose mit Herzinsuffizienz auf chirurgischem Wege durch Ein-
schneiden der Klappe zu bessern, waren bisher nicht imstande, Besserung
herbeizuführen. Ich glaube, daß sie auch weiterhin fehlschlagen werden,
nicht nur, weil der Eingriff zu drastisch ist, sondern auch weil der Versuch auf der — jedenfalls gewöhnlich — irrtümlichen Idee gegründet
ist, daß die Klappe die Hauptquelle des Übels sei.

Die Behandlung von *Kranken* mit Klappenfehlern wird man in
anderen Teilen dieses Buches finden; die Behandlung richtet sich nicht
gegen den Klappenfehler, sondern gegen die gewöhnlichen Begleit-

erscheinungen, Herzinsuffizienz, Angina pectoris usw. Selten sollte das
Vorhandensein eines Klappenfehlers die Behandlung abändern. Hat man
sich davon beeinflussen lassen, so stellt sich diese Haltung häufig als
unklug heraus. So war Digitalis eine Zeitlang in Fällen von Aorteninsuffizienz verboten unter dem einleuchtenden theoretischen Vorwand,
daß es durch Verlängerung der Diastole und durch Steigerung des
arteriellen Druckes den Rückfluß vermehre; aber sowie man die Tatsachen untersuchte, fand sich, daß Digitalis in klinischen Dosen keine
dieser Wirkungen bei Aortenfällen hervorruft. Die richtige Anwendung
von Digitalis wird durch ganz andere Überlegungen beherrscht, wie etwa
das Vorhandensein von Vorhofflimmern, und diese Erwägungen sind
in Aorten- und anderen Fällen nicht voneinander verschieden. Man
könnte sagen, daß die Klappenschädigung als solche auf die Behandlung
hauptsächlich dann einen Einfluß hat, wenn sie nicht kompliziert ist.
Leidet ein Kranker an Aorteninsuffizienz, Aortenstenose oder Mitralstenose, hat er aber keine Zeichen von Herzvergrößerung und eine
gute Arbeitstoleranz, dann ist es eine vernünftige Vorsichtsmaßregel,
jede sehr anstrengende körperliche Tätigkeit oder viele Stunden währende
Handarbeit zu verbieten. Solche Patienten auf eine rein sitzende Beschäftigung zu beschränken und ihnen von jeder körperlichen Betätigung
abzuraten, sogar ihnen rasches Gehen, Radfahren oder Schwimmen zu
verbieten, hieße, sie nicht gut behandeln. Im Gegenteil, man muß sie
zu körperlicher Bewegung aufmuntern, die noch gut innerhalb der
Toleranzgrenzen liegt; lediglich auf einer Beschränkung der körperlichen
Betätigung muß man bestehen. Wenn diese Kranken ihre Herzschwäche
erkannt haben, mache man sie mit einfachen Gesundheitsregeln bekannt und halte sie an, sich streng danach zu richten (siehe S. 257).

Die Einschränkungen müssen natürlich entsprechend verschärft
werden für Kranke, bei denen der Klappenfehler durch Begleitumstände kompliziert ist.

Bietet ein Kranker ein Bild, das man als unkomplizierte Mitralinsuffizienz betrachtet, oder genauer, hat er ein konstantes systolisches
Geräusch an der Spitze und ist das Herz normal groß, sowie die Arbeitstoleranz vollkommen, und besteht außerdem kein begründeter Verdacht auf eine Infektion, so pflege ich die körperliche Betätigung nicht
einzuschränken und zu voller Fortsetzung jeder Beschäftigung zu
ermutigen, wie anstrengend sie auch sein mag; ich lasse den Kranken
als Rekrut zum Militärdienst zu und empfehle für Versicherungszwecke
gewöhnliche Prämien. Dieses Vorgehen ist nicht auf irgendwelche
theoretischen Überlegungen gegründet, seine Zuverlässigkeit aber ist
durch praktische Erfahrung bewiesen. Es schließt natürlich den Vorbehalt in sich, daß derjenige, der danach handelt, weder die Arbeitstoleranz nachlässig einschätzt, noch es versäumt, das Herz gewissenhaft
von anderen Gesichtspunkten aus zu untersuchen. Um diesen vielum-
strittenen Punkt zu illustrieren, führe ich den Fall eines jungen Mannes
an, der anscheinend vollkommene Gesundheit und die Arbeitstoleranz
eines Athleten besaß. Er wurde mir geschickt, da man bei ihm ein
blasendes systolisches Geräusch nahe der Herzspitze gefunden hatte, das

nach der Achsel hin fortgeleitet war. Ein solches Geräusch war wirklich vorhanden, aber alle anderen klinischen Zeichen waren normal. Er wollte den Mount Everest (über 9000 m) ersteigen und tat es mit meiner Einwilligung; er stieg so hoch, wie irgendein lebender Mensch je gekommen ist, kehrte zurück und blieb vollständig gesund. Dieses eindrucksvolle Beispiel ist nur wegen der seltenen Schwere der angewandten Prüfung außergewöhnlich.

Überanstrengung des Herzens, Arbeit und Herzinsuffizienz.

Überanstrengung des Herzens.

Man hat lange geglaubt, daß das gesunde Herz als unmittelbare Folge von anstrengender oder längerer körperlicher Tätigkeit oft überanstrengt wird. Die dem zugrunde liegende Vorstellung scheint zu sein, daß durch starke Anstrengung oder durch längere und schwere körperliche Arbeit das Herz geschädigt werden könnte; und diese Idee entspricht oder bildet einen Teil der allgemeineren und lange vertretenen Auffassung, daß eine Herzinsuffizienz hauptsächlich von Überbelastung des Herzens mit Arbeit herrühre.

Belastung. Bei Erörterung der Frage der Überanstrengung des Herzens bedenkt man nicht immer, daß die Anstrengung beim Gewichtheben oder bei anderen anstrengenden Tätigkeiten niemals direkt das Herz angreift, sondern daß sie unmittelbar auf Muskeln, Sehnen und Knochen fällt; die Belastung für das Herz ist lediglich durch den erhöhten Blutdruck vermehrt. Die Muskelanstrengung kann plötzlich und heftig sein; auf das Herz fällt die Last allmählicher und weniger schwer, weil der Kreislauf auf einen Reiz reagiert, der auf dem normalen physiologischen Wege in Bewegung gesetzt wird. Die Hauptursachen der Erhöhung des Energieverbrauches bei der Arbeit des Herzens sind erhöhte Schlagfrequenz, vermehrtes Schlagvolumen und erhöhter Blutdruck.

Akute Überanstrengung. Herzerweiterung. Wenn unmittelbar nach einer ungewöhnlich anstrengenden und heftigen Arbeitsleistung die Muskulatur eines Gliedes schmerzt und lokal druckempfindlich ist, aber keinerlei grobe Schädigung aufweist, so kann der Grund in der Verletzung einiger Muskelfasern liegen; es wird nicht selten die Ansicht vertreten, daß sich ein ähnlicher Vorgang an einem gesunden Herzen abspiele; diese Vorstellung stützt sich nicht auf Tatsachen, und sie übersieht gerade das, was ich eben klargestellt habe, daß nämlich die dem Herzmuskel auferlegte Last eine reine Blutdrucklast ist, und daß man sie nicht mit dem Zug vergleichen kann, den ein schweres Gewicht am Skeletmuskel direkt ausübt.

Eine noch häufiger vertretene Ansicht ist die, daß das überlastete Herz sich erweitert. Das auffallendste Beispiel dafür, was man als eine akute Kammererweiterung bei plötzlich erhöhter Belastung anzusprechen hat, findet man gelegentlich bei der Ruptur eines Aortenklappensegels. Die Ruptur ereignet sich gewöhnlich bei körperlicher Anstrengung, während der Blutdruck erhöht ist, und der Kranke kann kurzatmig, cyanotisch und vielleicht bewußtlos werden. Es besteht kein Grund, daran zu zweifeln, daß unter diesen Umständen das Herz erweitert und in seiner Tätigkeit behindert wird; man beachte aber die Einzelheiten des Vorganges. Man kann annehmen, daß sich die Ruptur in der frühen Diastole ereignet, denn das ist der Zeitpunkt, an dem die Klappen unter der größten Spannung stehen; in dieser Phase des Herzzyklus ist die Aorta voll Blut und ihr Innendruck infolge der körperlichen Anstrengung ungewöhnlich hoch. Die unter diesen Umständen zurückfließende Blutmenge muß recht groß sein, und sie ergießt sich in eine rasch erschlaffende oder schon erschlaffte Kammer. Der Ventrikel ist plötzlich einem starken Rückfluß von Blut ausgesetzt, ohne irgendwelche Warnung, und in einem Augenblick, wo er zur Reaktion oder Anpassung außerstande ist. Unter diesen Umständen ist die Entstehung einer akuten Blutüberfüllung des Herzens leicht verständlich, besonders, wenn wir annehmen — wozu wir fast sicher berechtigt sind — daß es im allgemeinen, wenn nicht immer, ein krankes Organ ist, dem ein solcher Zwischenfall vorkommt und das in dieser Weise reagiert.

Bei einfacher körperlicher Anstrengung sind die Verhältnisse ganz anders. Hierbei trifft der erhöhte Druck im arteriellen System nur während der Systole auf die Kammer; er reicht keineswegs dazu aus, eine gesunde Kammer in ihrer Tätigkeit zu behindern; jedoch wird sich diese in der Diastole erweitern, um sich einem vermehrten, aber unter einem sehr niedrigen Druck stehenden venösen Rückfluß von Blut anzupassen. Der vermehrte Rückfluß wird durch eine Erhöhung des Schlagvolumens ausgeglichen. Es ist jetzt allgemein anerkannt, daß jede Größenzunahme des normalen Herzens infolge körperlicher Arbeit auf die Arbeitsperiode selbst beschränkt sein und prompt verschwinden muß, wenn die Arbeit aufhört, denn man findet niemals eine Herzvergrößerung unmittelbar nach Aufhören der körperlichen Arbeit; während der Arbeit die Größe des Herzens mit Genauigkeit zu messen, ist weniger leicht; und man hat noch nicht einwandfrei bewiesen, daß es sich während schwerer Anstrengung oder bei längerer körperlicher Arbeit wirklich erweitert. Da man bei den vielen Röntgendurchleuchtungen eine starke Erweiterung des Herzens während körperlicher Arbeit sicherlich entdeckt hätte, so können wir uns mit der Feststellung zufrieden geben, daß sie normalerweise nicht vorkommt. Es ist aber durchaus wahrscheinlich, daß das Herz sich innerhalb gewisser, als physiologisch anzusehender Grenzen erweitert. Erwiesen ist, daß eine vollere Diastole zusammen mit einer Zunahme des Schlagvolumens die Wirksamkeit des Organs als Pumpe erhöht. Daher würde die moderne Physiologie eine Erweiterung des Herzens bei körperlicher Arbeit nicht als schädigend, sondern als ausgesprochen vorteilhaft ansehen.

Zudem wissen wir, daß das parietale Perikard vor einer schädigenden Herzerweiterung schützt, wenn sie überhaupt jemals droht; es ist eine verhältnismäßig unnachgiebige Membran, die die Möglichkeit einschränkt,

daß sich das Herz beim Gesunden übermäßig ausdehnt. Es gibt eine
Fülle von Beispielen, in denen das gesunde oder verhältnismäßig gesunde Herz kürzere oder längere Zeit lang stark gedehnt wird, ohne
daß unerwünschte Nachwirkungen auftreten. Ein einfaches Beispiel ist
die Erweiterung des Herzens bei einer kräftigen Inspirationsbewegung
mit geschlossener Glottis. Wenn diese Inspirationsstellung beibehalten
wird, so sieht man vor dem Röntgenschirm, daß das Herz sich sehr
stark erweitert. Und doch kann dieses Experiment von gesunden
Menschen immer wieder ohne nachteilige Folgen angestellt werden.
Wie schon beschrieben, kann sich bei paroxysmaler Tachykardie das
Herz des Kranken so erweitern, daß der Spitzenstoß bis weit hinaus
in die Achsel verlagert wird; die Venen und die Leber können akut
anschwellen. Der Anfall, in dem das Herz vielleicht mit einer Frequenz
von 200 Schlägen in der Minute schlägt, hält in dieser Form viele
Stunden oder Tage lang an. Und doch nimmt das Herz nach dem Anfall
seine ursprüngliche Größe oft nach nur ein paar Schlägen wieder an,
und innerhalb kurzer Zeit ist der Kranke wieder so, wie er vor dem
Anfall war. Solche Anfälle verursachen, selbst wenn sie sich wiederholen, keinen erkennbaren Schaden am Herzen; und doch ist die Herzerweiterung stärker und von weit längerer Dauer als jegliche Dilatation,
die man nach dem heutigen Stand unseres Wissens vernünftigerweise
nach Anstrengungen oder längerer körperlicher Arbeit erwarten kann.

Die Vorstellung, daß das Herz durch eine physiologische Tätigkeit
überanstrengt werden kann, wurde angeregt durch die unrichtige
Auslegung gewisser Fälle von akuter Herzerweiterung, die man schwerer
Anstrengung zuschob, oder die während der Schwangerschaft vorkommen.
Alle Fälle dieser Art mit eindeutigen Zeichen von Herzerweiterung,
zu denen man mich rief, waren Beispiele unerkannter paroxysmaler
Tachykardie; diese Verwechslung ist jedoch heute weniger häufig als
früher. Zwei irrige Vorstellungen spielten bei der Deutung solcher Fälle
eine Rolle: Die erste war, daß Überanstrengung eine pathologische
Herzerweiterung herbeiführen kann. Die zweite, daß Herzerweiterung
Tachykardie verursacht; in Wirklichkeit aber hat eine Erweiterung des
Herzens wenig Einfluß auf die Schlagfrequenz. In diesen Fällen ist die
Tachykardie das primär Pathologische und verursacht die Herz-
erweiterung (siehe S. 64 und 66).

Anfälle von Tachykardie werden bei manchen Kranken durch
körperliche Arbeit hervorgerufen. Bei solch einem Kranken kann der
erste Anfall, der zu Klagen führte, durch irgendeine bestimmte körperliche Tätigkeit ausgelöst worden sein. Man neigte — was vielleicht natürlich war — sehr oft dazu, den Anfall in diesem Fall überhaupt der körperlichen Arbeit zuzuschreiben. Bei genauer Erforschung erweist sich diese
Auslegung jedoch als ungerechtfertigt, denn man findet, daß die
gleichen Kranken früher an Anfällen gelitten haben oder in der Folgezeit noch leiden, die nicht durch Körperarbeit oder andere bestimmbare
Ursachen hervorgerufen werden. Und beim genauen Nachfragen zeigt
sich gewöhnlich, daß die Arbeitsleistung, der ursprünglich die Schuld
gegeben wurde, selbst wenn sie auch besonders groß war, vorher

mehrmals oder oft ohne irgendeine nachteilige Wirkung vollbracht worden war.

Es ist vernunftgemäß, den Schluß zu ziehen, daß die Belastung, die dem normalen Herzen durch physiologische Leistungen auferlegt wird, wie schwer sie auch sein mag, die Herzfasern niemals verletzt, niemals eine nachteilige Herzerweiterung erzeugt und niemals die Reservekraft des Herzens erschöpft.

Andauernde Überanstrengung des Herzens und Herzinsuffizienz.

Man hat sich vorgestellt, daß ein gesundes Herz Schaden leidet, erkrankt und versagt, wenn es längere Zeit übermäßig arbeitet oder wiederholt anstrengende Arbeit zu leisten hat. Schwere Handarbeit hat man als die Hauptursache der Herzinsuffizienz angesehen, und dabei zu wenig ihre häufige Verknüpfung mit Alkoholismus, Infektion und sonstigen schädigenden Einflüssen berücksichtigt; einen annehmbaren Beweis für diese Ansicht hat man aber niemals erbracht. Wenn wirklich lange fortgesetzte, schwere Arbeit das Herz schädigen kann, dann scheint es sonderbar, daß bei Pferden, den am schwersten beanspruchten Lasttieren, chronische Herzleiden fast unbekannt sind. Daß sich gelegentlich einmal bei einem Rennpferd oder einem Rennhund ein Herzleiden eingestellt hat, hätte man bisher nicht immer anführen sollen; denn die Tatsache, daß ein bestimmter Hund viele Rennen gewann und schließlich sich bei ihm ein Herzleiden entwickelte, an dem er starb, gibt noch keinen Grund zur Annahme, daß die Erkrankung die Folge der Rennen gewesen wäre. Vergrößerung der Arbeitsmenge eines Muskels, sei es ein Skelet- oder der Herzmuskel, verursacht bekanntlich Hypertrophie. Solch eine Hypertrophie bedeutet keine Krankheit, sie ist physiologisch. Soweit wir wissen, gibt es bei Athleten höchstens eine geringe physiologische Herzhypertrophie, und wir haben keinen wirklichen Grund für die Auffassung, daß das Herz infolge seiner Hypertrophie krank wird, nicht einmal bei berufsmäßigen Marathonläufern. Würden Rennhunde, Rennpferde oder Rennläufer eine viel höhere Sterblichkeit an Herzkrankheiten zeigen als solche, die nicht rennen, aber sich im übrigen unter ähnlichen Bedingungen befinden, so wäre dieser Beweis stichhaltig. Tatsächlich konnte man bisher nicht zeigen, daß es bei einer dieser Gruppen eine erhöhte Sterblichkeit an Herzkrankheiten gibt. Im Falle der Rennruderer hat man nachgewiesen, daß ihre Lebensaussichten unverändert sind, und daß später ihre Sterblichkeit an Herzkrankheiten nicht größer ist als unter der übrigen Bevölkerung. Es ist deshalb angebracht, die Entwicklung eines Herzleidens im Einzelfall als Folge besonderer Umstände und nicht als Folge übermäßiger Arbeit anzusehen. Einen Einzelfall anzuführen, ohne zu versuchen, das Verschontbleiben der großen Mehrzahl der Fälle zu erklären, hieße, von den einfachen Regeln über Ursache und Wirkung abweichen; eine Ursache muß, wenn sie als solche annehmbar sein soll, immer unter gegebenen Umständen die gleiche Wirkung erzeugen.

Das Vorkommen von Isthmusstenose der Aorta (siehe S. 238) beim Erwachsenen spricht gegen die Vorstellung, daß auf länger dauernde übermäßige Arbeit leicht Herzinsuffizienz folge. Bei diesem angeborenen Zustand einer Obliteration oder hochgradigen Stenose des Aortenisthmus kann der systolische Druck in der Ruhe zwischen 200 oder 250 mm Hg schwanken. Man sollte erwarten, daß hierbei das frühzeitige Auftreten von Symptomen und Zeichen des Kreislaufzusammenbruches die Regel sei. Das ist nicht der Fall, sondern bekanntlich besteht bei solchen Menschen dieser Blutdruck sehr viele Jahre lang, und sie führen ein tätiges Leben, in dessen Verlauf der Blutdruck, ebenso wie die Pulsfrequenz, häufig weiter und zwar beträchtlich weiter gesteigert werden. Wenn das Herz bei diesem Leiden 40 Jahre lang und länger gegen einen hohen Druck schlagen kann, ohne zu versagen — und das scheint häufig der Fall zu sein — dann würden wir, selbst wenn es manchmal zur Herzinsuffizienz kommen sollte, sehr voreilig sein, wenn wir annähmen, daß das einfach die Folge übermäßiger Arbeit ist. Wir könnten sagen, daß der der Ermüdung zugrunde liegende Vorgang sich kumuliert, von Physiologen aber wird eine Kumulation, die Jahre — um nicht zu sagen Jahrzehnte — braucht, um eine kritische Höhe zu erreichen, nicht anerkannt. Da das Herz plötzlich bei einer Arbeit versagt, die es jahrelang mit Leichtigkeit geleistet hat, muß man annehmen, daß in der Zwischenzeit eine irreversible oder dauernde Veränderung im Muskel vor sich gegangen ist; und daß die verhältnismäßig rasche Entwicklung einer Herzinsuffizienz, wenn sie sich einmal einstellt, die Folge einer Muskelveränderung ist, die in der letzten Zeit, oder hauptsächlich in der letzten Zeit auftritt und nicht notwendigerweise oder auch nur wahrscheinlich eine Folge des primären Leidens ist. Diese Veränderung im Herzmuskel kann eine übliche Altersveränderung sein, die z. B. auch den in ähnlicher Weise lang hinausgezögerten Eintritt der Herzinsuffizienz bei essentieller Hypertonie erklärt, oder sie kann mit interkurrenten Infektionen verknüpft sein; wir wissen noch nichts Endgültiges darüber. Der angeführte Fall bleibt ein auffallendes Beispiel dafür, wie ein vermutlich gesunder Muskel für sehr lange Zeit mit einer ununterbrochenen Überbeanspruchung fertig werden kann.

Die Mehrbelastung des Herzens durch einen Klappenfehler ist schon kurz behandelt worden (siehe S. 128), wobei wir festgestellt haben, daß sich Kranke mit solchen Klappenfehlern oft eines langen und tätigen Lebens erfreuen. Ein Beispiel wie die Aorteninsuffizienz kann in geeigneter Weise dazu dienen, die Beziehung zwischen Arbeit und Herzinsuffizienz zu erläutern, gemäß einer Auffassung, die erwiesenermaßen von großem praktischem Wert ist. Ich benutze den Ausdruck „Arbeit" hier wie vorher in seiner gewöhnlichen Bedeutung und nicht in dem genauen Sinn von „effektiver Arbeitsleistung". In Abb. 32 ist die volle oder normale Arbeitsfähigkeit des Herzens durch die Höhe der Kolonne A dargestellt; diese ist in zwei Teile geteilt, um die Arbeit des Herzens, die den Anforderungen des Körpers unter Ruhebedingungen genügt (als „Ruhe" bezeichnet), und die Reservekräfte darzustellen.

Die Reserven sind mit Absicht als ein Vielfaches von dem dargestellt, was unter Ruhebedingungen erforderlich ist. In der zweiten Kolonne (B) soll das Herz dem Bedarf bei anstrengender körperlicher Arbeit nachkommen. Die Arbeit des Herzens bei dieser körperlichen Anstrengung ist viele Male größer als die Beanspruchung bei Körperruhe; eine Reserve ist noch eingezeichnet, obwohl sie hochgradig verringert ist. Das gegebene Beispiel einer Aorteninsuffizienz mit völlig gesundem Herzmuskel ist in Kolonne (C) dargestellt; sie ist unterteilt in Ruhefaktor, Aortenfaktor und Herzreserve. Der Aortenfaktor ist willkürlich als dem Ruhefaktor gleich dargestellt, so daß die vom Herzen bei Körperruhe verlangte Arbeit nicht mehr als verdoppelt ist; in solch einem Fall ist die Reserve wenig herabgesetzt, und man kann sich das Herz als gerade noch befähigt vorstellen, den Anforderungen schwerer körperlicher Arbeit völlig nachzukommen (Kolonne D). Kolonne D stellt den sehr seltenen Fall von Aorteninsuffizienz mit fast vollkommen erhaltener Arbeitstoleranz dar. In Kolonne E und F ist die Arbeitsfähigkeit des Herzens als vermindert dargestellt; während in der Ruhe sehr reichliche Reserven vorhanden sind, reicht diese Reserve nicht aus, dem Bedarf bei anstrengender körperlicher Arbeit nachzukommen, und die Arbeitstoleranz ist herabgesetzt. Die Arbeitsfähigkeit des Herzens ist in Kolonne G noch unzureichender, da Ruhe- und Aortenfaktor einen beträchtlichen Teil der ganzen Kolonne ausmachen, und da die Reservekraft hochgradig vermindert ist. In diesem Fall kann

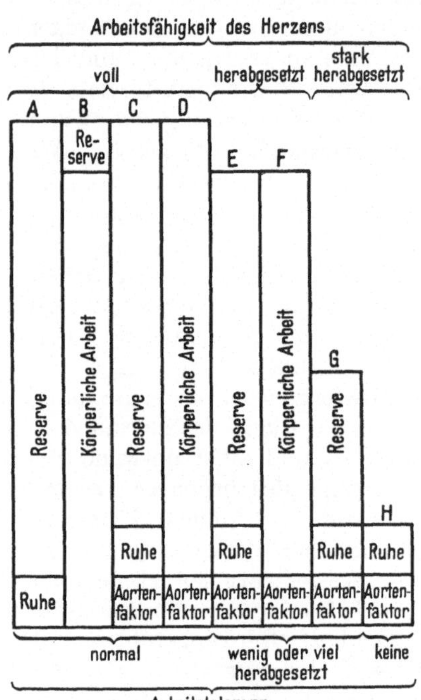

Abb. 32.

das Herz nur den Bedürfnissen geringer Extraarbeit nachkommen, die Arbeitstoleranz ist stark herabgesetzt. Schließlich zeigt die Kolonne H die Arbeitsfähigkeit des Herzens so stark vermindert, daß es nicht in der Lage ist, mehr als die Anforderungen zu befriedigen, die die Ruhe und die Aortenschädigung stellen. Es sind keine Reserven mehr vorhanden, der Kranke ist schon in der Ruhe kurzatmig, Herzinsuffizienz mit Stauung setzt ein. Es ist Hauptzweck dieses Diagramms, die Auffassung zu betonen, daß man die Herzinsuffizienz nicht einfach als Folge von vermehrter Arbeit betrachten darf, sondern hauptsächlich als Folge einer herabgesetzten Arbeitsfähigkeit. Der Unterschied zwischen den in Kolonne C und H dargestellten Fällen ist kein Unterschied in der durch den Aortenfehler auferlegten Belastung, sondern ein Unterschied in den Reserven des Herzens.

Wenn sich eine Herzinsuffizienz entwickelt, so geschieht es sicherlich in einer großen Mehrzahl der Fälle deshalb, weil die Arbeitsfähigkeit des Herzens abgenommen hat. Die Extrabelastung durch einen Klappenfehler reicht nicht dazu aus, die Tätigkeit des Herzens zu behindern, sie reicht nur dazu aus, die Reserven zu vermindern. Die Belastung als solche ist nicht tödlich, selbst wenn sie lange besteht; aber sie beschleunigt den Beginn der Insuffizienz, wenn der Muskel schwächer wird. Herzinsuffizienz kommt, wie oben erwähnt, oft ohne irgend einen Hinweis auf ungewöhnliche Belastung vor. Schlagende Beispiele dafür sind die verhältnismäßige Immunität des Herzens gegenüber Insuffizienz bei der Isthmusstenose der Aorta, wo der Widerstand gegen die Hubarbeit des linken Ventrikels viele Jahre lang dauernd erhöht ist, und die ähnliche Immunität in Fällen von Pulmonalstenose, durch die dem rechten Ventrikel eine schwerere Belastung auferlegt wird als durch eine Mitralstenose; diese Immunität besteht deswegen, weil der Belastung eine angeborene und nicht eine entzündliche oder degenerative Ursache zugrunde liegt; der hypertrophische Muskel ist gesund und seine Kraft deshalb ungeschwächt.

Die Art, wie Herzinsuffizienz zu Herzarbeit in Beziehung steht, ist nicht nur Angelegenheit einer interessanten Diskussion. Kein Zweig der ärztlichen Praxis hat eine einfache und klare gedankliche Einstellung als Wegweiser nötiger, als das Gebiet der Herzkrankheiten. Es besteht heute kein Zweifel mehr, daß die Behandlung der gewöhnlich als Herzüberanstrengung bezeichneten Fälle, die wir im nächsten Kapitel betrachten werden, mit groben Fehlern behaftet war; und zweifellos sind eine große Reihe von Menschen, deren Herz man für überanstrengt hielt, ganz unnötigerweise in einen Zustand teilweiser Invalidität versetzt worden. Den früheren Anschauungen, die den Faktor der Überanstrengung oder des mechanischen Defektes als Ursache von Herzinsuffizienz so hochgradig überbetonten, ist dieses unerfreuliche Ergebnis zuzuschreiben.

Anstrengungssyndrom (effort syndrome). Atemnot bei Anstrengungen.

Das Anstrengungssyndrom (Athletenherz, Soldatenherz).

Macht ein gesunder Mensch körperliche Bewegungen, die ihn stark genug anstrengen, dann verspürt er gewisse Symptome, und es entwickeln sich bei ihm gewisse physikalische Zeichen. Das konstanteste Symptom ist Atemnot, die während der Bewegung auftritt und danach in allmählich abnehmender Stärke verschieden lange Zeit bestehen bleibt. Möglicherweise fühlt er seinen Herzschlag oder wird etwas schwindlig; vielleicht wird er sogar überhaupt ohnmächtig. Nach langen oder sehr schweren Anstrengungen treten Zittern und Schwäche als Zeichen der Erschöpfung auf, und später kommen Mattigkeit und die Schmerzen der Ermüdung hinzu. Die Schlagfrequenz des Herzens und der Blutdruck sind während der Arbeitsperiode erhöht, die Atmung ist beschleunigt und vertieft, wobei die akzessorische Atemmuskulatur in Tätigkeit gesetzt wird. Der Herzspitzenstoß wird kräftiger und ist oft verbreitert; oft treten systolische Geräusche über der Basis, weniger häufig über der Spitze auf. Für diese Gruppe von Symptomen und Zeichen wird der Ausdruck „physiologisches Anstrengungssyndrom“ benutzt.

Mit dem Ausdruck „Anstrengungssyndrom“ pflegt man eine ähnliche Gruppe von Symptomen und Zeichen zusammenzufassen, die bei einer sehr großen Kategorie von Kranken mit schwächlicher Gesundheit vorkommen. Vom Standpunkt der Symptomatologie aus besteht der Unterschied zwischen diesen Kranken und gesunden Leuten hauptsächlich in der Leichtigkeit, mit der sich durch körperliche Bewegung Symptome hervorrufen lassen; allerdings können beim Kranken auch noch zusätzliche Symptome auftreten. Bei gesunden Menschen ist mehr Körperarbeit als bei Kranken erforderlich, um die gleichen Symptome hervorzurufen. Die Trennungslinie ist nicht scharf. Sehr wahrscheinlich werden mehrere untereinander verschiedene, aber ähnliche Syndrome zusammen in einen Topf geworfen; im Augenblick kann man noch keine sinnvolle Unterteilung durchführen. Sicherlich gehen dem Syndrom verschiedene Primärzustände voraus, über seine Ursache sind wir aber, so wichtig es ist, nicht unterrichtet.

Das Syndrom ist in der Hauptsache eine Krankheit heranwachsender Knaben oder junger Männer; es ist aber nicht auf dieses Alter oder das männliche Geschlecht beschränkt. Es hat besonderes Interesse erregt, da es sogar bei angehenden Athleten und jungen Soldaten vorkommt und sie für ihren gewöhnlichen Beruf ganz untauglich macht. Es ist höchst wichtig, sich zu vergegenwärtigen, daß das Syndrom keine besondere oder sogar spezifische Soldaten- oder Athletenkrankheit ist; es ist eines der gewöhnlichsten chronischen Leiden der Städter mit sitzender Lebensweise. Gewöhnlich pflegt es jedoch bei den letzteren verborgen zu bleiben und im allgemeinen viel weniger zu Klagen Anlaß zu geben, als bei körperlich tätigen Menschen. Werden alle jungen Männer eines Volkes zum Militärdienst eingezogen, dann findet man, daß von den aus sitzenden Berufen kommenden ein beträchtlicher Teil vorübergehend oder dauernd zu aktiver körperlicher Arbeit untauglich ist, und daß die gewöhnlichste Form der Dienstuntauglichkeit diese Krankheit ist, die durch den ungewohnten körperlichen Drill der Rekruten zum Vorschein gebracht wird.

Gerade dieses Syndrom pflegt man mehr als irgend ein anderes fälschlich für eine Herzkrankheit zu halten. Unter anderem findet es sich in der deutlich abgrenzbaren Gruppe von Fällen, die an manifesten oder versteckten chronischen Infektionen leiden; hauptsächlich Lungentuberkulose, eitrige Herdinfektionen von Nase, Ohr, Hals oder anderer Teile, Darm- oder Blaseninfektionen. Eine andere große Gruppe umfaßt Kranke im Genesungszustand nach akuten Infektionskrankheiten, wie Pneumonie, Pleuritis, Infektionen des Magen-Darmkanals, Bronchitis, Tonsillitis oder Influenza. In den ersten Tagen der Genesung sind vor-

übergehende Symptome eher die Regel als die Ausnahme, sie können
aber wochen-, monate- oder sogar jahrelang bestehen bleiben. In den
meisten Fällen jedoch findet man keine Infektion, auch nicht in der
jüngsten Vergangenheit. Ein paar Fälle sind auf Hyperthyreoidismus
verdächtig.

Symptome. Der Beginn ist gewöhnlich allmählich oder liegt so weit
zurück, daß er vergessen wurde. Das Syndrom kann auch plötzlicher
eintreten, und in diesem Fall folgt es oft unmittelbar einer Infektion.
Hat es plötzlich begonnen, so hört man die Angabe, daß Arbeitsleistungen,
die früher ohne Schwierigkeit ausgeführt wurden, jetzt nicht mehr ohne
abnorme Beschwerden untergenommen werden können. Sehr selten hat
sich die Krankheit angeblich nach einer ungewöhnlich schweren oder
längeren körperlichen Anstrengung eingestellt, zu einer Zeit, in der sich
der Betreffende für völlig gesund hielt. Durch körperliche Bewegung
hervorgerufene Atemnot ist eine konstante Klage und das Hauptsymptom; Herzklopfen ist sehr häufig. Diese beiden Symptome können
schon durch sehr wenig körperliche Arbeit hervorgerufen werden und
können in ernsteren Fällen schwer sein. Schwindel bei Lagewechsel oder
am Ende einer Anstrengung kommt sehr häufig vor; Ohnmachtsanfälle
des vaso-vagalen Typs (siehe S. 87) finden sich bei einer Anzahl von
Kranken. Außerdem sind oft, sogar nach geringeren Anstrengungen,
Zittern, Schwäche, Mattigkeit und Ermüdung vorhanden, genau wie
bei der Reaktion des normalen Menschen auf schwere und längere
körperliche Arbeit; häufig ist ein Gefühl des Unbehagens über dem
Herzen in Form von dumpfem Schmerz, Wundsein und von Druckempfindlichkeit der Haut und Muskeln vorhanden; es ist aber selten
stark und wird durch Anstrengungen hervorgerufen oder verschlimmert.

Zeichen. Es handelt sich gewöhnlich um magere Menschen, oft unter
Normalgröße, die eine lange, schmale oder flache Brust haben. Eine
Anzahl von ihnen bietet Zeichen von Nervosität, was man an der leichten
Auslösbarkeit gefühlsmäßiger Reaktionen und an ihrer übermäßigen
Reizbarkeit erkennen kann. Häufig haben sie kalte Hände und Füße,
an denen sie, ebenso wie in den Achselhöhlen, stark schwitzen.

Die bedeutsamsten Zeichen finden sich in der Reaktion der Atmung
und des kardiovasculären Systems auf körperliche Bewegung. Bei
absoluter Bettruhe oder im Schlaf ist die Atemfrequenz normal, aber
eine einfache Funktionsprüfung durch Hüpfenlassen (siehe S. 4)
vertieft die Atemexkursionen und erhöht die Frequenz, je nach der
Schwere des Zustandes, auf 30 bis 60 in der Minute. Bei normalen
Menschen des gleichen Alters spricht die Atmung auf diese Prüfung
kaum merkbar an. Die Herzfrequenz im Schlaf ist normal, aber man
findet sie fast immer erhöht bei Individuen, die nur einfach ausruhen;
sind sie aufgeregt oder unruhig oder sind sie auf und gehen herum, so
erregt die erhöhte Pulsfrequenz gewöhnlich Aufmerksamkeit. Eine
einfache Prüfung durch Hüpfenlassen erhöht bei jungen Leuten die
normale Herzfrequenz auf 90 oder 100 in der Minute, die in einer Minute
oder weniger wieder abfällt. In den milderen Fällen von Anstrengungs-

syndrom springt die Frequenz auf 120 oder 130, und in schwereren Fällen auf 150 oder sogar 180 in der Minute, und braucht danach viel länger als in der Norm, wieder auf die Frequenz vor der Arbeitsprüfung zurückzukehren. Der systolische Blutdruck ist zwar in der Ruhe normal; sind aber die betreffenden auf und gehen herum, dann ist er höher als man erwartet; außerdem steigt er bei Aufregungen und körperlicher Bewegung ungewöhnlich stark an, und fällt, ebenso wie die Pulsfrequenz, langsam wieder ab.

Der maximale Herzspitzenstoß, der oft kräftig und rasch ist, liegt an gewohnter Stelle; er ist als Ganzes aber verbreitert und erscheint im gesamten Gebiet des dritten, vierten und fünften und sogar des zweiten und sechsten Interkostalraums. Ein kardiorespiratorisches Geräusch und systolische Geräusche an der Basis sind sehr häufig, systolische Geräusche am Herzspitzenstoß kommen auch vor, sind jedoch weniger gewöhnlich. Diese abnormen Zeichen am Herzen fallen besonders auf, wenn das Herz nach geringen Anstrengungen oder bei seelischer Erregung rasch schlägt. Sie sind oft so ausgeprägt, daß es schwierig ist, Ärzte, die keine besondere Erfahrung mit diesen Fällen haben oder sie noch nicht vor dem Röntgenschirm gesehen haben, zu überzeugen, daß die Herzen nicht erweitert sind.

Bedeutung des Syndroms. Die hier beschriebene Krankheit hat keine sehr klare Bedeutung; es wäre vielleicht besser gewesen, wir hätten das Krankheitsbild ohne ein Leitmotiv gezeichnet, an dem die Aufmerksamkeit haftet; denn betrachtet man den Zustand als eine besondere Krankheitsform, dann hat man die richtige Einstellung dem Kranken gegenüber verloren. Man sollte im allgemeinen eine abwartende Haltung einnehmen. Jeder Fall muß für sich allein betrachtet werden; viele finden sofort ihren Platz unter wohl definierten, diagnostischen Rubriken, wie etwa beginnende Tuberkulose; einige Fälle werden bei genauer Beobachtung auf Grund des Verlaufes später in die ihnen entsprechenden Kategorien kommen. Die meisten Fälle jedoch wird man weiterhin als „Anstrengungssyndrom“ bezeichnen, ein Ausdruck, der absichtlich mehr eine Symptomgruppe als ein bestimmtes Leiden bezeichnet. Dadurch, daß in ihm kein Hinweis auf die Ursache enthalten ist, trägt er dazu bei, daß man sich eine forschende Haltung gegenüber dem Leiden bewahrt.

Die Symptome werden im Wesentlichen durch Anstrengung hervorgerufen, und zwar in schweren Fällen sehr leicht. Aus diesem Grunde und wegen des Vorherrschens bestimmter kardiovasculärer Erscheinungen hielt man das Syndrom bei jungen Männern und Soldaten für eine Herzkrankheit, die in erster Linie von einer Überanstrengung des Herzens durch schwere Athletik oder durch lang andauernde Anstrengungen beim aktiven Militärdienst herrühre. Die Vorstellung von der Überanstrengung des Herzens wurde gestützt durch den verbreiterten Spitzenstoß und durch das gelegentlich auftretende systolische Geräusch, was man beides als Hinweis auf eine Herzerweiterung ansah. Der verbreiterte Spitzenstoß ist aber unzuverlässig, und die systolischen

Geräusche entstehen in diesen Fällen häufiger außerhalb als innerhalb des Herzens; beides, der verbreiterte Spitzenstoß und das Geräusch, sind einfach die Folge einer übermäßigen Herztätigkeit, wobei der erstere besonders dann auffällt, wenn, wie es gewöhnlich der Fall ist, die Brust schmal oder flach und knochig ist.

Ein anderer Faktor, der zu der Vorstellung von der Anstrengung als Ursache der Krankheit beigetragen hat, ist die Tatsache, daß in der Vorgeschichte nicht selten angegeben wird, die Atemnot sei zuerst bei ungewöhnlicher körperlicher Arbeit bemerkt worden. Anscheinend hat man oft übersehen, daß die Anstrengung vorher viele Male ohne ungewöhnliche Symptome vollbracht wurde. Wenn die respiratorische Reserve im Abnehmen begriffen ist oder schon abgenommen hat, so wird natürlich das erste Symptom bei der heftigsten, gewohnten Anstrengung auftreten; bei dieser Gelegenheit wird die Reservekraft auf die Probe gestellt und erweist sich als mangelhaft. Daß die Anstrengung dabei die Hauptrolle spielt, ist klar; sie nimmt eine abnehmende Reservekraft in Anspruch und bringt einen vorher verborgenen Mangel zutage. Man vermutet zwar, daß viele Fälle diesem Typ angehören, ich habe aber unter Zivilisten oder Soldaten keinen Fall gesehen, bei dem mich der Nachweis einer Überanstrengung des Herzens als primäre Ursache der Atemnot irgendwie überzeugt hätte.

In der ersten Zeit des Weltkrieges wurden Kranke dieses Typs nach den damals herrschenden Ansichten für primär herzleidend angesehen; sie wurden ruhig gehalten oder, wenn man sie exerzieren ließ, wurden sie sehr vorsichtig gedrillt. Die Erfahrung bewies bald die Grundlosigkeit aller Befürchtungen; viele Tausende hat man schließlich abgestufte körperliche Übungen machen lassen, die man bis zur vollen Arbeitstoleranz und bei vielen bis zu starker körperlicher Beanspruchung steigerte. In keinem einzigen Falle bestand Verdacht auf eine schädliche Nachwirkung dieser Behandlung; im Gegenteil, die Leibesübungen fanden weitverbreitete Anwendung als Heilmaßnahmen.

Prognose. Die Prognose der Fälle von Anstrengungssyndrom, bei denen sich keine zugrunde liegende Infektion findet, ist zwar gut, doch schreitet die Besserung oft nur langsam fort. Innerhalb von 5 Jahren sind $^1/_3$ dieser Kranken, die zu Hause unter gewöhnlichen Bedingungen leben, ganz tauglich oder gebessert. Bei den meisten übrigen bleibt der Zustand unverändert bestehen. Morbidität und Mortalität der Gruppe sind für ihr Milieu normal, mit der einzigen Ausnahme, daß Tuberkulose etwas häufiger vorkommt. Herzkrankheiten treten nicht häufiger als gewöhnlich auf. Je jünger die Kranken sind, desto größer ist der Prozentsatz derjenigen, die innerhalb einer bestimmten Zeit genesen.

Behandlung. Bei Fällen von Anstrengungssyndrom sollte man sofort, wenn sie zur Beobachtung kommen, und auch von Zeit zu Zeit später, genau nach Infektionsherden suchen. Örtliche Infektionen erfordern eine entsprechende Behandlung, in den meisten Fällen aber wird man keine Herde finden. Man überzeuge die Kranken davon, daß sie kein

Herzleiden haben, sondern daß die Empfindungen, die sie dem Herzen zuschreiben, in Wirklichkeit von einer anderen Quelle oder einer vorübergehenden und unbedeutenden Herzstörung herrühren, als allgemeine Folge des Mangels an Tonus und körperlicher Tauglichkeit. Viele werden durch die Diagnose eines Herzleidens beunruhigt und ängstigen sich wegen ihrer Zukunft. Allein schon die Beruhigung des Kranken und seiner Freunde führt oft zur Besserung. Bei solchen Kranken eine Herzüberanstrengung zu diagnostizieren und ihnen aus diesem oder anderen Gründen Bewegung zu verbieten oder Ruhe vorzuschreiben, heißt, sie zum Krüppel machen und viele von ihnen in einen Zustand teilweisen oder völligen Siechtums bringen. Das erfolgreichste Behandlungsverfahren besteht in einfacher körperlicher Bewegung im Freien; denn das ermutigt zu strammeren geistigen und körperlichen Gewohnheiten. Welche Form die körperlichen Übungen auch annehmen, sie müssen durch die Reaktion des Kranken bestimmt werden. In den ernsteren Fällen sollten sie in leichten Gehübungen, oder in sehr einfachen Übungen bestehen; in weniger ernsten Fällen sollten sie mäßig schwer sein usw.; man lasse den Kranken nicht bis zu einem Punkt üben, an dem er sich erschöpft fühlt, wohl aber so lange, bis die Atmung deutlich beschleunigt und vertieft ist. Solche Übungen, je zweimal täglich ½ Stunde lang oder länger, werden nur in wenigen Fällen keinen Nutzen haben. Je länger die Patienten im Freien sind, desto schneller geht es ihnen im allgemeinen besser; deshalb sollten die Arbeitsstunden von Studenten und Leuten mit sitzender Beschäftigung abgekürzt oder oft für Wochen oder Monate mit Nutzen ganz unterbrochen werden. Je nach den Fortschritten in der Erholung vermehre man die körperliche Bewegung. Atemübungen sind nützlich, um den Brustkorb zu dehnen und die Vitalkapazität der Lungen, besonders bei jungen Menschen, zu erhöhen. Die Kranken sollten gut ernährt werden. Rauchen behindert die Genesung, deshalb verbiete man es oder beschränke es streng auf ein paar Züge nach jeder Hauptmahlzeit. Wichtig ist es in diesen Fällen, sich nach Sorgen zu erkundigen und, soweit wie möglich, Quellen seelischer Aufregung zu entfernen. Medikamentöse Behandlung, außer gelegentlich einem Tonikum oder, wenn nötig, einem Laxativum, hat wenig Wert.

Differentialdiagnose der Atemnot.

Das Symptom Atemnot bei Anstrengung tritt sowohl bei Herzinsuffizienz als auch bei dem soeben beschriebenen Syndrom auf. Die Erkennung einer beginnenden Herzinsuffizienz, die sich allein in Atemnot äußert, und ihre Unterscheidung vom Anstrengungssyndrom, hängt von begleitenden Zeichen oder Symptomen ab. So ist bei beginnender Herzinsuffizienz die Atemnot gewöhnlich mit sicheren Zeichen von Herzvergrößerung oder einer Klappenerkrankung verknüpft; während sie beim Anstrengungssyndrom mit einer auffallenden, übermäßigen Herzaktion verbunden ist. Die Unterscheidung ist deshalb meistens einfach. Aber es gibt Fälle mit wirklichen Schwierigkeiten. Das Anstrengungssyndrom ist sehr häufig, und es besteht kaum Grund daran zu zweifeln, daß es nicht selten auch bei Kranken mit einer wirklichen Herzerkrankung vorkommt. Das wird nicht nur a priori angenommen, sondern deshalb, weil bei manchen frischen Herzfällen die Atemnot in keinem Verhältnis zu den objektiven Zeichen steht, und weil keine Neigung zur Entwicklung von venöser Stauung vorhanden ist. Sie müssen so genau wie möglich unterschieden werden, weil Herzinsuffizienz grundsätzlich mit Ruhe behandelt wird, während man beim Anstrengungssyndrom zu körperlicher Bewegung ermuntert. Der Unterschied in der Behandlungsweise ist jedoch nicht ganz so scharf; denn beschränkte körperliche Bewegung nützt auch in Fällen von Herzerkrankungen, bei denen die Atemnot gering ist, und man sollte ja auch bei Kranken ohne organische Leiden die körperliche Bewegung nicht bis zum Auftreten von Unbehagen treiben. In der Praxis bedeutet es deshalb lediglich, daß man dem Herzfall wesentlich weniger körperliche Bewegung erlaubt. Die allgemeine Regel sollte sein, Atemnot, deren Ursache nicht offensichtlich einem Nierenleiden, einer Bronchitis, einer Infektion oder Neurose zuzuschreiben ist, als einen Hinweis auf das Vorliegen des Anstrengungssyndroms dann zu betrachten, wenn sie bei jungen Leuten auftritt, die keine Zeichen eines organischen Herzleidens aufweisen, oder nur unzureichende Zeichen, die mit den Symptomen nicht übereinstimmen; und man betrachtet die Atemnot dann als Kennzeichen einer beginnenden Herzinsuffizienz, wenn sie bei jungen Leuten mit deutlichen Zeichen einer Herzerkrankung vorkommt, und bei Menschen mittleren und höheren Alters, gleichgültig ob bei ihnen klare Zeichen eines Herzleidens vorliegen oder nicht; und danach richte man die Behandlung.

Einige physikalische Zeichen, die beim Nachweis von kardialer Atemnot helfen und die manchmal allein vorhanden sind, sind unter „Arteriosklerose, Altersherz, Myokard" auf Seite 218 ff. beschrieben.

Nervöse Atemnot gibt selten Anlaß zu Schwierigkeiten bei der Diagnose. Abgesehen von dem charakteristischen Verhalten der meisten dieser Kranken, ist die Atemnot nicht besonders mit Anstrengungen verknüpft, sondern eher mit Aufregung oder Nervosität. Gewöhnlich nimmt sie an Stärke zu, wenn man die Aufmerksamkeit auf sie lenkt, und sie kann, aber muß nicht durch Anstrengung vermehrt werden. Oft zeigen sich merkwürdige Widersprüche; so ist der Kranke meistens auf einen nachdrücklichen Befehl hin imstande, den Atem jederzeit 10 Sekunden oder länger anzuhalten, und wenn er die Atmung wieder aufnimmt, wird sie gewöhnlich nicht tiefer oder schneller sein als vorher, oft sogar das Gegenteil. Nervöse Atemnot verschwindet während des Schlafes.

Lungenstauung, Lungenödem und Lungeninfarkt.

Chronische, passive Lungenstauung und beginnendes Lungenödem.

Die passive Lungenstauung ist die Folge eines vermehrten Druckes in den Lungengefäßen. Ihre Ursache kann irgend etwas sein, was den Abfluß des Blutes aus den Lungen hindert. So kommt es zu einem chronischen Zustand von Lungenstauung, wenn die Lungenvenen komprimiert oder thrombosiert sind oder das Mitralostium so stark verengt ist, daß der mittlere Druck im linken Vorhof deutlich erhöht ist. In der Regel findet man Erscheinungen von Lungenstauung, wenn das Herz im ganzen zu versagen beginnt; die damit verbundene venöse Stauung im großen Kreislauf ist schon besprochen worden. Bei einer passiven Stauung kommt es nicht nur zu einer strotzenden Blutfüllung der kleinen Lungengefäße, sondern auch zu einer vermehrten Transsudation, die das Gewebe etwas ödematös, bei schwereren Formen sogar deutlich ödematös macht.

Die Verkleinerung des Alveolarraumes infolge der übermäßigen Blutfüllung und der Vermehrung der Flüssigkeit innerhalb der Alveolen und Bronchiolen setzt viele Alveolen außer Tätigkeit; dadurch geht das Blut durch die entsprechenden Gefäße ins linke Herz und die Arterien des großen Kreislaufes, ohne seine venöse Beschaffenheit zu ändern.

Ist die Stauung von sehr langer Dauer, dann erweitern sich die Pulmonalarterien und werden oft atheromatös; das Lungengewebe ist strotzend mit Blut gefüllt und pigmentiert, die Bronchien sind ein wenig entzündet, und das Bindegewebe ist gewöhnlich diffus vermehrt, ein Zustand, den man als „braune Induration" der Lungen bezeichnet.

Symptome. Lungenstauung verursacht dadurch Atemnot, daß sie die Fähigkeit der Lungen herabsetzt, das sie durchströmende Blut zu arterialisieren. Bei Herzinsuffizienz trägt die Lungenstauung auf diese Art zu einer schon in der Ruhe vorhandenen Atemnot bei. Sie ist die Ursache eines rauhen Hustens mit wenig zähem und manchmal mehr wäßrigem und leicht blutgefärbtem Auswurf, je nach der Menge der transsudierten Flüssigkeit.

Zeichen. Hoher Druck in der Pulmonalarterie ist oft von einem klingenden zweiten Ton über dem zweiten linken Rippenknorpel begleitet. Diese Akzentuierung kann jedoch nicht als sicherer Beweis für eine Druckerhöhung in der Pulmonalis benutzt werden (siehe S. 207). Durch Röntgenuntersuchung kann eine Erweiterung der Pulmonararterie sichergestellt werden (Abb. 30, S. 126). Stauung verursacht Cyanose oder verstärkt eine vorhandene Cyanose, deren zentralen Typ man in vorgeschrittenen Fällen klinisch erkennen kann. An der Lungenbasis ist das Atemgeräusch abgeschwächt, Krepitationen hört man dort zuerst; ferner werden über den Lungen verstreut Rasselgeräusche hörbar. Diese begleitenden Zeichen nehmen mehr und mehr zu, und das Sputum wird reichlicher und wäßriger, wenn das Ödem mehr in den Vordergrund tritt.

Akute Lungenstauung und Lungenödem.

Akute Lungenstauung mit beginnendem Lungenödem. (Asthma cardiale.) Der Ausdruck Asthma cardiale wird für eine schwere Form von Atemnot angewandt, die anfallsweise auftritt, hauptsächlich nachts. Die Anfälle werden meistens bei Kranken im Alter zwischen 50 und 70 Jahren beobachtet und sind vor dem 40. Lebensjahr sehr selten. Männer erkranken viel häufiger als Frauen. Drei Viertel der Kranken leiden an essentieller Hypertonie; viele von ihnen, aber auch viele von den übrigen, haben vorgeschrittene Arteriosklerose, mit oder ohne eine für die Entstehung von Angina pectoris ausreichende Beteiligung der Coronararterien. Einige Fälle haben eine syphilitische Mesaortitis. Einige andere weisen sichere Zeichen von Niereninsuffizienz auf. Es gibt keinen Unterschied zwischen dem sogenannten „Asthma cardiale" und dem sogenannten „Asthma renale". Der Einzelfall kann eine Erkrankung der Aortenklappen oder eine Mitralstenose aufweisen; in der großen Mehrzahl der Fälle besteht kein Anhalt für eine Klappenerkrankung, dagegen ist stets eine Herzvergrößerung vorhanden, und oft zeugen Galopprhythmus, Pulsus alternans oder eine grobe Anomalie des Elektrokardiogramms für eine Beteiligung des Herzmuskels (siehe Seite 224, 225). CHEYNE-STOKESsches Atmen ist eine häufige Begleiterscheinung.

Der Anfall. Ein älterer Mann, der wenig Symptome hat oder bei Tag über etwas Atemnot bei Anstrengungen klagt, geht zu Bett, legt sich flach hin und schläft ein. In den frühen Morgenstunden wacht er auf, fühlt sich bedrückt und kurzatmig; er setzt sich aufrecht ins Bett und schnappt nach Luft; mit zunehmender Atemnot wird er unruhig und erschöpft; er setzt sich auf den Bettrand oder schleppt sich zum Fenster; nach ein paar Minuten oder später schnauft er etwas, und bald läßt der Anfall nach.

Bei einem schwereren Anfall wacht der Kranke auf und muß sich sofort wegen des hochgradigen Erstickungsgefühls aufsetzen. Die Atmung nimmt an Frequenz zu und wird immer angestrengter; der Kranke greift nach in der Nähe liegenden Gegenständen und setzt sämtliche akzessorischen Atemmuskeln in Tätigkeit. Der Brustkorb nimmt zwar an Umfang zu, aber seine Bewegungen werden immer weniger wirksam. Die Qual ist schrecklich; nur wenig Luft kann in die Lungen eingeatmet werden, und das Expirium ist verlängert und angestrengt. Es tritt Cyanose auf, die sich rasch vertieft, während die Venen zunächst noch nicht erweitert sind. Blässe kann hinzu kommen, ebenso ein profuser Schweißausbruch. Innerhalb sehr kurzer Zeit gerät der Kranke in einen Zustand schweren, krampfartigen Lufthungers. Pfeifende und feuchte Rasselgeräusche erfüllen die Brust. Der Kranke wird halb bewußtlos. Allmählich läßt der Anfall nach. Bei diesen schweren und manchmal auch bei milderen Anfällen kommt es zu Husten, und der Kranke bringt etwas schaumiges und gewöhnlich blutig gefärbtes Sputum heraus. Nach dem Anfall bleibt er erschöpft zurück. Solch ein schwerer Anfall kann ½ Stunde, 1 Stunde oder länger dauern. Er ist lebensbedrohlich und endet manchmal, aber nicht oft, in tödlichem Lungenödem. Im Anfangsstadium ist der Puls rasch (bis zu 120) und kräftig, und man findet eine Steigerung des systolischen Blutdruckes; während des Anfalles ist der Blutdruck in der Regel hoch. In den späteren Stadien kann der Druck abfallen, und der Puls fast unfühlbar werden.

Kurze Anfälle können sich während einer Nacht ein oder mehrere Male wiederholen. Sie sind zwar gewöhnlich auf die Nacht beschränkt, ähnliche Anfälle kommen aber auch gelegentlich vor, wenn die Kranken sich bei Tag niederlegen.

Die Anfälle sind wohl sicher Folge einer Druckerhöhung im Lungenkreislauf; dadurch kommt es zur Anschoppung und zum beginnenden Lungenödem. Die Art, wie der Anfall hervorgerufen wird, ist unbekannt.

Diagnose. Die hier beschriebenen Anfälle von Atemnot treten gewöhnlich bei Nacht auf. Man muß sie von Anfällen, die auf andere Art hervorgerufen werden, unterscheiden. Kranke mit Stauungsinsuffizienz und Orthopnoe rutschen bei ihrem unruhigen Schlaf im Bett von den Kissen herunter; nach einer Weile wachen sie infolge quälender Atemnot auf. Dieser Art Atemnot kann man, wenn man sie erkennt, leicht abhelfen. Manchmal werden Kranke mit CHEYNE-STOKESscher Atmung durch besonders lange und heftige hyperpnoische Perioden wiederholt nachts aufgeweckt.

Akutes Lungenödem. Beim akuten Ödem sind die Lungen nicht nur gestaut, sondern sie sind an der Basis oder im ganzen schwer und haben ihre schwammartige, knisternde Beschaffenheit verloren. Sie sind fest und blaß, bei Druck bleiben Dellen stehen. Schneidet man die Lunge ein, so fließt eine dünne, blutig gefärbte Flüssigkeit von der Schnittfläche, und auf Druck fließt diese schaumige Flüssigkeit in reichlicher Menge ab. Die gleiche Flüssigkeit findet man in den Luftwegen. Man glaubt, daß Lungenödem als Folge einer primären Insuffizienz der linken Herzkammer entsteht. Man kann einen ähnlichen, akuten Zustand in den Lungen experimentell dadurch erzeugen, daß man die Tätigkeit des linken Ventrikels mechanisch behindert, wenn gleichzeitig die rechte Kammer wirksam weiter schlägt.

Bei älteren, an Arteriosklerose leidenden Menschen, die gewöhnlich auch eine Hypertonie haben, bei syphilitischer Mesaortitis und gelegentlich bei Fällen von Mitralstenose kann ein akutes und schweres Lungenödem in einzelnen oder wiederholten Anfällen auftreten. Ganz gelegentlich kommt es unmittelbar im Anschluß an einen Anfall von Angina pectoris vor. Zu Beginn des Anfalls findet man gewöhnlich eine Steigerung des arteriellen Blutdruckes. Sehr lehrreich ist es, daß Lungenödem auch Anfälle der seltenen Fälle von paroxysmaler Hypertonie begleitet, die, wie man glaubt, durch eine Ausschüttung von natürlichem Nebennierensekret ausgelöst werden (siehe S. 54).

Der Beginn kann genau dem der eben beschriebenen Anfälle gleichen; er erfolgt nämlich gewöhnlich bei Nacht und weckt den Kranken aus dem Schlaf auf; oder er kann sich bei Tag, und wenn der Kranke wach ist, einstellen. Die Trennung dieser Anfälle von den vorher beschriebenen ist in der Tat willkürlich und nur erforderlich wegen der relativen Trockenheit und des sehr häufigen Wiederkehrens der Anfälle bei paroxysmaler Hypertonie. Bei einem ausgesprochenen Lungenödem ist die Atemnot gewöhnlich von Anfang an quälend, der Husten ist stärker und reichliche Mengen einer schaumigen, blutig gefärbten Flüssigkeit werden leicht ausgehustet. Der Ablauf der Ereignisse ist oft rasch. Die Cyanose vertieft sich schnell; die Atmung wird fortschreitend heftiger und weniger wirksam. Auf seiner Höhe kann der Anfall stundenlang andauern. Bei tödlichen Anfällen wird der Puls stetig schwächer, schließlich unfühlbar; die Venen schwellen an, die Atmung wird schnappender, langsamer und dann schwächer, bis sie ganz aufhört.

In seiner schlagartig einsetzenden Form tritt das Ödem so rasch und so hochgradig auf, daß der Kranke vor Angst aufschreit und innerhalb von 1 oder 2 Minuten in der Fülle der blutig gefärbten Flüssigkeit ertrinkt, die sich in die Luftwege ergießt und schäumend aus Mund und Nase fließt.

Bei Coronarthrombose kommt häufig eine milde Form von Lungenödem vor, die ohne hochgradige Atemnot oder Cyanose einhergeht. Der Auswurf ist spärlich und schaumig, oder er besteht aus etwas wäßriger, blutig gefärbter Flüssigkeit, die ein paar Stunden oder einige Tage lang ausgehustet wird. Schwere Anfälle sind selten.

Auch bei Anfällen von paroxysmaler Tachykardie, die zu Herzinsuffizienz mit Stauung führen, können akute, meist leichte Symptome von Lungenödem auftreten. Hier ist der Mechanismus offenbar der einer passiven, allerdings schnell sich einstellenden Lungenstauung. Ein akutes Ödem kann zu einer chronischen passiven Stauung hinzukommen.

Prognose. Von den milderen Anfällen von nächtlicher Atemnot mit oder ohne beginnendes Lungenödem erholen sich die Kranken immer. Sie erholen sich in der Regel auch von den schwereren Anfällen mit deutlichem Lungenödem; die letzteren sind aber lebensbedrohlicher, und ein tödlicher Ausgang ist nicht ganz ungewöhnlich.

Viele von den Kranken, die Anfälle von nächtlicher Atemnot der beschriebenen Art wiederholt durchmachen, oder weniger häufige Anfälle von Lungenödem erleiden, sind innerhalb von 6 Monaten, die Mehrzahl innerhalb von 2 Jahren nach dem ersten Anfall tot. Einige leben länger; und manche Fälle erleiden einen oder mehrere Anfälle und bleiben in ihrem weiteren Leben verschont. Bei den meisten Kranken sind die Anfälle nicht die einzigen unheilvollen Erscheinungen (siehe S. 222).

Behandlung. Kranke mit nächtlichen Anfällen müssen auf hohen Kissen oder in einem Herzbett mit steil gestellter Lehne schlafen, gleichgültig ob sie orthopnoisch sind oder nicht. Opiate helfen mit, die Anfälle fern zu halten. Einige empfehlen Digitalisierung, andere treten für eine Milch- und Gemüsediät ein.

In den schweren Anfällen mit oder ohne deutliche Zeichen von Lungenödem gebe man sofort Morphium (0,015 g); es ist das bei weitem

wirksamste Mittel, das wir kennen, und bringt in einem großen Teil
der Fälle innerhalb $\frac{1}{2}-1$ Stunde Erleichterung. Sauerstoffatmung
sollte angewandt werden. Nitrite erleichtern gelegentlich milde Anfälle;
sie sind aber in schweren Anfällen viel weniger wirksam als Morphium.
Wenn ein deutliches Lungenödem vorliegt, wird oft Atropin (1 mg)
zusammen mit Morphium gegeben, die Wirkung ist aber unsicher.
Strophantin und Pituitrin sind von manchen empfohlen worden.
Adrenalin gebe man auf keinen Fall. Bei Kranken, bei denen die Venen
des großen Kreislaufs deutlich anschwellen, mache man ohne Verzug
einen Aderlaß.

Lungeninfarkt.

Bei Herzkranken rührt ein Lungeninfarkt gewöhnlich von einem
Embolus her. Der ursprüngliche Thrombus haftet an der Wand des
rechten Herzohres, seltener in der Spitze der rechten Kammer oder
irgendwo sonst. Er wird losgelöst, in die Pulmonalarterie gejagt, kommt
in einen der Äste der Pulmonalarterie und versperrt ihn. Häufig scheidet
sich anschließend auf ihm ein Thrombus ab. Gelegentlich ist ein Lungeninfarkt auch Folge einer Thrombose, die in einer Lungenarterie oder
-vene entsteht. Die Blockierung eines Lungengefäßastes führt zur
hämorrhagischen Infarzierung des entsprechenden Lungengebietes. Es
können mehrer Bezirke gleichzeitig infarziert werden. Lungenbasis oder
Lungenspitze können befallen sein. Die infarzierten Gebiete haben
gewöhnlich die Form eines Keiles, dessen Basis die viscerale Pleura
bildet; die Pleura bedeckt sich mit Fibrin, und die umgebende Lunge
wird ödematös. Ein großer Teil des austretenden Blutes kommt in
die Luftwege und wird ausgehustet; der Rest wird an Ort und Stelle
abgebaut, und der Infarkt endet gewöhnlich mit der Bildung einer
fibrösen Narbe.

Unter den Herzfällen kommen Lungeninfarkte am häufigsten bei
Kranken mit Mitralstenose vor, obwohl sie gelegentlich auch bei anderen
Typen auftreten. Die Lähmung der Vorhofwand beim Vorhofflimmern
fördert die Bildung von Blutgerinnseln im Vorhof; schlägt der Vorhof
wieder normal, dann werden diese durch die aktive Bewegung der
Wand leicht losgelöst. Folglich besteht eine besondere Neigung zu
Embolien dann, wenn die Vorhöfe aufhören zu flimmern und wieder
normale Kontraktionen auftreten, wie es beim paroxysmalen Vorhofflimmern vorkommt, oder dann, wenn sich unter Chinidin wieder normaler Rhythmus einstellt. Infarkte kommen bei Mitralstenose auch dann
vor, wenn sich der Mechanismus des Herzschlages nicht ändert; in diesen
Fällen findet man ebenso oft normalen Rhythmus wie Vorhofflimmern.
Während aber Vorhofflimmern bei Mitralstenose seltener als normaler
Rhythmus ist, neigen Fälle mit unregelmäßiger Herztätigkeit tatsächlich viel mehr zur Bildung von Infarkten.

Symptome, Zeichen und Verlauf. Zu Beginn können pleuritische
Schmerzen vorhanden sein. Häufiger fehlen sie, und der Kranke klagt
zuerst über Atemnot und vor allem über blutigen Auswurf. Oft wird

Blut in geringen Mengen ausgehustet. Das hält Stunden oder Tage lang an, doch ist die gesamte Blutmenge, die herausgebracht wird, nicht groß. Allmählich wird der Auswurf frei von Blut. Während der ersten paar Tage ist eine geringe Temperaturerhöhung üblich.

In der Regel findet man wenig objektive Zeichen außer einem gelegentlichen Rasselgeräusch. Bei Fällen, in denen das infarzierte Gebiet größer ist und günstig liegt, kann man Zeichen von Lungenverdichtung nachweisen.

Bei ausgedehnten Infarkten durch zahlreiche oder sehr große Emboli kann die Atemnot schwer sein, und Zeichen von Herzinsuffizienz können auftreten und zunehmen. Auch kann ein Lungenödem hinzukommen und den Tod des Kranken herbeiführen. Bei Kranken, die schon Zeichen von Herzinsuffizienz bieten, wirkt sich dieser Vorfall natürlich ernster aus. Die meisten Kranken erholen sich rasch und ohne Zwischenfälle.

Die massive Infarzierung einer Lungenspitze, die gelegentlich vorkommt, kann mit Lungentuberkulose verwechselt werden.

Behandlung. Die Behandlung besteht gewöhnlich darin, den Patienten mit oder ohne Morphium vollständig ruhig zu halten, und bei Fällen von Vorhofflimmern darin, das Herz unter den Einfluß von Digitalis zu bringen, ohne es dabei bis zum Erbrechen kommen zu lassen. In den ungewöhnlich schweren Fällen ist die Behandlung die gleiche wie bei Herzinsuffizienz.

Blutspucken (Hämoptyse).

Herzkranke klagen nicht selten über blutigen Auswurf. Hier empfiehlt es sich, zunächst einmal Blutungen, die von einer Infektion des Zahnfleisches oder der Nase herrühren, auszuschließen. Eine Hämoptyse ist durch Husten gekennzeichnet, eine Hämatemesis durch Erbrechen, die Vorgeschichte ist aber in dieser Hinsicht nicht immer zuverlässig; kommt Blut durch die Trachea, so wird anschließend ein geringer Teil ausgehustet. Zu einer heftigen, tödlichen oder nicht tödlichen Hämoptyse kann es gelegentlich dann kommen, wenn ein Aneurysma in die Trachea, einen Bronchus oder die Lunge durchbricht. Ein Aneurysma kann an der gleichen Stelle auch langsam durchsickern, und dann werden kleine Mengen von reinem, hellem oder dunklem Blut ausgeworfen. Beim Infarkt werden geringe Massen von fast reinem dunklen Blut mit einer schleimigen Grundlage ausgeworfen. Bei einer akuten Bronchitis oder Tracheitis ist der ausgehustete Schleim blutig gestreift. Bei Lungenstauung ist das Sputum durch und durch gefärbt, und es kann fast reines Blut ausgehustet werden. Beim Lungenödem wird eine blutig gefärbte, seröse Flüssigkeit ausgeworfen.

Perikarditis.

Akute Perikarditis und Herzbeutelerguß.

Pathologische Anatomie. Eine *Perikarditis* entsteht auf verschiedene
Arten, am häufigsten als wichtige Erscheinungsform eines im Körper
sich abspielenden infektiösen Prozesses. Dafür gibt es sehr viele Beispiele, am häufigsten sind Rheumatismus und Pneumonie; und
zwar ist der Rheumatismus meistens oder gewöhnlich ein subakuter,
und die Pneumonie ein akuter Prozeß. Auch Tuberkulose verursacht
chronische Perikarditis. Außerdem kann eine Perikarditis terminal bei
chronischen Erkrankungen auftreten, die die Ernährung des Organismus beeinträchtigen; hierfür ist die Brightsche Krankheit (chronische
Glomerulonephritis) das bemerkenswerteste Beispiel. Eine Perikarditis
entsteht auch nicht selten durch direkte Ausbreitung einer Eiterung
in der Nachbarschaft — beispielsweise von einem Empyem oder einem
ulzerierten Oesophagus — oder durch Eiter, der sich von der Appendix,
dem Magen oder der Gallenblase her einen Weg durch das Zwerchfell
gebahnt hat. Sie kann sich nach einer direkten Verletzung des Perikards
entwickeln. Ganz umschrieben kommt sie vor, wenn das Perikard als
Folge einer Coronarthrombose geschädigt ist.

Bei einer akuten Entzündung verliert das Perikard seinen Glanz,
rötet sich, schwillt an und wird manchmal gelatinös. Auf seiner Oberfläche sammelt sich Fibrin in Form von Flocken und lose anhaftenden
Zotten an. Das Fibrin kann entweder nur in geringer Menge auftreten
oder sich in großen Mengen ansammeln, und bedeckt dann die Oberfläche mit einer dicken, unregelmäßigen, rauhen oder zottigen gelben
Auflagerung. So sieht die Perikarditis bei Rheumatismus und bei
chronischer Glomerulonephritis aus. Im Herzbeutel ist dabei fast
immer etwas mehr Flüssigkeit als normal vorhanden. Gelegentlich
findet sich auch viel Flüssigkeit; sie ist bei Rheumatismus sero-fibrinös;
bei Pneumonie und fortgeleiteter Perikarditis eitrig; bei tuberkulösen
Erkrankungen sero-fibrinös, hämorrhagisch oder käsig. Sehr große
Flüssigkeitsansammlungen sind gewöhnlich chronischen, oft tuberkulösen, häufiger unbekannten Ursprungs.

Man nimmt an, daß das parietale Perikard eine verhältnismäßig
undehnbare Membran ist. Das trifft für eine Dehnung von nur kurzer
Dauer zu; in diesem Fall dient das Perikard also dazu, das Herz vor
einer schädigenden Überdehnung zu schützen, wie sie z. B. bei Erstickungszuständen vorkommen würde. Bei einer chronischen Dehnung
aber gibt das Perikard leicht nach, gleichgültig, ob ein vergrößertes
Herz oder ein Herzbeutelerguß die Ursache ist. Das Herz liegt
zwischen den Wirbelkörpern und dem Brustbein, und dazwischen
gibt es keine Organe, die zusammengedrückt werden können; deshalb
erfolgt eine Ausdehnung des Herzbeutels zuerst nach links und
rechts, besonders aber nach links; von links dehnt er sich nach rückwärts aus, drückt auf den unteren Teil der linken Lunge und bringt
sie zum kollabieren.

Symptome. Eine Perikarditis verläuft gewöhnlich ganz schmerzlos. Sind Schmerzen vorhanden, so sind sie wohl gewöhnlich Folge einer Beteiligung von extraperikardialen Geweben, beispielsweise des Zwerchfells. Der Schmerz kann ein dauernder, schwerer, dumpfer Präkordialschmerz sein, oder ein stechender Schmerz, der bis ins Abdomen oder in die linke Schulter reicht und besonders beim Einatmen gespürt wird. Wird der venöse Rückfluß zum Herzen abgedrosselt oder drückt ein großer Herzbeutelerguß auf ein Atmungsorgan, so führt das zu Atemnot, die zusammen mit anderen gelegentlichen Drucksymptomen manchmal als echtes Symptom einer Perikarditis anzusehen ist; in den meisten Fällen aber ist es kaum möglich, sie von den gleichzeitig bestehenden Symptomen der Herzinsuffizienz zu trennen. Die übrigen Symptome rühren von der zugrunde liegenden Infektion oder der begleitenden Erkrankung her und wechseln stark in Beschaffenheit und Schwere.

Zeichen. Tritt eine Perikarditis als akute Infektion auf, so können die vorherrschenden Zeichen die gleichen wie bei einem toxischen Krankheitsbild sein. Bei einer eitrigen Perikarditis finden sich hohe Temperaturen, hohe Pulsfrequenz, Atemnot, oft starke Unruhe und manchmal Delirien. Bei einem subakuten Gelenkrheumatismus sind die toxischen Erscheinungen weniger hochgradig, obwohl Fieber in der Regel, Unruhe gewöhnlich und eine erhöhte Pulsfrequenz ausnahmslos vorhanden sind.

Herzspitzenstoß. Bei einem Herzbeutelerguß bleibt das Herz gewöhnlich mit der Brustwand in Berührung; nichtsdestoweniger aber verändert sich häufig der Herzspitzenstoß. Er verbreitert sich, nimmt eine wellenartige Beschaffenheit an und kann bis in den vierten Interkostalraum nach oben oder nach außen verlagert sein. Manchmal verschwindet er, und dann erscheinen die Herztöne abgeschwächt. Diese Veränderungen sind nicht immer einfach Folge der Perikarditis; eine Herzerweiterung kann gleichzeitig vorhanden sein. Bei Kindern können sich die präkordialen Intercostalräume abflachen.

Venenschwellung. Das Herz ist sehr empfindlich gegenüber Schwankungen des intraperikardialen Druckes, der ebenso wie der intrapleurale Druck normalerweise unter Atmosphärendruck liegt. Ein geringer Druckanstieg im Herzbeutel beeinträchtigt sofort die Herzfüllung und hat ein Absinken des arteriellen und ein Ansteigen des venösen Druckes zur Folge. Jede nennenswerte Erhöhung des Druckes im Herzbeutel behindert in hohem Maße den venösen Blutrückfluß zum Herzen und erzeugt Venenschwellung. Sie ist bei Perikarditis mit Erguß häufig, man kann aber nur selten den Nachweis erbringen, daß sie in der beschriebenen Weise entsteht; und zwar deshalb, weil Perikarditis so oft mit Herzveränderungen einhergeht, die zu Herzinsuffizienz mit Stauung führen.

Herzdämpfung. Bei Herzbeutelergüssen von beträchtlicher Größe erstreckt sich die Herzdämpfung bis hinauf in den zweiten und sogar bis in den ersten Intercostalraum. Dieses neue Dämpfungsgebiet kann sich bis zu 5 cm nach links vom Sternalrand ausdehnen und nach rechts über das Brustbein hinausreichen. Dies ist für uns das wichtigste Zeichen einer Flüssigkeitsansammlung; es ist am deutlichsten beim liegenden Kranken, im Sitzen kann es geringer werden oder sogar verschwinden.

Die Herzdämpfung dehnt sich auch lateral aus, besonders in der Höhe des vierten und fünften Intercostalraumes, und zwar sowohl nach links als nach rechts; das letztere ist bedeutungsvoller. Nach links kann die Dämpfung weit über den äußeren Rand des Spitzenstoßes reichen. Bei großen Ergüssen hat die Herzdämpfung die Form eines Kegelstumpfes, dessen rechter und linker Rand schräg, aber ungewöhnlich gradlinig verlaufen; oder sie ist birnenförmig.

Reibegeräusche werden durch das Aneinanderreiben des visceralen und parietalen Blattes des Perikards erzeugt, die ihre Glätte verloren haben oder ausgesprochen rauh sind; das Reiben täuscht oft ein blasendes Herzgeräusch vor, gewöhnlich ist es aber kürzer, scheint oberflächlicher zu entstehen und endet plötzlicher als das letztere; meistens ist das Reiben noch dazu charakteristisch schabend. Es kann ein isoliertes systolisches Reibegeräusch vorkommen, das dann gewöhnlich ein wenig später als die Systole beginnt; in der Regel aber hört man außerdem noch ein Geräusch in der Diastole, also systolisch-diastolisches Reiben von gleicher Stärke und Dauer. Diese durchgehenden Reibegeräusche haben überall in Systole und Diastole die gleiche Intensität, im Gegensatz zu dem fortgeleiteten systolischen und diastolischen Geräusch von Aortenfehlern. Ganz gelegentlich kommt ein dritter Reibelaut hinzu und erzeugt eine Art von Galoppreiberhythmus. Knarren oder Lederknirschen sind ungewöhnlich. Das perikardiale Reiben beschränkt sich streng auf das Präkordium; es kann zwar in dessen ganzer Ausdehnung vorkommen, häufiger aber ist es auf dessen Mitte und Basis beschränkt; manchmal ist es ganz umschrieben. Selten kann man es fühlen.

Das Reibegeräusch ist das einzige Zeichen, das wir für eine trockene Perikarditis besitzen. Es kann auch von einer chronischen Rauhigkeit des Herzbeutels herrühren. Für die Diagnose einer aktiven Erkrankung wichtiger und allein entscheidend ist deshalb das erste Auftreten von Reibegeräuschen oder Veränderungen ihres Charakters oder ihrer Ausdehnung von einem Tag zum andern. Obwohl die Reibegeräusche ihre Eigenschaften oft verändern oder sogar verschwinden, wenn sich Flüssigkeit ansammelt, so schließt doch ein Vorhandensein von Reibegeräuschen einen kleineren oder sogar einen größeren Erguß nicht aus, denn das Herz bleibt unter diesen Umständen oft mit dem vorderen parietalen Perikard trotzdem in Berührung.

Reibegeräusche mit kardialem Rhythmus kann man auch hören, wenn die über dem Herzen gelegene Pleura entzündet ist; solche Reibegeräusche haben außerdem noch respiratorischen Rhythmus, und man bezeichnet sie als „pleuro-perikardiales Reiben". Sie sind an der rechten oder linken Grenze der Herzdämpfung zu hören.

Zeichen an der Lungenbasis. Bei großen Ergüssen wird die linke Lunge an der Basis komprimiert. Es tritt eine Dämpfungszone auf, die sich von der Wirbelsäule bis zur mittleren Scapularlinie oder ein wenig darüber hinaus, und nach oben bis zum Schulterblattwinkel erstrecken kann. Diese ziemlich rechtwinklige Form ist charakteristisch, ebenso wie die übrigen Zeichen. An der Lungenbasis ist das Atemgeräusch schwach oder es fehlt, gerade unterhalb des Schulterblattwinkels aber hört man lautes Bronchialatmen, Ägophonie oder Bronchophonie, oft von Knistern begleitet. Im Anfangsstadium verschwinden diese Zeichen gelegentlich, wenn der Kranke sich weit nach vorwärts lehnt. Bei einem wiederkehrenden Erguß können die Zeichen mehrmals verschwinden und von neuem auftreten. Bei rheumatischen Kindern sind sie angeblich eine Begleiterscheinung von Herzerweiterung ohne Erguß.

Röntgenzeichen. Der Herzschatten ist nach lateral vergrößert; der basale Teil des Schattens ist verbreitert und verdichtet, und im Liegen ist sein oberer Rand viel schräger als gewöhnlich; diese Zeichen werden im Stehen weniger deutlich. Der Rand der Herzsilhouette pulsiert wenig.

Diagnose des Ergusses. Beim kindlichen Gelenkrheumatismus zwischen akuter Herzerweiterung und Herzbeutelerguß zu unterscheiden, ist oft unmöglich, besonders deshalb, weil beide Krankheitsbilder oft gleichzeitig bestehen. Den wichtigsten Hinweis auf einen Erguß bildet eine Vergrößerung der Herzdämpfung nach oben. Bei Erwachsenen werden kleine Herzbeutelergüsse kaum diagnostiziert. Sind sie groß, dann genügen der charakteristische Dämpfungsbezirk und die Zeichen an der Lungenbasis gewöhnlich zur Unterscheidung. Reibegeräusche oder Fehlen des Herzspitzenstoßes können die Aufmerksamkeit auf einen Erguß lenken, den Beweis erbringt dann die Röntgenuntersuchung. Ausdehnung der Herzdämpfung bis weit über den Herzspitzenstoß hinaus ist ein wertvolles Zeichen für einen Erguß. Eine Dämpfung, die sich stark nach rechts vom Brustbein ausbreitet, kann auch von einer sehr starken Vergrößerung des linken Vorhofs herrühren (siehe S. 101), bei der dann im allgemeinen die Herztöne an dieser Stelle laut sein werden.

Verlauf und Behandlung. Die akute eitrige Perikarditis nimmt gewöhnlich einen schnellen und tödlichen Verlauf, gleichgültig ob sie primär oder sekundär als Ausdruck einer Infektion auftritt. Die subakute serofibrinöse Perikarditis ist gewöhnlich rheumatischen Ursprungs und heilt in den meisten Fällen spontan aus; der Verlauf der Erkrankung hängt aber mehr von der Krankheit als Ganzes als von der Perikarditis ab. Chronische Formen von Perikarditis mit Erguß nehmen einen wechselnden Verlauf, sie können aber durch Punktion oder chirurgische Eingriffe gebessert und manchmal überhaupt geheilt werden.

Schmerzen bei Perikarditis behandelt man am besten durch lokale Applikation von Eisbeuteln, Blutegeln, heißen Packungen oder mit anderen milden Reizmitteln, wenn sie schwer sind, mit Morphium. Einige dieser Kranken finden dadurch Erleichterung, daß sie knien und sich nach vorne auf Kissen lehnen, die die Brust unterstützen.

Herzbeutelpunktion. In Fällen mit unzweifelhaftem Herzbeutelerguß punktiere man, wenn Verdacht auf Eiter besteht; findet man Eiter,

so kann der Herzbeutel eröffnet und chirurgisch drainiert werden.
Einfaches Absaugen kann in Fällen von chronischem sero-fibrinösem
oder hämorrhagischem Erguß ausreichen, vorübergehend oder dauernd
Besserung zu schaffen, und Patienten, bei denen sich der Erguß wieder
ansammelt, können chirurgisch behandelt werden. Zur Probepunktion
des Perikards stößt man eine Nadel starken Kalibers im fünften Interkostalraum innerhalb des linken Randes der Dämpfung in der Richtung
auf den Mittelpunkt der Brust ungefähr 3 cm tief oder ein wenig tiefer
ein, oder so weit, bis man die Bewegung des Herzens fühlt. Dann ent-
ferne man den Trokar sofort und sorge dafür, daß keine Luft einströmt.
Ist diese Probepunktion erfolglos, dann kann man versuchen, die Nadel
etwa 2 cm weiter nach dem Brustbein zu einzustechen.

Perikardverwachsungen und Mediastino-pericarditis.

Pathologische Anatomie. Perikardverwachsungen mit oder ohne
Beteiligung des Mediastinums rühren gewöhnlich von einer rheumatischen
Infektion während der Kindheit oder in jugendlichem Alter her. Ge-
legentlich sind sie tuberkulösen Ursprungs.

Die Perikarditis führt beim Ausheilen zu einer einfachen lokalen
Verdickung des Perikards, zu örtlichen Verwachsungen zwischen dem
visceralen und parietalen Blatt oder zur vollständigen Verschmelzung
mit Obliteration des Herzbeutels. Die Verwachsungen sind zunächst
weich und brüchig, so daß man die beiden Blätter voneinander abziehen
kann; schließlich werden sie fest, und die beiden Blätter sind nicht mehr
zu trennen. Diese einfache Obliteration des Herzbeutels ist die gewöhnlichste Art einer chronischen Perikarditis.

In anderen Fällen verdickt sich das Perikard stärker, entweder
gleichmäßig oder in Form eines oder mehrerer dichter, breiter Bänder
aus unnachgiebigem, fibrösem Gewebe, in dem sich später Kalksalze
ablagern können. Durch derartiges fibröses Gewebe kann die Diastole
des Herzens wesentlich behindert werden, und die Mündungsstellen der
eintretenden Venen können verengert oder blockiert werden; es entsteht dann das Bild, das man „konstriktive Perikarditis" nennt.

Der entzündliche Prozeß kann auch die benachbarten Gewebe in
Mitleidenschaft ziehen und bei der Heilung das Herz fest mit der Brustwand oder dem Zwerchfell verbinden. Die seitlichen Teile des Perikards
werden mit den angrenzenden Pleurablättern zu einer dichten Gewebs-
platte zusammengeschweißt, die dann eine feste Scheidewand zwischen
Herz und Lunge bildet und sich vom Lungenhilus zum Zwerchfell hin
erstreckt. Der gleiche Vorgang greift auf die Lungenhili, die Herzbasis
und deren ab- und zuführende Gefäße und auf das hintere Mediastinum
über, verankert das Herz dadurch noch mehr und verengert manchmal
die großen Blutgefäße. Dieses Krankheitsbild nennt man „Mediastino-
pericarditis".

Symptome und Zeichen von Herzbeutelobliteration. Die glatte,
glänzende Membran des Perikards, die mit Flüssigkeit geschmiert ist,
gestattet dem Herzen normalerweise nahezu reibungslose Bewegungen

innerhalb des Beutels. Und doch ist dieser glatte Beutel nicht unentbehrlich; das zeigt sich daran, daß bei seinem gelegentlichen angeborenen Fehlen anscheinend keine besonderen Beschwerden entstehen. Obliteration des Herzbeutels, etwa nach einer rheumatischen Infektion, vermehrt die Arbeit oder das Gewicht des Herzens nicht wahrnehmbar. Sie macht keine Symptome. Gelegentlich können intraperikardiale Verwachsungen zu einem Reibegeräusch oder Knarren führen, man kann sie aber nicht diagnostizieren, wenn man nicht weiß, daß eine akute Herzbeutelentzündung vorangegangen ist.

Symptome und Zeichen der Mediastino-pericarditis und der „konstriktiven Perikarditis". Bei starken Perikardverdickungen und bei extraperikardialen Verwachsungen gleichen die Symptome im großen und ganzen den üblichen venösen Stauungssymptomen. Die Zeichen, die dabei vorkommen können, sind zahlreich.

Systolische Einziehung. Während der Systole wird das Herz kleiner und hat das Bestreben, in seiner Umgebung ein Vakuum zu erzeugen. Dieser Zug, der vorne hauptsächlich von der rechten Kammer ausgeübt wird, macht sich besonders in der Gegend des vierten und fünften linken Interkostalraumes und im Epigastrium bemerkbar. Der Zug eines normalgroßen Herzens, das ruhig schlägt und wie gewöhnlich von Lunge bedeckt ist, reicht gerade aus, lediglich eine kleine Vertiefung im Epigastrium hervorzurufen, und das nicht einmal immer. Oft verursacht ein vergrößertes und kräftig schlagendes Herz eine systolische Vertiefung zu mindesten der Zwischenrippenräume. Bei einer Mediastino-pericarditis können diese Einziehungen viel stärker ausgeprägt sein, und nicht nur die Zwischenrippenräume, sondern die Rippen selbst und das Brustbein können eingezogen werden. Die hiervon am meisten betroffenen Stellen sind der fünfte und sechste Rippenknorpel und der Processus xyphoides; die Einziehung kann sich aber bis in die Axilla hinein erstrecken und kann sogar Rippen betreffen, die tiefer als die genannten liegen. Eine systolische Einziehung der untersten Teile des knöchernen Thorax durch Vermittlung des Zwerchfells kann vorkommen; das kann man, wenn man die Brust von vorne beobachtet, am linken Rand sehen oder, wenn man die Brust von lateral her betrachtet, an der linken Basis.

Die Annahme, daß das Herz vermittels fester Verwachsungen mit der Brustwand die präkordialen Rippen nach innen zerrt, ist nicht ganz zutreffend. Hat das Herz das Bestreben, einen Zug von der Brustwand weg auszuüben, so muß diese ihm, mag sie durch fibröses Gewebe mit ihm verbunden sein oder nicht, unfehlbar folgen, vorausgesetzt, daß die Lungen sich nicht dazwischen schieben und die Lücke ausfüllen können. Gewöhnlich wird die Größenabnahme des Herzens in der Systole durch eine entsprechende Ausdehnung der seitlich angrenzenden, lufthaltigen Lungen ausgeglichen; für diese systolische Ausdehnung der Lungen benötigt das Herz nur wenig Energie. Ist es aber von den Lungen durch undehnbares, fibröses Gewebe im Herzbeutel und in der Pleura getrennt, so verbraucht es Energie, wenn es auf allen Seiten an verhältnismäßig unnachgiebigen Strukturen zieht. Somit wird das Herz, wenn es seitlich von fibrösem Gewebe bedeckt ist, stärker in seiner Tätigkeit behindert, als wenn Verwachsungen nach vorne hin bestehen, denn allein im ersten Fall wird die Bewegung eines nachgiebigen Organes verhindert; und so kommt es, daß diese seitlichen Verwachsungen für die Entstehung der präkordialen Einziehungen wichtiger sind, als Verwachsungen, die Herz- und Brustwand direkt miteinander verbinden. Das Herz kann etwas Energie auch dadurch nutzlos verbrauchen, daß es mittels fibröser Bänder und durch das Zwerchfell direkt an entfernter gelegenen Organen zieht.

Einziehungen der starreren Teile der Brustwand werden natürlich eher bei jungen Leuten mit nachgiebigem Brustkorb vorkommen; sie werden um so größer sein, je kräftiger die Bewegungen der Kammer sind. Die systolischen Einziehungen, besonders wenn sie stark hervortreten, sind zwar wertvoll, aber nicht entscheidend für die Diagnose; es gibt keine Form von Einziehungen, die nicht gelegentlich auch ohne Verwachsungen zu beobachten sind; überdies kann auch eine vorgeschrittene Mediastino-pericarditis mit starken Verwachsungen zwischen Herz und präkordialer Brustwand vorliegen, ohne daß irgendwelche Einziehungen auftreten.

Fixierter Spitzenstoß. Normalerweise verschiebt sich der Herzspitzenstoß und der linke Rand der Herzdämpfung 2—4 cm nach links, wenn ein junger Mensch sich aus der Rückenlage in die volle linke Seitenlage dreht, und in gleicher Weise nach rechts, wenn er die volle rechte Seitenlage einnimmt. Ist das Herz mit der Brustwand verwachsen oder in eine feste Kammer aus fibrösem Gewebe eingeschlossen, so wird es dadurch natürlich unbeweglich. Die Verwendung dieses Zeichens und entsprechender Zeichen bei der Röntgendurchleuchtung verliert jedoch an Wert durch die Tatsache, daß auch ein vergrößertes Herz selten sehr beweglich ist.

Venenschwellung. Sind Perikarditis und Mediastinitis rheumatischen Ursprungs, so leidet das Herz immer gleichzeitig Schaden; und daher kann eine etwaige Venenstauung Folge einer Insuffizienz des Herzmuskels sein. Venenstauung kann aber unter diesen Bedingungen auch auftreten, weil der Rückfluß des venösen Blutes zum Herzen behindert ist. Das kann durch eine Verengerung einer der großen Venen zustandekommen oder dadurch, daß das Herz von mehr oder weniger unnachgiebigen Bändern aus fibrösem oder gelegentlich verkalktem Gewebe umklammert ist. Solche Fälle sind ungewöhnlich; die auf diese Art entstehende Venenstauung hat aber ihre Besonderheit. Der Unterschied gegenüber der Herzinsuffizienz kommt wohl daher, daß das Schlagvolumen des Herzens weniger beeinträchtigt ist, oder daß, wenn die Lungenvenen der Zusammenschnürung entgehen, der Lungenkreislauf weniger gestört ist. Wie dem auch sein mag, Kranke dieser Art können weniger kurzatmig sein als man es bei Kranken mit gleich starker Venenstauung infolge von Herzinsuffizienz erwarten würde. Auch die Leberstauung tritt ungewöhnlich stark hervor, und zwar, wie man sich vorgestellt hat, infolge einer direkten Abflußbehinderung der Lebervenen. Manchmal finden sich starke Lebervergrößerung, Stauungscirrhose und hochgradige Perihepatitis; sie sind wahrscheinlich mit der langen Dauer der Stauung in Zusammenhang zu bringen. Beinödeme sind geringer, Ascites ist stärker als in vergleichbaren Fällen von Herzinsuffizienz; und im Gegensatz zur Herzinsuffizienz können Ödeme am Kopf und Hals vorkommen. Ist die obere Hohlvene betroffen, dann sind ihre Pulsationen eingeschränkt.

Ein Kennzeichen von besonderem Wert für die Diagnose der konstriktiven Perikarditis ist die auffallende Venenstauung in einem Fall, der wenig oder keine Zeichen von Herzvergrößerung bietet.

Inspiratorische Venenschwellung. Normalerweise kollabieren die Halsvenen bei der Inspiration, weil beim Abfall des intrathorakalen Druckes Blut ins Herz gesaugt wird. In einigen Fällen von Mediastino-pericarditis kommt es während der Inspiration zu einer Behinderung des Bluteintrittes, vermutlich weil das Herz oder die großen Venen durch fibröse Bänder zusammengeschnürt werden; daher kommt es, daß die Venen paradoxerweise während des Inspiriums anschwellen.

Inspiratorisches Kleinerwerden oder Verschwinden des Pulses. Bei Mediastino-pericarditis kann, wie wir gesehen haben, durch eine Inspiration von gewöhnlicher Tiefe die Füllung des Herzens beeinträchtigt, oder in gewissen Fällen die Aorta abgeknickt werden. Beide Störungen haben eine Verkleinerung des Pulses und einen Abfall des arteriellen Blutdruckes zur Folge. Unter den gleichen Umständen kann eine tiefere Inspiration den Puls manchmal völlig zum Verschwinden bringen. Wichtig ist die Feststellung, daß alle Pulse im ganzen Körper in der gleichen Weise betroffen sind. Weil der Herzschlag kräftig bleibt, aber der Puls schwächer wird, hat man das Phänomen „Pulsus paradoxus" genannt. Eine gute Bezeichnung ist das nicht. Ihr klinischer Wert ist stark eingeschränkt, weil das wesentliche Merkmal nicht die Abnahme der Pulsstärke im Inspirium ist, sondern die Art, wie diese Abnahme zustande kommt, und das ist nicht immer klar. Als man noch glaubte, daß der Blutdruck im Inspirium ansteige, stand ein im Inspirium schwächer werdender Puls dazu in scharfem Widerspruch. Diese Lehre der Physiologie hat sich aber als ein Irrtum erwiesen. Bei vielen gesunden Menschen und in vielen pathologischen Zuständen werden die Pulsschläge bei tiefer Inspiration schwächer, und zwar besonders dann, wenn diese plötzlich erfolgt. Diese Abschwächung des Pulses kommt daher, daß innerhalb des Brustkorbes Blut abgefangen wird, da das Fassungsvermögen des Herzens und der Lungengefäße stark zunimmt, wenn der intrathorakale Druck fällt.

Auch bei gesunden Menschen wird durch eine tiefe Einatmung nicht selten die Arteria subclavia zwischen erster Rippe und Schlüsselbein abgeklemmt, und dadurch der Radialispuls verkleinert oder vollständig aufgehoben. Man beachte aber, daß in diesem Fall der Puls nur im Arm abnimmt oder verschwindet.

Daraus ergibt sich, daß die Reaktion des Pulses auf die Atmung in normalen und pathologischen Fällen komplex ist und daß das besprochene Zeichen nur dann Wert hat, wenn man es genau studiert und ganz versteht.

Lewis, Herzkrankheiten. 11

Fixierte absolute Herzdämpfung. Die absolute oder, wie sie manchmal genannt wird, oberflächliche Herzdämpfung entspricht dem Teil des Herzens, der nicht von Lunge bedeckt ist; sie wird gewöhnlich von zwei Linien umgrenzt, und zwar von einer, die von der vierten Rippe am linken Sternalrand nach unten zieht und von einer, die von der vierten Rippe zum Herzspitzenstoß verläuft. Dieser Bezirk ist kleiner beim Emphysem; er ist größer, wenn sich die Lungen vom Herzen retrahiert haben, und bei Herzvergrößerung. Bei voller Inspiration verschwindet er normalerweise. Ist das Herz durch Verwachsungen an die Brustwand fixiert oder seitlich von den Lungen abgeteilt, dann können sich die Lungen nicht nach vorne schieben und vor dem Herzen zusammentreffen. Ist es einem Kranken möglich, durch Ausdehnung der Lungen die absolute Herzdämpfung zum Verschwinden zu bringen, dann kann man solche Verwachsungen ausschließen. Sind die Lungen nicht imstande, die absolute Dämpfung wesentlich zu beeinflussen, so ist das andererseits noch kein sehr wertvolles positives Zeichen für eine Mediastino-pericarditis, denn es können Pleuraverwachsungen oder Adhäsionen, die auf das vordere Mediastinum beschränkt sind, daran Schuld sein. Es besagt mehr, wenn der linke Rand der absoluten Herzdämpfung bei sehr starken Inspirationen überhaupt jede Bewegung vermissen läßt.

Pleuro-pericardiales Knarren. Das fibröse Gewebe um das Herz herum kann ein knarrendes Reiben verursachen, das man an den Herzrändern entlang hört, und das seinem Rhythmus nach kardial oder respiratorisch sein kann.

Röntgenzeichen. Ist das Perikard stark verdickt und fibrös verändert, dann verlaufen die Herzgrenzen geradliniger als in der Norm. Die Stellen, an denen Gefäße und verschiedene Hohlräume ineinander münden, pflegen dann undeutlich zu werden. Die abgerundete Herzspitze erscheint nicht getrennt vom Zwerchfell. Manchmal sieht man von der Herzsilhouette oder den basalen Gefäßen unregelmäßige Schatten hervorragen, die die normale Außenlinie und Schärfe der Herzränder stören. Die Zwerchfellbewegungen sind oft hochgradig eingeschränkt, besonders in der Gegend der Herzspitze, die sich wenig oder überhaupt nicht bewegt. Gelegentlich beobachtet man deutliche Verziehungen des Zwerchfells während des Inspiriums, namentlich unmittelbar rechts neben dem Herzen, wo manchmal Verwachsungen zu sehen sind. Eine Unverschieblichkeit des Herzens bei Veränderungen der Körperhaltung kann nachgewiesen werden. Zuweilen bringt eine gut belichtete Aufnahme eine verkalkte Hülle um das Herz herum zur Darstellung.

Begleiterscheinungen. Zeichen von Herzvergrößerung sind bei Mediastino-pericarditis häufig, jedoch nicht ausnahmslos vorhanden. Verwachsungen, die die Herztätigkeit stören, tragen zum Zustandekommen dieser Herzvergrößerung bei. Da viele der Kranken früher an Rheumatismus gelitten haben, können irgendwelche anderen rheumatischen Erkrankungen damit verbunden sein, z. B. Mitral- oder Aortenerkrankungen, Herzvergrößerung, Vorhofflimmern oder Herzinsuffizienz infolge Muskelschädigung (siehe „chron. rheumat. Herzleiden" S. 182 ff.).

Diagnose. Daß man die Diagnose Mediastino-pericarditis oder konstriktive Perikarditis stellt, hängt hauptsächlich davon ab, ob man bei einem gewissen Typ von Kranken an diese Möglichkeit denkt, denn dann erst wird man genau und speziell darauf untersuchen. In allen Fällen von länger bestehender Venenstauung rheumatischen Ursprungs, besonders bei jungen Leuten, sollte man die Möglichkeit im Auge behalten. Man sollte sie nicht vergessen, wenn unter diesen Verhältnissen das Herz wenig vergrößert erscheint (konstriktiver Typ), oder wenn bei einem vergrößerten Herzen keine deutlichen Zeichen einer begleitenden Klappenerkrankung vorhanden sind.

Die Zeichen, auf die man den Hauptnachdruck legen muß, sind Einziehungen der Brustwand, zusammen mit anderen Zeichen, die auf eine dauernde Störung des venösen Rückflusses hinweisen; diese Zeichen kann man dadurch stärker hervortreten lassen, daß man den Atem in Inspirationsstellung anhalten läßt.

Bedeutung und Prognose. Eine einfache Perikardverwachsung ist wahrscheinlich ohne Einfluß auf das Herz oder auf das Leben des Betroffenen. Der Krankheitszustand kann sich nämlich nach dem Tode bei Menschen finden, die ein langes, tätiges Leben geführt haben, deren Herz nicht vergrößert ist und die an irgendeiner ganz anderen Krankheit gestorben sind. Da er nicht zu diagnostizieren ist, hat er keine klinische Bedeutung.

Die Folgen schwerer extraperikardialer Verwachsungen von den Folgen begleitender Klappen- oder Herzmuskelschädigungen zu trennen, ist selten möglich. Deshalb ist der Verlauf sehr mannigfaltig. Der betreffende Kranke kann beispielsweise in der Kindheit an einer rheumatischen Infektion durch Herzbeteiligung oder an einer rheumatischen Reinfektion sterben; oder er kann weiterleben, und die Krankheit kann sich unter andauernder Venenstauung viele Monate oder mehrere Jahre lang hinziehen. In den meisten Fällen sind jedoch Perikardverwachsungen nicht von sich aus Ursache von Venenstauung, sondern sie stellen lediglich eine von mehreren Belastungen dar, die das Herz zu tragen hat. Die Verwachsungen sind somit nur eine Eigentümlichkeit des Falles und haben deshalb wenig Einfluß auf Prognose und Behandlung.

Spezialbehandlung. Ist das Herz durch fibröse Stränge so eingeschlossen, daß es in der Systole die Lungen nicht ausdehnen kann, dann verwendet es viel von seiner Energie darauf, unnachgiebige Gewebsstrukturen, beispielsweise dieses fibröse Gewebe und die Brustwand, zu sich heranzuziehen. Man kann diese Arbeit dadurch erleichtern, daß man eine Seite der unnachgiebigen Kammer, in der das Herz liegt, verhältnismäßig schlaff macht. Diesem Umstand verdankt eine Rippen- und Knorpelresektion ihren therapeutischen Erfolg. Nicht nur der Zug an der Brustwand, sondern auch an den benachbarten Geweben wird dadurch erleichtert. Die Operation kann unter Lokalanästhesie durchgeführt werden. Die drei Rippen, an denen der hauptsächliche Zug ausgeübt wird — es sind gewöhnlich die dritte, vierte und fünfte Rippe — werden in einer Länge von 12 cm über dem Präkordium entfernt. Die Rippen müssen mit größter Vorsicht vom Herzen getrennt werden, damit ein Anreißen des Herzmuskels und ein Pneumothorax vermieden werden. Die Operation ist in gut und glücklich ausgewählten Fällen und in geschickten Händen sehr erfolgreich. Jeder Verdacht auf aktiven Rheumatismus kontraindiziert die Operation. Die Hauptindikation für die Operation ist eine deutliche Einziehung der Rippen; man kann die Arbeitsmenge, die das Herz hierfür dauernd aufbringt, dadurch abschätzen, daß man beobachtet, wieviel Kraft notwendig ist, um symmetrische Rippen in ähnlicher Weise niederzudrücken. Gelegentlich sind starke Perikardverwachsungen mit Erfolg durchtrennt worden. Die unmittelbare Mortalität der ersten und weniger schwierigen Operation wird zu ungefähr 5% angegeben. Diese Mortalität wird aufgewogen durch die auffallende Besserung in einem beträchtlichen Prozentsatz der Fälle und durch die Tatsache, daß man gelegentlich einen vollständigen Invaliden dem aktiven Leben wieder zuführt. Das Haupthindernis für die chirurgische Behandlung liegt jedoch in der Diagnose.

Bakterielle Endokarditis.

Subakute bakterielle Endokarditis.
(Endocarditis lenta.)

Die subakute Abart der bakteriellen Endokarditis verdient besonderen Nachdruck, weil sie bei weitem die häufigste Form ist und oft als Komplikation einer lange bestehenden Herzerkrankung auftritt. Die Erkrankung tritt am häufigsten im Alter zwischen 20 und 40 Jahren auf, und zwar öfter bei Männern als bei Frauen.

Pathologie. Vieles deutet darauf hin, daß diese subakute bakterielle Endokarditis die Folge einer Infektion von verhältnismäßig geringer Virulenz ist, die solche Klappen befällt, die bereits verändert sind. Der Erreger ist fast immer ein nichthämolytischer Streptococcus, der in Kulturen nur schwach wächst. Ganz gelegentlich ist es der „Influenzabacillus". Die Wucherungen sind meist auf die linke Herzseite beschränkt, auf der ja chronische Klappenerkrankungen gewöhnlich vorkommen. Die wichtigsten Ausnahmen von dieser Regel sind Fälle von kongenitalen Mißbildungen, bei denen das rechte Herz befallen ist, wie bei einem Defekt im Septum interventriculare, bei Pumonalstenose oder bei einem offenen Ductus arteriosus. Gewöhnlich befällt die Erkrankung die Mitral- oder Aortenklappe. In den meisten Fällen ist eine der beiden Klappen, gewöhnlich die Aortenklappe, der Hauptsitz der Erkrankung; beide können schwer angegriffen werden, und wenn man die Klappen nach winzigsten Auflagerungen absucht, bemerkt man, daß es nur wenige Fälle gibt, in denen eine der beiden Klappen der Infektion völlig entgeht. In einer sehr beträchtlichen Zahl von Fällen, in denen

die Aortenklappen befallen sind, sind diese Klappen angeboren zwei-
zipflig; diese Mißbildung kommt in etwas weniger als einem Prozent
aller Autopsien vor, und ungefähr $^1/_5$ der Fälle mit dieser kongenitalen
Mißbildung bekommen eine infektiöse Endokarditis; sie ist deshalb
ein wichtiger, die Krankheit bestimmender Faktor. In anderen Fällen
haben sich die Wucherungen bei einer offenbar schon lange bestehenden
rheumatischen Erkrankung der Mitral- oder Aortenklappen gebildet. In
einem hohen Prozentsatz der Kranken findet sich in der Vorgeschichte
Gelenkrheumatismus oder Chorea. Zuweilen, jedoch weniger häufig,
ist auch eine syphilitische Erkrankung des Aortenursprungs vorhanden.

Die klinische Beobachtung lehrt, daß Herzkranke das Leiden
meistens zu einer Zeit erwerben, in der sie sich in gutem oder ziemlich
gutem Allgemeinzustand befinden; Fälle von Herzinsuffizienz mit
Stauung verhalten sich verhältnismäßig immun. In der Regel findet
man zahlreiche Auflagerungen und nicht eine einzelne Masse; oft befallen die Wucherungen alle Zipfel, entweder der Aorten- oder der Mitral-
oder beider Klappen. Sie sind meist klein, warzig, oder kurz gestielt;
manche sind viel größer, keulenartig, wie ein Band, oder bilden große,
unregelmäßig geformte Massen; sie setzen sich zu allererst an den
Schließungsrändern der Klappen fest, in schwereren Fällen aber be-
decken sie die ganze Oberfläche der Klappe und erscheinen in Form
kleinerer oder größerer konfluierender Massen auf den Wänden des
Vorhofs oder der Kammer, auf den untersten Teilen der Aortenwand
und auf den Sehnenfäden, von denen einige häufig durchtrennt sind.
Die Teile der angegriffenen Klappen, die frei von eigentlichen Auflagerungen sind, sind fast immer verdickt, oft schwer fibrös deformiert
und zeigen manchmal abgeheilte Perforationen. Oft findet man Wucherungen, in denen sich reichlich Bindegewebe entwickelt hat; band-
förmige Wucherungen sind an ihrer Basis immer derb; nicht selten
kommen Kalkeinlagerungen vor. In solchen Fällen, und zwar sind es
die Fälle mit langem Verlauf, deuten die Krankheitserscheinungen
darauf hin, daß ein frischer Infektionsprozeß, der sich durch Kontakt
oder direkt ausgebreitet hat, mit Reparationsvorgängen einen dauernden
Kampf um die Vorherrschaft führt; das kann sich über lange Zeit hin
erstrecken. Manchmal findet man an den Stellen, wo sich Emboli abgelöst haben, frisch abgebrochene Wucherungen.

Hauptsächliche klinische Erscheinungen. *Beginn.* Die Erkrankung,
die man als eine Infektion betrachtet, beginnt im allgemeinen bei
jugendlichen Erwachsenen; der Anfang ist gewöhnlich schleichend, so
schleichend, daß es manchmal mehrere Monate dauert, bevor der Betreffende erkennt, daß seine Gesundheit ernstlich geschädigt ist. Die
üblichen Frühsymptome sind Abgeschlagenheit und Schwäche, die
vielleicht mit einem gelegentlichen Kälte- und Krankheitsgefühl verbunden sind, oder mit dumpfen Schmerzen um die Gelenke herum oder
in den Muskeln; diese Symptome bestehen weiter, und allmählich
gelangt der Kranke in einen Zustand von Schwäche und Anämie.
Appetitlosigkeit mit oder ohne Übelkeit und später Erbrechen sind in
einigen Fällen Frühsymptome. Manchmal sind die ersten Symptome

die einer akuten fieberhaften Erkrankung mit Frösteln und Schwitzen. Auch können die ersten Symptome von Embolien in ein oder mehrere wichtige Gefäße herrühren, und können dadurch ein mannigfaltiges und manchmal rätselhaftes Symptomenbild abgeben.

Die Erscheinungen der voll entwickelten Erkrankung kann man vorteilhafterweise in drei Gruppen beschreiben. Erstens sind am Herzen die lokalen Zeichen des alten Klappenleidens und der frischen Klappenschädigungen auf Grund der erneuten Entzündung vorhanden. Zweitens kann man die Krankheit als gleichwertig mit einem Zustand chronischer Sepsis oder Intoxikation auffassen; in diese Kategorie gehören die meisten Erscheinungen. Drittens gibt es die verschiedensten Folgen der Embolien.

Lokale Zeichen. Da die Krankheit Klappen befällt, die oft schon stark deformiert sind, und da sie selbst die Klappen noch weiterhin schädigt, lassen sich fast immer ganz deutliche Zeichen einer Klappenerkrankung finden. Es handelt sich gewöhnlich um Fälle von Aorteninsuffizienz oder Mitralstenose; die übrigen sind als Fälle von Mitralinsuffizienz oder als kongenitale Herzfehler anzusprechen. Sind keine deutlichen, auf ein Klappenleiden hinweisenden Zeichen vorhanden, so findet man doch gewöhnlich eine deutliche oder mäßige Herzvergrößerung. Es ist verständlich, daß wir nur dann klinisch beurteilen können, bis zu welchem Grad diese lokalen Zeichen auf eine bestehende Endocarditis lenta zurückzuführen sind, wenn uns der Zustand des Herzens vor dieser Infektion genau bekannt war.

Daß die Klappen tatsächlich der Sitz eines aktiven Krankheitsvorgangs sind, geht manchmal erst während des Verlaufs aus dem Auftreten von Zeichen neuer lokaler Schädigung hervor, wenn beispielsweise ein für Aorteninsuffizienz oder Mitralstenose typisches Geräusch seinen Charakter auffallend verändert oder sich überhaupt erst entwickelt. Diese Veränderungen beobachtet man jedoch nicht sehr häufig und deshalb haben sie keine große klinische Bedeutung.

Herzinsuffizienz mit venöser Stauung wird passender im nächsten Abschnitt behandelt (siehe S. 168).

Symptome und Zeichen der Infektion sind zahlreich; die meisten kommen bei dieser und auch bei ähnlichen Infektionen häufig vor; sie umfassen Schwäche, allmähliche Gewichtsabnahme und viele Erscheinungen, die besonders zu besprechen sind.

Fieber ist in der Regel vorhanden, obwohl es oft nur wenig hervortritt. In den Frühstadien der Krankheit und besonders dann, wenn der Beginn allmählich ist oder der Verlauf sich lange hinzieht, kann die Temperatur nur um $0{,}5^0$—$1{,}5^0$ C erhöht oder sogar Tage und Wochen lang normal sein. Bei Kranken, die auf sind und herumgehen und deren Temperatur tags durch Einzelmessungen bestimmt wird, ist Fieber eher eine Ausnahme als die Regel. Bei bettlägerigen Fällen sieht man die verschiedensten Temperaturkurven, fast jeder Fiebertyp kann auftreten; geringes Fieber ist aber die Regel; hohes Fieber — remittierend oder andauernd — ist vor Eintritt des Endstadiums selten.

Blässe der Haut ist nicht ausnahmslos vorhanden, selbst wenn die Infektion lange Zeit bestanden hat. Einige Kranke haben die frische Farbe vollster Gesundheit. Blässe ist aber die Regel, und zwar ist sie oft so hochgradig wie bei perniziöser Anämie. Der Farbton ist verschieden, ebenso wie der der normalen, blutleeren Haut; eine besondere Ursache für Unterschiede findet man in chronischen Fällen, in denen sich eine deutliche diffuse Hautpigmentation entwickelt. Bei blonden Menschen ist eine gelbe Blässe üblich, ein blaßbrauner oder schmutziger Farbton bei denen, die spontan oder infolge der Erkrankung pigmentiert sind. Die Blässe ist hauptsächlich der niedrigen Zahl der roten Blutkörperchen zuzuschreiben, die gewöhnlich um drei Millionen oder darunter liegt; oft wird sie noch durch einen niedrigen Färbeindex verschlimmert, da die Anämie manchmal vom chlorotischen Typ ist. Leukocytose ist in der Regel vorhanden; die Zahl der weißen Blutzellen liegt gewöhnlich zwischen 10000 und 15000, manchmal viel höher; gelegentlich ist sie aber normal oder sogar niedriger als normal. Das Differentialblutbild ist unterschiedlich; Lymphocytose ist aber viel häufiger als eine Vermehrung der polymorphkernigen Leukocyten.

In nahezu allen Fällen ist eine Milzvergrößerung vorhanden, und da die Milz derb ist, ist sie in den meisten Fällen palpabel; das ist ein sehr wichtiges Zeichen. Der untere Pol der Milz ist gerade palpabel oder kommt drei oder vier Finger breit unter dem Rippenbogen hervor; ausnahmsweise ist sie noch größer und füllt einen großen Teil des linken oberen Abdomens aus. Diese Vergrößerung muß man, wie beim Typhus, der Infektion zuschreiben.

Trommelschlegelfinger sind ein anderes Charakteristikum, aller Wahrscheinlichkeit nach die Folge lange bestehender Toxämie, ähnlich wie bei Phthise und bei Bronchiektasen. Die Verdickung ist auf die letzte Phalanx der Finger beschränkt; sie kann auf der dorsalen und volaren Seite vorhanden und mit einer erhöhten Konvexität der Nägel verbunden sein, oder die Finger können seitlich verdickt sein. Nur selten ist sie so stark ausgeprägt, daß sie zu kolbigen Verdickungen der Finger führt, wie bei kongenitalen Herzleiden; ein bemerkenswerter Unterschied gegenüber diesen besteht auch darin, daß die Trommelschlegelfinger bei Endocarditis lenta selten cyanotisch sind. Keulenform der Zehen kommt vor, ist aber schwerer zu erkennen.

Petechien sind häufig; manchmal treten sie in geringer Zahl verstreut, häufig aber in großen Gruppen auf, besonders über dem Schlüsselbein und um die Achselhöhlen herum, an den Oberarmen, an Brust und Abdomen. Je nach ihrem Alter sind sie scharlachrot, rotbraun oder braun, und bleiben ein paar Tage lang bestehen. Man muß sie von den kleinen, hellen karminroten Angiomen unterscheiden, die in der Haut so häufig sind und die entweder deutlich über die Oberfläche vorragen oder, wenn sie kleiner sind, bei Druck mehr oder weniger blaß werden. Findet man Petechien in der Conjunctiva, in der Mundschleimhaut oder unter dem Nagel, wo sie oft linienförmig angeordnet sind, dann können sie nicht mit Insektenbissen verwechselt werden. Die Petechien sollten nicht als embolisch aufgefaßt werden; die kleinsten Gefäße der Haut gestatten in diesem Zustand leichter als normalerweise den Austritt von Blut; man kann Petechien auch durch venöse Stauung des Armes erzeugen. Sie kommen zwar bei Endokarditis sehr oft vor, ihre diagnostische Bedeutung aber ist infolge ihres häufigen Vorkommens bei anderen Anämien und Intoxikationen stark herabgesetzt.

Gelegentlich tritt Purpura auf; sie kann weit ausgedehnt sein, gewöhnlich findet man sie aber in Form einer symmetrischen Eruption an den Beinen; sie tritt, ebenso wie die seltenen Schleimhautblutungen, in den späteren Stadien der Krankheit auf. Manchmal beobachtet man andere Hauteruptionen, unter anderem Urticaria und verschiedene Erythemformen.

Schmerzen und Druckempfindlichkeit in den Gelenken sind als vorübergehende Störungen häufig; Gelenkergüsse sind selten, kommen aber in einzelnen oder vielen Gelenken vor; am häufigsten erkranken die großen Gelenke der unteren Extremitäten. Perikarditis und Pleuritis sind selten.

Die Nieren sind gewöhnlich beteiligt. Krankhafte Urinbefunde, beispielsweise eine Spur von Eiweiß, hyaline und granulierte Zylinder oder Leukocyten in geringer Zahl, sind häufig. Diese Veränderungen allein sind noch kein genügender Beweis für eine Nephritis. Rote Blutkörperchen sind gewöhnlich vorhanden; ihr Auftreten in geringer Zahl ist wahrscheinlich auf kleinste Blutungen in der Niere und gelegentlich auf Embolien zurückzuführen. Häufig kommt es zu einer merkwürdigerweise nur auf einen Teil des Glomerulus beschränkten Degeneration, die manchmal viele Glomeruli befällt. In späteren Stadien sind nicht selten eindeutige Beweise für eine parenchymatöse Nephritis vorhanden; der Urin enthält massenhaft Eiweiß, es treten renale Ödeme auf, und urämische Erscheinungen können hinzukommen.

Herzinsuffizienz mit Stauung ist in den Frühstadien der Krankheit, die Menschen in relativ gutem Gesundheitszustand befällt, selten vorhanden. In den späteren Stadien aber ist sie so häufig, daß sie eine der Haupttodesursachen darstellt; terminal ist sie immer vorhanden. In diesen Fällen ist die Stauungsinsuffizienz weder Endfolge der dem Herzen ursprünglich auferlegten Belastung, noch Folge einer Zunahme der Belastung durch die Verschlimmerung des Klappenfehlers; der gesamte Klappendefekt ist oft gering, und die Herzinsuffizienz entwickelt sich, während der Kranke ruhig im Bett liegt; sie ist ganz offensichtlich eine Begleiterscheinung der Infektion. Die Krankheit bildet eines der klarsten Beispiele für eine Herzinsuffizienz als Folge eines infektiösen Prozesses (siehe S. 20); da es aber im Herzmuskel keine erkennbare Schädigung gibt, die man als Erklärung für sein Versagen heranziehen kann, so muß man die Schwäche des Muskels auf eine toxische Wirkung zurückführen.

Embolische Zwischenfälle. Die Emboli stammen aus dem Herzen; eine große Wucherung löst sich ganz oder teilweise los oder zerbricht in eine Anzahl von Stücken, und der Blutstrom reißt die Auflagerungen oder die Bruchstücke mit sich fort. Da sich die Wucherungen meistens nur im linken Herzen finden, sind die Embolien meist auf den großen

Kreislauf beschränkt. Von der Größe des Embolus hängt es ab, wie groß das Gefäß ist, in das er hineingelangen und das er verstopfen kann. Man darf die Richtung der Arterienabzweigungen außer Acht lassen und den frei treibenden Embolus lediglich als Teil des Blutstromes betrachten. Keine Arterie ist gegen eine Embolie geschützt, in der Hauptsache bestimmt der Zufall, welche befallen wird. Der Verschluß bestimmter Gefäße hat auffällige Folgen; diese lenken die Aufmerksamkeit stark auf sich und geben dann einen falschen Begriff von der relativen Häufigkeit von Embolien in diesen Gefäßen.

Die wichtigste Folge einer Embolie ist die Störung der lokalen Blutversorgung, wenn sich nicht schnell genug ein Kollateralkreislauf ausbilden kann. Eine Embolie in das Hauptgefäß einer Extremität kann Gangrän verursachen; sie kann in der Arteria cerebri media zu einer Hemiplegie führen, in einer Coronararterie zum plötzlichen Tod, in einer Retinaarterie zu partieller Blindheit. Eine Embolie in ein Milzgefäß infarziert dieses Organ und verursacht lokal Schmerz- und Druckempfindlichkeit, Erbrechen und hörbares Reiben in der Milzgegend. Niereninfarkte machen Albuminurie und Hämaturie, Schmerzen im Rücken und Übelkeit; wenn Blut in großen Mengen im Urin vorhanden ist und sich Gerinnsel bilden, sind sie, wenn auch selten, die Ursache von Symptomen, die einer Nierenkolik ähneln.

Die Emboli bei infektiöser Endokarditis machen oft Symptome und Zeichen, die man bei nichtinfizierten Thromben nicht sieht. Hierfür geben die Vorgänge in oberflächlichen Gefäßen eine passende Erläuterung ab. Eine Arterie, beispielsweise die Radialis oder Dorsalis pedis, wird durch einen Embolus verstopft. Das kann sich so unauffällig ereignen, daß es der Aufmerksamkeit völlig entgeht. Bei sorgfältigem Suchen kann man vielleicht bemerken, daß ein Puls verschwunden ist. In anderen Fällen folgt auf die Embolie lokal Schmerz- und Druckempfindlichkeit; es kann ein paar Tage lang zu lokaler Rötung der Haut kommen, oder zu einer längere Zeit bestehenden Schwellung und Verhärtung des Gewebes um die Arterie herum. In einigen Fällen bleibt eine chronische arterielle und periarterielle Entzündung fortbestehen, die Gefäßwand gibt nach, und es bildet sich an dieser Stelle ein Aneurysma. Abszesse kommen sehr selten vor. Diese verschiedenartigen Störungen geben ein Bild von der unterschiedlichen Fähigkeit der Gewebe, mit Infektionen fertig zu werden. Ihrem Wesen nach ähnliche Störungen kommen auch in tief gelegenen Gefäßen vor; beispielsweise bilden sich Aneurysmen an Ästen der Eingeweidearterien.

Infizierte Embolien in kleinere Arterien, wie in die Nasenarterie, können lokal eine auffällige entzündliche Rötung und Schwellung erzeugen. „Fingerknoten" (*digital nodes*) sind kleine, rote oder blaurote Flecke in den Kuppen der Finger oder Zehen 1 cm oder weniger im Durchmesser; sie sind immer empfindlich, so lange sie frisch sind; manchmal ragen sie über der Oberfläche vor und sind oft gerade palpabel. Sie bestehen ein paar Tage lang und sind für die Diagnose wichtig. Ähnliche, aber ausgedehntere Veränderungen kommen auch in der Haut des Daumen- und Kleinfingerballens vor. Man glaubt, daß diese

Schädigungen der Haut oder Subcutis von infektiösen Emboli in kleineren Arterien oder Arteriolen herrühren. Wahrscheinlich können ähnliche Embolien die Schmerzen und Druckempfindlichkeit erklären, die gelegentlich in der Muskulatur oder in der Nähe von Gelenken auftreten.

Diagnose. Die Diagnose der Endocarditis lenta (subakute bakterielle Endokarditis) ist bisher stets unklar geblieben, weil man versäumte, die schleichende Natur der Beschwerden zu erkennen, vielmehr hohe Temperaturen oder wenigstens etwas Fieber erwartete. Die falsche Auslegung der drei wichtigsten physikalischen Zeichen war und ist noch heute der Erkennung hinderlich; diese Zeichen sind: Trommelschlegelfinger, Milzvergrößerung und Blässe. Bei Erwachsenen mit sicheren Zeichen eines chronischen Herzleidens hat man Trommelschlegelfinger fälschlich als einfache Begleiterscheinung dieses Herzleidens betrachtet. In etwa $^4/_5$ der Fälle sind Trommelschlegelfinger Folge einer infektiösen Endokarditis; obwohl sie für die Diagnose nicht ausreichen, sind sie für uns doch eines der wertvollsten Zeichen dieser Erkrankung. Gelegentlich sind sie die Folge eines kongenitalen Herzleidens; dann sind die Finger aber cyanotisch, und die Fingerspitzen von mehr kolbenartiger Form; sehr selten sind die Trommelschlegelfinger selbst angeboren, doch dann werden die Kranken im allgemeinen sicher wissen, daß die Finger immer mißgestaltet gewesen sind; eine Schwellung an der Nagelbasis als Folge einer Reizung der aufgesprungenen Haut der Lunula darf man nicht mit Trommelschlegelfingern verwechseln. Die Vergrößerung der Milz hat man lange als Folge der Herzinsuffizienz betrachtet. Nun besitzt aber die Milz, im Gegensatz zur Leber, ein muskuläres Gerüst, und deshalb ist es ungewöhnlich, daß sie bei Herzinsuffizienz viel, wenn überhaupt, an Größe zunimmt. Bei chronischen Herzleiden bedeutet eine vergrößerte Milz im allgemeinen eine infektiöse Endokarditis, obwohl ihre Bedeutung in Ländern mit häufigem Vorkommen von Malaria geringer ist. Blässe der Haut hat man als eine gewöhnliche Folge von Aorteninsuffizienz angesehen. Der Aortenrückfluß als solcher erzeugt aber keine Blässe; trifft man daher beides zusammen an, dann muß man eine ausreichende Ursache für die Blässe finden; ist die Blässe auffallend stark, dann ist sie gewöhnlich entweder Folge einer infektiösen Endokarditis oder einer rheumatischen Infektion, je nachdem, ob der Kranke ein Erwachsener oder ein Kind ist.

Zur Sicherung der Diagnose einer infektiösen Endokarditis ist zunächst der eindeutige Nachweis eines Herzleidens erforderlich. Ohne diesen Nachweis wird die Diagnose stets einen Rest von Unsicherheit enthalten, der kaum zu beseitigen ist, bevor nicht Zeichen von Embolien auftreten und Streptokokken im Blut gefunden werden.

Finden sich solche Hinweise auf eine Herzkrankheit, dann wird bei dauernd vorhandenem oder periodischem Fieber stets starker Verdacht auf die Erkrankung auftauchen. Eine Milzvergrößerung verstärkt den Verdacht, die Diagnose kann aber noch nicht gestellt werden, denn die gleiche Kombination von Zeichen kann auftreten, und sogar Blässe kann dabei vorhanden sein, wenn ein Herzleiden durch Malaria, akuten Gelenkrheumatismus, Typhus oder Maltafieber kompliziert ist. Manchmal muß man in Fällen, in denen systolische Geräusche und eine Herzvergrößerung die einzigen Zeichen des Herzleidens sind, perniziöse Anämie und hämolytische Anämie in Betracht ziehen; das Vorhandensein von Trommelschlegelfingern, Zeichen von Embolien oder eine positive Blutkultur stellen in jedem Fall die Diagnose sicher. Ist der Kranke fieberfrei und bleibt es wochenlang, dann wird, ungeachtet anderer Zeichen, die Diagnose höchst unwahrscheinlich und ist nach kurzer Zeit aufzugeben.

Bei einer erworbenen Herzkrankheit deuten Trommelschlegelfinger sofort auf die Möglichkeit einer Infektion hin; Milzvergrößerung, auffällige Blässe der Haut oder rote Blutkörperchen im Urin machen jedes für sich allein die Diagnose höchst wahrscheinlich, sogar wenn bei einmaliger Untersuchung die Körpertemperatur nicht erhöht ist.

Bei einem Herzfall genügen für die Diagnose eine mit Fieber verbundene Embolie, eine Milzvergrößerung oder eine positive Blutkultur; ausreichend ist auch der Nachweis infizierter Emboli oder das Auftreten von „Fingerknoten" (vgl. oben).

Eine Blutkultur mit nichthämolytischen Streptokokken reicht für die Diagnose nicht aus, sogar nicht, wenn ein Herzleiden vorhanden ist; kommen aber Fieber, Milzvergrößerung, Trommelschlegelfinger oder Embolien hinzu, dann wird die Diagnose sicher. Das Fehlen von Keimen in der Blutkultur hat wenig diagnostischen Wert, wenn die Kultur sich nicht mehrfach während lang bestehenden Fiebers als negativ erweist. Oft kann man eine sichere Diagnose aus den klinischen Zeichen stellen, auch wenn die Züchtung des Erregers mehrfach mißglückt ist.

Verlauf und Prognose. Der Verlauf einer Erkrankung mit so mannigfachen Symptomen und Zeichen ist naturgemäß unterschiedlich. Es ist eine fortschreitende Krankheit, die mit so wenigen Ausnahmen tödlich endet, daß für den Patienten wenig oder keine Aussicht besteht, sie zu überstehen. Fälle, bei denen über Genesung berichtet wurde, waren hinsichtlich der Diagnose nicht immer überzeugend; einige allerdings scheinen gut begründet. Die durchschnittliche Dauer der Erkrankung vom Beginn der Symptome bis zum Tode beträgt im allgemeinen 6 Monate; das Ende kann früher kommen oder länger hinausgezögert sein, nicht selten bis zu $1\frac{1}{2}$ Jahren, gelegentlich bis zu 2, selten bis zu 3 Jahren. Kaum merkliches Fieber und häufige, fieberfreie Intervalle sind in Fällen mit langem Verlauf üblich. Der Tod tritt in ungefähr der gleichen Zahl der Fälle entweder als Folge fortschreitender Mattigkeit und Erschöpfung, oder als Folge von Herzinsuffizienz ein, und diese beiden Ursachen zusammen machen ungefähr $\frac{2}{3}$ aller Todesfälle aus. Für die meisten übrigen Todesfälle sind schwere embolische Zwischenfälle, Nephritis und interkurrente Krankheiten, einschließlich Lungenentzündung, verantwortlich.

Behandlung. Keine der bisher versuchten Behandlungsarten führt zur Heilung. Sehr viele Mittel sind empfohlen worden, keines aber hat sich bisher auf die Dauer bewährt. Intravenöse Injektionen von Antisepticis, wie Salvarsan und kakodylsaures Natrium, Eusol; Farbstoffe, wie Trypaflavin und Gentianaviolett; Vaccine und Serumtherapie; Röntgentiefenbestrahlung, Radiumbestrahlung, Diathermie über dem Herzen; große Dosen von Vitamin A; intramuskuläre Injektionen von Nucleinsäure; Behandlung mit ultraviolettem Licht; Bluttransfusionen; um nur einige der vielen Fehlschläge in der Behandlung aufzuzählen.

Man behandle die Kranken möglichst zu Hause. Sie sollten im Bett bleiben, wenn sie fiebern; sie können herumgehen, wenn sie fieberfrei sind, und bei Sonnenschein oder warmem Wetter im Freien ruhig spazieren gehen oder sitzen oder liegen, je nach ihrer allgemeinen Leistungsfähigkeit. Die Kost sei kräftig, in der Regel leicht, und nur dann schwerer, wenn sie vertragen wird. Es ist wichtig, die Kranken zu beschäftigen; Besuche von heiteren, aber ruhigen Freunden helfen sehr mit. Etwa auftretende Symptome bekämpft man, hauptsächlich aber liegt die Behandlung in der Hand von Freunden und Krankenschwestern. Man schädigt diese Kranken nur, wenn man sie mit Heilmitteln überschüttet.

Akute bakterielle Endokarditis.

Pathologie. Diese Form der bakteriellen Endokarditis kann in jedem Alter vorkommen. Oft nimmt sie ihren Ursprung von einer schweren lokalen Infektion an irgendeiner anderen Körperstelle, z. B. von einer Pneumonie, Osteomyelitis, Gonorrhoe oder Puerperalsepsis.

Die Erreger sind gewöhnlich der Pneumococcus, Staphylococcus aureus, Gonococcus oder der hämolytische Streptococcus; andere Mikroorganismen kommen gelegentlich vor. Die Klappen des rechten Herzens werden viel häufiger befallen als bei der subakuten Infektion; am häufigsten aber wird die Aortenklappe ergriffen und nach ihr die Mitralis. Die Erkrankung ist gewöhnlich auf eine einzige Klappe und manchmal auf ein einziges Segel lokalisiert. Die befallene Klappe kann früher erkrankt gewesen sein, gewöhnlich ist das aber nicht der Fall, sondern die nichtinfizierten Segel oder Teile des infizierten Segels sind normal dick und durchsichtig. Die Auflagerungen sind weich, gewöhnlich groß und bilden nicht selten eine blumenkohlförmige Masse. Nur gelegentlich breiten sie sich nach dem Septum zu aus. Ulcerationen kommen häufig vor und schneiden tief in die Klappe ein, so daß es oft zur Perforation kommt. Das Gewebe reagiert mit einer akuten Entzündung. Zeichen von Reparation treten kaum auf, weder in den Auflagerungen selbst, noch um die Basis herum; das liegt an der geringen Widerstandskraft des Körpers und dem kurzen Krankheitsverlauf.

Hauptsächliche klinische Erscheinungsformen. *Beginn.* Entwickelt sich die Krankheit bei einer Pneumonie oder als Komplikation einer anderen schweren Infektion, so beginnt sie unauffällig. Bei primären Herzleiden erfolgt der Beginn gewöhnlich mit hohem Fieber und dessen Begleiterscheinungen, Kopfschmerzen, Erbrechen, Krankheitsgefühl, Schüttelfrost und Schweißausbruch.

Lokale Zeichen. Zeichen einer Klappenerkrankung können von Anfang an vorhanden sein, häufiger aber entwickeln sie sich erst unter unseren Augen; es erscheint dann ein systolisches Geräusch an der Herzspitze oder ein systolisch-diastolisches Geräusch über der Basis; das letztere kann rechts und links vom Sternum auftreten und Folge einer Beteiligung der Pulmonal- oder Aortenklappen sein. Häufig sind keine Zeichen eines Klappenleidens vorhanden. Gelegentlich bemerkt man Veränderungen im Charakter der Geräusche. Eine Herzvergrößerung ist in der Regel nicht vorhanden, es sei denn, sie hat schon vorher bestanden. In der Unauffälligkeit oder dem Fehlen von Zeichen am Herzen liegen die Hauptschwierigkeiten der Diagnose.

Symptome und Zeichen der Infektion. Man kann sie wie bei der subakuten Form, jedoch viel kürzer, aufzählen. Die Gegensätze zwischen den beiden Erkrankungen sind hauptsächlich auf die viel schwerere Infektion und den kürzeren Verlauf der akuten Abart zurückzuführen.

Fieber ist immer vorhanden, dauernd hoch, remittierend oder intermittierend, Temperaturen von $39,5^0$ C (bis zu $40,5^0$ oder 41^0) werden fast täglich erreicht. Schüttelfrost kommt gewöhnlich vor, und profuse Schweißausbrüche sind die Regel. Die Schwere der Krankheit zeigt sich an der Erschöpfung des Patienten, an seiner Apathie oder an deliranten oder komatösen Zuständen. Gewöhnlich ist die Blässe der Haut wenig auffällig; selten ist eine hochgradige Anämie vorhanden; Trommelschlegelfinger kommen kaum vor; dafür ist die Zeit gewöhnlich zu kurz. Die polymorphkernigen Leukocyten sind beträchtlich vermehrt; die Zahl der weißen Blutzellen liegt zwischen 20 000—30 000. Die Milz bietet die oben beschriebenen Zeichen, da sie aber weich ist, fühlt man sie nicht so oft wie bei der subakuten Erkrankung. Petechien und Purpura sind gewöhnlich vorhanden. Die Gelenke sind weniger oft, das Perikard und die Pleura häufiger beteiligt als bei der subakuten Erkrankung. Herzinsuffizienz mit Stauung ist ungewöhnlich. Oft findet man Eiweiß und rote Blutkörperchen im Urin, und es kann sich eine akute Nephritis entwickeln, aber keine chronische.

Embolische Zwischenfälle. Sie sind sehr häufig, die abgelösten Bruchstücke meistens groß. Durch Absperrung des Blutstroms in wichtigen Arterien verursachen sie die im einzelnen schon früher beschriebenen Symptome. Weil die Klappen des rechten Herzens oft befallen werden, sind Lungenembolien nichts Ungewöhnliches. In oberflächlich gelegenen Arterien sind entzündliche Reaktionen die Regel, und häufig kommt es zu embolischen Abscessen. „Fingerknoten" gehören zum Bild der Krankheit.

Diagnose. Die Krankheit ist schwerer zu diagnostizieren als die subakute bakterielle Endokarditis. Der Grund hierfür ist, daß man weit seltener Zeichen am Herzen findet; und die Diagnose hängt dann schließlich ganz davon ab, daß durch eine Embolie der endgültige Beweis geliefert wird. Ohne Zeichen am Herzen oder ohne Embolien kann man die Krankheit klinisch nicht von einer einfachen Sepsis abtrennen. Bei einer Pneumonie, bei der das ursprüngliche Fieber fortbesteht oder ansteigt, wird die Diagnose zwischen Endokarditis, Tuberkulose und Empyem schwanken. Dauerndes Fieber von mehreren Wochen Dauer mit zunehmender Schwäche, Delirien und Milzvergrößerung erzeugt ein Krankheitsbild, das dem Typhus gleicht, bei dem allerdings die Pulsfrequenz niedriger ist; durch die WIDALsche Reaktion ist eine Unterscheidung möglich. Auch an Miliartuberkulose muß man denken; ebenso an lokale, tiefgelegene Eiterungen, wie man sie bei zentralem Empyem und beim perinephritischen Absceß findet. Blutkulturen sind immer positiv, da die Mikroorganismen gut wachsen.

Verlauf, Prognose und Behandlung. Bei den schwersten Infektionen und in Fällen, in denen der Kranke schon an einer anderen ernsten Erkrankung leidet, kann der Tod innerhalb von wenigen Tagen eintreten. Gewöhnlich zieht sich der Krankheitsverlauf über ein paar Wochen, manchmal 2, und selten 3 Monate lang hin. Der Tod ist im allgemeinen die Folge der Toxinwirkung, wobei der Kranke zunehmend schwächer wird. Gelegentlich ist eine Hirn- oder Herzembolie die Todesursache. Genesung ist fast unbekannt. Meistens sind die Kranken hilflos und brauchen eine geübte und dauernde Pflege: flüssige Nahrung muß durch kaum geöffnete Lippen eingeflößt werden, hohes Fieber ist durch lauwarme Abwaschungen zu mildern, trotz triefender Schweißausbrüche muß die Wäsche trocken gehalten werden, für Sauberkeit ist unbedingt zu sorgen, und doch darf die Pflege die Erschöpfung nicht beschleunigen, die sich trotz aller Sorgfalt so rasch einstellt.

Rheumatische Pankarditis.

Einführung.

Für das Verständnis der voll ausgebildeten Formen der rheumatischen Herzerkrankungen ist es erforderlich, ihre Entwicklung zu studieren. Die noch immer allgemein herrschende Vorstellung, daß das, was wir mit dem Wort „Gelenkrheumatismus"[1] bezeichnen, eine Erkrankung der Gelenke sei, und diese Krankheit häufig durch eine Mitbeteiligung des Herzens kompliziert sei, kann nicht aufrecht erhalten werden. Der Gelenkrheumatismus ist eine Allgemeinerkrankung des Körpers, die zwar gewöhnlich, aber keineswegs immer arthritische Symptome macht. Die Gelenke als das Primäre oder den Mittelpunkt der Krankheit zu betrachten, heißt weiter gehen, als es die Tatsachen gestatten. Durch die Verwendung des traditionellen und fast immer unsicheren Wortes „Komplikation" die Vorstellung vermitteln zu wollen, daß etwas hinzukommt, was kein wesentlicher Bestandteil der Krankheit ist, heißt mehr annehmen, als wir wissen, und wahrscheinlich sogar mehr, als richtig ist.

Nach der modernen Auffassung handelt es sich bei dieser Krankheit um einen Erreger, möglicherweise, wenn nicht sogar wahrscheinlich um einen streptokokkenähnlichen Mikroorganismus. Er dringt in den Blutstrom ein, schädigt die kleinen Arteriolen des Körpers und ruft eine

---

[1] Englisch „rheumatic fever": rheumatisches Fieber.

akute oder subakute Entzündung hervor, die sich besonders in den Gelenken und um sie herum, im Herzen als Ganzes und in den subcutanen Geweben und Sehnen bemerkbar macht. Das klinische Bild ist sehr mannigfaltig, die wichtigsten Krankheitserscheinungen aber sind infektiös-toxische Schädigungen, Beschwerden von seiten der Gelenke und des Herzens, sowie Bildung von Knötchen unter der Haut. Zu dieser kurzen Liste sollte man wohl noch die Chorea hinzufügen, wenn auch ihre Stellung innerhalb des Syndroms noch nicht ganz klar ist. Obwohl Arthritis, Pankarditis, Knötchen und Chorea jede für sich allein als Hauptzeichen der Infektion oder als deren einzige klare klinische Begleiterscheinung auftreten können, so können doch auch zwei beliebige von diesen Krankheitsbildern zusammen vorkommen (ausgenommen Arthritis und Chorea), und oft finden sich im Einzelfall sogar drei, entweder gleichzeitig oder in kurzen Zeitabständen nacheinander.

Die Krankheit ist hauptsächlich eine Erkrankung des Kindesalters, wird aber durch das Lebensalter modifiziert: Chorea, Knötchen und Pankarditis werden kurz vor oder zur Zeit der Pubertät viel weniger häufig, während Gelenkerkrankungen an Schwere und Heftigkeit zunehmen, um vom ersten Jahrzehnt des Erwachsenenalters an das Hauptzeichen der Krankheit zu werden. Der Name Gelenkrheumatismus ist geeignet, das Bild der akuten und verhältnismäßig flüchtigen Krankheit des Erwachsenen herauf zu beschwören; zwar kann das Herz bei solchen Krankheitsanfällen des dritten Lebensjahrzehnts geschädigt werden, was tatsächlich auch häufig vorkommt; die eigentliche rheumatische Herzkrankheit aber beginnt in der Kindheit. Im Kindesalter neigt die Krankheit sehr zu Rückfällen und deshalb zu chronischem Verlauf. Oft nimmt sie auch ihren vollen aktiven Verlauf, und das Kind stirbt, bevor es erwachsen ist. Das rheumatische Herzleiden, wie man es beim Erwachsenen sieht, besteht zum sehr großen Teil aus dem Schaden, der von den Entzündungsprozessen dieser frühen Jahre herrührt. Die Mitralstenose ist die Folge einer solchen Schädigung; diese und andere gleichartige Schädigungen findet man manchmal bei Kranken, bei denen in der Vorgeschichte keine Krankheit vorhanden ist, durch die sie erklärt werden könnten; will man aber eine rheumatische Herzerkrankung tatsächlich in ihrer Entstehung betrachten, und die Stadien ihres Fortschreitens verfolgen, dann muß man beim heranwachsenden Kinde beginnen.

Die rheumatische Infektion im Kindesalter.

Die rheumatische Infektion ist eine Krankheit der kalten und feuchten Länder der nördlichen Hemisphäre und findet sich hauptsächlich in den übervölkerten und ärmeren Teilen der Städte. Sie tritt besonders in den Wintermonaten auf. Ihre Alterskurve beginnt mit 5 Jahren, erreicht ihren Höhepunkt mit 10 Jahren und nimmt in der Folgezeit allmählich ab. Mädchen erkranken öfter als Knaben.

Pathologische Anatomie. In tödlich verlaufenden Fällen ist das Perikard fast immer bis zu einem gewissen Grade beteiligt. Seine Oberfläche ist stark durchblutet und matt, mit kleinen Fibrinablagerungen bedeckt. Oft ist das gesamte Perikard entzündet und geschwollen und von einer dicken Lage fibrinösen Materials bedeckt. Ein trüber Perikarderguß kann vorhanden sein, ist aber bei Kindern selten groß. In Fällen mit chronischem Verlauf findet man gewöhnlich ausgedehnte zarte Verwachsungen. Bei einigen kommt es zu einer Mediastino-pericarditis (siehe S. 158).

Wenn die Klappen beteiligt sind — und das kommt in einem Fall von Pankarditis wohl stets vor — sind gewöhnlich die Mitral- und Aortenklappen gleichzeitig in größerem oder geringerem Grade befallen; die Mitralklappe ist wohl ausnahmslos und meistens schwer angegriffen; die Aortenklappen erkranken etwas seltener und gewöhnlich weniger schwer. Die Tricuspidal- und Pulmonalklappen kommen in dieser Reihenfolge als nächste; die erstere wird, wenn wir leichte Erkrankungen mitzählen, in einem vollen Drittel der Fälle befallen, die letztere nur selten.

Die Läsionen an der Klappenoberfläche bestehen aus den fast charakteristischen, kleinen warzenartigen Auflagerungen, die in Form eines Bandes an den Klappenschließungsrändern entlang sitzen. Bei schweren Klappenerkrankungen befallen sie den ganzen Umkreis der Klappe und ziehen auch gelegentlich andere Teile der Klappe, beispielsweise die Chordae tendineae, in Mitleidenschaft. Unter der Oberfläche vollzieht sich die wichtigere, aktive Entzündung der Klappensubstanz. Diese Läsionen stellen das aktive Stadium der Krankheit dar, wie es beim ersten Male gesunde Klappen angreift und bei wiederkehrenden Anfällen Klappen, die nach ähnlichen früheren Schädigungen schon vernarbt sind. Heilen sie, dann hinterlassen sie ein verdicktes, geschrumpftes Gewebe, verengte oder schlußunfähige Klappen, wie wir es vorher im einzelnen beschrieben haben (siehe S. 107 und 115).

In den meisten Fällen ist eine trübe Schwellung des Herzmuskels vorhanden. Bei Fällen mit längerem Verlauf ist sie weniger deutlich, dann bilden die submiliaren Knötchen die charakteristische Schädigung. Diese Knötchen haben einen fibrinösen oder nekrotischen Mittelpunkt und enthalten große, bipolare oder multinucleäre, dunkel färbbare Zellen, junge Fibroblasten, Lymphocyten und ein paar Leukocyten. Man findet sie häufig um die kleinen Blutgefäße herum, und sie treten im interstitiellen Gewebe der Vorhöfe und Ventrikel auf, besonders um die Klappenringe herum, im subendokardialen Gewebe, im Perikard und in der Adventitia der Aorta. Ihre Zahl kann gering sein, oder das Herz kann damit übersät sein. Sie kommen auch an vielen anderen Stellen des Körpers vor, besonders in den periarthikulären Geweben. Man betrachtet sie als spezifisch für eine rheumatische Entzündung und benutzt sie oft zu deren Kennzeichnung. Nach der Abheilung bleibt höchstens eine kleine fibröse Narbe zurück. Obwohl die subcutanen Knötchen oder Granulome viel größer sind, sind sie aus ähnlichen Gewebselementen zusammengesetzt und stellen offensichtlich eine ähnliche Form einer subakuten oder chronischen entzündlichen Reaktion dar.

Symptome und Zeichen. *Beginn.* Obwohl die Erkrankung plötzlich mit Fieber einsetzen kann, ist ein schleichender Beginn häufiger. Das Kind wird mit Klagen gebracht, daß es sich schlecht fühlt, keinen Appetit hat, leicht müde wird, blaß ist und abgenommen hat; auch Schmerzen in den Gliedern oder in der Brust können vorhanden sein.

Puls und Fieber. Bei dieser Krankheit ist die Pulsfrequenz ein wertvolleres Zeichen der bestehenden Infektion als die Temperaturkurve. Oft ist sowohl während kurzer wie langer Phasen der aktiven Krankheit kein Fieber vorhanden, aber immer ist der Puls beschleunigt. Auch in fieberhaften Fällen ist die Temperatur gewöhnlich verhältnismäßig niedrig und verläuft oft in Phasen. Wenn die Gelenke oder das Herz befallen werden, steigt das Fieber oft an, bei Perikarditis ist es fast immer erhöht; es fällt lytisch ab. Die Temperaturkurven zeigen viele Variationen. Eine Fieberperiode von 10—30 Tagen kann isoliert auftreten oder kann sich ein oder mehrere Male wiederholen, mit dazwischenliegenden fieberfreien Perioden, in denen aber die Pulsfrequenz gewöhnlich erhöht ist. Fälle mit kurzen und leichten Fieberperioden in einem Zeitraum von 6 oder 9, oder sogar 12 oder 18 Monaten, sind nicht selten. Hyperpyrexie kommt selten vor. Im allgemeinen ist das Fieber um so undeutlicher, je länger sich der Verlauf hinzieht. Leukocytose kann vorhanden sein oder fehlen. Blässe, die sich oft rasch entwickelt, ist häufig; gelegentlich, aber nicht immer, ist sie mit tatsächlicher Anämie verknüpft.

Gelenke. Die Gelenke werden in der Regel befallen; das geschieht oft unauffällig und äußert sich nur in Schmerzen. Gewöhnlich aber findet man am Hand- und Kniegelenk eine geringe Schwellung und Schmerzhaftigkeit. Werden mehrere Gelenke befallen, dann werden sie oft nacheinander ergriffen.

Pankarditis und ihre Erscheinungen. Bereits beim ersten Anfall wird das Herz in einem hohen Prozentsatz der Fälle angegriffen; bei sich lange hinziehenden oder wiederkehrenden Infektionen geringen Grades wird es wahrscheinlich immer befallen. Ist das Herz erkrankt, dann kommt es gewöhnlich zu einer auffallenden Erhöhung der Pulsfrequenz und zu Atemnot. Die Herzdämpfung vergrößert sich nach lateral, der Herzspitzenstoß rückt nach außen, der erste Ton wird weniger scharf, und man hört in der Spitzengegend ein systolisches Geräusch. Links vom Sternum kann das diastolische Geräusch einer Aorteninsuffizienz auftreten. Reibegeräusche über dem Präkordium, die ein paar Tage anhalten, sind keine Seltenheit.

Bei schweren Anfällen kann der Beginn der Perikarditis durch Erbrechen, plötzliche Temperaturerhöhung und Unruhe gekennzeichnet sein; häufig treten präkordiale Schmerzen und Druckempfindlichkeit auf. In dem Maße, wie sich das Herz im schweren Anfall vergrößert, nimmt die Atemnot zu, die Halsvenen schwellen an, und es treten andere Zeichen von Herzinsuffizienz mit Stauung auf. Oft ist die Vergrößerung der Leber auffallend; Knöchelödeme sind ungewöhnlich oder nur leicht. Ist das Herz hochgradig vergrößert, sei es durch Herzerweiterung allein oder durch Herzerweiterung mit Perikarderguß, dann treten unter dem linken Schulterblattwinkel Zeichen von Lungenkompression auf. Die Herzinsuffizienz ist nicht die Folge von Klappenfehlern, denn sie tritt auf, bevor sich diese entwickelt haben; ebensowenig kann man mit modernen histologischen Methoden Veränderungen im Muskel aufdecken, durch die die Insuffizienz hinreichend erklärt werden könnte. Die Herzinsuffizienz kommt und schwindet Hand in Hand mit anderen Symptomen und Zeichen von Intoxikation, und man muß sie auf eine toxische Schädigung des Herzmuskels zurückführen. Der Herzrhythmus kann durch einen gelegentlich vorkommenden partiellen Herzblock oder durch Extrasystolen gestört sein.

Knötchen findet man in den subcutanen Geweben klinisch in ungefähr $1/_{10}$ der Fälle, und zwar besonders bei Fällen mit langem und schwerem Verlauf. Sie kommen besonders über bestimmten Knochenpunkten vor; am Ellenbogen, an den Knöcheln der Hand- und Fußgelenke, am Knie, an den Dornfortsätzen und am Schädel, aber auch an den Sehnen und den Sehnenscheiden der Hände und Füße. Sie können in großer Zahl auftreten, häufiger aber sind es nur wenige, und man muß genau nach ihnen suchen. Große Knoten von mehreren Zentimetern im Durchmesser sind leicht zu entdecken, aber die nur ein paar Millimeter großen, die viel häufiger sind, können der Aufmerksamkeit leicht entgehen. Man bringt sie am besten dadurch zum Vorschein, daß man die Haut anspannt; dann springen die Knötchen vor, und die Haut darüber wird blaß. Die Haut darüber ist leicht beweglich; sie sind nicht schmerzhaft und fühlen sich fest oder nahezu hart an; mit den tieferen Gewebsschichten sind sie verbunden, wenn sie auch gewöhnlich etwas verschieblich sind. Größere Massen bestehen oft aus Anhäufungen von kleineren Knötchen. Die Knötchen treten rasch auf und bleiben für ein paar Tage oder Wochen bestehen.

Schweißexantheme sind häufig; von den bekannten Hauterkrankungen ist das Erythema multiforme am häufigsten; Purpura kommt gelegentlich einmal vor.

Chorea. Dieses nervöse Syndrom mit seinen geistigen Störungen, der Muskelschwäche und den inkoordinierten Bewegungen soll hier nicht beschrieben werden. Tritt Chorea für sich allein auf, dann zieht sich ihr fast immer fieberfreier Verlauf 6 Wochen oder länger hin. Das Herz wird bei dieser Erkrankung viel seltener befallen, als wenn Gelenkveränderungen vorhanden sind. Pankarditis kommt dabei jedoch vor und verläuft gewöhnlich milde; schwere Formen sind seltener.

Verlauf und Prognose. Akute und sehr schwere Fälle können tödlich ausgehen; sie sind aber selten. Ein erster Anfall verläuft selten tödlich. Bestand nur eine geringe Herzerweiterung und hat sich ein systolisches Geräusch an der Spitze entwickelt, so verschwinden diese Zeichen in der Mehrzahl der Fälle mit dem Abklingen des ersten Anfalls. Die Krankheit neigt aber sehr zu Rückfällen in kürzeren oder längeren Abständen. Sind die ursprünglichen Erscheinungen der Mitbeteiligung des Herzens schwerer oder treten sie bei einem neuen akuten Anfall wiederum auf, dann werden die Anzeichen einer Dauerschädigung häufiger. Es ist nicht sicher, ob das Herz in Zeiten, in denen Symptomfreiheit herrscht, ganz frei von aktiver Krankheit ist, oder ob nicht auch dann noch eine schwelende Entzündung besteht; es scheint aber außer Zweifel zu stehen, daß der Hauptschaden gewöhnlich durch akutere entzündliche Ausbrüche angerichtet wird, die zur Zeit ihres Auftretens erkannt werden können. Während somit nach der einzelnen fieberhaften Erkrankung sich häufig wieder ein normaler Herzbefund einstellt, ist das nach einem zweiten Anfall sehr ungewöhnlich und nach einem dritten sehr selten; und zwar gleichgültig, ob die Anfälle durch lange oder verhältnismäßig kurze Zeitabschnitte voneinander getrennt sind. Jeder Anfall kann das Herz in deutlich verschlechtertem Zustand zurücklassen. Der Grad der Herzbeteiligung entspricht der Länge der aktiven klinischen Krankheitsdauer. Kranke, bei denen von einem Rückfall bis zum anderen ein Zeitraum von 6 Monaten oder sogar von einem oder mehreren Jahren vergeht — und das sind viele — gehen häufig aus der Krankheit, wenn sie sie überleben, in einem dauernd verkrüppelten Zustand hervor. Sogar dann gibt es keine Immunität; weitere leichte oder schwere Infektionen sind die Regel.

Die Entwicklung einer Mitralstenose erfolgt allmählich, und zwar werden ihre Zeichen im allgemeinen nach einer Anzahl von getrennten Krankheitsschüben deutlich oder erst nach sehr lange sich hinziehenden Neuausbrüchen der Krankheit. Zu den Frühzeichen gehört das rauhe systolische Geräusch und das Auftreten eines Tones in der Mitte der Diastole; dadurch entsteht eine Form von Galopprhythmus. Der Extraton beruht wahrscheinlich auf einer Akzentuierung des normalen dritten Herztones, der in dieser Phase des Zyklus oft auftritt, und den man besonders bei Kindern hört. Später erscheint ein diastolisches Geräusch in derselben Phase der Diastole, oder es besteht während der ganzen Diastole, wie es für die Mitralstenose des Erwachsenen charakteristisch ist. Ein anderer, sich langsam entwickelnder Vorgang besteht darin, daß das Herz mit der Brustwand und anderen benachbarten Gewebsstrukturen verwächst, und zwar dann, wenn die Entzündung des Perikards nicht nur den Herzbeutel zur Obliteration gebracht, sondern sich darüber hinaus ausgebreitet hat.

Die hier in Umrissen gegebene Schilderung der rheumatischen Herzkrankheit, die sich zu einem chronischen Leiden entwickelt, ist in bezug auf zwei Besonderheiten unvollständig. Erstens ist es klar, daß das Herz auch durch einen im Erwachsenenalter auftretenden Gelenkrheumatismus für dauernd angegriffen werden kann, der als ein akuterer Anfall vor allem mit Arthritis in Erscheinung tritt; bei dieser Form entgeht aber gewöhnlich das Herz der Erkrankung. Zweitens ist eine früher erlittene rheumatische Erkrankung nicht immer sicherzustellen. Bei Mitralstenosen von Erwachsenen erhält man nur in ungefähr der Hälfte der Fälle die Vorgeschichte einer Infektion; das liegt entweder daran, daß man sich in der Anamnese auf eine Erkrankung mit Gelenksymptomen verläßt, oder ist darauf zurückzuführen, daß sich eine schwere Herzkrankheit als schleichender rheumatischer Prozeß

entwickeln kann, ohne mit Symptomen verknüpft zu sein, die vom
Patienten oder seiner Umgebung als eine deutliche Krankheit betrachtet
werden. Je genauer man Kinder, die an einzelnen sicheren Anfällen von
Gelenkrheumatismus erkrankt waren, beobachtet, desto deutlicher
wird die Schwierigkeit, festzustellen, ob eine aktive Krankheit noch
vorliegt oder nicht. Ohne daß das Kind fiebert, fühlt es sich von Zeit
zu Zeit nicht wohl, hat vielleicht Gliederschmerzen, der Puls ist zeitweise ungewöhnlich rasch; bei systematischer Untersuchung entdeckt
man eine leichte Temperaturerhöhung von ein paar Tagen, ein Reibegeräusch, eine vorübergehende Verlängerung der Überleitungszeit,
Ausfall von Einzelschlägen oder andere Zeichen, die, außer bei genauer
und häufiger Prüfung, der Beobachtung entgehen würden. Etwas ähnliches kann man bei jungen Patienten mit Mitralfehlern beobachten, die
in der Anamnese keine frühere Erkrankung haben. Ein anderer Hinweis
auf das schleichende Eindringen der Krankheit besteht darin, daß man
nicht selten unerwartet aktive rheumatische Schädigungen am Herzen
von Kranken entdeckt, die an Herzinsuffizienz sterben.

Die Sterblichkeit ist während der aktiven Stadien der Krankheit
hoch, man schätzt sie gewöhnlich auf ungefähr 5% im ersten Jahr und
auf 20% in den ersten 10 Jahren nach Beginn. Die Zahlen wechseln
jedoch sehr stark und sind besonders hoch bei Kindern aus Elends-
quartieren, die nicht frühzeitig Pflege und Behandlung erhalten. Man
rechnet ungefähr, daß von den Fällen, bei denen sich in der Kindheit
eine rheumatische Infektion entwickelt, schließlich 60—80% klare
Zeichen einer Herzkrankheit aufweisen.

Die Prognose des einzelnen Anfalls der aktiven Krankheit hängt vom
allgemeinen Kräftezustand des Kindes ab; Schwächlichkeit und Blut-
armut sind ungünstig; die Prognose hängt hauptsächlich ab von den
Zeichen am Herzen und besonders vom Grade der vorhandenen Herzinsuffizienz; weiterhin vom Verlauf, den die Infektion nimmt, und das
abzuschätzen, ist oft unmöglich. Hohes Fieber mit raschem Abfall ist
günstiger als niedriges, lang anhaltendes Fieber. Ein erster Anfall ist
günstiger als der zweite, ein zweiter günstiger als der dritte, worauf wir
schon hingewiesen haben.

Das weitere Schicksal des Einzelfalles hängt davon ab, wann die
Schädigung des Herzens durch aktiven Gelenkrheumatismus aufhört
und wie groß der dann vorhandene Schaden ist. Eine annähernd genaue
Vorhersage würde also nicht nur eine genaue Kenntnis der schon vorhandenen Schädigung erfordern, sondern auch den Zeitpunkt und die
Schwere einer zukünftigen Reinfektion voraussetzen müssen. Von
diesem Gesichtspunkt aus wird die Prognostik stark vereinfacht, wenn
wir in der Lage sind, das Wiederauftreten einer aktiven Erkrankung
zu vermeiden. Erfahrungsgemäß steht fest, daß sorgfältig behütete
Kranke sich in einer viel günstigeren Lage befinden, als andere, denen
keine Sorgfalt gewidmet wird. Auch ist es im allgemeinen klar, daß
mit jedem weiteren Jahr, mit dem Heranwachsen des Kindes ins Jüng-
lings- und Erwachsenenalter die gefahrvollste Periode überschritten
wird. Die Aussichten sind höchst ungünstig für Kinder, die in einem

mit Menschen überfüllten, unhygienischen Milieu verbleiben, bei denen unter diesen Umständen ein schlechter Gesundheitszustand fortbesteht und Infektionen geringen Grades häufig wiederkehren. Die Aussichten der Fälle mit subcutanen Knötchen sind ungünstig.

Behandlung. Wenn eine aktive Erkrankung besteht, sollte der Kranke aus seinem unhygienischen Milieu entfernt und an einen Ort mit richtigen Pflegemöglichkeiten gebracht werden. Ruhe ist so lange notwendig, bis kein Verdacht mehr auf eine aktive Erkrankung besteht, das heißt, bis Temperatur und Pulsfrequenz mehrere Wochen lang, im Fall einer langen Krankheit, viele Wochen lang dauernd normal sind. Zweck der Ruhe ist es, Zerrungen in den Gelenken oder vermehrte Herzarbeit zu vermeiden, was vielleicht dazu beitragen könnte, aktive Beschwerden erneut zum Aufflackern zu bringen. Schmerzhafte Gelenke sollten in Watte gepackt werden. Fiebernde, die schwitzen, lasse man Flanell- oder wollene Wäsche tragen, die leicht entfernt werden kann; die Nahrung sei weich, und man gebe viel in Form von Flüssigkeit. Das Fieber wird mit Salicylnatrium oder der acetylierten Verbindung (Aspirin) behandelt; dieses Mittel verringert sowohl das Fieber wie die Schmerzen, es scheint jedoch im übrigen den Verlauf der Krankheit nicht zu beeinflussen. Pyramidon, das weniger toxisch als die Salicylsäurederivate wirkt, wird auch verwendet, da aber seine Wirkung auf das Fieber geringer ist, ist es zur Behandlung der Chorea geeigneter. Perikarditische Schmerzen und Unruhe behandelt man mit Doverschem Pulver (Pulv. Ipec. opiat.). Die Anwendung von Digitalis bei Herzinsuffizienz mit Stauung ist bei dieser oder irgendeiner anderen akuten fieberhaften Erkrankung für gewöhnlich nicht zu empfehlen.

Patienten, bei denen die Krankheit einen langen Verlauf nimmt, sollten, wenn irgend möglich, ein heißes, sonniges Klima aufsuchen. Der Vorteil des Klimawechsels zeigt sich schnell, und oft verschwinden die Infektionszeichen vollständig. Neuere Erfahrungen zeigen auch, daß Rückfälle selten sind, so lange sich das Kind in einem tropischen oder subtropischen Klima befindet. In einem gemäßigten Klima sollte man diese Bedingungen nach Möglichkeit dadurch reproduzieren, daß man Kranke, die sich für eine Behandlung auf einem Liegestuhl oder Stuhl eignen, warm angezogen der Luft und Sonne aussetzt.

Die Behandlung sollte in der Rekonvaleszenz nur langsam voranschreiten, bis die Genesung gut fundiert ist; es ist höchst schwierig, bei Pankarditis das Ende der aktiven Infektion abzuschätzen, und Monate müssen vergehen, bevor man die Genesung als vollständig betrachten kann. Nur ganz allmählich dürfen wieder körperliche Anstrengungen vorgenommen werden. Deutlich erkrankte oder häufig entzündete Tonsillen sollten entfernt werden; es hat sich aber nicht herausgestellt, daß durch systematische Tonsillektomie die Häufigkeit von Reinfektionen verringert wird.

Das chronische rheumatische Herzleiden.

Im nördlichen Klima kann man auf rheumatische Infektionen mehr Fälle von chronischen Herzleiden zurückführen als auf irgendeinen anderen schädigenden Einzelfaktor, wahrscheinlich nicht weniger als 40% aller Fälle. Dieser Prozentsatz wechselt in verschiedenen Altersperioden stark. Bei Kindern und in der Pubertät ist der Gelenkrheumatismus die einzige wichtige Ursache, von kongenitalen Mißbildungen abgesehen. Wo sich überhaupt bei der großen Mehrzahl der Patienten im dritten und vierten Lebensjahrzehnt eine Ursache ermitteln läßt, ist es die rheumatische Infektion. Jenseits der vierziger Jahre beginnt die Syphilis an ihre Stelle zu treten und wird bald ein wichtiger Faktor. Ist erst das 50. Jahr überschritten, so gewinnt die Arteriosklerose eine immer zunehmende Bedeutung.

Die Beschreibung der ausgebildeten Schädigungen oder der chronischen Krankheitsformen, die aus rheumatischen Infektionen hervorgehen, ist vorweggenommen worden in früheren Kapiteln dieses Buches, die der Darstellung ihrer Entwicklung, sowie den organischen und funktionellen Störungen gewidmet waren. Es ist deshalb an dieser Stelle nur nötig, noch einmal die hauptsächlichen Erscheinungen des chronischen rheumatischen Herzleidens kurz zu umreißen.

Die Kranken können Klappenfehler, Zeichen von Herzvergrößerung, Symptome und Zeichen von Herzinsuffizienz, unregelmäßige Herztätigkeit usw. aufweisen. Es ist vorteilhaft, sich die Häufigkeit zu merken, mit der alle diese Phänomene auftreten, und ihre gegenseitigen Beziehungen, wo es von Nutzen ist, zu untersuchen, um sich eine einfache Grundlage für die folgende Gruppierung zu schaffen.

Hauptsächliche Krankheitserscheinungen.

Klappenerkrankungen. Die Häufigkeit, mit der im aktiven Stadium der Krankheit die Klappen befallen werden, und die Art, wie sie bei der Heilung deformiert werden, ist bereits beschrieben worden (siehe S. 107, 115 und 176). Wie man nach der Entwicklung rheumatischer Herzleiden erwarten kann, bieten diese Fälle fast immer klare klinische Befunde einer Klappenerkrankung; das heißt, es finden sich Zeichen von Mitralstenose, Aorteninsuffizienz oder Aortenstenose. Mitralstenose ist doppelt so häufig wie Aorteninsuffizienz und zwanzigmal so häufig wie Aortenstenose; Aorten- und Mitralfehler sind nicht selten miteinander kombiniert. Verhältnismäßig selten sind bei Erwachsenen Fälle, bei denen sichere Befunde einer Herzerkrankung, wie Herzvergrößerung, Vorhofflimmern oder Stauung, vorhanden sind, ohne daß einer der genannten Klappenfehler vorliegt. Die Feststellung gilt unter der Voraussetzung, daß wir alle Sorgfalt aufgewendet haben, Frühfälle von Mitralstenose zu erkennen (siehe S. 119). Diese verhältnismäßig seltenen Fälle bilden eine Gruppe, in der an der Herzspitze systolische Geräusche hörbar sind oder nicht. Rheumatische Patienten, bei denen keine Zeichen von Herzvergrößerung und kein anderer Befund als ein systolisches Geräusch an der Spitze nachweisbar sind, sind zahlreicher; auf sie ist an einer früheren Stelle hingewiesen worden (siehe S. 131). Hier soll nochmals die Bedeutung des systolischen Geräusches in Beziehung zur rheumatischen Erkrankung erläutert werden. Zunächst sei gesagt, daß ein systolisches Geräusch, das während einer bestehenden rheumatischen Infektion auftritt, zwar einen Hinweis auf eine Beteiligung des Herzens bilden kann (siehe S. 177); die Erfahrung lehrt aber, daß es als bleibendes Zeichen einer abgelaufenen aktiven Erkrankung weit weniger Wert hat. Ein Herz, bei dem lediglich dieses Zeichen übriggeblieben ist, ist höchstens leicht angegriffen, und tatsächlich kann man nicht beweisen, daß es im Verein mit Rheumatismus in der Vorgeschichte wesentlich mehr Bedeutung hat als der Rheumatismus selbst.

Perikardverwachsungen. Viele Fälle zeigen nach dem Tode eine einfache Obliteration des Herzbeutels, ein Zustand ohne besondere Bedeutung. Ganz gelegentlich ist die Tätigkeit des Herzens durch die Verwachsungen einer Mediastino-pericarditis behindert (siehe S. 158).

Herzvergrößerung. In einem früheren Kapitel sind Herzhypertrophie und Hypertrophie der rechten und linken Kammer in ihren Beziehungen zu den wichtigsten Klappenfehlern besprochen worden (siehe S. 94). Bei rheumatischen Herzerkrankungen findet man eine auffallende Herzvergrößerung hauptsächlich in Fällen von Aorteninsuffizienz und gewöhnlich, aber nicht immer, handelt es sich dann um schwere Aorteninsuffizienzen; entsprechende Zeichen findet man auch gelegentlich bei Patienten mit Mitralstenose, doch ist bei ihnen im allgemeinen eine weit geringere Herzvergrößerung vorhanden. Gelegentlich sieht man Fälle, bei denen ein auffallender Grad von Herzvergrößerung ohne das Vorhandensein irgendwelcher Zeichen von Klappenschädigungen oder Perikardverwachsungen vorkommt. Die Zeichen der Herzvergrößerung wechseln sehr stark von Fall zu Fall; bei der klinischen Beobachtung kann man in Verbindung mit jedem beliebigen Klappenfehler Herzen von fast jeder beliebigen Größe finden. Die verschiedenen Grade der Herzvergrößerung laufen mehr den verschiedenen Graden der Herzinsuffizienz parallel, als der nur geschätzten und wechselnden Mehrbelastung des Herzens.

Atemnot und Herzinsuffizienz. Das führende Symptom bei rheumatischen Herzfällen ist *Atemnot bei Anstrengung.* Es gibt auch Kranke, die trotz einer Aorteninsuffizienz oder Mitralstenose eine gute Arbeitstoleranz haben, mit oder ohne Zeichen einer gewissen Herzvergrößerung; ihre Zahl ist klein. Chronische rheumatische Herzfälle zeigen alle Grade mangelhafter Arbeitstoleranz; es ist das Symptom, das sich schließlich, wenn die Reserven erschöpft sind, mit Zeichen von Herzinsuffizienz verknüpft.

Zwischen Arbeitstoleranz und Herzgröße besteht eine allgemeine, aber unvollkommene Beziehung. Gute Arbeitstoleranz findet sich fast nur bei Kranken ohne oder nur mit geringer Herzvergrößerung. Patienten mit leidlicher Arbeitstoleranz haben gewöhnlich eine deutliche oder mäßige, und nur selten eine sehr beträchtliche Herzvergrößerung.

Kranke mit beträchtlicher Herzvergrößerung sind meistens bei leichter oder sogar ohne Anstrengung kurzatmig; meistens sind bei ihnen venöse Stauungserscheinungen vorhanden oder stehen unmittelbar bevor. Bei Kranken mit Stauung finden sich gewöhnlich eindeutige Zeichen von Herzvergrößerung. Diese Beziehung zwischen Herzinsuffizienz und Herzgröße ist jedoch keine strenge; so ist sie z. B. durchbrochen bei Patienten, die ein kleines Herz haben und leicht kurzatmig werden. Am bemerkenswertesten in dieser Beziehung sind Fälle von Mitralstenose; Atemnot ist häufiger bei Mitralstenose als bei Aorteninsuffizienz. Es gibt auch Fälle mit starker Venenstauung ohne besondere Zeichen von Herzvergrößerung. Verhältnismäßig kleine Herzen werden ebenfalls insuffizient, jedoch nicht so häufig wie große. Findet man ein kleines Herz zusammen mit hochgradiger, lange bestehender venöser Stauung, dann deutet das auf eine Umklammerung des Herzens durch fibröse Bänder oder durch ein verkalktes Perikard hin (siehe S. 159).

Stauung ist der gewöhnliche Endzustand vieler rheumatischer Herzerkrankungen. Die Herzinsuffizienz ist zum Teil Folge der ungewöhnlichen Arbeitsbelastung, die das Herz zu tragen hat, beispielsweise bei Klappenfehlern verschiedenster Art und manchmal bei starken Verwachsungen, durch die sich die Reserven erschöpfen. Der Hauptfaktor muß jedoch im Muskel selbst liegen, denn auch ohne vermehrte Belastung kann es zur Herzinsuffizienz kommen. Und doch kann ein Muskel, der insuffizient geworden ist, zur Zeit weder histologisch noch biochemisch erkannt werden. Man findet eine Vermehrung des interstitiellen fibrösen Gewebes, hier und da ein wenig Atrophie, geringgradige fettige Veränderungen; zum größten Teil erscheinen die Muskelfasern aber gesund, und der Muskel zeigt nicht mehr Veränderungen als man auch oft an Herzen findet, die nicht versagt haben. Die Änderung der Beschaffenheit des Muskels ist feinerer Natur, sie ist häufig durch irgendeine Infektion verursacht, die der Patient gerade durchgemacht hat. Nicht nur eine rheumatische Infektion, sondern auch Infektionen anderer Art gefährden oder beenden das Leben der Patienten, bei denen Stauung droht oder tatsächlich schon vorhanden ist.

Über *anginöse Schmerzen* klagen manche Kranke; im jugendlichen Alter sind das fast immer Fälle von ausgesprochener Aorteninsuffizienz mit starker Herzvergrößerung. Patienten mit Vorhofflimmern oder Mitralstenose leiden selten an Angina pectoris; ein paar der letztgenannten aber und einige Fälle mit rheumatischen Herzleiden ohne Klappenfehler erkranken jenseits der mittleren Lebensjahre an Angina pectoris.

Präkordialschmerz, Empfindlichkeit der Haut oder sonstiges Unbehagen in der Herzgegend sind häufige, leichtere Beschwerden bei rheumatischen Herzfällen. Ihre Ursache ist nicht klar.

Herzklopfen hat seine häufigste Ursache bei Aortenfällen in der verstärkten Tätigkeit des Herzens, und bei Mitralstenose in der unregelmäßigen und schnellen Herzaktion.

Vorhofflimmern ist eine der ernstesten Folgen einer rheumatischen Infektion und spielt im Verlauf eines chronischen rheumatischen Herzleidens eine wichtige Rolle. Daß die Beziehung zur rheumatischen Erkrankung sehr eng ist, zeigt sich an der Tatsache, daß ungefähr $^2/_3$ aller Fälle von Vorhofflimmern zu dieser Gruppe gehören. Unter Fällen von Mitralstenose und auch unter rheumatischen Herzfällen ohne sicheren Beweis für eine Klappenschädigung — wie man sie in der Poliklinik bei Erwachsenen sieht — findet man ungefähr bei einem Fünftel Vorhofflimmern. Aus noch nicht bekannter Ursache ist Vorhofflimmern bei Aorteninsuffizienz selten; bei Fällen rheumatischen Ursprungs kommt es in kaum 2% der Fälle vor; diese Feststellung gilt auch für Patienten, bei denen eine Aortenerkrankung mit Mitralstenose kombiniert ist.

Abgesehen vom Gelenkrheumatismus in der Vorgeschichte ist der Grund für die häufige Verknüpfung von Mitralstenose und Vorhofflimmern unbekannt. Es wäre nicht richtig, die mechanische Dehnung des Vorhofes als Ursache hierfür zu betrachten, denn Flimmern kann sowohl bei Hypertrophie wie bei starker Atrophie der Vorhofmuskulatur vorkommen. Man kann kaum annehmen, daß die im Vorhof entstehenden Muskelveränderungen dafür verantwortlich sind, obschon der Vorhofmuskel gewöhnlich, aber nicht konstant, reichlich fibröse, atrophische und fettige Veränderungen aufweist. Es gibt in Fällen von Vorhofflimmern keine Art von mechanischer Dehnung oder Muskelschädigung, deren Vorkommen nicht auch in Fällen mit normalem Rhythmus bekannt wäre. Die letzte Ursache des Vorhofflimmerns ist noch unbekannt.

Vorhofflimmern tritt erst in einer verhältnismäßig späten Phase des rheumatischen Herzleidens in den Vordergrund. Vom akuten Stadium an kann es sich irgendwann nach der Infektion einstellen; ungefähr vom 25. Jahre an beginnt es sich aber zu häufen, und da die Störung des Herzmechanismus ihrem Wesen nach eine Dauerstörung ist und weitere Fälle dazu kommen, so steigt der Anteil der Fälle mit Vorhofflimmern mit dem Alter stetig an; wenigstens die Hälfte der Fälle von Mitralstenose, die die vierziger Jahre erreichen, sind davon ergriffen. Wegen seiner sehr häufigen Verknüpfung mit Mitralstenose und seiner verderblichen Folgen ist das Einsetzen von Vorhofflimmern ein wichtiges Ereignis im Leben sehr vieler dieser Kranken. Es kann eine Periode paroxysmalen Vorhofflimmerns vorausgehen, gewöhnlicher aber setzt das Vorhofflimmern plötzlich ein, bleibt dann bestehen und kennzeichnet die letzten Stadien der Krankheit.

Die Wirkung des Vorhofflimmerns auf den Kreislauf ist schon betrachtet worden (siehe S. 73). Bei rheumatischen Herzleiden ist das Vorhofflimmern gewöhnlich mit einer hohen Kammerfrequenz verbunden, wahrscheinlich infolge eines relativ gesunden Überleitungsgewebes. Wenn es einsetzt, stellt es deshalb schwere Anforderungen an die Reservekraft des Herzens; und da diese im allgemeinen verringert und oft schon stark verringert ist, verursacht es fast immer erhebliche Atemnot und führt oft schnell zur Stauung. Eine mit Vorhofflimmern verbundene Stauungsinsuffizienz des Herzens ist der gewöhnliche Abschluß der Krankheit, und der Tod würde rasch eintreten, wenn es kein Digitalis gäbe.

Paroxysmale Tachykardie und Vorhofflattern. Die erstere ist häufig, das letztere ist viel seltener. Beide befallen mit Vorliebe Fälle von Mitralstenose mit Herzvergrößerung, und beide haben im Anfall die gleiche Wirkung auf den Kreislauf wie Vorhofflimmern.

Embolische und thrombotische Zwischenfälle. Die zu Lungeninfarkten führenden Embolien vom Herzen her sind schon vollständig beschrieben worden (siehe S. 152). Unter ähnlichen Umständen kommen einfache Emboli aus dem linken Herzen und finden ihren Weg in den großen Kreislauf. Wie bei der Lungenembolie handelt es sich gewöhnlich um Fälle von Mitralstenose mit Vorhofflimmern; das Blutgerinnsel bildet sich im linken Herzohr und löst sich dort los. Dieses Ereignis kann eintreten, wenn der normale Rhythmus durch Chinidin wiederhergestellt wird (siehe S. 80). Manchmal stammen Emboli auch von der Spitze des linken Ventrikels. Diese nichtinfizierten Emboli können ebenso wie infizierte (siehe S. 169) in irgendeiner Arterie stecken bleiben; die wichtigste ist aber die Arteria cerebri media.

Ganz gelegentlich löst sich bei Mitralstenose ein großer Thrombus im linken Vorhof los. Er liegt dann lose wie eine Kugel in diesem Raume und kann durch Verstopfung der Mitralöffnung zum plötzlichen Tod führen.

Hemiplegie mit oder ohne Aphasie kommt als plötzlicher Zwischenfall bei Mitralstenose mit Vorhofflimmern und bei anderen Formen rheumatischer Herzerkrankungen nicht selten vor. Die Halbseitenlähmung ist in diesen Fällen gewöhnlich embolischen Ursprungs. Eine Hemiplegie kommt natürlich auch in anderen Fällen von Herz- und Kreislauferkrankungen vor; so ist sie keine Seltenheit bei Arteriosklerose und Hypertonie; in diesen Fällen rührt sie aber häufiger von einer Thrombose oder einer Blutung her. Jedenfalls ist eine teilweise oder beträchtliche Besserung die Regel, gleichgültig ob die Hemiplegie von einer Embolie oder Thrombose herrührt; gelegentlich kommt es innerhalb von ein paar Stunden oder Tagen zu vollständiger Erholung. Wenn der Zustand des Kranken es erlaubt, sollte die Behandlung des gelähmten Gliedes mit Massage und durch geeignete Lagerung nach den ersten paar Tagen beginnen und noch ein paar Wochen lang fortgesetzt werden, auch wenn keine weitere Besserung mehr bemerkbar ist.

Venenthrombosen kommen hauptsächlich in Fällen von Herzinsuffizienz mit Stauung vor; der klinisch am häufigsten beobachtete Sitz sind die Venen am Arm oder Bein. Die Verstopfung der Venen führt zu Cyanose und einem oft auffälligen Ödem der entsprechenden Extremität. Das erkrankte Glied sollte geschützt und mehrere Wochen lang absolut ruhig gehalten werden.

Das akute Lungenödem, welches gelegentlich bei Mitralstenose und seltener bei Aortenfehlern vorkommt, ist schon beschrieben worden (siehe S. 150).

Skizzierung der Typen, Behandlung und Prognose.

Wie wir sahen, finden sich bei chronischen rheumatischen Herzerkrankungen Zeichen verschiedener Formen von Klappenerkrankungen, von Herzvergrößerung verschiedenen Grades, von verschiedenartigen Rhythmusstörungen und Symptome und Zeichen von Herzinsuffizienz verschiedenen Ausmaßes. Sie gruppieren sich nicht einfach von selbst, sondern sind auf mannigfachste Art miteinander kombiniert, so daß es schwierig sein würde, viele genau gleiche Kranke zu finden. Für den Versuch einer Klassifizierung könnte man die Klappenfehler als Grundlage benutzen; diese Methode ist mit der Zeit abgegriffen; weder vom klinischen noch vom pathologischen Standpunkt aus ist sie jemals sehr dienlich gewesen. Eine Einteilung nach den Klappenschädigungen ist zu anatomisch und läßt die funktionelle Leistungsfähigkeit oder die funktionellen Mängel unberücksichtigt. Die Fälle nach der Herzgröße in Klassen einzuteilen oder sie nach dem Maß ihrer funktionellen Reserven anzuordnen, würde jedes für sich gewisse Vorteile bieten, und doch würden die Typen nur unzureichend abgegrenzt sein. Für eine praktische Einteilung ist weder eine rein anatomische, noch eine einfach funktionelle Grundlage verwendbar; man muß eine natürliche, auf klinischer Erfahrung gegründete Klassifizierung benutzen. Die hier im einzelnen angeführten Gruppen sind weder völlig umfassend, noch scharf voneinander zu trennen; sie ermöglichen es jedoch, alle üblichen Erscheinungsformen chronischer rheumatischer Herzkrankheiten zu erfassen, und sie teilen die Kranken vom Gesichtspunkt der Prognose und Behandlung in ein paar einfache und brauchbare Gruppen ein.

a) *Eine Klappenerkrankung als Hauptbefund.* Eine beträchtliche Zahl Kranker bieten Zeichen einer Klappenerkrankung, gewöhnlich eine leichte Aorteninsuffizienz oder eine Mitralstenose, aber nur eine geringe oder gar nicht nachweisbare Herzvergrößerung und dabei eine gute oder ziemlich gute Arbeitstoleranz. Es sind Patienten, die wegen leichter Symptome zum Arzt kommen, oder bei denen man die physikalischen Zeichen einer Klappenerkrankung unerwartet entdeckt. Ihre Lebensaussichten sind im allgemeinen gut; die meisten haben noch sehr viele Lebensjahre vor sich, und zwar eines tätigen und sogar aktiven Lebens; sie treiben sogar Sport, wie Gehen, Reiten, Schwimmen, Radfahren, Golf, oder sie sind als Handarbeiter, als Schreiner, Monteure, Klempner oder Dekorateure beschäftigt. Viele Männer dieser Gruppe kämpften während des Weltkrieges in den Schützengräben. Die Frauen tuen Hausarbeit oder in Fabriken Pack- oder Maschinenarbeit; viele von ihnen heiraten und bringen ohne nachteilige Folgen Kinder zur Welt (siehe S. 243). Eine Behandlung dieser Kranken ist kaum erforderlich. Von ihrem Herz sollte man ihnen wenig sagen; gelegentlich brauchen sie einen Rat hinsichtlich Beschäftigung und Lebensgewohnheiten.

b) *Vorhofflimmern als Hauptbefund.* Die Fälle dieser Gruppe kommen, wenn sie unbehandelt sind, mit Klagen über Herzklopfen und Atemnot bei raschem Gehen; sie bieten wenig oder keine Zeichen von Herzvergrößerung, und fast immer, aber nicht in allen Fällen, findet man bei ihnen außer Vorhofflimmern auch Zeichen von Mitralstenose. Das ist die Klasse von Fällen, bei der man die Anwendung von Chinidin in Betracht ziehen kann. Im übrigen kann man die Kammerfrequenz durch Digitalis beeinflussen. Obwohl es erstaunlich ist, was alles viele dieser Kranken ohne nachteilige Folgen tun können, sind ihre Lebensaussichten doch nicht so gut, und ihre Lebensweise sollte nicht so anstrengend wie die der vorhergehenden Gruppe sein.

c) *Die Zentral- und Hauptgruppe.* Diese Kranken klagen hauptsächlich über Atemnot beim Gehen in der Ebene, und ihre Arbeitstoleranz ist nur mäßig oder ausgesprochen schlecht; man findet ein deutlich oder mäßig vergrößertes Herz und Zeichen von Aortenfehlern oder Mitralstenose oder beides. Bei Kranken ohne Aorteninsuffizienz ist oft Vorhofflimmern vorhanden.

Unter den rheumatischen Herzfällen Erwachsener ist diese Gruppe die größte. Ihre Prognose ist nicht gut; innerhalb von 10 Jahren nach der Diagnosestellung beträgt die Sterblichkeit $^1/_3$ aller Fälle. Der Tod erfolgt bei der Mehrzahl infolge von Herzinsuffizienz, besonders bei Mitralstenose; von den Aortenfällen sterben viele an infektiöser Endokarditis. Viele Patienten aus dieser Gruppe leben jedoch länger und verändern sich während dieser Jahre meist wenig. Die Mortalität in dieser Gruppe ist gleich groß für Mitralstenose, Aorteninsuffizienz und eine Kombination von beiden. Faktoren, auf die der Hauptnachdruck zu legen ist, sind dabei der Grad der Herzvergrößerung und die Herzreserven. Die Kranken führen oder sollten ein sehr gemäßigtes Leben führen; sie sind für mehr als nur leichte, sitzende Tätigkeit oder für irgend eine aktive körperliche Anstrengung untauglich; die Lebensaussichten verlängern sich bei vorsichtiger Lebensweise. Für Frauen dieser Gruppe ist es nicht ratsam, Kinder zu gebären. Ist Vorhofflimmern vorhanden, so verwende man angemessene Dosen Digitalis. Alle Kranken müssen genau beobachtet werden; ihre Symptome sollten Gegenstand häufiger Nachfrage und Nachprüfung sein; höchst sorgfältig überwache man die Halsvenen und die Leber. Mit den Jahren entwickeln sich bei einer Anzahl, und zwar gewöhnlich ziemlich plötzlich, Zeichen von Herzinsuffizienz. Die meisten Kranken mit Lungeninfarkten und Hemiplegien, die man antrifft, stammen aus dieser Gruppe.

d) *Herzvergrößerung als Hauptbefund.* Es gibt Fälle mit beträchtlicher Herzvergrößerung ohne wirkliche Stauung; sie kommen hauptsächlich in Verbindung mit erheblicher Aorteninsuffizienz vor, gelegentlich aber findet man sie auch allein. Fast ausnahmslos haben sie eine schlechte Arbeitstoleranz und werden bei der geringsten Anstrengung kurzatmig. Unter ihnen gibt es auch Fälle mit schwerer Angina pectoris in der Ruhe, wie sie schon früher beschrieben worden sind (siehe S. 47). Die Kranken handeln richtig, wenn sie viel von ihrer Zeit oder ihre ganze Zeit im Bett verbringen; die Lebensaussichten betragen aber nur ein paar Jahre und sind sogar sehr kurz, wenn für die Kranken nicht gut gesorgt wird.

e) *Venöse Stauung als Hauptbefund.* Ist Venenstauung vorhanden, so beherrscht sie das Krankheitsbild, entscheidet über die Aussichten und bestimmt die Behandlung; ob daneben ein Klappenschaden vorhanden ist, ist nebensächlich. Die Stauung kann mit einem Aortenfehler oder mit Mitralstenose einhergehen; das letztere ist häufiger; es kann aber auch sein, daß kein sicherer Klappenschaden zu diagnostizieren ist. Das macht wenig aus. Die Stauung geht mit verschiedenen Graden von Herzvergrößerung einher; gewöhnlich ist sie mäßig oder beträchtlich stark. Da Fälle von Stauung mit Vorhofflimmern gut auf Digitalis ansprechen, liegen sie viel günstiger als Fälle mit normalem Rhythmus. Eine chronische Stauung, die nicht gebessert werden kann, ist offensichtlich und unmittelbar lebensbedrohend. Überdies neigen Kranke mit Stauung gewöhnlich zu Rückfällen, selbst wenn sie auf die Behandlung ansprechen; und dann sind die Lebensaussichten im allgemeinen nicht gut, obwohl sie um einige Jahre schwanken. Bei Kranken, die sich nur langsam bessern, oder solchen, die nach der Besserung eine mäßige oder beträchtliche Herzvergrößerung behalten, ist die Wahrscheinlichkeit einer längeren Lebensdauer am geringsten.

Diese Unterteilung des chronischen Herzleidens in ein paar Hauptgruppen genügt vollauf, um auf die wichtigsten Punkte der erforderlichen Behandlung hinzuweisen, die in anderen Teilen dieses Buches beschrieben ist. Auch gibt die Einteilung die ersten Umrisse eines Planes für die Prognose, der für die Praxis ausreicht und uns im letzten Kapitel ausführlicher beschäftigen soll. Bei voll entwickelten rheumatischen Herzfällen ist die Sterblichkeit am höchsten zwischen dem 15. und 30. Lebensjahre, und zwar ist sie in den frühen Jahren dieses Zeitraums am größten, da das die Jahre aktiver Krankheit sind. Das 40. Jahr wird von weniger als der Hälfte der Patienten überschritten. Diese statistische Aufstellung hat jedoch nur einen begrenzten Wert, wenn man die Lebensaussichten des einzelnen Kranken abschätzen soll; eine Reihe von Patienten erreicht nämlich ein hohes Alter. Die Lebensaussichten im Einzelfall sind entsprechend den Richtlinien abzuschätzen, die in der vorausgegangenen Klassifizierung aufgestellt sind.

Infektion. Eine rheumatische Infektion bringt einen Faktor von großer Ungewißheit in die Prognose; im vorhergehenden Kapitel ist genug gesagt worden, um diese Tatsache klar zu machen. Hat man es mit jungen Patienten vor oder zu Beginn der zwanziger Jahre zu tun, dann muß man die Möglichkeit einer noch vorhandenen rheumatischen Infektion in Betracht ziehen; ist der Kranke aber älter, dann wird es weniger wichtig, nach Zeichen dieser Infektion zu suchen oder sie auszuschließen. Die Möglichkeit einer Endocarditis lenta (subakute bakterielle Endokarditis) kann man nicht voraussehen. Ein Teil der Fälle mit chronischem rheumatischem Herzleiden erwirbt diese Infektion, und die Prognose ändert sich dann entsprechend; da diese Erkrankung aber selten ist und man sie nicht voraussehen kann, sollte man sie für die Prognose des nichtinfizierten Individuums nicht in Betracht ziehen.

Degenerative Veränderungen. Kranke, die sich bis zu den vierziger Jahren und noch darüber hinaus wohl befinden, treten in den Lebensabschnitt ein, in dem degenerative Veränderungen auftreten. Arterienerkrankungen fangen an, eine hervorragende Stelle einzunehmen; vielleicht werden die Coronararterien sklerotisch und fügen ein anginöses Syndrom hinzu; vielleicht erhöht sich der arterielle Blutdruck. Diese Beschwerden, die bei alten rheumatischen Herzleiden nicht selten hinzukommen, machen die Fälle noch verwickelter.

Syphilis des Herzens und der Aorta.

Unter den weißen Völkern des nördlichen Klimas ist die Syphilis für annähernd 10—20% aller Fälle von chronischen Erkrankungen des Herzens und der großen Gefäße verantwortlich. In ungefähr 30—40% aller Fälle ist sie die Ursache von Aorteninsuffizienz; die Häufigkeit ihres Auftretens ist jedoch eng mit dem Alter verknüpft; so sind zwischen 31 und 35 Jahren ungefähr 10%, zwischen 41 und 45 Jahren ungefähr 50% und zwischen 51 und 55 Jahren ungefähr 70% dieser Fälle syphilitischen Ursprungs. Die Kranken sind zu neunzehntel Männer.

Die syphilitische Aortenerkrankung ist wie die Tabes dorsalis eine sehr späte Erscheinungsform der ursprünglichen Infektion; sie ist ihre häufigste zum Tode führende Folge. Die Ursache der langen Latenzzeit ist unbekannt; sie beträgt im Durchschnitt ungefähr 20 Jahre; die Infektion erfolgt gewöhnlich in den zwanziger Jahren, und die höchste Zacke im Auftreten der syphilitischen Aortitis liegt nahe beim 45. Jahre. Das Leiden kann auch bei kongenitaler Infektion auftreten; dann ist die Latenzzeit im allgemeinen kürzer.

Pathologische Anatomie.

Wenn die Syphilis die Blutgefäße angreift, konzentriert sie sich auf den Anfangsteil der Aorta; verfolgt man den Verlauf der Aorta, dann ist die aufsteigende und horizontale Aorta gewöhnlich in abnehmendem Maße bis zu den Abgangsstellen der brachiocerebralen Äste befallen. Seltener greift der Prozeß auch auf die absteigende Aorta über, gelegentlich auf die Aorta abdominalis. Die von einer erkrankten Aorta abgehenden Gefäße sind immer an ihren Abgangsstellen erkrankt; in ihrem weiteren Verlauf aber entgehen die Äste der Aorta der Infektion; die hauptsächliche, jedoch seltene Ausnahme hiervon ist die Arteria anonyma. Oft befällt die Krankheit die Sinus Valsalvae; dann werden die Abgangsstellen der Coronararterien mit angegriffen; in die Coronargefäße selbst dringt die Krankheit nicht ein, sondern sie endet scharf abgesetzt an ihren Ursprungsstellen.

Die Erkrankung besteht in einem chronisch-entzündlichen Prozeß, der durch lymphocytäre Infiltration, Fibroblastenreaktion und durch Intimaverdickung in den lokalen Vasa vasorum gekennzeichnet ist. Er beginnt wahrscheinlich in der Adventitia, dringt von hier in die breite Media ein, bricht die elastischen Lamellen auf und trennt sie voneinander. Es kommt zu Intimaverdickungen, und während die Entzündung weiter fortbesteht, bildet der Reparationsprozeß hier und auch in und um die geschwächte Aortenwand herum fibröses Gewebe. Die Innenfläche der Aorta wird in charakteristischer Weise durch zahlreiche große und kleine, oft eingezogene fibröse Narben von weißer oder rosa Farbe deformiert. Hierzu kommen atheromatöse Veränderungen in einem mit dem Alter zunehmenden Maße. Die von der kranken Aortenwand abgehenden Gefäße sind in ihrem Abgangsteil stark fibrös verändert und oft hochgradig verengt, da die Schrumpfungsprozesse in ihnen weniger durch eine Dilatation ausgeglichen werden, eine Tatsache, deren Folgen für die Coronararterien besonders wichtig sind, und die auch an den Abzweigungen größerer Gefäßäste von diagnostischer Bedeutung ist.

Da in der erkrankten Aortenwand die widerstandsfähigen, elastischen Lamellen schadhaft werden, dehnt sie sich unter dem Druck des Blutes aus. Sie kann sich mehr oder weniger gleichmäßig erweitern, bis ihr Durchmesser wenigstens zweimal so groß ist wie der einer normalen Aorta; zu einem im Verlauf des Krankheitsprozesses nicht scharf gekennzeichneten Zeitpunkt wird die Erweiterung dann zu dem, was man ein „fusiformes Aneurysma" nennt. Die Ausdehnung der Aorta kann auch weniger regelmäßig vor sich gehen. Eine Erweiterung in einer Richtung kann zu einer deutlichen Auftreibung werden, die sich ausweiten, d. h. einen kleinen runden Buckel oder ein sackförmiges Aneurysma, bilden kann; oder eine Auftreibung kann sich mit anderen vereinigen und zu einem viel größeren, unregelmäßigen Aneurysma führen. Die Aneurysmen wechseln sehr stark in bezug auf Gestalt, Größe, Lage und Richtung, nach der sie sich vorwölben. Alle Organe, die ihnen im Wege liegen, werden zusammengepreßt, zur Seite gezerrt, verlagert oder zerstört. Rippen- und Wirbelknochen und andere, Widerstand leistende Organe werden arrodiert. Sackförmige Aneurysmen sind oft mit geschichteten Blutgerinnseln ausgekleidet und manchmal damit ausgefüllt; und zwar können die Blutmassen dicht und massiv, oder von Blutkanälen durchbohrt sein.

Eine Erkrankung der Aortenklappen kommt dadurch zustande, daß die Krankheit zu einer Entzündung der Klappenkommissuren führt; die Segel verdicken und retrahieren sich. Gleichzeitig werden die Gewebsstrukturen, die die Klappen tragen, mehr oder weniger geschwächt; der Klappenring erweitert sich infolgedessen, und die geschrumpften Klappensegel werden von der Klappenöffnung fern gehalten, zu deren Abschluß sie eigentlich da sind.

Herzhypertrophie ist bei syphilitischer Mesaortitis die Regel; sie ist hervorstechend in Fällen, die eine beträchtliche Aorteninsuffizienz haben, und betrifft dann die linke Kammer im allgemeinen mehr als die rechte. Gummata kommen gelegentlich in einem früheren Stadium der Infektion vor und dringen manchmal in das atrio-ventrikuläre Bündel ein (siehe S. 83). In den späteren Stadien aber sind aktive entzündliche Schädigungen geringfügig und selten. Man findet eine Zunahme des interstitiellen fibrösen Gewebes; ausgeprägte Veränderungen der Muskelfasern selbst sind aber nicht vorhanden.

Wenn wir uns jetzt mit den klinischen Erscheinungsformen der Herz-
und Aortensyphilis befassen, wird es vorteilhaft sein, zuerst die Aorta
selbst und danach den Krankheitszustand als Ganzes zu betrachten.

Aortenerweiterung und Aortenaneurysma.

Symptome. Die Beschwerden von Patienten mit Erweiterung oder
Aneurysma der Brustaorta variieren außerordentlich stark. Bei weitem
am häufigsten sind Schmerzen und Atemnot. Da aber bei Aortensyphilis die Abgangsstellen der Coronararterien oft verengt sind und
eine mehr oder weniger starke Herzinsuffizienz vorhanden ist, können
diese Symptome gewöhnlich weder der Aortenerweiterung noch dem
Aneurysma zur Last gelegt werden.

Schmerzen über dem oberen Teil der Brust können eindeutig
anginösen Charakter haben; oft sind sie aber weniger charakteristisch,
und dann ist ihre Ursache häufiger unklar; zuweilen muß man sie auf
Sternumarrosionen beziehen. Ob Schmerzen durch Zerrung oder Entzündung der in der gedehnten Aortenwand gelegenen Nerven erzeugt
werden können oder nicht, ist unbekannt.

Atemnot ist gewöhnlich die Folge von Herzinsuffizienz; es können
aber auch Kompression der Trachea oder eines Bronchus, oder Kompression der Lunge oder auch andere Vorgänge dabei mitwirken oder
die Ursache sein.

Die meisten wichtigen Symptome eines Aneurysmas werden eindeutig durch den Druck des Aneurysmas auf andere Organe erzeugt.
So kommt es zu Schmerzen durch Reizung von Nervenwurzeln oder
durch Knochenarrosionen; zu Schwierigkeiten beim Schlucken durch
Druck auf die Speiseröhre. Durch Arrosion und Ulceration der Trachea,
eines Bronchus oder der Lunge kommt es zu Hämoptysen; nicht selten
ist auch tatsächlich eine kleine Öffnung des Aneurysmensackes auf-
findbar. Husten kann von denselben Schädigungen oder von einer
Infektion der Luftwege oder der Lungen herrühren. Diese und andere
Drucksymptome werden etwas später nochmals angeführt werden.

Lokale Zeichen. *Pulsationen.* In Fällen von Aneurysmen kommen verschiedene Formen von Pulsationen vor und sind wertvolle Zeichen.

Eine Pulsation im zweiten rechten Intercostalraum nahe dem
Brustbein ist das häufigste Frühzeichen eines Aneurysmas der aufsteigenden Aorta. Das Zeichen tritt jedoch noch viel häufiger dann auf,
wenn die rechte Lunge sich von der Herzbasis retrahiert, oder wenn
das Herz stark arbeitet, besonders bei Aortenfehlern mit oder ohne
Aortenerweiterung. Unter diesen Umständen ist die Pulsation aber mehr
sichtbar als tastbar, und es ist eine kurze und nicht eine anhaltende
systolische Bewegung wie bei einem Aneurysma. Pulsiert der betreffende
Bezirk infolge eines Aneurysmas, dann ist er bei der Perkussion immer
gedämpft, was bei einfacher Aortenerweiterung selten der Fall ist.

Aneurysmen können auch Pulsationen im zweiten und dritten linken
Intercostalraum nahe dem Brustbein verursachen, wenn auch seltener.
Lokale Pulsationen dieser Gegend sind jedoch viel häufiger Folge

einer Retraktion der linken Lunge, einer Dilatation der Pulmonalarterie oder einer Verlagerung des Herzens nach oben, wenn der Inhalt des Abdomens hochgradig vermehrt ist. Pulsationen in dieser Gegend sind als Teil einer diffusen Pulsation über dem Herzen häufig (siehe S. 97). Eine auf ihrer Höhe etwas anhaltende, systolische Pulsation gibt es allein beim Aneurysma; Dämpfung kann jedoch auch bei einer erweiterten Arteria pulmonalis vorhanden sein.

Eine systolische, etwas hebende Bewegung des Manubrium sterni ist ein fast sicheres diagnostisches Zeichen für ein Aneurysma und kommt nicht selten vor.

Lokale Pulsationen eines Aneurysmas können gelegentlich an fast jedem Teil der Brust oder des Rückens vorkommen und können die Rippen oder die Intercostalräume ergreifen; am Rücken aber und an der Vorderseite der Brust unterhalb der vierten Rippe sind sie selten.

Episternale systolische Pulsationen sind sowohl bei Aneurysmen als bei Aortendilatation häufig. Wenn der Aortenbogen sich wahrnehmbar nach oben vergrößert, hat das Manubrium die Neigung, nach vorne verlagert zu werden; manchmal ist es bei Aneurysmen ganz deutlich, daß Trachea und Sternum ungewöhnlich weit voneinander entfernt sind; mag dies der Fall sein oder nicht, man kann jedenfalls oft mit einem Finger, den man hinter dem Brustbein nach unten drückt, den obersten Teil einer erweiterten oder aneurysmatischen Aorta fühlen.

Ein *pulsierender Tumor* der Brustwand ist ein Spätzeichen des Aneurysmas. Ein Aneurysma kann an jeder der im letzten Abschnitt genannten Stellen durch die Brustwand durchbrechen und dabei Sternum, Rippen oder Rippenknorpel arrodieren; der Ort der Wahl ist die Herzbasis und zwar besonders rechts vom Sternum. Solche Tumoren wölben sich zuerst ein wenig vor, dann werden sie mit zunehmender Größe halbkugelig oder konisch. Sie sind schmerzhaft, und die Haut entzündet sich über ihnen. Fast immer werden sie ohne Schwierigkeiten richtig erkannt, da Form und Sitz charakteristisch sind, und weil sie pulsieren. Die Pulsation ist systolisch und verharrt auf ihrer Höhe; sie ist expansiv, d. h., sie erfolgt an jeder Stelle rechtwinklig zur Tumoroberfläche. Expansive Pulsationen sind nicht zu erwarten, wenn der Tumor gerade nur über die Oberfläche der umgebenden Haut hervorragt. Deutlich und auffallend werden sie, wenn der Tumor sich deutlich und auffallend vorwölbt. Somit hilft uns die expansive Pulsation dieser Tumoren nicht sehr viel weiter, da ihre Natur schon klar ist, bevor man dieses Zeichen findet. Die sehr seltenen Tumoren der Brustwand können geringgradig pulsieren und zwar in expansiver Weise; die Umstände aber, unter denen diese vorkommen, sind so verschieden von denen beim Aneurysma, daß man sie selten verwechseln dürfte. Ein pulsierendes Empyem ist leicht zu erkennen; es zeigt sich gewöhnlich nahe der linken Brustwarze, seine Pulsation ist schwach, und die Flüssigkeit, die in der hernienartigen Vorwölbung der Pleura enthalten ist, kehrt unter leichtem Druck der Hand in die Hauptpleurahöhle zurück.

OLLIVER CARDARELLIsches *Zeichen*. Die Aorta biegt sich um die linke Lungenwurzel und zwingt, wenn sie sich ungewöhnlich stark ausdehnt, die letztere nach unten und zerrt an der Trachea. Man fühlt diesen Zug, wenn man die Spitzen beider Zeigefinger unter den unteren Rand des Ringknorpels legt und den Knorpel leicht kopfwärts anhebt. Kräftiger Zug ist gleichbedeutend mit der Diagnose Aneurysma; einen deutlichen Zug nach abwärts trifft man aber auch in einigen Fällen von einfacher Aortenerweiterung, bei erheblicher Aorteninsuffizienz und gelegentlich bei einem Mediastinaltumor. Der Zug geht nach abwärts und darf nicht mit den nach vorwärts gerichteten Stößen von stark pulsierenden Carotiden verwechselt werden.

Dämpfung. Eine Aortenerweiterung erzeugt gewöhnlich eine Dämpfung hinter dem Sternum in Höhe des zweiten und oft bis hinauf in die Höhe des ersten Intercostalraums. Sie kann entweder nur gerade erkennbar oder deutlich sein. Die Ränder der Dämpfung können sich $1-1\frac{1}{2}$ cm nach links und ein wenig mehr nach rechts vom Sternalrand erstrecken. Ein gedämpfter Bezirk, der 6 cm im Durchmesser überschreitet, rührt sehr selten von einer einfachen Aortenerweiterung her, vielmehr wird das Aneurysma sicherer je breiter der Bezirk ist. Vergrößert sich die Dämpfung eines Aneurysmas, dann dehnt sie sich hauptsächlich nach rechts und abwärts aus; sie erstreckt sich in den dritten und vierten, ebenso wie in den zweiten und manchmal den ersten Intercostalraum; sie dehnt sich auch nach links hin aus, jedoch gewöhnlich nicht so weit. Ebenso wie die Pulsationen, kann auch eine Dämpfung über anderen Teilen der Brustwand auftreten.

Herztöne. Da eine Verbreiterung der Brustaorta im allgemeinen von Aorteninsuffizienz begleitet ist, hört man gewöhnlich an der Herzbasis ein systolisch-diastolisches Geräusch. Ist keine Aorteninsuffizienz vorhanden oder ist sie gering, dann hört man gewöhnlich an der Basis ein systolisches Geräusch (mit oder ohne Schwirren). Häufig findet sich eine Akzentuierung des zweiten Aortentones, dessen Eigentümlichkeit ein leicht musikalischer Charakter ist; man kann das Geräusch dadurch reproduzieren, daß man einen schlaffen Leinenstreifen plötzlich anspannt. Obwohl dieses Zeichen zur Diagnose nicht ausreicht, ist es brauchbar als Hinweis auf eine Aortenerweiterung; häufig tritt es zusammen mit einem deutlich palpablen zweiten Ton auf, ein Zeichen von gleicher diagnostischer Bedeutung, das man „diastolischen Shock" genannt hat.

Die Herztöne werden oft ausgesprochen gut in die Teile der Brustwand fortgeleitet, nach denen zu sich die großen Aneurysmen vorwölben.

Röntgenbild. Den Umriß der Aorta kann man durch Röntgenuntersuchung weitgehend bestimmen. Bei kreislaufgesunden Erwachsenen ist der rechte Rand der Herzsilhouette aus zwei Teilen zusammengesetzt, der abgerundeten Außenlinie des rechten Vorhofs unten und anschließend dem fast geraden Schatten der Vena cava superior, der sich bis zum Schlüsselbein hin erstreckt. Die nach rückwärts durch das Mediastinum verlaufende Pars transversa des Aortenbogens erscheint als eine halbkreisförmige Vorwölbung oder als ein Knopf, der den obersten Teil des linken Randes der Silhouette bildet. Der von da abwärts ziehende Teil des Schattens kann dem Anfang der absteigenden Aorta oder der Arteria pulmonalis entsprechen und ist gewöhnlich ein wenig gebogen. Der linke Rand wird durch den Schatten der Herzkammer vervollständigt. Diese Einzelheiten sind mit hinreichender Deutlichkeit im Orthodiagramm (Abb. 21, S. 97) erkennbar. Gewöhnlich kann man bei der Durchleuchtung eine klare Vorstellung von den Umrissen des aufsteigenden und queren Teiles des Aortenbogens gewinnen. Die Deutung der Konturen in ihrer ganzen Ausdehnung wird einfacher, wenn die Aorta sich verbreitert; einen noch besseren Aufschluß über die Größe und Gestalt ihrer verschiedenen Teile erhält man, wenn man den Kranken in den rechten oder linken schrägen Durchmesser dreht. Man hat für Orthodiagramme vielerlei Meßmethoden angegeben, in der Absicht, die Größe der Aorta zahlenmäßig zu bestimmen; die meisten Messungen sind aber Irrtümer oder falschen Auslegungen unterworfen und bieten nicht viel mehr als das, was man auch durch einfache Beurteilung der Form und Ausdehnung des Gefäßes aus dem Orthodiagramm schließen kann.

Ist die Aorta erweitert, dann ist ihre Schattendichte vermehrt; ihre Bögen werden ausladender, sie behalten aber ihre glatten Umrisse; die aufsteigende Aorta springt stärker an der rechten Außenlinie vor; der Aortenknopf wird durch eine größere Bogenlinie begrenzt; er kann so hoch liegen, daß er das Schlüsselbein erreicht; auch nach links zu dehnt er sich weiter aus. Oft ist die absteigende Aorta sichtbar und ein Stück nach abwärts zu verfolgen, bis sie sich im linken Rand des Herzschattens verliert. Somit ist also der Schatten der Gefäße an der Herzbasis auf allen Höhen verbreitert (Abb. 33 und 34).

Aortenaneurysmen geben ganz verschiedene Röntgenbilder. Beginnende Aneurysmen erkennt man gewöhnlich dadurch, daß man den sichtbaren Konturen der Aorta in geeigneten Ebenen genau nachfolgt; dann kann man in den normalerweise glatt verlaufenden, gerundeten Begrenzungslinien irgendwelche Abweichungen entdecken; die Richtung der Begrenzungslinien ändert sich mehr oder weniger plötzlich dort, wo ein Aneurysma mit der Aorta zusammenhängt. Durch Aufnahmen im schrägen Durchmesser oder vor dem Röntgenschirm untersucht man, ob die Konturen parallel verlaufen; Abweichungen von der zylindrischen Form sind von Bedeutung. Ist ein deutlicher Tumor vorhanden, dann muß sein Schatten in den der übrigen Aortensilhouette übergehen und eine ähnliche Dichte aufweisen, wenn er ein Aneurysma ist. Aneurysmen (Abb. 35—38) haben scharf begrenzte Ränder, meistenteils glatte Umrisse und zeigen keine Unterschiede in der Dichte. Scharf begrenzte runde Außenlinien sind besonders bedeutungsvoll, da man sie nur noch mit Cysten verwechseln kann. Das Vorhandensein oder Fehlen von Pulsationen am Rande des Schattens hilft selten weiter, weil Pulsationen bei Aneursymen oft fehlen und weil die normale Aorta durch einen soliden Tumor hindurchpulsieren kann; und weil Tumoren oft fortgeleitete Pulsationen aufweisen. Expansive Pulsationen bei einem runden Tumor sind natürlich beweisend, man sieht sie aber nicht oft. Die Röntgenzeichen an Trachea und Speiseröhre werden später beschrieben.

Symptome und Zeichen von Kompression. Infolge der anatomischen Beziehungen zwischen Aorta und Mediastinum verursachen Aneurysmen dieses Gefäßes häufig dadurch Symptome und Zeichen, daß sie auf die benachbarten Organe einen Druck ausüben. Gewöhnlich sind die Druckerscheinungen Folge eines Aneurysmas der horizontalen Aorta; die hauptsächlichsten sind folgende:

Der Oesophagus gehört zu den Organen, die am häufigsten in Mitleidenschaft gezogen werden; viele Kranke klagen über Schwierigkeiten beim Schlucken von fester Nahrung. Überhaupt nicht schlucken können nur sehr wenige, selten kommt es zu Erbrechen, ein wichtiger Punkt

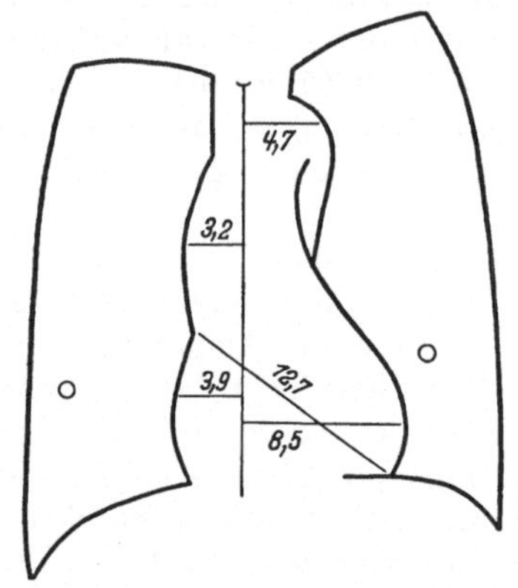

Abb. 33. Orthodiagramm. Mann von 47 Jahren; Gewicht 58 kg. Aorteninsuffizienz (stark); syphilitische Mesaortitis; allgemeine Erweiterung und Verlängerung der Aorta. Der aufsteigende, horizontale und absteigende Teil der Aorta sind sämtlich klar sichtbar.

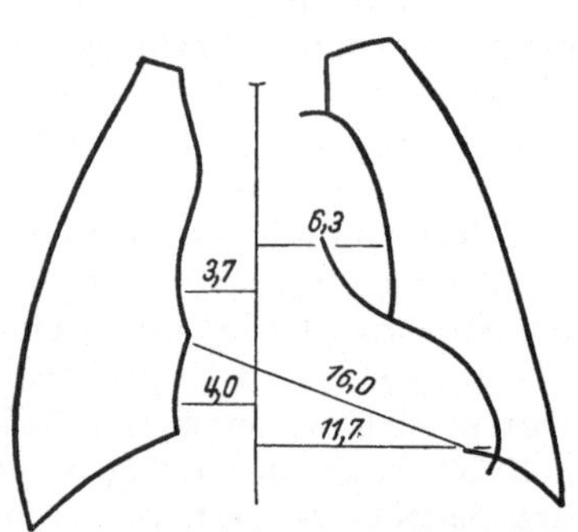

Abb. 34. Orthodiagramm. Mann von 60 Jahren; Gewicht 71,5 kg. Aorteninsuffizienz (gering); syphilitische Mesaortitis; systolischer Blutdruck 220 mm Hg. Starke Verbreiterung der aufsteigenden Aorta und des Aortenbogens. Der Ventrikel ist vergrößert und liegt horizontal.

für die Abgrenzung anderer Formen von Strikturen. Eine wirkliche Obstruktion des Oesophagus zeigt sich leicht, wenn der Kranke einen Mund voll Bariumbrei vor dem Röntgenschirm schluckt. Gewöhnlich liegt die Verengerung in Höhe des oberen Randes des Aortenbogens oder gerade unterhalb. Eine merkliche seitliche Abbiegung oder Verlagerung des Oesophagus nach rechts hin kann man feststellen, wenn der Kranke mit dem Gesicht zum Röntgenschirm steht; gewöhnlich wird die Verlagerung aber deutlicher, wenn sich der Kranke halblinks, mit der rechten Schulter nach vorwärts dreht. Geringfügige Störungen im Verlauf des Oesophagus, wie Biegungen oder Schleifen, sind in Frühfällen von Aneursymen und bei einfachen Erweiterungen des Aortenbogens häufig; meist reichen sie jedoch nicht aus, Beschwerden zu verursachen.

Eine Kompression der Lunge durch ein Aneurysma ist selten; ist sie jedoch vorhanden, dann verursacht sie lokale Dämpfung, mangelnde Durchlüftung und Rasselgeräusche. Gelegentlich wird die Lunge durch den Druck arrodiert, dann kommt es zu Hämoptysen.

Druck auf die Trachea kann Atemnot oder Stridor zur Folge haben und kann, wenn das Aneurysma die Trachea ulceriert, zu Husten mit blutig gestreiftem Sputum oder zu einer schwereren Blutung führen. Das häufigste Zeichen an der Trachea ist, abgesehen von dem Zug, ihre geringe, aber deutliche Verlagerung am Halsansatz nach rechts; das

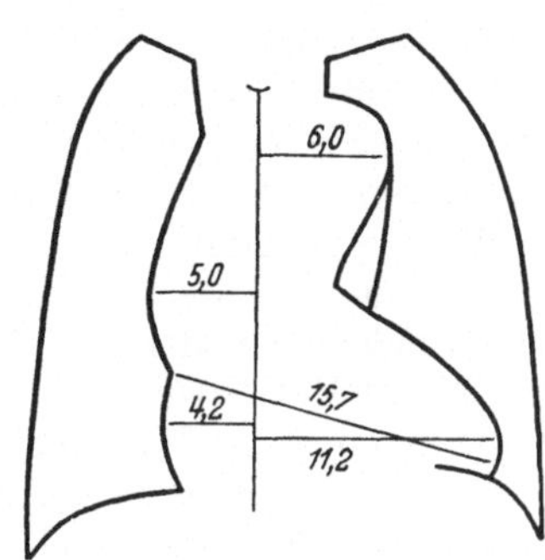

Abb. 35. Orthodiagramm. Mann von 56 Jahren; Gewicht 68 kg. Aorteninsuffizienz (stark); syphilitische Mesaortitis; fusiformes Aneurysma der aufsteigenden Aorta; die absteigende Aorta ist ebenfalls sichtbar.

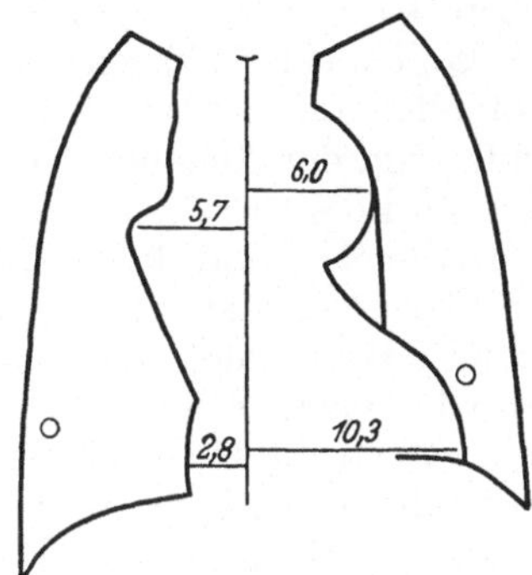

Abb. 36. Orthodiagramm. Mann von 45 Jahren; Gewicht 62,5 kg. Aorteninsuffizienz (stark); syphilitische Mesaortitis; ein konisches Aneurysma wölbt sich nach rechts von der aufsteigenden Aorta, und die horizontale Aorta ragt als ein Sack nach links in den Brustraum.

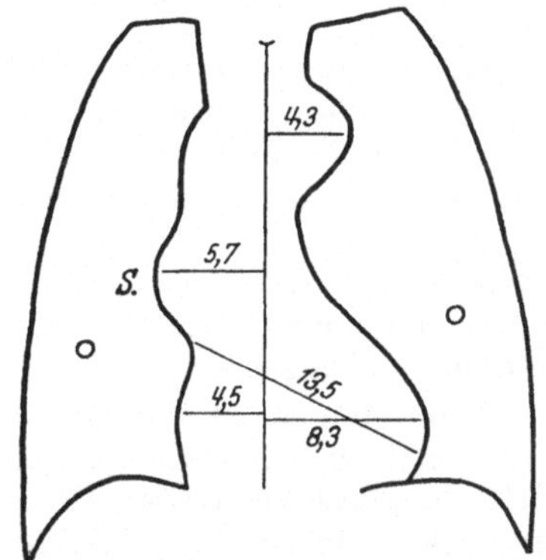

Abb. 37. Orthodiagramm. Mann von 62 Jahren; Gewicht 75 kg. Ein sackförmiges Aneurysma (S.) der aufsteigenden Aorta wölbt sich nach rechts. Der Aortenbogen ist hochgradig erweitert oder wirklich aneurysmatisch.

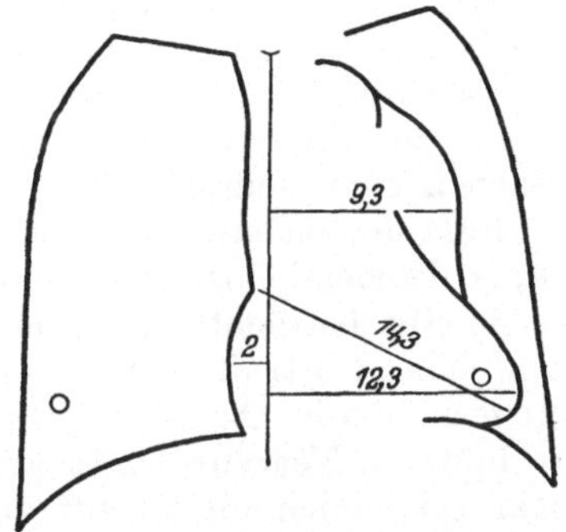

Abb. 38. Orthodiagramm. Mann von 56 Jahren. Die aufsteigende Aorta und der Aortenbogen sind erweitert, und vom oberen Teil der absteigenden Aorta wölbt sich ein Aneurysma nach links.

kann man direkt am Krankenbett feststellen, und es ist in vielen Röntgenbildern gut zu sehen. Die Deformierung der Trachea ist auch für den metallischen (blechernen) Husten verantwortlich.

Druck auf den linken Bronchus ist häufig und verursacht zunächst eine mangelnde Durchlüftung der linken Lungenbasis; charakteristischerweise findet man dann über einem Teil der Lunge ein Fehlen des Atemgeräusches bei vollem Klopfschall; später kann es im Anschluß daran zu Bronchiektasen und lokalen Infektionen der Lunge kommen.

Druck auf den linken N. recurrens erzeugt Abductor- und später vollständige Stimmbandparese der entsprechenden Seite; die Stimme ändert sich dadurch und wird heiser, das Atmen geräuschvoll.

Ist der linke Sympathicus ergriffen und gelähmt, dann sinkt der linke Augapfel zurück, und Lidspalte und Pupille werden eng; diese Zeichen kann man dadurch etwas deutlicher machen, daß man ein paar Tropfen einer 1%igen Cocainlösung beiderseits in die Konjunktiven einträufelt; auf der nicht befallenen Seite erweitert sich dann die Pupille, und der Augapfel tritt mehr heraus. Durch eine Sympathicusparese wird die Gesichtstemperatur der gleichen Seite erhöht; die Farbe der befallenen Haut kann unverändert bleiben, sie kann aber auch röter oder blasser als die der anderen Seite werden, entsprechend dem Zustand des Vasomotorentonus der letzteren. Ungleichheit der Pupillen ist das häufigste Zeichen für eine Beteiligung des Sympathicus.

Eine Obstruktion der oberen Hohlvene führt zu einer am deutlichsten im Gesicht bemerkbaren Schwellung, zu röterer Farbe und oft zu Cyanose des Kopfes und Halses; die Halsvenen sind geschwollen, pulsieren aber nicht. Wenn der Kranke den Zustand lange genug überlebt, treten anastomosierende Venen über dem Schlüsselbein und in der Schultergegend auf. Man kann den Blutstrom in ihnen nach abwärts über die Vorderseite der Brust oder in die Achselhöhle hinein verfolgen. Schließlich können die Anastomosen stark erweiterte, gewundene Schleifen bilden.

Durch Druck auf eine Vena subclavia kommt es an dem entsprechenden Arm zu Stauungserscheinungen, und durch Druck auf eine Arteria subclavia zur Schwächung des peripheren Pulses. Gelegentlich werden die unteren Wurzeln des Plexus brachialis angegriffen und verursachen eine Neuralgie des Armes.

Aorta descendens. Aneurysmen der absteigenden Aorta können sich sehr schleichend entwickeln und weder Symptome noch Zeichen machen, bis sie eine beträchtliche Größe erreicht haben. Frühzeitig und isoliert kann eine Obstruktion des Oesophagus auftreten. Kompression der Lunge ist häufig. Das Aneurysma kann auch die Wirbelkörper arrodieren, die hinteren Nervenwurzeln angreifen, und in vorgeschrittenen Fällen sogar schließlich direkt auf das Rückenmark drücken. Die Arrosion kann ohne Schmerzen verlaufen, das häufigste Symptom aber ist ein dauernder dumpfer, in der Mittellinie des Rückens lokalisierter Schmerz; manchmal ist eine lokale Schmerzhaftigkeit der Haut damit verbunden. Gelegentlich klagen die Kranken über Knarren in der Wirbelsäule; sie müssen sehr vorsichtig sein, wenn sie sich vom Liegen in eine sitzende Stellung aufrichten. Die Schmerzen können auch schwerer sein und an den dorsalen Nerven entlang ausstrahlen. Druck auf das Rückenmark erzeugt das bekannte Bild der Paraplegie. Der Perkussionsschall kann lokal gedämpft sein, und es können sogar Pulsationen auftreten; das sind aber seltene Zeichen. Ein Röntgenbild zeigt klar den Zustand der Wirbel und den Tumor.

Zeichen an entfernten Arterien. Den wertvollsten Beweis für eine Erkrankung der Hauptarterien liefern oft ihre Verzweigungsäste. Ungleichheiten in der Stärke des Radialispulses sind bei Aneurysmen der Brustaorta häufig; findet man solche Ungleichheiten, dann darf man sie nicht eher zur Diagnose verwenden, bis man sie nicht bis zu ihrem Ursprungsort verfolgt hat. Zuerst fühlt man den Puls an der Arteria brachialis und dann an der Arteria subclavia, um sich zu vergewissern, ob auch an diesen Arterien Ungleichheiten vorhanden sind. Ungleichheiten des Pulses am Handgelenk sind sehr häufig durch Unterschiede in der Größe der zwei Radialarterien verursacht, oder sie treten auf, weil das Gefäß sich an einer Seite ungewöhnlich hoch am Vorderarm um die Außenseite des Radius herumschlingt. Wenn wie gewöhnlich die rechte Arteria subclavia schwächer als die linke ist, dann ist es wichtig, sich zu vergewissern, ob auch die rechte Carotis weniger stark schlägt, denn in diesem Fall ist die Arteria anonyma eingeengt. Sehr selten kann man feststellen, daß mehr als eines der drei Hauptgefäße, die von der Aorta horizontalis abgehen, befallen ist; es kommt jedoch vor, daß alle drei in Mitleidenschaft gezogen sind.

Ist der Puls verkleinert, dann ist er anakrot (siehe S. 114) oder sein Gipfel abgeflacht. Der Anstieg des Pulses ist niemals verzögert; ist aber der Puls auf einer Seite anakrot, dann stellt erst die zweite Welle den eigentlichen Gipfel dar, und das kann den Eindruck einer Verzögerung erwecken. Manchmal findet man in den Arterien des einen Armes nur ein Flackern oder man fühlt überhaupt keinen Puls. Ein schwacher Brachialispuls ist mit einem entsprechenden Abfall des systolischen Blutdruckes der gleichen Seite verknüpft. Es ist aber ein Irrtum zu glauben, daß eine verminderte Pulsation in den Arterien auch notwendigerweise eine verringerte Zirkulation in der Extremität bedeutet; man kann bei Aneurysmen grobe Ungleichheiten der beiden Radialispulse finden, und doch können die Hände gleich warm sein, und eine genaue Messung kann zeigen, daß ihre Durchblutung auf beiden Seiten gleich groß ist.

Die Verkleinerung des Pulses beim Aneurysma hat ihren Grund in der Enge des entsprechenden Gefäßes an der Abgangsstelle aus dem Aneurysmensack. Diese Verengerung ist gewöhnlich eine Folge von Vernarbungs- und Schrumpfungsvorgängen an den Gefäßabgangsstellen als Teil der in der Aortenwand sich abspielenden Krankheit; ähnliche Verengerungen kommen bei syphilitischer Mesaortitis ohne Aneurysma vor, wenn auch seltener, da die Krankheit in diesen Fällen weniger fortgeschritten ist. Ich habe gesehen, daß bei einer einfachen syphilitischen Mesaortitis der Puls in allen drei Gefäßen gefehlt hat. Weniger häufig wird die Gefäßabgangsstelle durch ein Blutgerinnsel im Aneurysmensack verlegt; selten drückt ein Aneurysmensack auf die Arteria subclavia so stark, daß sie abgeknickt wird. Daß die Kräftevergeudung bei der Dehnung des Aneurysmensackes wesentlich zur Schwächung des Pulses beiträgt, ist eine allgemein verbreitete, aber irrige Vorstellung. Wenn dem so wäre, dann müßten die Femoralispulse schwächer sein, als sie tatsächlich sind.

Herz- und Aortensyphilis.

Nachdem wir die verschiedenen Folgen der syphilitischen Mesaortitis im einzelnen betrachtet haben, wenden wir unsere Aufmerksamkeit der Krankheit zu, wie sie Herz und Aorta zusammen befällt.

Der lange verzögerte Angriff der Syphilis konzentriert sich auf die Aorta. Symptome, die direkt auf eine Entzündung der Aorta zu beziehen wären, kennt man nicht; ein dumpfer Schmerz über dem Brustbein ist ein häufiges Frühsymptom, das manchmal auf diese Ursache bezogen wird. Gewöhnlich entwickelt sich die Krankheit, lange bevor der Kranke über irgend etwas klagt; setzen die Beschwerden dann ein, so rühren sie von einer der folgenden vier Hauptursachen her. a) Schwächt die Krankheit die Aortenwand, so daß diese sich erweitert oder ein Aneurysma bildet; b) befällt sie die Aortenklappen und ihre stützenden Strukturen, so daß die Klappen schlußunfähig werden; c) greift sie die Abgangsstellen der Coronararterien an und verursacht Angina pectoris; d) erzeugt sie direkt oder indirekt eine Abnahme der Leistungsfähigkeit der Herzkammer. Von diesen vier Hauptfolgen der Erkrankung haben wir die erste mit ihren Drucksymptomen ausführlich betrachtet. Die übrigen sind ausführlich, wenn auch nicht mit besonderer Bezugnahme auf Syphilis, in früheren Kapiteln besprochen worden. Das Vorkommen der hauptsächlichen Krankheitserscheinungen wechselt; oft sind die auf verschiedene Art miteinander kombiniert. Ist aber eine dieser Erscheinungen vorhanden, dann lassen auch die anderen meist nicht mehr lange auf sich warten.

Hauptsächliche Krankheitserscheinungen. *Aortenerweiterung*, die deutlich erkennbar ist, findet man in wenigstens der Hälfte der Fälle; *Aneurysmen* sind in weiteren 15—30% der Gesamtheit vorhanden.

Aorteninsuffizienz findet sich in der großen Mehrzahl der Fälle, ob ein Aneurysma vorhanden ist oder nicht. Besteht eine Aorteninsuffizienz, dann ist sie nahezu immer schwer, und häufig findet man sehr ausgesprochene Zeichen von Blutrückfluß. Eine leichte Aorteninsuffizienz ist bei Syphilis viel seltener als bei rheumatischen Herzkrankheiten; Aortenstenose ist eine Seltenheit. Der Grund für diesen Unterschied liegt darin, daß der Aortenring bei Syphilis erweitert wird und dadurch die Klappensegel ihren Halt verlieren. Die Ruptur eines Aortenklappensegels ist gewöhnlich die Folge von Syphilis; sie gibt oft Anlaß zu einer merkwürdigen, schon beschriebenen Gruppe von Zeichen und Symptomen (siehe S. 112).

Angina pectoris kommt in einer Reihe von Fällen ganz typisch und unverkennbar vor. Fast immer besteht bei diesen Kranken mit Angina pectoris eine Aorteninsuffizienz. Während die Angina pectoris gewöhnlich zuerst als Arbeitsangina („Angina durch Anstrengung") auftritt, erreicht sie oft schließlich einen ungewöhnlichen Intensitätsgrad, und dann kommt es ein- oder mehrmals am Tage zu Anfällen von großer Heftigkeit; häufig sind die Anfälle von einer auffallenden Erhöhung der Pulsfrequenz und des Blutdrucks begleitet (siehe S. 47).

Herzinsuffizienz. Bei Herz- und Aortensyphilis ist Atemnot bei Anstrengungen ein fast ausnahmslos auftretendes Symptom, und in einem großen Teil der Fälle kommt es auch zu Zeichen von Stauung; zwei Hauptgründe für diese Herzinsuffizienz, die man kennt, sind die vermehrte Arbeit, die das Herz zu leisten hat, und die mangelnde Blutversorgung des Herzmuskels. Die Extraarbeit ist Folge des Aortenrückflusses, und hierbei darf man nicht nur die vorgeschrittenen Grade der Klappenerkrankung in Betracht ziehen, sondern auch die Vergrößerung der Öffnung, die zum Abschluß gebracht werden muß; zumal diese Patienten im mittleren Alter stehen oder älter sind, und bei ihnen ein hoher oder verhältnismäßig hoher Blutdruck häufig ist. Die ungenügende Blutversorgung des Herzmuskels rührt zum Teil von einer Verengerung der Abgangsstellen der Coronargefäße her; zum Teil auch von der großen Masse der Kammermuskulatur, die mit Blut versorgt werden muß. Bei sehr vielen dieser Patienten ist die Herzvergrößerung auffallend oder außergewöhnlich stark; das ist besonders bei Kranken mit Aorteninsuffizienz der Fall. Es kommen jedoch Vergrößerungen und manchmal sogar erhebliche Vergrößerungen des Herzens vor, wenn keine Schlußunfähigkeit der Aortenklappen besteht. Wie bei rheumatischen Herzkrankheiten entspricht im allgemeinen der Grad der Atemnot dem Ausmaß der Herzvergrößerung. Über organische Veränderungen im Kammermuskel kann man wenig sagen. Man findet zwar die Muskelfasern teilweise durch Bindegewebe ersetzt, die Ursache der Herzinsuffizienz aber kann man hier ebenso wenig wie beim rheumatischen Herzleiden histologisch erkennen. Die Erfahrung lehrt, daß der Muskel eines vergrößerten Herzens selten zuverlässig ist. Pulsus alternans (siehe S. 226) ist nicht selten. Bei älteren Menschen treten atheromatöse Veränderungen in den Coronargefäßen auf und führen zu sekundären Veränderungen im Muskel; Coronarthrombose ist aber bei diesen Patienten nicht häufig. Ebenso spielt Vorhofflimmern bei der Entstehung der Herzinsuffizienz selten eine Rolle; Herzinsuffizienz mit normalem Rhythmus ist die Regel.

Wie bei anderen Fällen, in denen Herzinsuffizienz mit Stauung bei normalem Rhythmus auftritt, schreitet sie auch hier fast immer fort und beendet das Leben innerhalb von 6 oder 12 Monaten. Ebenso wie bei ähnlichen, nichtsyphilitischen Fällen kommen CHEYNE - STOKES sches Atmen und Anfälle von quälender Atemnot häufig vor; sie treten besonders nachts auf und sind genauer auf Seite 149 beschrieben.

Typen. Man unterscheidet am besten die folgenden Haupttypen: eine Hauptgruppe, bei der Aorteninsuffizienz mit oder ohne Aortenerweiterung, aber keine Angina pectoris vorhanden ist; eine kleinere Gruppe, bei der Angina pectoris das klinische Bild beherrscht; und eine dritte Gruppe von Fällen mit Aneurysmen. In jeder dieser Gruppen können Zeichen von venöser Stauung vorhanden sein oder fehlen. Eine vierte Gruppe ist deshalb klein, weil die Fälle gewöhnlich schwierig zu diagnostizieren sind. Sie besteht aus Patienten mit syphilitischer Mesaortitis mit oder ohne Aortenerweiterung oder Herzvergrößerung, aber ohne Aorteninsuffizienz. Sie hat praktische Bedeutung, weil viele Frühfälle zu ihr gehören. Auch bietet sie theoretisches Interesse, weil sich bei diesen Patienten manchmal eine Vergrößerung und sogar eine hochgradige Vergrößerung des Herzens mit Stauung zu einer Zeit entwickeln kann, wo die Aortenklappen noch schlußfähig bleiben.

Diagnose. Zur Diagnose einer syphilitischen Mesaortitis ist es notwendig, Beweise für eine syphilitische Infektion zu erbringen und eine Erkrankung der Aorta festzustellen. Allein das Vorhandensein von Aorteninsuffizienz bei einem Mann von 45 Jahren läßt sofort eine syphilitische Mesaortitis vermuten, und bei älteren Männern macht ihr Vorhandensein den syphilitischen Ursprung in zunehmendem Maße wahrscheinlich. Wird in der Vorgeschichte eine Infektion zugegeben, oder kann man Narben von Haut- oder Gaumengummen erkennen, dann besteht kaum Zweifel an der Diagnose. Wertvoller noch ist eine positive WASSERMANNsche Reaktion oder die Verknüpfung mit Tabes dorsalis. Andererseits schließt eine negative WASSERMANNsche Reaktion Syphilis als Ursache nicht aus.

Ein Mann mittleren oder vorgeschrittenen Alters mit Zeichen von Aorteninsuffizienz sollte immer genau auf klinische Zeichen von Aortenerweiterung oder Aortenaneurysma untersucht werden. Diese Untersuchung sollte auch möglichst eine sorgfältige Röntgenuntersuchung der Brust in sich schließen. Denn wenn sich der sichere Befund einer Aortenerweiterung ergibt, wird die Diagnose einer syphilitischen Mesaortitis höchst wahrscheinlich, und wenn man Zeichen eines Aneurysmas findet, so wird sie fast sicher. Gelegentlich kann jedoch eine Aortenerweiterung in Fällen von seniler Atherosklerose bei der Perkussion eine retrosternale Dämpfung ergeben, besonders wenn dabei ein hoher arterieller Druck vorhanden ist; bei der Röntgenuntersuchung ist jedoch gewöhnlich eine Unterscheidung durch den gewundenen Verlauf der Aorta bei Atherosklerose möglich. In Fällen von Isthmusstenose der Aorta kommen Aortenerweiterungen und gelegentlich Aneurysmen vor; dieses Krankheitsbild ist verhältnismäßig selten und nicht schwierig abzugrenzen (siehe S. 238).

Schwieriger ist die Diagnose einer syphilitischen Aortitis bei fehlender Aorteninsuffizienz. Man tut gut daran, bei allen Patienten über 40 Jahren, bei denen die Ursache einer vorhandenen Herzvergrößerung unklar ist, an Syphilis als mögliche Ursache zu denken. Eine positive WASSER-MANNsche Reaktion allein genügt bei diesen Fällen jedoch nicht, da es ein zufälliges Zusammentreffen sein kann. Um die Diagnose zu sichern, muß man außerdem noch eine Verbreiterung der Aorta finden.

Die Diagnose eines beginnenden Aneurysmas hängt hauptsächlich von der Genauigkeit der Untersuchung ab, wenn Grund besteht, nach dieser Form von Aortenerkrankung zu fahnden, und besonders von einer verständigen Auswahl der Fälle für die Röntgenuntersuchung. Die meisten Fälle sollten diagnostiziert sein, bevor der Kranke über gewisse, für ein Aneurysma mehr oder weniger typische Beschwerden klagt und bevor sichere Zeichen an der Vorderwand der Brust auftreten. Kaum jemals sollte man die Diagnose bei Patienten unter

30 Jahren stellen. Treten Symptome und Zeichen von Druck auf ein mediastinales Organ auf, dann ist es notwendig, die Unterscheidung zwischen Aneurysma und Neubildung zu treffen. Eine positive WASSER-MANNsche Reaktion wird in diesem Falle helfen; Zeichen von Aorten-insuffizienz werden sogar noch mehr helfen, da sie eine Erkrankung der Aorta sichern; ist aber eine solche Hilfe nicht vorhanden, dann hängt die Diagnose hauptsächlich von einer Röntgenuntersuchung ab, von der Auffindung einer von der Aorta abgehenden, verengten Arterie, oder von der allgemeinen Anordnung der Symptome und Zeichen.

Verlauf und Prognose. Die syphilitische Mesaortitis ist eine Erkrankung des vorgeschrittenen Alters, in dem auch die natürlichen Lebensaussichten nicht mehr übermäßig lang sind. Es ist eine schwere Krankheit, die gewöhnlich in weit vorgeschrittenem Zustand zur Beobachtung kommt. Folglich sind die Lebensaussichten, in Jahren ausgedrückt, verhältnismäßig kurz. Die durchschnittliche Lebensdauer beträgt bei Kranken, die sich in Behandlung befinden, ungefähr 6 Jahre, von der Stellung der Diagnose an gerechnet, obwohl eine ganze Anzahl 10 Jahre und länger leben. Eine beträchtliche Zahl stirbt plötzlich. In einer anderen großen Reihe von Fällen entwickeln sich Zeichen von fortschreitender Herzinsuffizienz, die dann gewöhnlich das Leben innerhalb eines Jahres beendet; einige sterben an akutem Lungenödem. Bei einer kleinen Anzahl kommt noch eine subakute infektiöse Endokarditis (E. lenta) hinzu. Einige sterben an syphilitischer Meningitis, an Hirnblutungen, oder als Druckfolge des Aneurysmas durch Beeinträchtigung wichtiger Organe. Interkurrente Krankheiten mit Einschluß von Nierenerkrankungen erklären viele andere Todesfälle.

Schwere anginöse Symptome und Aneurysmen beeinflussen die Lebensaussichten des Einzelfalls ungünstig. Das anginöse Syndrom ist gewöhnlich ernst und schnell progredient infolge fortschreitender Verengerung der Abgangsstellen der Coronargefäße. Plötzliche Todesfälle sind gerade in diesen Fällen und bei Aneurysmen so häufig. Die Ruptur des Aneurysmensackes nach außen oder in die Trachea, den Bronchus, den Oesophagus, die Pleura oder ins Perikard hat plötzlichen Tod zur Folge. Die durchschnittliche Lebensdauer von Fällen mit Aneurysmen beträgt, von der Diagnose an gerechnet, ungefähr 4 Jahre. Hat ein Aneurysma zu einer Blutung geführt oder durch Kompression eine Infektion der Lungen hervorgerufen, dann ist der Verlauf nach Monaten abzumessen. Die Prognose ist aber nicht ausnahmslos ungünstig; einige Aneurysmen heilen und bei manchen bleibt der Zustand 8 bis 10 Jahre lang nach Entdeckung der Krankheit unverändert.

Abgesehen von diesen besonderen Erwägungen dreht sich die Prognose im Einzelfall hauptsächlich um den Grad der Herzinsuffizienz, wie er sich aus den Symptomen und Zeichen ergibt, und um die Herzgröße; häufig auftretende Atemnot oder Frühzeichen von venöser Stauung, starke Herzvergrößerung sind von unheilvoller Bedeutung.

Bei Stellung der Prognose sollte man in Betracht ziehen, wie rasch die Krankheit fortschreitet und wie der Kranke auf Bettruhe anspricht.

Die hier angegebenen Zahlen beziehen sich auf Kranke, die dauernd in sorgfältiger Behandlung stehen und nicht arbeiten. Es besteht kein Zweifel, daß die Prognose bei denen, die weiter körperliche Arbeit leisten, viel ungünstiger ist, besonders bei schwerer Arbeit, durch die der Blutdruck erhöht und die kranke Aorta gedehnt wird.

Behandlung. Das Hauptmittel bei der Behandlung aller Formen von syphilitischer Mesaortitis ist Ruhe. Körperliche Arbeit, außer sehr leichter, untersage man sogar in sehr milden Fällen, und Kranke mit starker Herzvergrößerung, mit Angina pectoris oder mit einem Aneurysma sollten den größten Teil ihrer Zeit oder die ganze Zeit liegend oder sitzend verbringen. Die Diät muß leicht sein (Diät II, S. 260). Schwere Anstrengungen (siehe S. 260) sind für immer zu untersagen, und strenge, gesunde Lebensgewohnheiten (siehe S. 257) müssen den Patienten eingeschärft werden. Jodkali (1,0 g dreimal täglich) hat sich als nützliches Mittel zur Erleichterung der Schmerzen erwiesen; kombiniert mit Quecksilber, in Form von grauem Pulver oder als Schmierkur, braucht man es als spezifisches Heilmittel und hat geglaubt, aber nicht nachgewiesen, daß es das Fortschreiten der Erkrankung aufhält. Verwendet man diese Mittel, dann achte man darauf, Jodismus und Merkurialismus zu vermeiden.

Neosalvarsan und ähnliche Präparate sind in ausgedehntem Maße vom gleichen Gesichtspunkt aus angewendet worden, und häufig wird die WASSERMANNsche Reaktion bei vollstänigen Kuren negativ. Man gibt 10—15 Injektionen von Neosalvarsan, zuerst 0,3 g zur Probe und später 0,6 g, wöchentlich ein oder zwei Dosen, und wiederholt die Kur zweimal jedes Jahr. Unkomplizierte Aortenfälle vertragen diese Injektionen gut. Soweit man über Beweise verfügt, scheint dieses Mittel das Leben zu verlängern; hierüber besteht jedoch keine allgemeine Übereinstimmung. Fälle mit Angina pectoris sollte man selten so behandeln; wohl aber Frühfälle von Aneurysmen.

Bei der Behandlung eines Aneurysmas der Brustaorta kommt es darauf an, den Blutdruck dauernd auf einer niedrigen Durchschnittshöhe zu halten, und das erreicht man am sichersten durch Ruhe, durch Verschreiben einer knappen, aber angemessenen Diät und durch die Förderung eines langen und tiefen Schlafes. Gefäßerweiternde Stoffe sind nicht zu empfehlen. Es ist keine ungewöhnliche Beobachtung, daß mit dem Absinken des Blutdruckes in der Ruhe ein vorspringendes Aneurysma an Größe abnimmt. Die Verwendung einer sehr calorienarmen Diät und anderer Methoden, wie z. B. die Einführung von Fremdkörpern in den Aneurysmensack, die die Blutgerinnung in dem Sack fördern sollen, ist nicht empfehlenswert. Es liegt ganz außerhalb unserer Macht, das Ausmaß der Blutgerinnung im Aneurysmensack zu beeinflussen, und jedes einzelne dieser Mittel hat seine besonderen Gefahren; es ist klar, daß sich Blutgerinnsel in großen Mengen bilden können, ohne deshalb die Aneurysmenwand gegen eine Ruptur zu verstärken; und es ist ferner klar, daß die Gerinnsel, die sich bilden, wichtige abgehende Gefäße und sogar die Aorta selbst verlegen können; Mittel dieser Art stiften mehr Schaden als Nutzen. Wenn von einem Aneurysma Blut in die Trachea, in den Oesophagus oder nach außen durchsickert, wie es manchmal vor einer Ruptur vorkommt, so muß der Kranke bei absoluter Ruhe unter Morphium gehalten werden. Liegt Angina pectoris und Herzinsuffizienz mit Stauung vor, so erfolgt die Behandlung entsprechend den schon festgelegten Richtlinien.

Die günstigste Zeit für die Behandlung sind die Wochen, die auf die Infektion folgen. Wenn die Krankheit sich erst einmal in der Aorta festgesetzt hat, ist der Schaden gewöhnlich irreparabel[1].

Essentielle Hypertonie.

Hoher Druck im arteriellen System kann mit einem vermehrten intrakraniellen Druck verbunden sein, wie z. B. bei einer Blutung innerhalb des Schädels; auch weiß man, daß er als Folge von chronischer Bleivergiftung vorkommt und in seltenen Fällen von Nebennierengeschwülsten; häufig ist er bei chronischer Nephritis. An dieser Stelle befassen wir uns mit keinem dieser Krankheitsbilder unmittelbar, da sie selten als Herzfälle zur Behandlung kommen.

Essentielle Hypertonie ist die Bezeichnung für den gewöhnlichsten klinischen Typ von Hochdruck. Hierbei findet man weder klinisch, noch bei der Sektion einen Beweis für eine primäre Nierenentzündung. Die vorhandenen Nierenveränderungen betrachtet man jetzt als sekundäre Folge des hohen Druckes. Die essentielle Hypertonie neigt zu familiärem Auftreten. Sie ist für das spätere Lebensalter nahezu charakteristisch, vor dem 40. Lebensjahre selten, hauptsächlich aber kommt sie in der Zeit zwischen 50 und 70 Jahren vor. Bei Frauen, die jedoch weniger häufig als Männer befallen werden, folgt sie häufig kurz auf das Klimakterium. Nicht selten ist sie mit Fettsucht verbunden. Die unmittelbare Ursache des hohen Blutdruckes ist fast sicher ein vermehrter Tonus der peripheren Gefäße und besonders der Arteriolen; Verengerungen der Retinaarteriolen können beobachtet werden (siehe S. 209). Der Grund aber, warum es zu dieser dauernden Erhöhung des Arteriolentonus kommt, ist noch unbekannt.

Pathologische Anatomie.

Herzhypertrophie ist die Regel, und zwar wiegt das Herz gewöhnlich doppelt so viel wie normal. Manchmal sieht man aber auch viel kleinere und manchmal sehr viel schwerere Herzen. Die größten Herzen findet man in Fällen, in denen Hochdruck und Aorteninsuffizienz gleichzeitig bestanden haben. Obwohl auch die rechte Kammer gewöhnlich hypertrophisch ist, gibt es keinen Zustand, bei dem die Hypertrophie des linken Ventrikels stärker hervorsticht als bei der

---

[1] In den Vereinigten Staaten von Amerika scheint die Sterblichkeit unter den Fällen von syphilitischer Mesaortitis höher als in Großbritannien zu sein; die hier angegebene Prognose ist auf die letztere gegründet.

Hypertonie. Der pathologisch-anatomische Befund ist häufig durch das gleichzeitige Auftreten von größtenteils akzidentellen Veränderungen kompliziert. Aortensklerose oder weit ausgedehnte Gefäßsklerose sind die Regel, und zwar sind diese Veränderungen oft weit vorgeschritten; sie sind aber unwesentlich für das Krankheitsbild und können sogar weniger stark hervortreten, als es für das betreffende Alter üblich ist. Coronarerkrankungen sind häufig. Klappenerkrankungen können gleichzeitig vorhanden sein: die Aortenklappen sind gewöhnlich degenerativ oder durch eine zugleich bestehende syphilitische Mesaortitis verändert, die Mitralklappen durch alte rheumatische Entzündungen stenosiert. Nur sehr selten sind die Nieren ganz normal; sie weisen fast immer Veränderungen auf, die zwar dem Grade nach sehr wechseln. Die Nierenveränderungen erklärt man als von einer Verdickung der Arteriolenwandung herrührend, die ihrerseits wieder die Folge der dauernd hohen Spannung ist. Die Arteriolenveränderungen sind weit im Organismus verbreitet, besonders auffallend aber in Nieren, Pankreas und Leber. Die Nieren können makroskopisch normal erscheinen; sie können von brauner Farbe und mit sehr feinen oberflächlichen Granulationen — den Narben von kleinsten atropischen Herden — bedeckt sein, sie können aber auch verkleinert und ihre Oberfläche kann mit groben Granulationen bedeckt sein, was dann das wohlbekannte, vorgeschrittenere Bild der roten Granularniere gibt.

Symptome.

Abgesehen von Blutungen, z. B. gelegentliches Nasenbluten, gibt es keine für einen hohen Blutdruck eigentümlichen Symptome. Sehr viele Fälle von essentieller Hypertonie fühlen sich vollständig gesund, führen geistig und körperlich ein aktives Leben, und man entdeckt den Zustand nur bei einer systematischen Untersuchung, die für Versicherungs- oder andere Zwecke durchgeführt wird. Bei anderen wiederum bestehen mannigfache Beschwerden.

Die Symptome treten gewöhnlich sehr allmählich in Erscheinung; der Kranke bemerkt ein Nachlassen der Energie, fühlt sich müde und gereizt, hat Kopfschmerzen, Schwindel oder andere geringgradige Symptome. Manchmal setzen sie plötzlicher ein, mit schwerem Nasenbluten oder einem kleineren oder größeren cerebralen Insult.

Kopfschmerzen sind häufig, besonders nach Anstrengungen und ganz besonders nach dem Aufwachen. Es sind dumpfe Schmerzen im Hinterkopf oder in der Stirn; manchmal sind sie intensiver und klopfen mit dem Pulsschlag.

Nervosität, Reizbarkeit mit oder ohne heftige Gefühlsausbrüche sind nicht ungewöhnlich, besonders bei Frauen, bei denen sich der Zustand nach der Menopause entwickelt. Nachlassen des Gedächtnisses und Konzentrationsunfähigkeit sind häufig.

Leichtere cerebrale Anfälle kommen vor; sie können in Schwindel ohne Drehgefühl, in Schwäche oder einem kurzen Bewußtseinsverlust bestehen; oder vorübergehend in geistiger Verwirrung oder Gedächtnisverlust, in Paresen oder Parästhesien. Diese Symptome sind oft die Vorläufer von apoplektischen oder anderen schweren cerebralen Anfällen.

Symptome von seiten des Herzens sind am häufigsten. Herzklopfen kommt oft vor und kann Folge verstärkter Tätigkeit eines regelmäßig schlagenden Herzens sein, gewöhnlich aber läßt es sich auf Extrasystolen und gelegentlich auch auf Vorhofflimmern zurückführen. Das häufigste Symptom rührt jedoch von Herzinsuffizienz her, und zwar besteht Atemnot bei Anstrengungen, die in Frühfällen geringgradig ist und später an Schwere zunimmt, bis es zur Stauung kommt. Geringe Schwellungen an den Füßen sind wie bei anderen älteren Leuten nicht selten, sie sind nicht notwendigerweise die Folge von Herzinsuffizienz (siehe S. 18). In vorgeschrittenen Fällen können häufige nächtliche Anfälle von kardialem Asthma (siehe S. 149) sehr quälend sein. In einer Reihe von Fällen sind anginöse Schmerzen die Hauptbeschwerden, die bei körperlicher Bewegung und schließlich auch in der Ruhe auftreten.

Die Erkennung des hohen Blutdrucks.

Akzentuation des zweiten Herztones. Es ist eine weit verbreitete Ansicht, daß Veränderungen des Tones im zweiten rechten Interkostalraum gleichbedeutend mit Abnormitäten im großen Kreislauf sind, und im zweiten linken Interkostalraum gleichbedeutend mit Veränderungen im Lungenkreislauf; man hat lange Zeit starrer als sich rechtfertigen läßt, eine Akzentuierung des zweiten Tones als Beweis für einen erhöhten Druck in der entsprechenden Arterie angesehen. Es ist ganz richtig, daß man bei hohem Blutdruck oft einen akzentuierten zweiten Ton am zweiten rechten Rippenknorpel hört; eine solche Akzentuierung ist aber auch nicht selten in Fällen, in denen der Blutdruck nicht erhöht ist, und umgekehrt besteht nicht selten hoher Blutdruck bei einem zweiten Ton von normaler oder unternormaler Stärke. Man darf nicht vergessen, daß nicht der *systolische* Blutdruck für die Schließung und Abdichtung der Aortenklappen sorgt, sondern *der* Druck, der gerade am Ende der Systole in der Aorta herrscht, und daß die Schwingungen der Klappe in gleichem, wenn nicht überhaupt in größerem Maße von der Geschwindigkeit abhängen, mit der der Druck in den Kammern am Ende der Systole abfällt. Während somit durch einen akzentuierten zweiten Ton die Aufmerksamkeit sehr wohl auf einen erhöhten Blutdruck gelenkt werden kann, ist es unrichtig, einen solchen als einwandfreien Beweis für eine hohe arterielle Spannung zu benutzen. Ebensowenig darf man aus einem akzentuierten zweiten Ton am linken Rippenknorpel ohne weiteres den Schluß ziehen, daß der Druck in der Pulmonalarterie erhöht sei.

Spannung des Pulses. Die Finger sollten geübt werden, einen hoch gespannten Puls zu erkennen; denn in der allgemeinen Praxis kann man einen Blutdruckapparat systematisch kaum verwenden. Der Erfahrene wird gewöhnlich, sobald er den radialen Puls gefühlt hat, einen Hochdruck vermuten, wo er vorhanden ist. Um sicherer zu gehen, sollte man mit dem Zeigefinger der linken Hand den Puls fühlen, während der Zeigefinger der rechten Hand proximal davon auf die Arterie drückt, um den Puls zu unterdrücken. Man sollte niemals versuchen, die Spannung mit den Fingern e i n e r Hand zu schätzen. Die Stärke des Drucks, der angewandt werden muß, den Puls zum Verschwinden zu bringen, bildet den Maßstab. Nur gelegentlich wird es infolge einer zurücklaufenden Pulswelle notwendig sein, die Arterie auch distal abzusperren.

Blutdruckmessung. Der Druck in der Armarterie auf der Höhe des Pulsschlages (systolischer Druck) kann mittels der bekannten Spezialinstrumente genau gemessen werden. Es gibt viele Formen von Instrumenten, und die meisten sind zuverlässig. Einige wesentliche Punkte seien erwähnt. Wenn für die Druckmessung keine Quecksilbersäule verwendet wird, dann sollte der Apparat von Zeit zu Zeit durch Vergleich mit einem Quecksilbermanometer nachgeprüft werden. Die äußere Hülle der Armmanschette darf nicht dehnbar sein (Leder oder Seide); die nur für den Gebrauch am Arm bestimmte Gummihülle muß eine Breite von mindestens 12 cm haben und lang genug sein, die Extremität vollständig zu umschließen, da sonst erhebliche Überschätzungen des Drucks unvermeidlich werden. Für sehr dicke Arme und für das Bein sollte man breitere und größere Manschetten benutzen. Für die Messung des systolischen Blutdrucks ist der Druck in der Manschette, bei dem die Pulsschläge am Handgelenk wiederzuscheinen beginnen, im allgemeinen ein ebenso gutes Leitzeichen wie das Wiederkehren der Töne über der Arterie unterhalb der Manschette. Kleine Irrtümer und gelegentliche Trugschlüsse gibt es bei jeder Methode. Mit dem allmählichen Abnehmen des Drucks in der Armbinde werden die Töne unterhalb der Binde lauter und später lassen sie an Stärke nach; diese Veränderungen können ein- oder zweimal während der Druckabnahme auftreten. Die Druckhöhe, bei der die Töne plötzlich und endgültig abzufallen beginnen, dient gewöhnlich als Kennzeichen für den Druck, der zu Beginn des Pulsschlages herrscht (diastolischer Druck). Die Ansichten über eine richtige Kennzeichnung des diastolischen Drucks und über den Wert der erhaltenen Ablesungen gehen auseinander. Die Maße sind hauptsächlich theoretisch. Wahrscheinlich ist, daß die normalen Ablesungen ausreichend genau sind, bei vielen abnormen und besonders bei niedrigen Ablesungen aber ist die Genauigkeit weniger sicher. Der gewöhnliche Bereich des normalen diastolischen Drucks liegt ungefähr bei 70—85 mm Hg. Einen Druck von 100 mm Hg betrachtet man im allgemeinen als sicher abnorm. Ein mittlerer oder ein Durchschnittsdruck, der ausdrücken würde, welche Druckhöhe das Herz dauernd aufrecht zu erhalten hat, ist beim Menschen nicht meßbar, er liegt aber dem diastolischen Druck näher als dem systolischen. Unter sonst gleichen Bedingungen steigt, wenn der Puls langsamer wird, der systolische Druck an, und der diastolische Druck fällt ab.

Bei der Verwendung des systolischen Drucks sind geringe Höhenunterschiede nutzlos, da sich der Druck häufig mit der Pulsfrequenz, mit Aufregungen, körperlicher Bewegung und bei vielen anderen Ursachen stark ändert; normalerweise kann man an beiden Armen Druckunterschiede von 10—15 mm Hg finden. Eine Einzelmessung hat wenig Wert, außer wenn sie niedrig oder außergewöhnlich hoch ist, denn bei empfindlichen Individuen läßt eine vorhergegangene körperliche Anstrengung oder ein vorhandener Erregungszustand den Druck oft bis zu einem hohen Wert ansteigen (bis auf 160 oder 200 mm Hg). Bei Erwachsenen ergeben wiederholte, unter physischen und psychischen Ruhebedingungen vorgenommene Messungen normale Drucke von gewöhnlich 110—130 mm Hg. Das sind bestimmt normale Werte; von manchen Untersuchern würden aber bei älteren Individuen diese Grenzen weiter gefaßt werden. Werte über 160 mm Hg liegen sicher außerhalb normaler Grenzen. Man ist berechtigt, solche Ablesungen bei einem jungen Menschen weniger gleichgültig anzusehen als bei einem älteren, weil sie im ersteren Fall seltener sind. Der durchschnittliche Blutdruck steigt mit dem Alter; das soll nicht heißen, daß ein Ansteigen des Blutdrucks normal ist, denn viele rüstige und lang lebende Menschen behalten einen niedrigen Blutdruck; es ist günstig, wenn ein sonst gesunder, aber alter Mann einen für seine Jahre unter dem Durchschnitt liegenden Blutdruck aufweist. Allgemein betrachtet man in jedem Alter Drucke von 180 mm Hg und darüber in der Ruhe als weit jenseits des normalen liegend; der Blutdruck überschreitet aber oft 200 mm, und man findet Werte bis zu 300 und sogar 350 mm Hg.

Benutzt man den systolischen Druck als Maßstab dafür, ob eine essentielle Hypertonie vorliegt oder nicht, dann muß man daran denken, daß bei einer sehr hohen Blutdruckamplitude (Unterschied zwischen systolischem und diastolischem Druck), z. B. bei Aorteninsuffizienz, oder bei sehr langsamer Kammeraktion, z. B. beim vollständigen Herzblock, der systolische Druck um 10—20 mm Hg oder noch mehr erhöht ist.

Bei unregelmäßiger Herztätigkeit und besonders bei Vorhofflimmern passieren die Pulsschläge die Armmanschette bei sehr verschiedenen Druckhöhen. Der Druck in der Manschette, der den gelegentlich erscheinenden großen Pulsschlägen den Durchtritt gestattet, während er die meisten anderen gerade absperrt, stellt ein brauchbares, jedoch nicht genaues Maß dar.

Erkennung von Arteriolenspasmen.

Wenn es irgendwelche physikalischen Zeichen für Arteriolenspasmen gibt, die klinisch nachweisbar sind, dann sind sie in den Retinagefäßen zu finden, den einzigen Gefäßen von passender Größe, die man unmittelbar beobachten kann. Diese Arterien oder Arteriolen sind oft stark verengt.

Begleiterscheinungen.

Viele dieser Kranken sind von schwerem Körperbau oder adipös, von frischer Farbe, und schwellen im Gesicht an, wenn sie sich bücken. Dafür gibt es aber keine Regel. Auch bei kleinen Menschen findet man Hochdruck, und viele nehmen in den späteren Stadien der Krankheit an Gewicht ab, werden dünn und anämisch.

Erscheinungen an den Gefäßen. Zu den schon im einzelnen beschriebenen Zeichen des hohen Blutdrucks kommen Zeichen allgemeiner Gefäßerkrankungen (siehe S. 219) hinzu. Bis zu einem gewissen Grad sind die Arterien ausnahmslos erkrankt; oft ist das Arterienleiden weit vorgeschritten.

Rupturen kleiner Gefäße sind nichts ungewöhnliches; Petechien kann man leicht hervorrufen, oft kommen sie spontan in der Haut vor; Purpura der Beine und Retinablutungen sind gelegentlich zu beobachten. Ein kleines rupturiertes Gefäß in der Konjunktiva färbt das Auge tief blutig und in der Nasenschleimhaut erzeugt es oft eine reichliche Blutung. Blutungen aus anderen Schleimhäuten sind seltener. Zur Apoplexie kommt es, wenn eine Arterie der inneren Kapsel zerreißt, ein Ereignis, das fast ausschließlich in Hochdruckfällen auftritt und oft tödlich ausläuft.

Thrombose der Arteria cerebri media kommt fast ausschließlich bei Hochdruckfällen vor; sie erzeugt Hemiplegie mit oder ohne Aphasie. Auch Coronarthrombosen sind oft mit Hypertonie verbunden.

Vorübergehende Hemiplegien, Monoplegien oder Aphasien sind nicht selten. Da die Störung nur ein paar Stunden oder Tage dauert, betrachtet man sie als durch Vasokonstriktion bedingt, obwohl der genaue Mechanismus unbekannt ist.

Erscheinungen am Herzen. In der Regel findet man Zeichen von mehr oder weniger starker Herzhypertrophie und zwar besonders von Linkshypertrophie; es kann vorkommen, daß man sie bei einem emphysematischen Patienten nicht findet. Oft ist der zweite Ton an der Basis akzentuiert oder gedoppelt; an der Herzspitze ist Galopprhythmus (siehe S. 224) sehr häufig. Systolische Geräusche sind an der Basis häufig, seltener an der Spitze. Die soweit beschriebenen Zeichen sind die üblichen; gelegentlich findet man auch Zeichen von Aorteninsuffizienz oder Mitralstenose. Der Herzrhythmus ist gewöhnlich regelmäßig; Pulsus alternans kommt jedoch häufig vor. Von Rhythmusstörungen sind Extrasystolen am häufigsten, nur ganz gelegentlich beobachtet man paroxysmale Tachykardien. Dauerndes Vorhofflimmern kommt in einer Reihe von Fällen vor, dann aber außergewöhnlich spät im Verlaufe der Krankheit. Im Elektrokardiogramm finden sich gewöhnlich Zeichen für ein Überwiegen des linken Herzens; manchmal hat es eine grob unregelmäßige Form (wie in Abb. 41, S. 224). Zeichen von Stauung sind in den späteren Stadien häufig.

Erscheinungen an den Nieren. In Frühfällen ist der Harn gewöhnlich in jeder Beziehung normal; später ist er verändert. Seine Menge ist auf 1500 oder 2000 ccm vermehrt, und das spezifische Gewicht geht selten über 1015 oder 1010 hinaus. Während der Nacht wird mehrmals Urin gelassen. Eiweiß ist oft nicht vorhanden; häufiger findet man gelegentlich oder dauernd eine geringe wolkige Trübung. Ist Eiweiß vorhanden, dann findet man oft hyaline oder granulierte Zylinder. Es können auch einige Leukocyten auftreten.

Nierenfunktionsprüfungen ergeben in der Regel keine Funktionsstörung. Die Harnstoffkonzentrationsprobe gibt normale Werte; die

Phenolsulphophthaleinprobe ist normal, wenn keine venöse Stauung vorliegt.

Erst spät im Verlaufe der Krankheit, wenn die Nierenveränderungen vorgeschritten sind oder wenn eine schwere venöse Stauung besteht, kann der Blutharnstoffgehalt ansteigen. Auch können Zeichen von Retinitis auftreten. Zu Urämie kommt es nur sehr gelegentlich, und Ödeme vom renalen Typ kommen nicht vor.

Entzündungen. Bei diesen Patienten besteht eine ungewöhnlich starke Neigung zu Entzündungen, wie Pneumonie, Pleuritis, Perikarditis und zu Infektionen der Haut und der subkutanen Gewebe.

Endzustand.

In den späteren Stadien ist Atemnot ein ungewöhnlich auffallendes Merkmal der essentiellen Hypertonie, und die Erkenntnis dieser Tatsache ist von Wichtigkeit. Bei Herzinsuffizienz infolge rheumatischen Herzleidens ist die Atemnot bei ruhenden Kranken im allgemeinen nicht sonderlich stark, wenn die Venen nicht sehr stark gestaut sind. Sind die Venen mäßig geschwollen, dann ist die Atmung ein wenig vertieft, und ihre Frequenz liegt vielleicht bei 25 in der Minute. Bei der Herzinsuffizienz des Hypertonikers ist eine Venenstauung gleichen Grades gewöhnlich von einer viel stärkeren Atemnot begleitet. Diese Durchbrechung der gewöhnlichen Beziehung ist klinisch wichtig, denn wenn man sie rasch erkennt, führt sie sehr oft fast sofort zur richtigen Diagnose. Obwohl solche Patienten in der Regel orthopnoisch sind, gibt es Fälle, in denen der Kranke Liegen vorzieht, und dabei kann dann eine heftige Dyspnoe bestehen ohne Zeichen von Venenstauung; das ist jedoch eine große Ausnahme. Besteht eine geringe oder mäßige Stauung und eine ungewöhnlich starke Atemnot mit Vertiefung und Beschleunigung der Atmung auf 30—35 oder sogar 40 in der Minute, dann wird die einfache Diagnose Herzinsuffizienz mit Stauung nicht ausreichen. Ist die Ursache eine Bronchitis, so erkennt man das ohne weiteres; sonst wird die Diagnose „Herzinsuffizienz bei Hypertonie" gewöhnlich rasch gestellt werden können. Dieser Punkt ist diagnostisch um so wichtiger, als in diesem Stadium andere Zeichen fehlen können. Die Urinmenge ist nämlich herabgesetzt, und das spezifische Gewicht infolge der Stauung erhöht. Der Blutdruck bleibt bei der Hypertonie in der Regel hoch, auch wenn das Herz zu versagen anfängt, mit Ausnahme der letzten Tage oder Wochen; manchmal kommt der Abfall früher. Man kann sich also nicht immer zur Diagnosestellung auf den Blutdruck verlassen.

CHEYNE-STOKESsches Atmen ist in diesem Stadium bei einem großen Teil der Kranken vorhanden, obwohl manchmal nur ein unauffälliges An- und Abschwellen der Atmung zu beobachten ist. In diesen Fällen muß man, um es zu entdecken, genau darauf acht geben. Während des Schlafes ist das periodische Atmen besonders auffallend. Wenn die Atempause kommt, wird der Kranke schläfrig und ist schwer aufzuwecken; in der eigentlichen hyperpnoischen Phase ist er unruhig und wird dadurch gelegentlich sehr gequält.

Apathie gegenüber der Umgebung, ein Zustand, der schließlich an Delirium grenzt oder es erreicht, gleichzeitig ein, wenn regelmäßig, sehr frequenter Puls (100—120) und eine wochenlange unternormale Temperaturkurve, bei einem oft abgezehrten und blassen Kranken — diese Züge ergeben zusammen mit den beschriebenen respiratorischen Störungen ein charakteristisches Krankheitsbild, das man oft zu sehen bekommt.

Unterscheidung von essentieller Hypertonie und chronischer Nephritis.

Die Unterscheidung zwischen chronischer Glomerulonephritis (sekundäre Schrumpfniere) und der viel häufigeren essentiellen Hypertonie ist klinisch nicht immer möglich. Eine akute Nephritis in der Vorgeschichte spricht entschieden für die erstere. Essentielle Hypertonie ist vor dem 40. Lebensjahre selten und chronische Nephritis ziemlich selten nach diesem Alter. Sehr hohe Blutdruckwerte (250 mm Hg und darüber) sind, außer bei essentieller Hypertonie, selten. Bei Nephritis ist der Blutdruck stabiler auf eine bestimmte Höhe eingestellt als bei essentieller Hypertonie, bei welcher er die Neigung hat, in der Ruhe abzusinken und sich auch unter anderen Umständen zu verändern. Bei Nephritis treten im Harn reichlich Eiweiß und rote Blutkörperchen auf. Retinitis tritt bei Nephritis viel öfter und in schwereren Formen auf, und Zeichen von Niereninsuffizienz sind häufiger; der Tod erfolgt gewöhnlich an Urämie.

Verlauf und Prognose.

Der Gesundheitszustand der meisten Fälle von essentieller Hypertonie verändert sich von einem Jahr zum anderen wenig; die Patienten erfreuen sich meist weiterhin einer guten Gesundheit oder klagen lediglich über jene geringgradigen Beschwerden, durch die sie zuerst ärztlicher Beobachtung zugeführt wurden. Die Lebensdauer vom Beginn der Symptome an ist unterschiedlich, man rechnet aber jetzt mit durchschnittlich 10 Jahren. Der Beginn erfolgt jedoch gewöhnlich so schleichend, daß die Gesamtdauer der Krankheit eine längere Zeitspanne einnimmt, wahrscheinlich das Doppelte der angegebenen. Man weiß jetzt, daß viele Patienten über 20, und einige über 30 Jahre lang dauernd einen hohen Blutdruck gehabt haben. Bei Betrachtung der durchschnittlichen Lebensdauer muß man die Tatsache in Betracht ziehen, daß das Auftreten von Symptomen zwischen dem 50. und 70. Lebensjahre am häufigsten ist, und muß die natürlichen Lebensaussichten in diesem Alter berücksichtigen. Nichtsdestoweniger liegt bei Hochdruckfällen die Mortalität entschieden über der Norm; der hohe Blutdruck bestimmt die Todesursache in wenigstens der Hälfte dieser Fälle. Ungefähr einer von drei Fällen (oder eher mehr) stirbt an Herzinsuffizienz, ungefähr einer von vier oder fünf Fällen an Hirnblutung; manche sterben im Status anginosus, bei ganz wenigen entwickelt sich schwere Niereninsuffizienz und Urämie.

Die Prognose ist im Einzelfall längst nicht so schlecht wie man auf ärztlicher Seite zunächst dachte; sie ist viel günstiger als die gebildete Öffentlichkeit noch immer glaubt. Verschiedene Unsicherheitsfaktoren sind vorhanden, beispielsweise die cerebralen Zwischenfälle; es ist aber nicht richtig, daß die Prognose hiervon völlig beherrscht werden sollte, obwohl man natürlich bei der Voraussage dadurch zur Zurückhaltung gemahnt wird.

Die Statistiken zeigen, daß die Lebensaussichten kürzer werden, wenn der Blutdruck höher ist. Deshalb ist die Mortalität ganz entschieden höher in Fällen, in denen der Druck sich oberhalb 200 mm Hg bewegt, als in Fällen, in denen er niedriger liegt. Natürlicherweise wird man auf einen Blutdruck, der nur wenig oberhalb der Grenze des Normalen liegt, wenig Gewicht legen; auf der anderen Seite kann man aber bei den gewöhnlichen höheren Werten (200 mm oder darüber) die Höhe selbst kaum mit Nutzen für die Prognose verwerten; eine Ausnahme bilden außergewöhnlich hohe Drucke von beispielsweise 300 mm Hg, die nur wenige Lebensjahre lang bestehen können und die man nicht oft findet, außer in ganz offensichtlich und sehr ernstlich erkrankten Fällen.

Bei der Prognosestellung im Einzelfall gilt die Hauptüberlegung dem Zustande des Herzens. Die Aussichten sind am besten, wenn der Hochdruck zufällig gefunden wird, beispielsweise bei einer Untersuchung für eine Versicherung, wenn der Kranke ein aktives, beschwerdefreies Leben führt und man nur wenige oder keine Krankheitszeichen am Herzen findet. Spricht man von der Zukunft, dann klingt es für ängstliche Patienten ermutigend und ist auch berechtigt, wenn man je nach ihrem Alter Zeiträume von 10 oder 20 Jahren nennt. Nennt man solch eine Zeitspanne, so wird das für einen älteren Mann mehr als für einen jüngeren bedeuten; im letzteren Fall sollte man aber nicht darüber hinaus gehen. Die Aussichten sind etwas weniger hoffnungsvoll bei Kranken, die bei aktiven körperlichen Bewegungen für ihr Alter ungewöhnlich kurzatmig werden. Sie sind sicherlich weniger gut bei denen, die nach mäßigen Anstrengungen oft kurzatmig sind, oder die bei Anstrengungen gelegentlich anginöse Schmerzen verspüren. Sie sind bestimmt schlecht für solche, bei denen sich Atemnot schon bei leichten Anstrengungen einstellt, oder anginöse Schmerzen häufig und leicht auftreten. Kurz gesagt, die wichtigste prognostische Überlegung gilt bei diesen Patienten dem Zustand des Herzens. Diese Frage kann man teilweise aus den Symptomen und teilweise aus den Zeichen heraus beurteilen, zwei Quellen, von denen man gewöhnlich eine gleichzeitige und übereinstimmende Auskunft erhält. Zeichen von Herzinsuffizienz sind bedrohlich. Ödeme an den Füßen als solche sollte man nicht verwerten; bei älteren und besonders bei dicken Individuen finden sie sich häufig, wenn das Herz gesund ist. Das Vorhandensein von Herzinsuffizienz sollte aus dem Befund an den Venen und an der Leber beurteilt werden. Eine Besserung der Herzinsuffizienz in diesen Fällen kommt vor, ist aber nicht die Regel und hält, wenn sie vorkommt, nicht lange an. Klare Zeichen von Herzinsuffizienz sind fast immer progedient, und nur wenige leben dann noch länger als 6 oder 12 Monate. Ist die Herzinsuffizienz von CHEYNE-STOKESschem Atmen und von Anfällen nächtlicher Atemnot (siehe S. 149) begleitet, und tritt beides — wie es oft der Fall ist — einzeln oder zusammen auf, oder kommt — was ebenfalls häufig ist — dazu noch ein Pulsus alternans, dann ist offenbar das letzte Stadium der Krankheit erreicht.

Oft sind wechselnde Grade von Herzvergrößerung mit entsprechenden Graden von Herzinsuffizienz verknüpft. Eine starke Herzvergrößerung ist ungünstig. Abnormitäten im Elektrokardiogramm, seien es Kurven von Schenkelblock oder andere hochgradige Anomalien, und dauernder Pulsus alternans sind andere Zeichen schwerer Herzschädigung, die sogar, ohne daß Stauung vorhanden ist, auf einen kurzen Verlauf der Krankheit hindeuten.

Hirnblutungen bringen den hauptsächlichsten Unsicherheitsfaktor in die Prognose; die Möglichkeit einer Coronarthrombose trägt auch ein wenig dazu bei. Obwohl diese Faktoren feste Versprechungen natürlich unklug machen, sollte man sie doch nicht unaufgefordert bei prognostischen Äußerungen erwähnen. Vorübergehende cerebrale Anfälle können eine Mahnung sein, die uns veranlaßt, Freunden des Kranken eine Warnung zukommen zu lassen, aber auch sie bilden keine sichere Grundlage für die Prognose. Bei Patienten, bei denen keine warnenden Symptome auftreten, lassen sich Hirnblutungen nicht vorhersehen. Bei ihnen können wir mit Recht annehmen, daß sie unwahrscheinlich sind; und daß, wenn sie vorkommen sollten, sie wahrscheinlich erst nach Jahren auftreten werden. Obwohl eine Hirnblutung oft tödlich ausgeht, kann der Patient sie auch viele Jahre überleben.

Von allgemeiner und wichtiger Bedeutung für die Prognose ist die Lebensführung. Hypertoniker, die ruhig leben können und wollen, bleiben länger am Leben als solche, die die Notwendigkeit oder der Wunsch zwingt, ein anstrengendes Leben zu führen.

Behandlung.

Einleitung. Für die Pflege eines Falles von hohem Blutdruck ist es nach unseren heutigen Anschauungen wichtig, eine vernünftige Einstellung des Kranken seinem Zustand gegenüber herbeizuführen und zu sichern. Da es dem Laien ermöglicht wurde, sich ein unvollständiges und gefährliches Wissen über den hohen Blutdruck anzueignen, glaubt er jetzt allgemein, daß dieser Zustand das Leben stark verkürze und daß stets die Apoplexie drohe. Demgegenüber sollte man alle Anzeichen von Ängstlichkeit über die Höhe des Blutdrucks sofort durch beruhigende Versicherungen mildern. Kranke, bei denen man einen hohen Druck gefunden hat, sollten nur selten über diese Tatsache unterrichtet werden; es ist eine technische Einzelheit, um die sich zu kümmern man ihnen nicht gestatten sollte. Die Gewohnheit, den Blutdruck während der Behandlung durch häufige Messungen zu verfolgen und es den Kranken zu erlauben, die Ergebnisse zu erfahren, ist streng zu mißbilligen. Der Kranke wird besessen vom Blutdruck, das Manometer wird als Maßstab der Gesundheit betrachtet, und die Ablesungen werden scharf und ängstlich beobachtet. Eine derartige Verwendung des Manometers ist auch ein Zeichen von Unwissenheit; es liegt kein Vorteil in der Häufigkeit der Messungen, und der Blutdruck ist in der Tat kein hauptsächliches und selten ein sehr wichtiges Maß für die Beurteilung des Fortschreitens der Krankheit. Messungen kann man in Zeiträumen von Wochen oder Monaten vornehmen und zwar auf eine Art, die es sicher macht, daß die Ablesung als rein zufällig betrachtet wird. Oft ist es notwendig, einem Kranken zu verstehen zu geben, daß er seine körperliche Tätigkeit einschränken muß; das kann man fast immer tun durch eine einfache, das vorgeschrittene Alter und den allgemeinen Gesundheitszustand betreffende Bemerkung und höchstens einmal durch eine Anspielung auf den Blutkreislauf.

Für Kranke, bei denen man einen hohen Blutdruck entdeckt hat, die aber beschwerdefrei sind und über keine erheblichen Symptome klagen, ist es besser, wenn sie keine aktive Behandlung erhalten; und wenn man durch sorgfältiges Fragen nach den Lebensgewohnheiten, was man immer tun muß, klargestellt hat, daß sie ein vernünftiges Leben führen, so sollten die Lebensgewohnheiten nicht geändert werden. Sie sollten lediglich unter Aufsicht bleiben, und zwar in Zeiträumen von ein paar Monaten; es ist für sie unnötig, den Arzt oft aufzusuchen.

Psychische Ruhe. Sorgen erhöhen bekanntlich den Blutdruck und halten ihn erhöht. Bei vielen Kranken mit hohem Blutdruck handelt es sich um Leute, die ein gehetztes Leben führen, mit viel Geschäftssorgen oder Schwierigkeiten und Verdruß in der Familie. Wenn man erreichen kann, daß sie weniger Ärger haben, so ist das für eine wirksame Behandlung sehr wesentlich. Im übrigen darf man nicht auch noch zu den ursprünglichen Beschwerden und dem Gefühl einer schwachen Gesundheit das Schreckgespenst einer schwereren Krankheit oder eines drohenden Unheils hinzufügen. Im Gegenteil, man muß diese Kranken beruhigen, und sie nach Möglichkeit in einer ruhigen Gemütsverfassung halten.

Arbeit und körperliche Bewegung. Arbeitsstunden, die offensichtlich übermäßig lang sind, sollten gekürzt, anstrengende Arten von körperlicher Bewegung oder Handarbeiten sollten verboten werden. Kranke mit wenig Beschwerden und ohne Atemnot oder Schmerzen können eine sitzende Arbeit oder eine leichte, sogar auch eine mäßig leichte Handarbeit fortsetzen. Patienten, die in geschlossenen Räumen beschäftigt sind, muß man anhalten, sich im Freien zu bewegen. Die Menge der körperlichen Bewegung muß durch die Reaktion des Patienten bestimmt werden; man muß das ausprobieren und die Arbeitsmenge allmählich steigern. Spazierengehen, Reiten und Golf spielen sind geeignet. Eine körperliche Betätigung, die irgendwie und irgendwann Beschwerden hervorruft, und die in der Folge Kopfschmerzen oder mehr als nur ein vorübergehendes Gefühl von Müdigkeit erzeugt, ist nicht geeignet. Die Wirkung der körperlichen Bewegung auf den Schlaf sollte besonders beachtet werden.

Schlaf. Während des Schlafes fällt der Blutdruck ab; man sorge deshalb für lange Schlafstunden, und zwar durch geeignete körperliche Bewegung, durch reichlich frische Luft und, wenn nötig, durch Schlafmittel, von denen Bromide und Mittel aus der Barbitursäurereihe am geeignetsten sind.

Diät. Nicht empfehlenswert sind proteinfreie oder proteinarme Diätformen. Eine gemischte Diät in einfacher Form, wie sie der Patient gewohnt ist, mengenmäßig so herabgesetzt, daß sie zur Aufrechterhaltung des Körpergewichts hinreicht, aber nicht mehr (1500 bis 2000 Kal, entsprechend der körperlichen Bewegung), ist die beste. Von einigen Patienten wird berichtet, daß es ihnen besser geht, wenn sie den Salzgenuß einschränken. Es ist zweifelhaft, ob salzfreie Diätformen in diesen Fällen Wert haben, außerdem sind sie sehr wenig schmackhaft. Gegen mäßige Mengen Alkohol in Form von Branntwein und leichten Weinen ist nichts einzuwenden. Bier oder übermäßige Flüssigkeitsmengen irgendwelcher Art soll man verbieten.

Fettsucht behandele man zu allererst dadurch, daß man jedes Übermaß an Kohlehydraten und Fetten aus der gewöhnlichen Diät streicht, und später durch eine allgemeine Herabsetzung der Nahrungsmenge (bis auf einen Wert von ungefähr 1500 Kal). Oft wird eine strenge Diät nicht gut vertragen, da sie zu sehr schwächt; auch sollte man eine plötzliche Herabsetzung des Körpergewichts nicht versuchen. Regelmäßige körperliche Bewegung hilft mit, das Gewicht herabzusetzen; ebenso Massage. Türkische Bäder sind nicht zu empfehlen. Fettleibigen Frauen, bei denen der Hochdruck sich in der Menopause entwickelt, kann man Thyroxin geben.

Herabsetzung des Blutdrucks. Aus Furcht vor der Hirnblutung und wegen der schließlich häufig hinzutretenden Herzinsuffizienz hat man die Anwendung von blutdrucksenkenden Mitteln vorgeschlagen. In ihrer Zusammensetzung bekannte Substanzen und Spezialpräparate sind auf dem Markt und werden noch immer in großer Zahl eingeführt. Nitrite, Nitrate, Acetylcholin, Theobromin und andere Xanthinderivate, Benzylbenzoate, Schilddrüsen- und Leberextrakte sind nur einige von denen, die in größerem Umfang angewandt werden. Jedes dieser Mittel ist stark angepriesen worden, keines aber hat sich so weit durchgesetzt, daß man es als zuverlässig betrachten kann oder nur glauben könnte, seine Anwendung böte überhaupt Aussicht auf Erfolg. Das beste Bild von dem Wert dieser Mittel kann man sich vielleicht dadurch machen, daß man sich die kurze Dauer der Beliebtheit vor Augen hält, deren sich jedes von ihnen erfreut, bevor es durch einen Rivalen ersetzt wird. Sogar ein lang verwendetes Mittel wie Jodnatrium, das in einigen syphilitischen Hochdruckfällen Besserung bringt, hat viel von seiner Beliebtheit eingebüßt. Der Betrag, um den diese Mittel den Blutdruck herabsetzen, ist im allgemeinen nicht groß, und der Druckabfall ist entweder nur vorübergehend, oder auf die Zeit beschränkt, während der das Mittel gegeben wird. Viele Patienten klagen, daß sie sich während einer solchen Behandlung weniger leistungsfähig fühlen als sonst, und es ist daher zweifelhaft, ob es rationell ist, den Blutdruck herabzusetzen. Kein Zweifel, daß gefäßerweiternde Mittel weiterhin eingeführt und Verwendung finden werden. Man richtet keinen Schaden an, wenn man sie bei Gelegenheit versucht, ihre Anwendung sollte aber nicht störend in das Leben des Patienten eingreifen dürfen, oder den Antrieb zu wiederholten Blutdruckmessungen geben, oder die Aufmerksamkeit von natürlicheren und wirksameren Mitteln ablenken. Es gibt keine Methode, die den Blutdruck wesentlich und über lange Zeiträume hin wirksam herabsetzt; eine geeignete, ruhige Lebensführung ist die wirksamste Behandlung.

Lebensweise. Die erfolgreichste Behandlung für Hypertoniefälle besteht in einer vorsichtigen Lebensführung mit verminderten körperlichen und geistigen Anstrengungen: bei Tage schiebe man häufig kürzere oder längere wirkliche Ruheperioden ein und lasse den Kranken bei Nacht lange schlafen; der Patient muß vor Aufregungen jeder Art geschützt werden; man halte den Stuhlgang mit salinischen Mitteln weich; die Diät sei auf die Mindestmenge beschränkt, die zur Verhinderung von Gewichtsabnahme erforderlich ist; Tabak verbiete man überhaupt oder gestatte höchstens ganz mäßige Mengen. Solch eine Lebensweise, die man mit leichter körperlicher Bewegung im Freien und mit ruhigen Abwechslungen oder Vergnügungen verbindet, kann zu Hause durchgeführt werden, oft aber leichter an einem milden Ort auf dem Lande oder in einem ruhigen Badeort an der See. Oft wird sie mit gutem Erfolg in einem Heilbad durchgeführt, wo man sie gewöhnlich mit einigen besonderen lokalen Heilmitteln kombiniert, beispielsweise warme Sol- und Gasbäder, die eine mäßige Erweiterung der Hautgefäße erzeugen und denen dann gewöhnlich das Hauptverdienst für allen Nutzen zugeschrieben wird, der sich aus der Lebensweise im Ganzen ergibt.

Kopfschmerzen kann man manchmal dadurch bessern, daß man nachts hohe Kopfkissen verwendet. Warme Bäder, Aspirin (0,5 g) und Phenacetin (0,5) sind jedes für sich allein oft wirksam.

Angina pectoris. Bei Angina pectoris mit Hochdruck werden die üblichen Mittel angewandt.

Herzinsuffizienz und Asthma. Die Behandlung von Herzinsuffizienz ist oben besprochen worden. Einige ergänzende Bemerkungen sind noch hinzuzufügen. Es kommt darauf an, Herzinsuffizienz bei Hypertonie frühzeitig mit Bettruhe zu behandeln, nämlich dann, wenn es bei raschem Gehen zu Atemnot kommt, und nicht erst, wenn Zeichen von Stauung auftreten. Mehrere Monate völliger Ruhe schaffen gewöhnlich für viel längere Zeit Besserung; danach lasse man für den Rest des Lebens täglich und besonders nach den Mahlzeiten lange Ruheperioden einhalten. Ebenso ist eine längere, vollständige Ruhezeit angezeigt, wenn Atemnot ohne Zeichen von Stauung oder nächtliche Atemnot auftritt. Einige dieser Fälle sprechen auf reichliche Digitalisdosen gut an. Bei der Behandlung der Endstadien der Krankheit macht die oft starke nächtliche Dyspnoe Morphium erforderlich. Ödeme sind meist nicht hochgradig, sollten sie es aber sein, dann muß man die strengsten Vorsichtsmaßregeln treffen, wenn die Beine drainiert werden; eine Sepsis entwickelt sich hier viel leichter als bei jüngeren Menschen mit rheumatischen Herzleiden. Die üblichen Diuretica können verwendet werden.

Arteriosklerose. Altersherz. Myokard.

Arteriosklerose.

Jenseits der 30er Jahre sind die Arterien des Körpers selten ganz normal, und zwar nehmen die pathologischen Veränderungen mit zunehmendem Alter ständig zu. Die Schwere der Veränderungen wechselt außerordentlich stark; früh auftretende und rasch fortschreitende Arteriosklerose kommt familiär vor. Es ist bekannt, daß die Krankheit mit hohem Blutdruck verknüpft ist, sie kommt aber auch oft ohne Blutdruckerhöhung vor; sie ist angeblich häufiger bei Leuten, die viel Alkohol trinken und die schwere körperliche Arbeiten verrichten. Ihre Ursache ist jedoch unbekannt.

Pathologische Anatomie. Die frühesten Zeichen von Arteriosklerose sind gewöhnlich an der Aorta zu finden, wo in der Intima kleine gelbe Flecke sichtbar werden. In vorgeschrittenen Fällen ist die Aorta mit kleineren und größeren knotigen Massen der gleichen fettigen oder gelatinösen Substanz übersät. Die Einlagerungen treten zuerst um die Abgangsstellen der Gefäße auf. Schließlich ist die gesamte normale Intima verschwunden und unregelmäßig gestaltet durch Abschilferung der Oberfläche und durch die Einlagerungen, in denen sich rauhe Kalkmassen abscheiden. Im allgemeinen betrachtet man die sichtbaren Veränderungen in der Intima als Kompensation für atrophische Veränderungen in der Media; die Adventitia verdickt sich und wird hart. In sehr fortgeschrittenen, seltenen Fällen ist die Aorta in ein starres, sprödes Rohr verwandelt. Ähnliche Veränderungen können in allen Körperarterien vorkommen; gewöhnlich werden sie in einer ihrer Größe entsprechenden Reihenfolge befallen. Ergreift die Erkrankung kleinere Arterien, dann kann sie eine bestimmte Gruppe von Gefäßen besonders schwer befallen, sei es im Gehirn, in den Nieren, im Herzen oder in einer Extremität. Nimmt die Durchblutung des erkrankten Gefäßes ab, so treten in dem entsprechenden Versorgungsgebiet Gewebsschädigungen auf. Das kann auf verschiedene Art erfolgen. Thrombose eines durchgängigen Gefäßes kann eine akute, massive Nekrose nach sich ziehen, die ihrerseits wieder sich schließlich in eine örtliche Narbe verwandeln kann oder auch nicht. Verdickt sich die Wand eines kleineren Gefäßes, dann verengt sich das Lumen oft wesentlich, so daß nur wenig Blut oder, wenn der Tonus der Gefäßwand zunimmt, gar kein Blut mehr hindurchfließen kann; wenn keine angemessenen kollateralen Gefäßverbindungen bestehen, wird die Ernährung des Gewebes in dem zugehörigen Versorgungsgebiet leiden. Eine Thrombose, die einen schon weit vorgeschrittenen Gefäßverschluß nur vollständig macht, kann unbemerkt vor sich gehen. Im Herzmuskel können die hieraus sich ergebenden Veränderungen auf die eine oder andere Art hervorgerufen werden; sie bestehen in fettiger Degeneration oder einem Ersatz des Muskels durch Narbengewebe.

Erkennung der Arterienerkrankung. Die vorgeschrittene Arteriosklerose der Aortenwand führt zu einem Elastizitätsverlust und zu einer herabgesetzten Widerstandskraft ihrer Wandungen; die Aorta zieht sich in die Länge, sie wird ein wenig gewunden und erweitert sich (siehe Abb. 39 und 40). Diese Veränderungen können unabhängig von hohem Blutdruck auftreten, werden aber durch hohen Blutdruck ver-

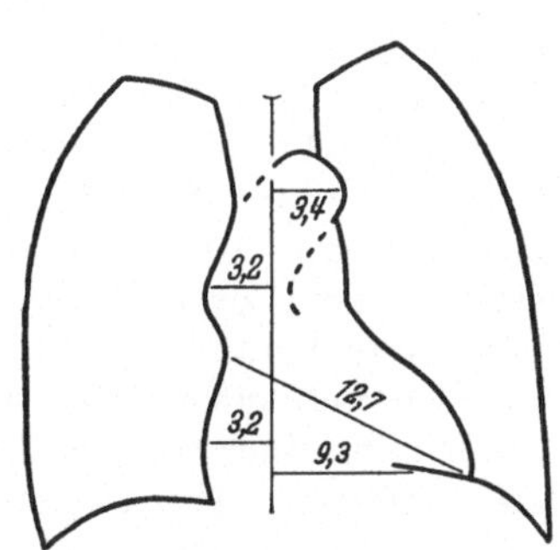

Abb. 39. Orthodiagramm. Mann von 59 Jahren. Vorgeschrittene allgemeine Arteriosklerose; Angina pectoris; Gicht. Systolischer Blutdruck 165 mm Hg. Keine Klappenerkrankung. WASSERMANNsche Reaktion negativ. Die Aorta ist sehr gewunden; ihr wahrscheinlicher Verlauf ist durch punktierte Linien gekennzeichnet.

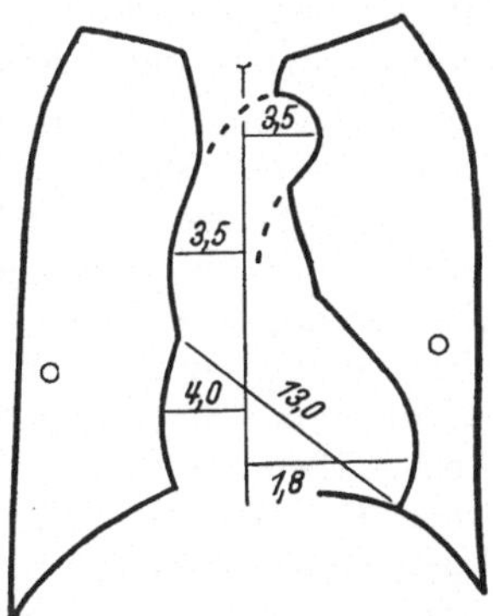

Abb. 40. Orthodiagramm. Mann von 63 Jahren; Gewicht 49 kg. Vorgeschrittene allgemeine Arteriosklerose; systolischer Blutdruck 310 mm Hg. Keine Klappenerkrankung. Die aufsteigende Aorta ist in die Länge gezogen und ungewöhnlich stark gebogen.

stärkt. Gelegentlich kann man röntgenologisch mit gut gewählter Belichtungszeit Kalkablagerungen in der Aorta darstellen; häufiger ist das in den Gefäßen der Extremitäten möglich.

Am Krankenbett erkennt man die Arterienerkrankung daran, daß die Gefäße in ihrem Verlauf vorspringen und geschlängelt sind. Am normalen Arm eines jungen Erwachsenen ist kein Puls sichtbar, bei einer Erkrankung der Arterien aber erscheinen im Verlauf der Gefäße Pulsationen, zuerst dort, wo die Gefäße normalerweise sehr oberflächlich liegen, wie am Handgelenk und vor dem Ellbogengelenk, schließlich am gesamten Oberarm und gelegentlich sogar am Unterarm. Die Pulsationen sind natürlich in Fällen mit vollem Puls auffälliger; und sie fallen auch mehr bei gebeugtem Arm auf, denn ein Gefäß, das seine Elastizität verloren hat, zieht sich nicht seiner Länge nach zusammen, wenn man seinen Verlauf verkürzt, und ist gezwungen, sich zu schlängeln. Ist die Erkrankung weiter fortgeschritten, dann hat sich das Gefäß wirklich verlängert und hat selbst bei gestrecktem Arm einen geschlängelten Verlauf. Manchmal ist die Schlängelung so hochgradig, daß die Arteria brachialis für eine kurze Strecke bis zur Umkehr ihrer Verlaufsrichtung umgebogen ist, und in sehr seltenen Fällen kann sie sogar eine wirkliche Schleife im Arm beschreiben. Die Schlängelung der oberflächlichen Schläfengefäße ist von geringerem Wert, da sie normalerweise einen geschlängelten Verlauf haben und durch ihre ganz oberflächliche Lage ungewöhnlich stark hervortreten, wenn sie sich erweitern.

Eine Verdickung der Arteria radialis kann man oft am Handgelenk fühlen. Man entleere das Blut für eine Strecke weit aus dem Gefäß dadurch, daß man es oberhalb abklemmt, das Blut herausstreicht und es auch unterhalb abdrückt. Kann man dann die Spannung des leeren Gefäßstückes fühlen und kann man es unter dem Finger rollen, oder ist seine Oberfläche unregelmäßig, dann ist es erkrankt. Ist eine normale Arterie voll Blut und gespannt, so kann man sie oft auf diese Weise unter dem Finger rollen.

Streng genommen kann man nur für die Arterie eine Erkrankung anerkennen, in der man sie beobachtet hat; weil aber die Arteriosklerose fast immer weit ausgebreitet ist, kann man auffällige Veränderungen in den Armgefäßen als hinreichenden Beweis für eine weite Ausdehnung der Erkrankung verwenden, nicht aber zur Diagnose des Ausmaßes der Erkrankung einzelner Gefäße, beispielsweise der Coronararterien oder Hirngefäße. Sicherlich weisen jedoch derartige Veränderungen in den Armgefäßen darauf hin, daß es sich bei dem betreffenden Patienten um einen Typ handelt, bei dem das Vorhandensein einer solchen Erkrankung zu erwarten ist und in zweifelhaften Fällen helfen sie, entsprechende Symptomgruppen zu erklären. Unregelmäßigkeiten der Retinagefäße liefern einen weiteren Hinweis.

Folgen der Arterienerkrankung. Obwohl essentielle Hypertonie und Arteriosklerose gesonderte pathologische Krankheitszustände darstellen, sind sie sehr oft miteinander verknüpft. Das liegt daran, daß es sich bei beiden um häufige Erkrankungen der gleichen Altersperiode handelt und daß die Entstehung von Arterienveränderungen durch hohen Blutdruck unterstützt zu werden scheint, wenn an sich schon eine Tendenz dazu besteht; es ist eine falsche Vorstellung, daß erkrankte Arterien einen hohen Blutdruck verursachen.

Die essentielle Hypertonie ist so häufig und klinisch so bedeutungsvoll und dabei gleichzeitig so gut umrissen, daß es wichtig ist, sie durch eine besondere Betonung stark hervorzuheben. Tut man das, so fallen viele von den Phänomenen, die gleichzeitig mit der Erkrankung der Arterien auftreten und ursprünglich einfach als eine Erscheinungsform des Gefäßleidens angesehen wurden, unter den Begriff der essentiellen Hypertonie. Einige Phänomene, wie z. B. die Herzhypertrophie, wird man mit Recht auf den Hochdruck beziehen und nicht auf die Arteriosklerose, die dem Herzen nur wenig Belastung aufbürdet, außer, wenn sie sehr hochgradig ist. Andere wiederum muß man als zu beiden gehörig betrachten; so rührt Angina pectoris teilweise von einer vermehrten Belastung und teilweise von einer Erkrankung der Coronargefäße her; und Hirnblutungen, die ja fast ausschließlich in Hochdruckfällen vorkommen, würde nicht eintreten, wenn die ungewöhnlich gespannten Gefäße nicht erkrankt wären. Schließlich gibt es Erscheinungen, die mit den Arterienerkrankungen selbst direkt zusammenhängen, z. B. Thrombosen. Sehr viele von den Manifestationen, die bei der essentiellen Hypertonie als Begleiterscheinungen beschrieben wurden, hätten mit gleichem Recht ihren Platz in diesem Kapitel finden können. Es ist unmöglich, eine strenge und genaue Trennung durchzuführen, denn durch einen solchen Versuch würde man Erscheinungen trennen, die sich gewöhnlich zusammen vorfinden. Die vorliegende kurze Erörterung ist teilweise als Berichtigung etwaiger falscher Vorstellungen, die sonst aufkommen könnten, und teilweise als Ergänzung gedacht.

Abgesehen von der Ruptur einer erkrankten Gefäßwand, einem im vorigen Kapitel genügend gewürdigten Vorfall, beziehen sich die wesentlichen Folgen der Arteriosklerose auf die Gewebsernährung. Die spezielle Symptomatologie der Arteriosklerose entsteht dadurch, daß die Blutzufuhr zu verschiedenen Organen plötzlich versagt oder nachläßt; meist werden Gehirn, Nieren, Pankreas, Extremitäten und Herz befallen. Im vorigen Kapitel sind die wichtigeren Hirnerscheinungen besprochen. Die tief eingezogenen, arteriosklerotischen Narben der Niere, im Gegensatz zu den granulären arteriolosklerotischen, haben keine große klinische Bedeutung. Erkrankung der Pankreasarterien macht Diabetes, Erkrankung der Extremitätenarterien distale Gangrän oder, wenn die Arterien der Wadenmuskeln befallen werden, intermittierendes Hinken. Ein akuter Verschluß der Coronargefäße führt zu dem auf Seite 36 ff. ausführlich betrachteten Syndrom; ein allmählicher Verschluß hat Angina pectoris durch Anstrengung (*angina of effort*) zur Folge und führt schließlich dadurch, daß die Muskelmasse des Herzens vermindert und ihrer Kraft beraubt wird, zu Herzinsuffizienz mit Stauung — klinische Bilder, die schon ausführlich betrachtet worden sind.

Eine häufige Begleiterscheinung der Arteriosklerose und der degenerativen Vorgänge des vorgeschrittenen Alters ist Vorhofflimmern. Seine Entstehung kann für das Auftreten von Herzinsuffizienz mit Stauung bestimmend sein, häufiger aber erfolgt der Wechsel im Herzrhythmus unbemerkt, da bei älteren Individuen die Herzkammer dem Vorhof nur mit einer langsamen Schlagfolge antwortet. Alternierender Herzschlag ist häufig.

Herzleiden des Alters.

Pathologische Anatomie. Coronargefäßerkrankungen sind das hauptsächlichste Kennzeichen. Das senile Herz kann auch bei nicht erhöhtem Blutdruck vergrößert sein; nicht selten ist es normal groß oder kann sogar ein wenig verkleinert sein. Oft findet man im Myokard eine diffuse Vermehrung des fibrösen Gewebes, abgesehen von größeren und dichteren bindegewebigen Bezirken, die offensichtlich von einer Gefäßthrombose herrühren. Der Muskel ist oft blaß, und mit speziellen Färbemethoden läßt sich eine diffuse fettige Degeneration erkennen. Er kann auch von

brauner Farbe sein und mikroskopisch Pigmentdegenerationen aufweisen.

Eine aufsteigende Degeneration der Aortensegel, die bei Erwachsenen
in milder Form häufig ist, ist im pathologisch-anatomischen Bilde von
der sie gewöhnlich begleitenden Arteriosklerose zu unterscheiden.
Die Degeneration beginnt im Gewebe des Klappensegels nahe an der
Basis und führt zu einer Verdickung, die sich am Segel hinauf ausbreitet.
Dann kommt es an der Basis der Segel zu reichlichen Kalkablagerungen,
die in die Sinus valsalvae hinein vorspringen und als zackige Massen
ein Hindernis darstellen. Bei älteren Leuten führen diese degenerativen
Veränderungen oft zu einem Aortenfehler, besonders zu Stenose. Ähnliche Degenerationen treten auch manchmal im Aortensegel der Mitralklappe auf; an seiner Basis und dem angrenzenden Teil des Kammer-
septums lagern sich Kalksalze ab und brechen vom Septum aus gelegentlich in das atrio-ventrikuläre Bündel durch.

Klinische Kennzeichen. Das Herz älterer oder alter Leute bietet
eine Reihe verschiedener klinischer Krankheitsbilder. Es gibt Fälle
mit lange bestehenden rheumatischen Erkrankungen der Aorten- und
Mitralklappen. Es gibt Fälle von syphilitischer Mesaortitis, die die
Krankheit lange Zeit überleben, oder bei denen sie sich erst spät entwickelt. Beim Herzleiden des hohen Alters aber herrschen die obengenannten degenerativen Schädigungen vor und erzeugen die akuten
Erscheinungen einer Coronarthrombose oder einer spastischen Angina
pectoris; und oft kommt zu dem einen oder anderen dieser Vorboten
Herzinsuffizienz mit Stauung hinzu oder tritt auch unvermittelt auf,
in dem Maße wie die Menge gesunder Herzmuskulatur schwindet.
Auch hier muß wieder die durch zackige Kalkmassen bedingte Aortenstenose und das gelegentliche Vorkommen von Herzblock erwähnt
werden, der von ähnlichen schädlichen Verkalkungen oder Narben-
bildungen im Kammerseptum herrühren kann. Das Entstehen von
Angina pectoris wird — wie in anderen Fällen von Herzinsuffizienz
mit Stauung — durch den im vorgerückten Alter so häufig erhöhten
arteriellen Blutdruck gefördert. Diese verschiedenen Krankheitsformen,
die einzeln oder in Verbindung miteinander vorkommen, sind schon
beschrieben worden.

Es bleibt noch kurz das Herz zu erwähnen, das im hohen Alter in
weniger auffälliger Weise versagt, ohne daß es irgendwelche ernsteren
vorausgehenden Beschwerden gemacht hätte. Mit zunehmendem Alter
kommt es zur allgemeinen Herabsetzung der Lebenskraft, die Ernährung
beginnt allgemein zu versagen, und die Körpersubstanz schwindet.
Ein erstmalig an der Herzspitze auftretendes systolisches Geräusch
kann als früher Hinweis auf eine beginnende Herzerweiterung Wert
haben. Gewöhnlich waren die Hilfsquellen des Körpers schon lange vorher
in Abnahme begriffen und hierzu gehört auch die Reservekraft des
Herzens; das zeigt sich an Atemnot bei Anstrengungen. Beim Dahin-
siechen scheint es oft darauf hinauszukommen, ob die Arbeitsfähigkeit
des Herzens oder die Körperkräfte im allgemeinen rascher abnehmen.
Dauernd verliert zwar das Herz an Reservekraft, der Mensch wird aber

auch fortschreitend schwächer; infolge lokaler Gefäßleiden oder allgemeiner Schwäche arbeiten seine Glieder weniger gut, sein Wunsch oder die Neigung, seine alte Beschäftigung auszuführen, nimmt ab, er verlangt weniger Essen und nimmt weniger zu sich; und so wird, zu gleicher Zeit wie das Herz schwächer wird, der Körper mehr und mehr zur Ruhe gebracht, und die Belastung des Herzens nimmt ab. Die erzwungene Herabsetzung der körperlichen Aktivität stellt ein spontanes Heilmittel dar, das zur Verlängerung des Lebens beizutragen pflegt und es manchmal in bemerkenswerter, wenn auch immer unsicherer Weise verlängert. Das Gleichgewicht ist nicht stabil, da die Reservekraft verschwunden ist; und es wird durch irgend ein ungewöhnliches Ereignis leicht gestört, sei es eine erzwungene Periode von körperlicher Aktivität oder eine Infektionskrankheit, beispielsweise eine Bronchitis oder eine Pneumonie. Tritt bei alten Leuten Herzinsuffizienz mit Stauung auf, dann macht sie dem Leben rasch ein Ende und zwar oft mit verhältnismäßig geringen Erscheinungen. Alte Menschen verlöschen unauffällig, nach kurzem Krankenlager oder ohne Warnung, während sie im Lehnstuhl sitzen oder im Bett liegen.

Myokard.

In diesem und den vorhergehenden Kapiteln wurde viel von Herzinsuffizienz und vom anginösen Schmerz gesprochen, sehr wenig aber unmittelbar vom Herzmuskel. Jetzt ist es an der Zeit, die Diagnose der Myokardschädigungen zu betrachten. Auch gibt es einige bisher noch nicht beschriebene, von diesem Standpunkt aus wichtige physikalische Zeichen. Wir werden sie erörtern und ihren Wert kurz besprechen.

Einige physikalische Zeichen der Myokardschädigung. *Stärke des Pulses.* Die Größe des Pulses hat für die Beurteilung des Zustandes des Herzmuskels selten viel Wert; sie ist weitgehend abhängig vom Zustand der Arterie an der Stelle der Untersuchung und von der Frequenz des Herzschlages. So ist normalerweise der Puls viel kleiner, wenn die Hände kalt sind, als wenn sie warm sind; er ist gewöhnlich sehr klein bei paroxysmaler Tachykardie. Ist die Spannung des Pulses herabgesetzt (niedriger Blutdruck), so bedeutet das auch nicht viel mehr. Es ist richtig, daß eine geringe Pulsspannung von einem herabgesetzten Schlagvolumen des Herzens als Folge einer Herzmuskelschwäche herrühren kann; sie kann aber auch auf mangelhaftem Rückfluß von venösem Blut zum Herzen beruhen, was bei Blutungen oder schwerem Tonusverlust der Vasomotoren vorkommt. Oft sind zentrale und periphere Faktoren miteinander kombiniert, besonders bei akuten Infektionskrankheiten. In den letzten Stadien vieler Krankheiten, Herzinsuffizienz eingeschlossen, wird der Puls so schwach, daß er nicht mehr zu fühlen ist; zu dieser Zeit ist der Zustand des Kranken aber gewöhnlich auch auf den ersten Blick klar. Es sei bemerkt, daß Zeichen vorgeschrittener Herzinsuffizienz und hoher Blutdruck häufig gleichzeitig bei einem Kranken vorhanden sind.

Stärke der Herztöne. Man hat lange geglaubt, daß die Stärke der Herztöne, besonders des ersten Tones, einen Hinweis auf die Kraft des Herzens gebe. Allerdings tritt eine Abnahme der Stärke des ersten Tones oft dann ein, wenn der Kreislauf rasch insuffizient wird, wie bei akuten Infektionskrankheiten — eine Insuffizienz, die teils kardial, teils vasomotorisch bedingt ist. Es stimmt auch, daß die Herztöne in den Endstadien der Herzinsuffizienz schwächer werden, zu einer Zeit aber, in der eine Fülle von Zeichen hierfür vorhanden sind. Gewöhnlich wechselt die Stärke der Töne stark, je nach der Dicke der Schicht, die zwischen dem Herzen und dem Stethoskop liegt, je nach der Art, wie das Herz arbeitet, und je nach anderen, weniger leicht bestimmbarer Faktoren. Sowohl durch ein Emphysem wie durch Fettsucht wird die Intensität der Töne hochgradig verringert. Eine regelmäßige, aber sehr rasche Herztätigkeit, wie sie bei paroxysmaler Tachykardie vorkommt, schwächt den ersten Ton im Vergleich zum zweiten und erzeugt Herztöne, die sehr dem Rhythmus und der Stärke der fötalen Herztöne gleichen. Zweifellos hat eine Schwächung des Herzschlages eine verminderte Stärke der Herztöne zur Folge; es muß lediglich darauf hingewiesen werden, daß auch andere Faktoren dabei beteiligt sind. Tatsächlich lehrt die Erfahrung, daß bei Kranken, die auf sind und umhergehen, die Stärke der Herztöne einen schlechten Maßstab

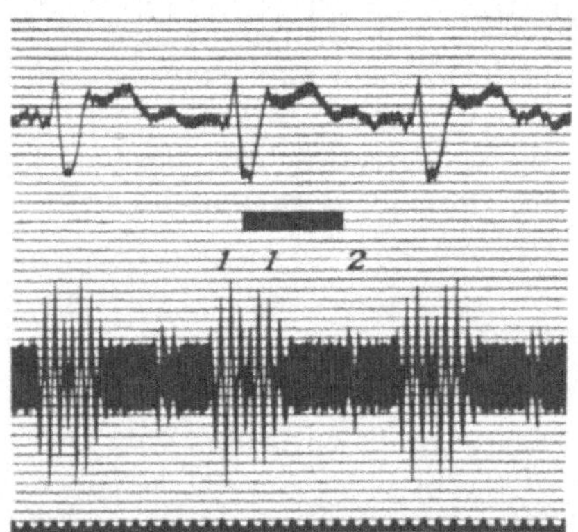

Abb. 41. Elektrokardiogramm (Ableitung II) mit gleichzeitigem, in der Spitzenregion aufgenommenen Herztonbild. Das Elektrokardiogramm zeigt einen Block in einem Ast des Vorhof-Kammerbündels. Das Herztonbild zeigt einen Galopprhythmus, der erste Herzton ist gedoppelt und sein erster Bestandteil fällt in die Präsystole. Das schwarze Rechteck bezeichnet die Grenzen der Kammersystole. Zeit in $^1/_{30}$ Sekunde.

dafür abgibt, ob das Herz im wesentlichen gesund ist oder nicht. Ebenso ist es mit Zeichen, die auf Veränderungen im Charakter der Töne im Einzelfall beruhen; wenn solche Veränderungen auch vielleicht von einigem theoretischen Interesse sind, so sind sie doch nicht ausreichend genau faßbar, und ihr Auftreten unter bestimmten Bedingungen ist zu unregelmäßig, um von irgendwelchem praktischen Wert zu sein.

Galopprhythmus. Dieser Rhythmus setzt sich aus drei getrennten Herztönen von gewöhnlich fast gleicher Lautstärke zusammen. Meistens ist die Schlagfrequenz in diesen Fällen ein wenig rasch (90 oder 100); am besten hört man den Galopp über der Herzspitze, oft jedoch auch in einem größeren Bezirk. In graphischen Aufzeichnungen (Abb. 41) findet man, daß der Extraton in der Präsystole oder in der Mitte der Diastole liegt und zur Vorhofkontraktion in Beziehung steht. Diesen Galopprhythmus findet man besonders in Fällen von Hypertonie, in denen das Herz zu versagen anfängt, oder bei Herzinsuffizienz älterer

Menschen. Ein Klappenfehler fehlt in der Regel. Oft ist das Zeichen mit einer verlängerten Überleitungszeit oder mit Schenkelblock verbunden. Häufig ist der Herzspitzenstoß gedoppelt. Der Galopprhythmus kann zur Erkennung des kardialen Ursprungs von Atemnot oder Schmerzen dadurch beitragen, daß er die Abnormität des Herzens klarlegt; denn nur Patienten mit abnormen Herzen bieten dieses Zeichen, und zwar sind es gewöhnlich schwere Fälle. Eine konstante Ursache dieser Schädigung ist nicht bekannt, wenn auch häufig eine Hypertrophie des Vorhofs vorhanden ist.

Ist der zweite Herzton verdoppelt in der Weise, daß zwischen seinen beiden Bestandteilen ein weiter Abstand besteht, dann entsteht auch eine Art Galopprhythmus, der besonders in Fällen von Mitralstenose mit langsamerer Herztätigkeit vorkommt. Der Extraton im Beginn einer langen Diastole steht nicht zur Vorhofsystole in Beziehung, da er ja auch beim Vorhofflimmern vorkommen kann; wahrscheinlich ist er auf einen ungewöhnlich verstärkten normalen dritten Herzton zurückzuführen; er ist gewöhnlich auf die Gegend des Herzspitzenstoßes beschränkt.

Negative T-Zacke. Bei jungen gesunden Erwachsenen steht die T-Zacke in einem vom rechten Arm und linken Bein abgenommenen Elektrokardiogramm immer aufrecht. Eine negative T-Zacke (Abb. 23, S. 101) ist abnorm und kommt unter einer Anzahl von Bedingungen vor. Vorübergehend sieht man sie nach großen Dosen von Digitalis oder bei Leuten, die gerade große Mengen eiskalten Wassers getrunken haben. Als Dauerzustand ist sie bei älteren Herzkranken häufig, und zwar besonders bei solchen, bei denen noch reichlich andere Zeichen von Herzschwäche vorhanden sind. Häufig tritt sie eine Woche oder später nach Coronarthrombose (Abb. 6, S. 40) auf, und bleibt danach oft dauernd bestehen. Wenn auch die Mortalität bei

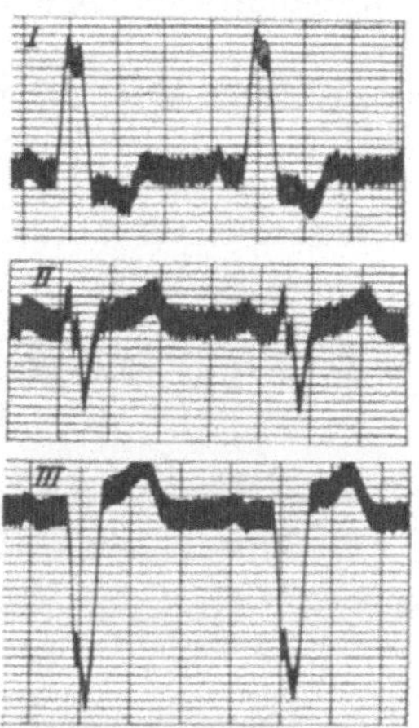

Abb. 42. Elektrokardiogramm in Ableitung I, II und III; es stellt den gewöhnlichen Typ eines Schenkelblockes dar. Die Hauptausschläge in Ableitung I und III gehen in entgegengesetzte Richtungen. Die Anfangs- und Endausschläge haben in jeder dieser Ableitungen entgegengesetzte Richtungen. Die Anfangsausschläge haben in jeder Ableitung eine auffallend hohe Amplitude und sind übermäßig lang.

Kranken mit dauernd vorhandener negativer T-Zacke groß ist, ist doch ein Fall bekannt, bei dem sie 20 Jahre lang bestehen blieb, während deren die Gesundheit des Kranken unverändert blieb. Für prognostische Zwecke sollte man sie nicht verwenden.

Schenkelblock. Hochgradig abnorme Elektrokardiogramme, bei denen der Initialkomplex sehr breit ist und die Haupt- und Endausschläge in entgegengesetzten Richtungen liegen (Abb. 42), sind durch Störungen in einem der beiden Äste des Vorhofkammerbündels verursacht. Die Pathologie des Krankheitszustandes und seine klinischen Begleiterscheinungen sind einem Herzblock (s. oben) ähnlich, mit dem

er auch oft verknüpft ist; Schenkelblock ist in Fällen von Aorten- und
Coronarerkrankungen äußerst häufig. Als vorübergehender Zustand
weist er auf eine aktive Erkrankung des Herzens hin und kann der
einzige klare Hinweis hierauf sein. Als Dauerzustand ist er wiederum
bezeichnend für eine Myokardaffektion. Wie den Herzblock, muß man
auch den Schenkelblock gewöhnlich als Hinweis auf Veränderungen
betrachten, die nicht ausschließlich auf das Bündel beschränkt, sondern
weiter ausgebreitet sind. Fast immer ist er von einer Fülle von kardialen
Symptomen und Zeichen begleitet, die auf eine schwere Beteiligung des
Herzens hindeuten, wie Herzinsuffizienz, Angina pectoris, CHEYNE-
STOKESsches Atmen, Galopprhythmus, Pulsus alternans und Anfälle
von nächtlicher Atemnot; die meisten Patienten mit Schenkelblock
sterben innerhalb von 2 Jahren. Einige Kranke, besonders diejenigen,
bei denen solche unheilvollen Begleiterscheinungen fehlen, leben aber
noch viele Jahre lang; die prognostische Bedeutung des Zeichens als

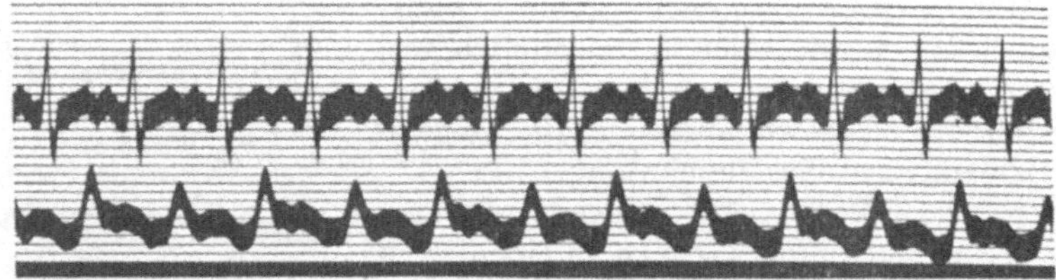

Abb. 43. Elektrokardiogramm und Radialispulskurve bei einem Fall von Pulsus alternans
(gleichzeitig geschrieben). Die Radialiskurve besteht aus abwechselnd großen und kleinen
Pulsschlägen; wie gewöhnlich ist der größere Schlag etwas länger als der kleine. In diesem
Beispiel zeigt das Elektrokardiogramm keine Alternationen, sondern eine vollständig regelmäßige und anscheinend normale Schlagfolge. Zeit in ¹/₃₀ Sekunde.

solches ist also nicht eindeutig. Sein Hauptwert liegt darin, daß es in
Fällen mit unklarer Atemnot oder unklaren Schmerzen auf das Herz
als Sitz der Erkrankung hinweisen kann.

Pulsus alternans. Die Pulsschläge sind rhythmisch, alternieren
aber in ihrer Größe (Abb. 43). Die Ursache erblickt man darin, daß
ein Teil der Muskelfasern der Kammer bei jedem zweiten Herzschlag
sich nicht zu kontrahieren vermag. Alternieren kommt oft vor, wenn
das Herz sehr rasch schlägt; es ist etwas Gewöhnliches bei Vorhofflattern und ist häufig bei paroxysmaler Tachykardie. Auch beim langsam
schlagenden Herzen kommt es vor, außerordentlich häufig mit Hypertonie, Herzinsuffizienz, Angina pectoris, Coronarthrombose oder syphilitischer Mesaortitis verbunden. Das häufigste Auftreten fällt zwischen
die 50er und 70er Jahre. Wenn immer es auftritt, ist die Annahme
berechtigt, daß das Herz oder wesentliche Teile des Herzens sich bemühen, eine Arbeit zu verrichten, die sie kaum bewältigen können.
Neigt das Herz zum Alternieren, dann wirkt vermehrte Anstrengung,
sei es hoher Blutdruck oder eine schnelle Schlagfolge, als auslösende
Ursache. Oft werden durch eine Extrasystole Alternationen für ein
paar Schlagfolgen ausgelöst (Abb. 44).

Obwohl der Pulsus alternans häufig vorkommt, kann er beim Fühlen des Pulses oder des Herzspitzenstoßes meist nicht erkannt werden, sondern muß gewöhnlich sphymographisch dargestellt werden. Besteht er dauernd, so kann man ihn nicht selten mittels des Blutdruckapparates entdecken; man bemerkt dann nämlich bei der Messung, daß sich bei einer Druckerhöhung um 5 oder 10 mm Hg nur noch jeder zweite Pulsschlag seinen Weg durch die Manschette bahnt.

Pulsus alternans bei hohen Schlagfrequenzen hat verhältnismäßig wenig Bedeutung. Ist er bei langsamen Schlagfolgen dauernd vorhanden, so ist er ein sehr ernstes Zeichen. Wenige Patienten, bei denen er besteht, leben noch 1 Jahr, sehr wenige noch 2 Jahre. Gewöhnlich ist er mit sehr zahlreichen anderen beweisenden Anzeichen einer schweren Affektion des Herzens verknüpft, seien es Zeichen von Herzinsuffizienz, Angina pectoris, Anfälle von nächtlicher Dyspnoe, CHEYNE-STOKESschem Atmen, Galopprhythmus oder Schenkelblock. Obwohl der Pulsus alternans im allgemeinen nicht das einzige Krankheitszeichen darstellt, findet man ganz gelegentlich auch beim Fehlen der genannten Phänomene dauernd bestehendes Alternieren des Pulses, das auch dann noch eine unheilvolle Bedeutung hat. Es gibt keine

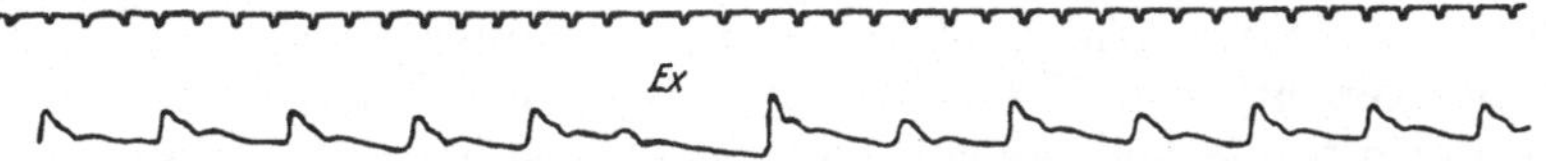

Abb. 44. Kurve eines Radialispulses, die im zweiten Teil Alternationen zeigt. Das Alternieren ist durch die Extrasystole, die in der Mitte der Kurve liegt, hervorgerufen worden. Zeit ¹/₅ Sekunde.

Schädigung des Herzmuskels, von der man wüßte, daß sie mit dieser merkwürdigen und wichtigen Störung der Schlagfolge verknüpft ist.

Myokarditis. Fettherz und Herzmuskelschwielen. Drei Krankheitsbilder, die den Herzmuskel allein betreffen, verlangen hier eine kurze Betrachtung, nämlich die „Myokarditis", das „Fettherz" und die „Herzmuskelschwielen".

Myokarditis. Die einzige überhaupt häufige Form von Entzündung der Herzmuskulatur ist rheumatischen Ursprungs; sie tritt in akuter oder häufiger in subakuter Form auf. Gelegentlich kommt eine Entzündung des Herzmuskels bei anderen akuten, schweren Infektionskrankheiten vor, diffus bei Diphtherie, herdförmig bei Pyämie. Man hat das Wort Myokarditis bisher höchst ungenau häufig in dem Sinne angewandt, daß es alle Zustandsänderungen des Herzmuskels, seien sie nun wirklich vorhanden oder nur angenommen, in sich schloß. Fälschlich wurde es als gleichbedeutend mit Herzmuskelschwäche verwendet. Tatsächlich ist die Verwendung des Ausdruckes Myokarditis klinisch kaum zu rechtfertigen, außer in Beziehung zum Rheumatismus, und hier ist der Ausdruck „Pankarditis" zuverlässiger. Die Beschreibung einer akuten oder chronischen Myokarditis als einer getrennten Krankheit mit besonderen Symptomen und Zeichen kompliziert nur in unnützer Weise eine allgemeine Beschreibung der Herzkrankheiten, die im wesentlichen einfach bleiben sollte.

15*

Ein *Fettherz* sollte man nicht diagnostizieren. Hat ein Kranker in der Herzgegend Schmerzen und ist er dick, dann ist es einfach zu vermuten, daß sich um das Herz herum eine ungewöhnlich große Menge Fettgewebe angesammelt hat. Die Vermutung würde jedoch ebenso richtig sein, wenn keine Schmerzen vorhanden wären. Die Diagnose Fettherz hat unter diesen Umständen nicht mehr Wert als die Diagnose „Fettsucht"; sie ist also nicht einwandfrei, da sie mehr zu sein vorgibt, als sie wirklich ist. Meinen wir aber mit Fettherz eine fettige Degeneration des Muskels, so ist dazu zu sagen, daß dieser Zustand nicht mit dem geringsten Anspruch auf Genauigkeit diagnostiziert werden kann, außer vielleicht bei der akuten toxischen Wirkung einer Infektionskrankheit oder einer Phosphorvergiftung oder bei einer Anämie; in diesen Fällen besteht meist gar kein Bedarf, eine solche Diagnose zu stellen. Bei schwerer Diphtherie kann der Herzmuskel durch Fetteilchen so stark degeneriert sein, daß er durch und durch von rein gelber Farbe ist, und doch schlägt das Herz weiter. Die Tatsache, daß beim Greisenherz und bei Coronargefäßerkrankungen diffuse fettige Degenerationen vorkommen, ist kein Grund, das Fett im Herzen als Ursache plötzlicher Todesfälle zu betrachten. Gleiche Veränderungen am Herzen findet man bei perniziöser Anämie, wo ein plötzlicher Tod höchst ungewöhnlich ist. Stirbt ein Mensch plötzlich auf der Straße, dann verlangt man von der gerichtlichen Untersuchung, daß sie den Grund hierfür findet; wird dabei nichts anderes entdeckt, so erweist sich dem Herkommen gemäß ein „Fettherz" als passend und annehmbar. Der Untersucher darf die Frage „Tod aus natürlicher Ursache" nicht bejahen, wenn er nicht eine anatomische Grundlage für den Tod gefunden hat[1]. Es gibt aber Beweise dafür, daß die Herzkammern bei älteren Leuten und besonders bei Menschen mit Coronargefäßerkrankungen zu Kammerflimmern neigen. Dieses tödliche Flimmern ist ein Vorgang, der sich im lebenden Muskel abspielt; er läßt nach dem Tode keine Spuren am Herzen zurück. Die Vorstellung, die ein Fettherz und einen plötzlichen Tod zueinander in Beziehung setzt, mag in der forensischen Praxis nützlich und deshalb noch zu rechtfertigen sein; in der klinischen Diagnostik aber kann sie keinen Platz beanspruchen, da das Fettherz gewöhnlich im Leben nicht zu erkennen und seine prognostische Bedeutung ungewiß ist.

Herzmuskelschwielen. Schwielen findet man im Herzen hauptsächlich unter zwei Umständen: Erstens kommen sie sehr diffus angeordnet vor als Endprodukt einer rheumatischen Entzündung; es handelt sich dann im wesentlichen um eine interstitielle Bindegewebsvermehrung, die jedoch auch teilweise das Muskelgewebe ersetzt. Zweitens kommen sie beim Greisenherzen vor, entweder als Spätfolge einer Gefäßthrombose — dann stellen sie geheilte infarzierte Bezirke dar — oder häufiger mehr diffus angeordnet als Folge einer herabgesetzten Ernährung des Myokards durch Verengerung der Coronararterien und -arteriolen; diese zwei Formen von Schwielenbildungen sind oft miteinander kombiniert. Daß in einer Herzkammer Schwielengewebe im Übermaß vor-

---

[1] Anmerkung: Entsprechend den englischen Rechtsverhältnissen.

handen ist, kann man aus einer in der Vorgeschichte vorhandenen rheumatischen Pankarditis oder Coronarthrombose schließen, dessen Ausmaß aber kann man nicht ermitteln. Die Lebensaussichten des Kranken hängen nicht von den Herzmuskelschwielen ab, sondern von dem Zustand des übrigen Muskels. Aus diesen Gründen sollte man keine Herzmuskelschwielen diagnostizieren, sondern sollte den Zustand des Kranken nach dem Gesichtspunkt der funktionellen Leistungsfähigkeit beurteilen.

Herzmuskelschwäche. Aus dem Vorhergegangenen wird man den Schluß ziehen, daß ein Versuch, physikalische Krankheitszeichen mit spezifischen Zustandsbildern des Herzmuskels in Beziehung zu setzen, nur selten Aussicht auf Erfolg bietet. Eine Entzündung des Myokards kann bei subakutem Gelenkrheumatismus, wenn das Herz deutlich mitbeteiligt ist, mit großer Sicherheit diagnostiziert werden; das Ausmaß der krankhaften Veränderung aber und die Zahl der vorhandenen submiliaren Knötchen kann man nicht abschätzen. Die Schwäche des Herzmuskels hängt mit feineren Vorgängen im Muskel zusammen. Fettige Degeneration des Myokards ist bei chronischen Herzleiden von fragwürdiger Bedeutung und kann nicht mit Genauigkeit diagnostiziert werden. Schwielenbildungen im Myokard kann man nur dann diagnostizieren, wenn nach einer Coronarthrombose umschriebenes Narbengewebe entstanden ist. Myokarditis, fettige Degeneration des Myokards und Schwielenbildungen sind die einzigen groben Veränderungen, die im Herzen überhaupt häufig sind. Ein Herzblock oder Schenkelblock kann auf örtliche Schädigungen des Reizleitungsgewebes hinweisen und läßt die allgemeine Folgerung zu, daß es sich in Wirklichkeit um ausgedehntere Veränderungen im Muskel handelt; der Typ der Schädigung aber kann meist nicht festgestellt werden, und ganz problematisch ist ihre Ausdehnung. Gewöhnlich, aber nicht immer, ist Vorhofflimmern mit krankhaften Veränderungen in den Vorhöfen verbunden. Die Grundlage für die Diagnose von Herzmuskelschädigungen bleibt somit sehr dürftig. Zumal auch die meisten Kranken, die an Herzinsuffizienz sterben, wenig Veränderungen dieser Art zeigen.

Es ist eine hervorstechende Tatsache in der Herzpathologie, daß wir nach dem Tode nicht in der Lage sind, im Herzmuskel die Veränderungen aufzuzeigen, die zur Insuffizienz geführt haben; man findet wohl geringgradige Veränderungen bei Herzinsuffizienz, sie sind aber ihrer Art, ihrem Vorkommen und Ausmaß nach nicht konstant. Selten sind wir in der Lage, vor dem Tode die besonderen Veränderungen vorauszusagen, die wir schließlich nach dem Tode in der Herzkammer finden, und niemals können wir etwas über das Ausmaß der Veränderungen aussagen. In der Praxis ist es zuverlässiger, wenn man nicht versucht, anatomische Begriffe zu diagnostizieren, sondern lieber die sicheren funktionellen Begriffe gebraucht. Angina pectoris und Herzinsuffizienz sind die klinischen Zustandsbilder, die man als die Hauptfolgen einer mangelnden Ernährung und Herzmuskelschwäche ansehen muß. Mit diesen Begriffen muß man gewöhnlich die Diagnose stellen, denn sie vermitteln mit ausreichender Genauigkeit Zustandsbilder, die man erkennen und deren Bedeutung man abmessen kann. Ersetzen wir die funktionelle Diagnose lediglich durch Ausdrücke wie Coronarerkrankung, Herzmuskelleiden, oder irgend etwas, das der Störung zugrunde liegen soll, dann führen wir eine Annahme ein und entfernen uns manchmal weit von der Wahrheit, ohne gleichzeitig etwas Greifbares zu gewinnen. Niemals kann man für Angina pectoris und Herzinsuffizienz gleichwertige organische Begriffe finden; denn beide hängen nicht nur von einem Etwas im Herzen ab, sondern auch von etwas, gegen das das Herz ankämpfen muß und das außerhalb von ihm liegt.

Das erwünschte Ziel, nämlich die Diagnose Herzinsuffizienz in ihren verschiedenen Abstufungen oder die Diagnose Angina pectoris, erreicht man oft durch die richtige Anwendung von bestimmten, zu Beginn dieses Kapitels beschriebenen physikalischen Zeichen. Ein Kranker kann z. B. Atemnot oder Schmerzen haben, in keinem der Fälle ist aber die Herkunft des Symptoms sicher; dann wird die Diagnose oft erst zu rechtfertigen oder überhaupt gesichert sein, wenn man ein dauernd vorhandenes Phänomen, sei es Vorhofflimmern, Herzblock, Schenkelblock, Galopprhythmus oder — allerdings nicht so entscheidend — eine negative T-Zacke findet. Denn jede dieser Erscheinungen deutet auf die sichere Abnormität eines Organs hin, von dem die zur Erwägung stehenden Symptome oft herstammen. Pulsus alternans ist von entscheidender Bedeutung, denn er zeigt nicht nur, daß das Herz nicht normal ist, sondern liefert tatsächlich einen klaren Beweis dafür, daß das Herz oder ein wesentlicher Teil von ihm gegen Schwierigkeiten ankämpft.

Bronchitis und Emphysem.

Einführung.

In diesem Kapitel werden wir kurz die Auswirkungen der chronischen Bronchitis und des Emphysems auf das Herz besprechen. Durch die Verkleinerung des Gefäßbettes der Lungen beim Emphysem, die die Folge der Zerstörung der Alveolarwände und der Veränderungen in den kleinen Gefäßen ist, wird dem von der rechten Kammer ausgeworfenen Blut ein erhöhter Widerstand entgegengesetzt. Der Schwund der Alveolarwände, die Verdickung der übriggebliebenen Septen und die unzureichende Expirationskraft verringern die Fähigkeit der Lungen, das durch sie fließende Blut zu arterialisieren. Eine Bronchitis verschlimmert je nach ihrer Schwere diesen Mangel, und das Blut gelangt im Zustand ungenügender Sauerstoffanreicherung zu den Gefäßen des großen Kreislaufes. Eine Bronchitis bildet außerdem durch das dauernde Husten eine Belastung für das Herz und schließlich — vielleicht als Wichtigstes von allen — bringt sie noch den Infektionsfaktor mit hinein.

Das klinische Bild der Bronchitis und des Emphysems ist hinreichend bekannt; es genügt hier, die hauptsächlichsten Kennzeichen anzuführen. Der Kranke ist gewöhnlich ein Mann mittleren Alters mit einem seit vielen Jahren immer wiederkehrenden Husten in der Vorgeschichte;

der Brustkorb ist in extremer Inspirationsstellung fixiert; er ist kurz
und tief mit weitem Intercostalwinkel. Die Brustwand ist starr, ihre
Beweglichkeit gering, wodurch besonders die Expiration erschwert
ist. Als Beweis für die Lungenblähung findet man über der ganzen
Lunge Schachtelton und eine Ausdehnung des Lungenschalls über das
Herz und über die gewöhnlichen unteren Lungengrenzen hinaus.
Die Stärke der Atemnot wechselt sehr, entsprechend der begleitenden
Bronchitis; diese letztere kann chronisch sein, häufiger aber kehrt sie
in akuten oder subakuten Schüben wieder oder wird während des Winters
schlimmer.

Pathologische Anatomie des Herzens.

Das Herz ist allgemein vergrößert, meistens jedoch nur unbedeutend;
gelegentlich findet man sehr große Herzen; manchmal wiegen sie
nicht mehr als normal; die Vergrößerung erstreckt sich auf beide
Kammern, in der Regel ist aber die rechte offensichtlich stärker hypertrophisch als die linke. Dieses Mißverhältnis ist nicht immer vorhanden,
und im allgemeinen ist es nicht so auffällig wie bei Mitralstenose und
entschieden geringer als bei Pulmonalstenose. Häufig ist eine Allgemeinerkrankung der Arterien des großen Kreislaufes vorhanden; nicht
selten sind die Coronararterien beteiligt, und es kann sich eine alte
Thrombose finden. Die Pulmonalarterien zeigen gewöhnlich atheromatöse Veränderungen.

Ursache der Herzinsuffizienz.

Bei dieser Erkrankung führt man die vorhandene venöse Stauung gewöhnlich auf eine Insuffizienz der rechten Kammer zurück, infolge der zusätzlichen Arbeit, die sie zu leisten hat. Zweifellos trägt diese vermehrte
Belastung zum Endergebnis mit bei, der einzige Faktor ist sie aber nicht.
In Fällen von kongenitaler Pulmonalstenose ist die Belastung — wenn
man aus dem Gewicht des rechten Ventrikels nach dem Tode einen
Schluß ziehen darf — während des Lebens viel größer als beim
Emphysem; und doch kommt es bei Pulmonalstenose gewöhnlich
nicht zur Herzinsuffizienz, und wenn es dazu kommt, dann tritt sie
erst nach sehr vielen Jahren auf. Die Herzinsuffizienz beim Emphysem
ist nicht nur eine einfache Angelegenheit des Druckes in der Pulmonalarterie. Bei einer Reihe von Fällen besteht auch allgemeine Hypertonie; bei anderen sind Coronarerkrankungen vorhanden; bei noch
anderen deutet Vorhofflimmern auf eine Beteiligung des Herzmuskels
hin und belastet an sich wiederum das Herz. Auch ist das Herz den
Anstrengungen beim kräftigen Husten, durch den der Blutdruck erhöht
wird, ausgesetzt. Durch die Beschaffenheit des arteriellen Blutes leidet
außerdem der Herzmuskel, ebenso wie andere Gewebe, mehr oder
weniger unter Sauerstoffmangel. Schließlich ist auch noch der Infektionsfaktor zu berücksichtigen. Ein Emphysem ist unheilbar, es kann
schlimmer, aber nicht besser werden; kommt es in diesen Fällen zu
Stauung, so kann diese weiter fortschreiten; das ist jedoch keineswegs

immer so, sondern häufig tritt sie gleichzeitig mit einem Anfall von akuter oder subakuter Bronchitis auf und verschwindet danach wieder. In diesen Fällen ist die Stauungsinsuffizienz des Herzens nicht vom Emphysem abhängig, sondern von der Bronchitis; und deshalb ist nicht die vermehrte Arbeit des rechten Ventrikels das entscheidende, sondern Faktoren, die mit dem akuten Krankheitsprozeß verknüpft sind und die auf ein bereits belastetes Herz einwirken.

Symptome und Zeichen am Herzen.

Es wird genügen, wenn wir nur die besonderen Punkte anführen, die bei dieser Erkrankung das Herz und sein Versagen betreffen.

Zurücksinken des Herzens in die Brust. Die Blähung der Lungen führt zu einem Zurückweichen des Herzens von der vorderen Brustwand. Der Herzspitzenstoß ist nicht zu fühlen; die absolute Herzdämpfung verschwindet, die Herztöne werden abgeschwächt. Deshalb ist es nur durch Röntgenuntersuchung möglich, die Herzgröße genau zu bestimmen.

Herzinsuffizienz. Wird das Herz insuffizient, dann sind die auftretenden Zeichen und Symptome den schon früher beschriebenen ähnlich. Es gibt aber einige bemerkenswerte Besonderheiten. Eine bereits vorhandene Kurzatmigkeit wird ungewöhnlich schwer. Lufthunger und Atemnot sind im Vergleich zur Stärke der venösen Stauung deutlich stärker als bei einer gewöhnlichen Herzinsuffizienz mit Stauung. Die Cyanose ist zentraler Art und ungewöhnlich tief. Cyanose und Atemnot können somit bei nur wenig geschwollenen Halsvenen und einer nur wenig vergrößerten Leber deutlich auffallen; kommt es dann zu einem Hustenanfall, so schwellen die Halsvenen hochgradig an und Haut und Lippen des Kranken füllen sich strotzend mit Blut und werden tief cyanotisch.

Prognose und Behandlung während der Herzinsuffizienz. Die unmittelbare Prognose hängt vom Verlauf der Bronchitis ab. Ist diese chronisch, dann sind die Aussichten ungünstig. Bessert sich ein akuter oder subakuter Anfall, dann bessern sich auch die Zeichen der Herzinsuffizienz; tatsächlich kommt es bei diesen Anfällen gewöhnlich zur Erholung, obwohl sie nur allmählich erfolgt und sich mehrere oder viele Wochen hinziehen kann. Nachdem der Anfall vorüber ist, kann der Kranke sich in einem nachweislich schlechteren Zustand befinden oder nicht. Manchmal kommt es bei diesen Kranken durch ausgedehnte Lungeninfarkte zum Tod.

Zeigen sich bei Emphysematikern erste deutliche Zeichen von Herzinsuffizienz, sei es bei Anfällen oder neuen Schüben von Bronchitis oder bei anderer Gelegenheit, so beginnen für sie die letzten Stadien ihrer Krankheit. Das Leben währt dann gewöhnlich nicht länger als ein oder zwei, ausnahmsweise auch noch ein paar Jahre. Diese Prognose entspricht im allgemeinen den Lebensaussichten eines Mannes im mittleren oder vorgeschrittenen Alter, bei dem sich eine Herzinsuffizienz mit Stauung entwickelt.

Die Behandlung der Herzinsuffizienz wird ähnlich den schon niedergelegten Richtlinien durchgeführt. Ruhe und sachverständige Pflege sind wesentlich. Vorhofflimmern wird in entsprechender Weise behandelt. Ein Aderlaß ist nützlich, wenn die Venen stark geschwollen sind; die Tiefe der Cyanose ist kein Maßstab dafür. Man richte die Bemühungen darauf, die durch das Husten verursachte Anstrengung zu erleichtern. Ist das Sputum spärlich und zäh, so sind Ammoniumcarbonat oder Ammoniumchlorid (0,3 g viermal täglich) höchst wertvolle Mittel; Jodkali kann für den gleichen Zweck in ähnlicher Dosierung verwendet werden. Ipecacuanha kann angewendet werden, wenn es keine Übelkeit verursacht. Erleichterung kann man auch schaffen, indem man die Atemluft des Kranken mittels eines Dampfkessels mit Feuchtigkeit sättigt. Der Kranke sollte sich bemühen, beim Husten Anstrengungen zu vermeiden; dabei kann man ihm durch die Darreichung von Codein (0,01 g) oder Heroin (0,006 g) helfen; man soll aber Sedativa nicht in so hohen Dosen geben, daß die Expektoration verhindert wird.

Kranke dieser Art leben länger in warmen, trocknen Klimata; sie sollten staubige Luft, öffentliche Gebäude und überfüllte Räume vermeiden.

Das thyreotoxische Krankheitsbild.

Einführung.

Die Haupterscheinungen des thyreotoxischen Krankheitsbildes und die diagnostisch wichtigsten klinischen Zeichen der Erkrankung findet man an der Schilddrüse selbst und an den Augen. Die Krankheit kommt hauptsächlich bei Frauen zwischen 25 und 45 Jahren vor. Es genügt, wenn wir hier die derbe, entweder gleichmäßige oder knotige Vergrößerung und Vaskularisierung der Drüse zusammen mit den hervortretenden, starr blickenden Augen erwähnen. Mit diesen höchst charakteristischen Phänomenen sind noch andere Erscheinungen verknüpft. Im Nervensystem treten Veränderungen auf; sie äußern sich in Lebhaftigkeit, Ruhelosigkeit, Raschheit der Bewegungen, in Erregbarkeit und Tremor der Hände. Es kommt zu übermäßigem Schwitzen, und manchmal ist eine diffuse Pigmentierung der Haut vorhanden. Der Stoffwechsel ist gesteigert, und damit kann Gewichtsabnahme, Schwäche und gelegentlich Glykosurie verknüpft sein.

Schließlich sind in allen Fällen — von Ausnahmen abgesehen — Kreislaufstörungen vorhanden, denen wir hier besondere Aufmerksamkeit schenken wollen, und zwar nicht nur deshalb, weil sie entscheidend für die Diagnosestellung sein können. Der Kreislauf befindet sich in einem Zustand erhöhter Aktivität, der oft auffallend und immer wichtig ist. Entwickelt sich eine Kreislaufinsuffizienz, so ist dadurch das Leben manchmal gefährdet; und zu oft führt sie zum Aufschub der chirurgischen Behandlung auf unbestimmte Zeit.

Kardiovasculäre Erscheinungen.

Pathologische Anatomie. Bei Kranken, die an Herzinsuffizienz gestorben sind, findet man eine Herzerweiterung und nicht selten eine — jedoch nicht hochgradige — Herzhypertrophie. Am Muskel, der gewöhnlich nur wenig verändert ist, hat man noch keine bestimmten histologischen Veränderungen gefunden.

Vasodilatation. Erweiterung der Hautgefäße ist die Regel und tritt oft stark in Erscheinung. Die zwei wertvollsten Zeichen sind erhöhte Hauttemperatur und Capillarpuls. Und zwar muß man auf die erhöhte Temperatur der Körperteile achten, die der Luft ausgesetzt sind, wie Gesicht und Hände; das Gesicht fühlt sich warm an, und die Hände bleiben in einem kühlen oder kalten Zimmer auch außerhalb der Bettdecken warm oder heiß. Dem Kranken ist es heiß, und er gibt kühler Zimmertemperatur den Vorzug vor warmer. Oft ist das Gesicht gerötet, manchmal sogar tief rot; diese Rötung erstreckt sich auf den Hals und den Körper, letzteres jedoch in weniger auffälliger Weise. Es ist falsch, die Tiefe des Farbtones für wesentlich zu halten; die Frische des Farbtones, die damit verbundene Wärme und der Capillarpuls sind von viel größerer Bedeutung. Nicht selten ist die Tiefe des Farbtones natürlich; die Haut kann sogar blaß sein. Immer aber sieht man im Gesicht, falls eine nennenswerte Gefäßerweiterung vorhanden ist, Capillarpulsationen, wenn auch Erfahrung dazu gehört, sie zu entdecken. Spontan sieht man sie am deutlichsten auf Wangen und Stirn, und zwar sollte man aus einer gewissen Entfernung mit scharfer Aufmerksamkeit danach suchen. Auf keinen Fall darf man die Haut reiben, aber man kann einen Objektträger auf die Wange, das Ohrläppchen oder die Lippe drücken, wenn man sonst den Puls nicht entdecken kann. Auch in den Fingerbeeren suche man danach, wenn diese, wie gewöhnlich, warm sind.

Puls. Ist der Puls regelmäßig, so ist er stark beschleunigt, oft auf 100—120 Schläge in der Ruhe und noch mehr nach körperlichen Anstrengungen oder Aufregungen. Während des Schlafes bleibt die Frequenz ungewöhnlich hoch. Der Pulsschlag ist voll; er steigt steil an und fällt steil ab. Der systolische Blutdruck ist im allgemeinen erhöht und bewegt sich um 140 oder 150 mm Hg; der diastolische Druck ist nicht erhöht.

Präkordiale Zeichen. Die Kranken sind gewöhnlich mager, und das Herz arbeitet übermäßig stark. Deshalb ist eine diffuse Verbreiterung des Herzspitzenstoßes gewöhnlich; er schlägt gewissermaßen gegen die untersuchende Hand und gibt nicht selten das Gefühl eines leichten Schwirrens. Der maximale Spitzenstoß ist oft um 2—3 cm im fünften Intercostalraum nach außen verlagert. Die Art des Spitzenstoßes kann leicht den Eindruck erwecken, daß das Herz größer sei, als es in Wirklichkeit der Fall ist. Abgehackte und akzentuierte Herztöne sind häufig; ein systolisches Geräusch über dem zweiten und dritten linken Intercostalraum ist etwas Gewöhnliches, ebenso über dem Herzspitzenstoß, wenn er nach außen verlagert ist. Bei starker Herzaktion ist ein kardiorespiratorisches Geräusch in der linken Achselhöhle häufig.

Vorhofflimmern ist entweder in paroxysmaler Form oder als Dauerzustand in einem Viertel bis einem Drittel der zur Behandlung kommenden Fälle vorhanden. Der letzte Grund dieser häufigen und wichtigen Begleiterscheinung ist unbekannt, obwohl man sie als direkte oder indirekte, jedoch nicht konstante Folge der Schilddrüsentätigkeit betrachtet. Die Häufigkeit des Auftretens von Vorhofflimmern nimmt mit dem Alter der Patienten in auffallender Weise zu, und es findet sich viel häufiger bei solchen, die einen Gelenkrheumatismus in der Vorgeschichte haben. Die Frequenz, mit der die Kammer auf den flimmernden Vorhof anspricht, pflegt in diesen Fällen hoch zu sein. Stets verschlimmert Vorhofflimmern die Herzinsuffizienz oder führt sie erst herbei. Ganz gelegentlich kommt es an Stelle des Vorhofflimmerns zu Vorhofflattern oder paroxysmaler Tachykardie.

Herzinsuffizienz. Atemnot bei Anstrengungen, das Symptom der Herzinsuffizienz, ist bei diesen Kranken die Regel. Die Insuffizienz ist auf eine übermäßige Herzaktion zurückzuführen als Folge der thyreotoxischen Wirkung der Schilddrüse. Der Energieaufwand des Herzens ist erhöht, teils weil die Schlag*frequenz* hoch ist, teils weil das Schlag*volumen* vergrößert ist; ferner muß dieses Blutvolumen gegen einen abnorm hohen arteriellen Druck ausgetrieben werden. Bei einigen Kranken kommt eine allgemeine venöse Stauung hinzu, sie ist aber hauptsächlich auf Patienten mit Vorhofflimmern beschränkt. Will man die allgemeine venöse Stauung untersuchen, so darf man bei Patienten mit Zeichen einer vermehrten Vaskularisierung der Schilddrüse keinen besonderen Nachdruck auf angeschwollene Halsvenen legen. Denn wenn man Schwirren über der Drüse fühlt, kann man oft viele, auffallend große subcutane Venen feststellen, die Blut in ungewöhnlicher Menge von diesem Bezirk wegführen, und dadurch sind die Halsvenen im ganzen überfüllt. Unter diesen Umständen ist eine Vergrößerung der Leber ein wertvollerer Hinweis auf Herzinsuffizienz als eine Schwellung der Halsvenen.

Anginöse Schmerzen, zuerst bei Anstrengungen und später auch in der Ruhe, kommen bei einigen älteren Patienten mit oder ohne Vorhofflimmern vor. Die Schmerzen können sehr heftig sein, und die Anfälle sich bei Tag und Nacht wiederholen. Wahrscheinlich kommen sie nur bei solchen Kranken vor, die schon dazu prädisponiert sind.

Diagnose.

Die Diagnose eines thyreotoxischen Zustandes bietet keine Schwierigkeit, wenn man gleichzeitig Exophthalmus, eine charakteristische Schilddrüsenschwellung und ein übermäßig arbeitendes Herz vorfindet. Der latente Fall aber, bei dem keine Augensymptome vorhanden sind und bei dem die Schilddrüse nur wenig oder nicht erkennbar vergrößert ist, bietet Schwierigkeiten; und bei diesem kommt der Wink, daß die Schilddrüse die Ursache des Übels sei, zuerst vom Kreislauf her. Alle Fälle von paroxysmalem Vorhofflimmern sollte man auf Thyreotoxikose hin prüfen; das gleiche gilt für Fälle von dauerndem, aber erst kürzlich aufgetretenem Vorhofflimmern. Auch in Fällen von länger bestehendem Flimmern, die der Behandlung gegenüber unerwartet resistent sind, kann man mit Nutzen diese Frage aufwerfen. Sind bei solchen Kranken deutliche Symptome einer Erweiterung der Hautgefäße vorhanden, wie sie vorher genau beschrieben wurden, so ist die Diagnose wahrscheinlich. Sind ähnliche Symptome von Gefäßerweiterung mit einer lange bestehenden und ungeklärten einfachen Tachykardie verknüpft, dann muß der Verdacht auf die Schilddrüse fallen. Ebenso muß das Vorkommen von schweren Thyreotoxikosen bei Frauen mittleren Alters mit nur wenig Schilddrüsenvergrößerung ausdrücklich betont werden. Auf diese Typen wird man hingewiesen durch ihre Nervosität, durch leichte, diffuse Pigmentationen, durch gelegentliche ungeklärte Durchfälle, durch Gewichtsverlust und durch Zeichen, die man bei genauester Untersuchung der Schilddrüse aufdeckt. Eine Bestimmung des Grundumsatzes wird gewöhnlich die Entscheidung bringen. Einen um mehr als 25% über die Norm gesteigerten Wert betrachtet man bei Fehlen von Fieber oder anderen erkennbaren Ursachen als stark verdächtig; Werte, die um 40 oder 50% oder noch mehr erhöht sind, sind nicht selten. Ein normaler Grundumsatz schließt Hyperthyreoidismus aus, eine Tatsache, die für die Differentialdiagnose von Fällen mit schwerem Anstrengungssyndrom (siehe S. 141) gelegentlich von Wichtigkeit ist.

Behandlung und Prognose.

Ob man die Behandlung vom Gesichtspunkt des Herzens aus betrachtet oder nicht — sie ist im wesentlichen chirurgisch, und zwar besteht sie in der subtotalen Schilddrüsenexstirpation. Man hält den Kranken mehrere Wochen lang, während deren er sich an die Umgebung gewöhnt, möglichst ruhig im Bett. Während dieser Vorbereitungsperiode fällt die Pulsfrequenz gewöhnlich ohne medikamentöse Behandlung beträchtlich ab. Gibt man dann Jod (0,3 ccm einer 5%igen Lösung gut verdünnt dreimal täglich), so sinkt der Stoffwechsel vorübergehend, der Puls fällt auf 90, 80 oder sogar 70 in der Minute, und die Symptome lassen nach. Es muß eine maximale Wirkung erzielt und dann die Operation durchgeführt werden. Spricht der Patient während der ersten 10—15 Tage unbefriedigend an, so kann man nach einer Pause von 2 Wochen eine zweite Kur mit etwas höheren Dosen verordnen; ist in der ersten Kur der günstigste Zeitpunkt überschritten, dann kann man die Kur nach einer ähnlichen Pause wiederholen.

Diese vorbereitende Behandlung der Schilddrüsenexstirpation verringert das Risiko der postoperativen Thyreotoxikose sehr stark; und vom gleichen Gesichtspunkt aus fährt man mit der Joddarreichung oft noch eine Woche lang nach der Operation fort. Die Mortalität der Operation wird bei dieser Behandlungsweise und in der Hand eines geschickten und erfahrenen Chirurgen jetzt mit weniger als 1% angegeben; ihre wohltätigen Wirkungen sind gewöhnlich auffallend und oft von Dauer. Bei einigen Fällen ist die Entfernung eines zweiten Teiles der Drüse empfehlenswert, wenn die Symptome wiederkehren.

Bei Kranken, die schon früher Anfälle von Vorhofflimmern gehabt haben, tritt oft in den ersten 2 Tagen nach der Operation ein Anfall auf. Solchen Kranken kann man vor der Operation Digitalis geben; andernfalls sollte man sie, sobald das Flimmern auftritt, rasch unter den Einfluß des Medikaments bringen (siehe S. 78); wird es den Patienten danach übel, so kann man Digitalis rectal geben.

Bei Kranken mit dauerndem Vorhofflimmern wende man sofort Digitalis an, um die übermäßige Kammerfrequenz herabzusetzen, und fahre damit fort, bis sich die Zeichen der Herzinsuffizienz so weit wie möglich gebessert haben. Man braucht nicht zu zögern, reichliche Dosen zu geben, vorausgesetzt, daß kein Erbrechen auftritt. Noch während man Digitalis gibt, beginnt man mit einer 10tägigen Jodkur und behandelt dann den Fall chirurgisch.

Es ist klar, daß nur wenige Fälle für eine Behandlung dieser Art ungeeignet sind, mögen sie Vorhofflimmern oder Stauung im venösen System aufweisen oder nicht. Obwohl die Gefährlichkeit der Operation durch das Vorhandensein von Herzinsuffizienz erhöht wird, wird dieses Risiko mehr als ausgeglichen durch die Tatsache, daß die Aussichten für eine wirkliche, wesentliche Erholung oder für die Rettung des Kranken vor der terminalen Herzinsuffizienz durch einen chirurgischen Eingriff sehr stark gebessert werden. Man sollte die Operation sogar dann unternehmen, wenn nach der medikamentösen Behandlung noch Reste von Herzinsuffizienz vorhanden sind. In diesen Fällen mit Herzinsuffizienz bessert sich der Kreislauf gewöhnlich nach der Operation merklich.

Nicht selten kommt es vor, daß vorher vorhandenes Vorhofflimmern nach einer erfolgreichen Operation innerhalb weniger Wochen spontan aufhört. Tritt das innerhalb von 3 Monaten nicht ein, so kann man, wenn man es aus den früher betrachteten Gründen (siehe S. 80) für wünschenswert hält, Chinidin anwenden, um es zum Stillstand zu bringen.

Kongenitale Mißbildungen.

Unter der großen Zahl kongenitaler Mißbildungen des Herzens gibt es nur einige mit deutlichen physikalischen Zeichen. Im vorliegenden Kapitel werden die hauptsächlichen, klinisch wichtigen Bilder kurz beschrieben. Eine Anzahl gröberer Defekte sind mit dem extrauterinen Leben überhaupt unvereinbar oder führen bereits kurz nach der Geburt zum Tode. Besonders schwierig ist die Unterscheidung der verschiedenen Formen von kongenitalen Herzkrankheiten bei sehr kleinen Kindern.

Offener Ductus arteriosus Botalli.

Dieser Gang verbindet den Aortenbogen jenseits des Abgangs der drei Hauptgefäße mit dem linken Ast der Pulmonalarterie. Beim Fötus befördert er Blut von der Pulmonalarterie in die Aorta. Wenn bei der Geburt der Druck in der Pulmonalarterie unter den Aortendruck fällt, schließt sich der Gang und wird bald undurchgängig und atrophisch. In Fällen, in denen er offen bleibt, fließt das Blut dauernd durch ihn von der Aorta in die Pulmonalarterie. Deshalb besteht das charakteristische Zeichen in einem Geräusch, das an Stärke zunimmt, wenn der Aortendruck in der Systole steigt, und das während der Diastole bis zur nächsten Systole bestehen bleibt; dieses Geräusch ist gewöhnlich rauh, laut und von Schwirren begleitet. Am stärksten ist es am zweiten oder dritten linken Rippenknorpel; man hört es aber, wenn es laut ist, über einem großen Bezirk an der Herzbasis und gewöhnlich auch zwischen den Schulterblättern, aber nicht am Hals. Manchmal ist das Geräusch in der Diastole plötzlich unterbrochen. Hört man dieses Geräusch, so ist die Diagnose fast sicher. Dauernde Geräusche der gleichen Art hört man jedoch auch über Anastomosen zwischen großen Arterien und Venen; solche Geräusche sind in den Extremitäten und am Hals häufig, sie kommen jedoch auch gelegentlich in der Brust als Folge von Schußverletzungen vor. In vielen Fällen von schwerer Anämie hört man über den Jugularvenen ein dauerndes, mit der Atmung und dem Herzschlag an Stärke wechselndes Geräusch. Wenn auch dieses Geräusch manchmal ein wenig abwärts bis in die Brust hinein zu hören ist, ist es unwahrscheinlich, daß man es mit dem Geräusch eines offenen Ductus Botalli verwechselt. Ist der Ductus genügend weit offen, so können am Arteriensystem Zeichen auftreten, die denen der Aorteninsuffizienz ähnlich sind; der Puls steigt dann steiler an, die Arterien klopfen stärker, und der diastolische Druck ist niedriger als gewöhnlich. Diese Zeichen sind meistens nur geringgradig ausgebildet.

Der Defekt verursacht keine wahrnehmbare Vergrößerung des Herzens, oft aber ist er mit einer Erweiterung der Pulmonalarterie verknüpft, wodurch es zu einer Dämpfung im zweiten und dritten linken Intercostalraum nahe am Brustbein kommen kann.

Der Defekt kann allein vorkommen oder mit anderen Mißbildungen kombiniert sein, beispielsweise mit Pulmonalstenose. Ist er allein in seiner gewöhnlichen Form vorhanden, so besteht seine prognostische Bedeutung vor allem darin, daß er zu infektiöser Endokarditis prädisponiert; im übrigen hat er, soweit bekannt, auf die Lebensdauer wenig Einfluß.

Zweizipflige Aortenklappe.

Dies ist eine sehr häufige Mißbildung, die man ungefähr einmal bei 100—200 Autopsien findet. Sie ist nicht zu diagnostizieren, und ihre einzige Bedeutung liegt darin, daß sie so häufig für die Entstehung einer subakuten bakteriellen Endokarditis verantwortlich ist (siehe S. 164); ungefähr $1/_5$ der Fälle erliegen dieser Krankheit.

Isthmusstenose der Aorta (beim Erwachsenen).

Wenn der Ductus arteriosus schrumpft, wird die Aorta manchmal an seiner Ansatzstelle zusammengeschnürt; der Verschluß ist unvollständig oder noch häufiger vollständig, und die Aorta sieht dann aus, als sei eine Schnur um sie herum gebunden. Die Verengerung liegt gerade jenseits des Abgangs der Arteria subclavia. Bei einem vollständigen Verschluß wird das Blut der jenseits des Verschlusses gelegenen Aorta durch hochgradig erweiterte, anastomotische Gefäße zugeführt, und zwar durch Äste der Arteria subclavia, besonders durch die Arterien der Scapula und durch die Mammaria interna, die das Blut durch die intercostalen und die oberflächlichen epigastrischen Arterien zur absteigenden Aorta befördern; die Mißbildung ist häufiger, als man geglaubt hat und entgeht gewöhnlich der Diagnose. Als erstes Zeichen findet man manchmal die Pulsationen eines dieser anastomotischen Gefäße, die erweitert und gewunden unter der Rückenhaut oder in der vorderen Axillargegend verlaufen; oder man hört ein umschriebenes systolisches Geräusch, wenn das Stethoskop bei der Untersuchung der Brust zufällig solch einem Gefäß aufliegt. Häufiger findet man die anastomotischen Gefäße erst, wenn man aufmerksam nach ihnen sucht. Hoher Blutdruck (200 mm Hg) in den Armgefäßen ist die Regel, und oft pulsieren die Armgefäße und Carotiden ungewöhnlich heftig; oft sind die Arterien am Halsansatz erweitert; ein systolisches Geräusch über der Aorta ist häufig. Hinter dem Manubrium kann sich wie bei einer Aortenerweiterung eine Dämpfung finden, und die Röntgenuntersuchung kann eine Erweiterung der aufsteigenden Aorta und ihrer Hauptäste aufdecken; der Aortenbogen läßt sich im Röntgenbild nicht nachweisen. In der Regel sieht man im geraden Durchmesser wellenförmige Arrosionen der unteren Rippenränder — ein Zeichen, das bei voller Ausbildung die Diagnose entscheidet; die Arrosionen werden durch die gewundenen und erweiterten Intercostalarterien verursacht. Immer wenn man einen hohen Blutdruck entdeckt, sollte man den Femoralispuls untersuchen; er fehlt in Fällen von Isthmusstenose oder ist schwach und hinkt hinter dem Puls am Handgelenk nach. Zeichen von Kammervergrößerung findet man klinisch oder orthodiagraphisch in ungefähr der Hälfte der Fälle. Der Zustand ist sehr wohl mit einem langen Leben voll schwerer Arbeit vereinbar. Im Durchschnitt beträgt die Lebensdauer ungefähr 30 Jahre. Die meisten dieser Patienten haben keine wesentlichen Symptome, und das Herz erfüllt seine Funktion viele Jahre lang vollständig; die Kranken erliegen mannigfachen Erkrankungen. Herzinsuffizienz und plötzlicher Tod, gewöhnlich infolge von Aortenruptur, sind in fast gleichem Verhältnis die häufigsten Todesursachen und erklären zusammen ungefähr die Hälfte der Fälle; andere sterben an Hirnblutungen, infektiöser Endokarditis, Nierenerkrankungen und an verschiedenen anderen Ursachen.

Offenes Foramen ovale.

Bei 20—30% aller Herzen bleibt das Foramen ovale durchgängig. Ein weites Klaffen des Foramen, wie man es gewöhnlich nur bei einem Septumdefekt oder einem breiten Offenbleiben findet, ist viel seltener. So weit ich unterrichtet bin, verursacht es keine direkten physikalischen Zeichen, an denen man es erkennen könnte;

ein systolisches Geräusch kann es schwerlich erzeugen, da der Vorhof
sich kontrahiert, bevor die Systole beginnt; ein präsystolisches Geräusch
ist beschrieben, muß aber außerordentlich selten sein. Das offene Foramen
verursacht keine Cyanose, und es ist nicht bekannt, daß das Leben
dadurch verkürzt wird. Manchmal werden Blutgerinnsel, die sich im
venösen System losgelöst haben, durch ein offenes Foramen ovale in
den arteriellen Kreislauf getragen und kommen somit nicht in die Lungen
(gekreuzte Embolien).

Defekt im Septum interventriculare.

Das Septum zwischen den Ventrikeln kann in seinem oberen mem-
branösen Teil offen sein, ohne daß andere Defekte am Herzen vorhanden
sind. Ist die Öffnung groß, so ist der rechte Ventrikel vergrößert, und
der Röntgenschatten pflegt kreisförmig zu werden. Ein lautes, langes
systolisches Geräusch, das oft von Schwirren begleitet ist und vermutlich dadurch entsteht, daß Blut vom linken zum rechten Ventrikel
dringt, ist maximal über der vierten linken Rippe nahe dem Brustbein
hörbar. Gewöhnlich hört man das Geräusch auch gut über dem Präkordium, es wird aber nicht über die Basis des Herzens hinaus oder
in die linke Achselhöhle fortgeleitet. Cyanose ist ungewöhnlich; auch
sonst sind wenig Symptome vorhanden.

Der Septumdefekt kann sehr groß sein und auch auf die muskuläre
Scheidewand mehr oder weniger übergreifen; oder das Septum kann
ganz fehlen. Eine Vermischung von Blut aus dem rechten (venösen)
und dem linken (arteriellen) Herzen erfolgt entsprechend der Größe des
Defektes. Gewöhnlich ist er noch mit anderen Mißbildungen verknüpft,
sei es mit unvollständiger oder vollständiger Transposition der großen
Arterien, mit Pulmonalstenose oder mit einer Atresie der Pulmonalarterie. Es kommt dadurch zu einer starken Vermehrung der Arbeit
des rechten Ventrikels, der dann die gleiche Größe und Dicke wie
der linke erreicht. In vielen Fällen vermischt sich venöses und arterielles
Blut in reichlicher Menge miteinander; in der Tat sind bei kongenitalen
Herzleiden Septumdefekte die einzige häufige Ursache von Cyanose,
da hierbei gemischtes Blut in die Aorta getrieben wird. Diese Cyanose
ist vom zentralen Typ, wie an früherer Stelle beschrieben wurde
(siehe S. 32); sie kann flüchtig sein und ist dann oft nur geringgradig, oder sie kann dauernd vorhanden und hochgradig sein. Im
letzteren Fall finden sich häufig Trommelschlegelfinger und Polycythämie bis zu 8 und 10 Millionen roter Blutzellen, in Ausnahmefällen
sogar noch mehr; Atemnot ist dann meist auffällig und das Körper-
wachstum mangelhaft. Sind die Trommelschlegelfinger voll entwickelt,
dann haben die Fingerspitzen eine kolbige Form und sind auffallend
cyanotisch. Auch bei diesen Fällen mit Cyanose kann es zu Nasenbluten, Hämoptysen oder Hirnblutungen kommen; manchmal treten
alarmierende Hirnsymptome in Form von Anfällen epileptischer Natur
oder Koma auf.

Tiefe und dauernde Cyanose, Atemnot und Herzvergrößerung
sind die wesentlichsten ungünstigen Zeichen beim Septumdefekt; und

doch leben manche Fälle mit Cyanose bis in die 40er Jahre hinein. Oft wird das Leben durch eine infektiöse Endokarditis, durch Lungentuberkulose und andere Infektionen beendet; einige Fälle sterben an akuter Herzinsuffizienz.

Pulmonalstenose.

Eine der häufigsten kongenitalen Mißbildungen ist die unvollständige Ausbildung des Conus pulmonalis — d. h. desjenigen Teiles des rechten Ventrikels, der den Auslaß zur Pulmonalarterie bildet. Ist die Mißbildung geringgradig, dann findet sich eine kleine Einziehung zwischen dem eigentlichen rechten Ventrikel und dem Conus pulmonalis, wobei der verbindende Gewebsstreifen nach Art einer Blende die eine Seite der Verengerung bildet. Ist der Conus pulmonalis noch weniger weit, dann bildet er eine kleine, abgetrennte Kammer, die mit dem Ventrikel durch eine untere und mit der Pulmonalarterie durch eine obere Öffnung verbunden ist. Die sogenannte Pulmonalstenose, bei der die Klappensegel miteinander verschmolzen sind, ist wahrscheinlich mit einem vollständigen Ausbleiben der Entfaltung des Conus pulmonalis verbunden; in diesen Fällen findet man an der Ursprungsstelle der Pulmonalarterie eine kräftige, membranöe Wand, die in der Mitte von einer kleinen, runden Öffnung durchbohrt ist. Das Krankheitsbild ist verhältnismäßig selten. Je weniger weit der Conus pulmonalis entfaltet ist, desto kleiner ist im allgemeinen die stenosierte Öffnung, durch die das Blut den rechten Ventrikel zu verlassen hat, desto näher liegt die stenosierte Öffnung der Pulmonalklappe und desto häufiger ist sie mit einem offenen Septum interventriculare verknüpft. Ein ungenügend ausgebildeter Conus pulmonalis mit Septumperforation ist die häufigste Mißbildung, die zu Cyanose führt. Bei hochgradiger Stenose kann eine große Menge Blut vom rechten zum linken Ventrikel übertreten, und dann kommt es zur tiefen und dauernden Cyanose mit ihren Begleiterscheinungen: Trommelschlegelfinger, Polycythämie und Atemnot. Ebenso hypertrophiert bei hochgradigen Stenosen die rechte Kammer sehr stark und gibt die entsprechenden physikalischen Zeichen. Merkwürdigerweise ist in diesen Fällen die Pulmonalarterie oft erweitert (Abb. 45); andere Mißbildungen gesellen sich häufig hinzu.

Die Stenose gibt sich durch ein rauhes systolisches Geräusch und ein Schwirren kund, das links vom Brustbein am zweiten, dritten oder vierten Rippenknorpel von maximaler Stärke ist, das man aber auch über einem ausgedehnten Bezirk im oberen Teil der Brust bis hinauf zu den Schlüsselbeinen hört; es wird bis zwischen die Schulterblätter,

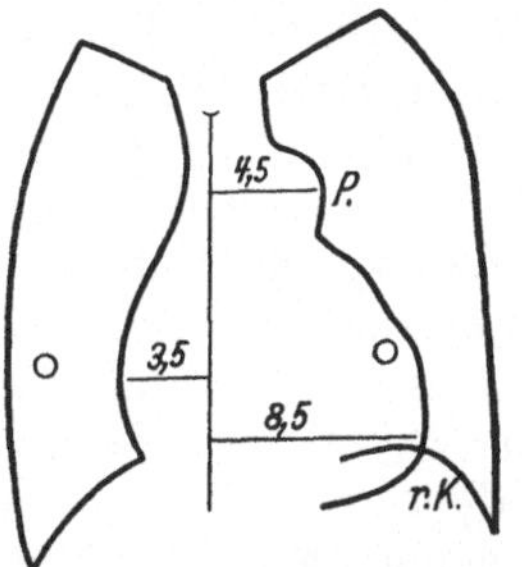

Abb. 45. Orthodiagramm. Kind von 12 Jahren; Körpergewicht 32 kg. Wahrscheinlich kongenitale Pulmonalstenose. Systolisches Schwirren über dem dritten linken Intercostalraum; Anfälle von Cyanose. Der Patient ist so gedreht, daß die linke Schulter ein wenig nach vorne steht. Man sieht die Vorwölbung der hochgradig erweiterten Pulmonalarterie (P.). Die Herzspitze ist wahrscheinlich vom rechten Ventrikel gebildet.

nicht aber zum Hals hin fortgeleitet; ganz gelegentlich nur hört man ein frühdiastolisches Geräusch links vom Brustbein, das vermutlich durch Pulmonalinsuffizienz verursacht wird. Die Prognose wechselt, einige Patienten leben bis über die 30er oder 40er Jahre hinaus; die Mortalität liegt aber weit über der Norm, und zwar besonders bei Fällen mit starker Cyanose und starker Herzvergrößerung. Oft führen Infektionserkrankungen zum Tode. Trotz der hochgradig vermehrten Arbeit des rechten Ventrikels ist Herzinsuffizienz mit Stauung selten.

Diagnose.

Die Diagnose einer kongenitalen Herzmißbildung sollte nicht auf Grund eines systolischen Geräusches in der Gegend der Pulmonalklappe gestellt werden. Solche Geräusche hört man außerordentlich häufig über dem Herzen; sie können weich oder rauh über dem zweiten, dritten oder vierten linken Rippenknorpel hörbar sein. In der großen Mehrzahl der Fälle hat das Geräusch keine Bedeutung, es kann aber als Mahnung dienen, an der Herzbasis nach Schwirren zu fühlen. Obwohl man eine Mißbildung oft mit Recht vermutet, wenn sich ein lautes Geräusch von ungewöhnlicher Verteilung über dem Herzen findet, so sollte man daraus noch nicht die Diagnose stellen. Es ist klar, daß ein systolisches Geräusch das einzige Zeichen sein kann; in diesen Fällen wird aber kein großer Schaden angerichtet, wenn das zugrunde liegende Krankheitsbild undiagnostiziert bleibt. Schwirren an der Herzbasis, besonders wenn es links vom Brustbein maximal stark ist, ist von besonderem Nutzen für die Diagnose. Cyanose oder Cyanose in der Vorgeschichte, die von Geburt an ab und zu auftritt, entscheidet in Fällen dieser Art gewöhnlich die Diagnose. Tiefe Cyanose aber, die nachweislich zentralen Ursprungs und nicht durch einen abnormen Blutfarbstoff verursacht ist, genügt fast allein zur Diagnose, vorausgesetzt, daß keine Venenstauung und keine Erkrankungen des Respirationssystems vorliegen. Sonst hängt die Erkennung einer kongenitalen Mißbildung vom Vorhandensein einer der charakteristischen Symptomgruppen ab, die vorher beschrieben worden sind.

Prognose und Behandlung.

Aus dem bereits Gesagten dürfte klar hervorgehen, daß bei Herzmißbildungen die Prognose im allgemeinen keineswegs so ernst ist, wie man oft geglaubt hat. Es gibt zwar gewisse Zustände, die das extrauterine Leben unmöglich oder so unsicher machen, daß es nur wenige Wochen oder Monate lang bestehen kann; im übrigen aber leben Menschen mit kongenitalen Herzleiden trotz ihrer gesteigerten Empfänglichkeit für Lungentuberkulose und infektiöse Endokarditis oft bis weit in das Erwachsenenalter hinein, sind aktiv tätig und haben Frau und Kinder. Versucht man eine Vorhersage, so muß man in Fällen, in denen man keine genaue Diagnose stellen kann, sein Hauptaugenmerk darauf richten, ob dauernde Cyanose, Atemnot und eine mehr oder weniger starke Herzvergrößerung vorhanden sind oder nicht.

Die Mißbildungen des Herzens sind einer Heilbehandlung nicht zugänglich. Die Behandlung richtet sich gegen die auftretenden Symptome. Das Maß der körperlichen Betätigung des Kranken muß von dem einfachen, aber gesunden Grundsatz geleitet werden, daß er innerhalb der Grenzen seiner Arbeitstoleranz lebt.

Schwangerschaft. Narkosen und Operationen.

Schwangerschaft.

Bei jungen Frauen sind Herzkrankheiten fast immer rheumatischen Ursprungs. Fragen, die die Schwangerschaft betreffen, beziehen sich deshalb fast ausschließlich auf diese Form der Herzerkrankung und besonders auf Fälle von Mitralstenose.

Gefahren der Schwangerschaft. Herzkranke junge Frauen fragen den Arzt oft, welcher Gefahr sie sich aussetzen, wenn sie ein Kind bekommen. Oft sollte man verheirateten Frauen mit Herzleiden auch ungefragt Auskunft darüber geben. Die Schwangerschaft bürdet dem Herzen eine vermehrte Last auf, da der Kreislauf Beiden, der Mutter und dem Kinde, zu dienen hat und die Mutter beim Umhergehen ein Extragewicht tragen muß. Während der normalen Geburtsarbeit wird das Herz viele Stunden lang, wenn auch mit Unterbrechungen, verhältnismäßig schwer belastet. In den späten Schwangerschaftsstadien wird das Herz nach oben verlagert und seine Tätigkeit in einem nicht genau bekannten, wahrscheinlich aber nicht hohen Maße behindert. Die Extraarbeit, die durch das Tragen des Kindes verursacht wird, kann in den ersten Monaten der Schwangerschaft ganz und in den späteren nahezu vernachlässigt werden, da das Extragewicht des Kindes nur ein geringer Bruchteil des gesamten Körpergewichts ist. Die bei der Geburt geleistete Arbeit ist verschieden; sie ist größer bei Erstgebärenden; bei gesunden Frauen ist sie selten groß genug, um mehr als nur vorübergehende Atemnot und Pulsbeschleunigung hervorzurufen; durch richtige Leitung der Geburt kann man sie weitgehend überwachen. Gehört die Patientin zu einer Gruppe von Kranken, bei denen ein Klappenfehler der Hauptbefund ist, mit geringer Herzvergrößerung und guter oder mäßig guter Arbeitstoleranz, dann ist eine Arbeit dieser Art nicht schädlich, und in der Tat erweist sich die Gefahr als gering, denn die meisten verheirateten Frauen dieser Gruppe überstehen eine oder mehrere Schwangerschaften ohne Beschwerden. Ein Unsicherheitsfaktor ist jedoch sogar bei diesen Fällen vorhanden. Das Urteil, das man abzugeben hat, erstreckt sich ja nicht nur darauf, ob es im Augenblick für die Frau ratsam ist, eine gegebene körperliche Arbeit zu leisten, sondern darauf, ob sie diese Arbeit nach Ablauf von neun oder mehr Monaten leisten kann, zu einer Zeit, wo der Zustand der Patientin vielleicht nicht mehr der gleiche wie jetzt sein mag. Beispielsweise muß man auf Grund der bisherigen Krankengeschichte die Möglichkeit einer erneuten rheumatischen Infektion in Erwägung ziehen. Einer Patientin, bei der Verdacht auf eine kürzlich durchgemachte Infektion oder eine Reinfektion besteht, sollte man anraten, die Entscheidung ein oder mehrere Jahre hinauszuschieben. Fällen mit Zeichen von Herzvergrößerung und geringer Arbeitstoleranz sollte man immer sagen, daß eine Schwangerschaft nicht ratsam für sie ist. Manchmal wird der dringende Wunsch nach einem Kinde die Frauen dazu bestimmen, ein Risiko auf sich zu nehmen, das sie sonst nicht tragen würden; wenn sie die Gefahr klar erkannt haben, so liegt die Entscheidung bei ihnen. Frauen mit Vorhofflimmern sind während der Schwangerschaft mehr gefährdet als Frauen ohne Flimmern; ihr Herzmuskel ist im allgemeinen weniger zuverlässig, und durch jede Arbeit wird die Schlagfrequenz ungewöhnlich stark erhöht. Frauen mit Vorhofflimmern oder Herzvergrößerung und geringer Arbeitstoleranz sollte man sagen, daß die Gefahr viel zu ernst ist; und man sollte sich alle erdenkliche Mühe geben, sie davon abzubringen, sich dieser Gefahr auszusetzen.

Handelt es sich um eine zweite Schwangerschaft, dann sind die Erfahrungen bei der ersten der wertvollste Anhalt für den wahrscheinlichen Verlauf der zweiten.

Herzinsuffizienz und Schwangerschaft. Da die meisten Frauen mit rheumatischen Herzkrankheiten es versäumen, einen Rat einzuholen oder, wenn sie ihn bekommen, nicht in der Lage oder gewillt sind, ihn zu befolgen, bringt eine Reihe dieser Patientinnen mit ernstlichen Herzkrankheiten Kinder zur Welt. Man neigt vielleicht dazu, die nachteilige Wirkung auf das Herz und die erhöhte Mortalität als Schwangerschaftsfolge zu übertreiben, und zwar aus zwei Gründen. Erstens entwickelt sich in vielen Fällen von rheumatischen Herzkrankheiten während des gewöhnlichen gebärfähigen Alters eine Herzinsuffizienz, gleichgültig, ob Kinder geboren werden oder nicht; zweitens führen viele Frauen ihre schwächliche Gesundheit auf eine Schwangerschaft zurück, auch wenn keine guten Gründe hierfür vorhanden sind. Dennoch besteht aber kein Zweifel, daß die Mortalität unter Herzpatientinnen, die heiraten, ungewöhnlich groß ist; und die Wirkungen einer bestimmten Schwangerschaft auf den späteren Gesundheitszustand sind oft ganz deutlich; zuweilen führt eine Schwangerschaft sogar unverkennbar zum tödlichen Ende. Bei Patientinnen mit Stauungserscheinungen in den ersten Monaten würde sich auch ohne Schwangerschaft mit großer Sicherheit der gleiche Grad von Herzinsuffizienz entwickelt haben. Hauptsächlich bildet sich die Herzinsuffizienz in den späteren Monaten heraus. In Fällen, die vorher normalen Rhythmus oder Vorhofflimmern hatten, kann der Beginn der Insuffizienz allmählich erfolgen mit zunehmender Atemnot. Oder der Beginn kann plötzlich sein, mit einem Anfall von Tachykardie oder Vorhofflimmern; diese Fälle führt man oft als Beispiele für eine akute Herzerweiterung an. Die Stauungserscheinungen pflegen — ob sie früh oder spät kommen — dauernd zuzunehmen, und wenn sie schwer werden, stirbt die Patientin oft in den letzten Wochen der Schwangerschaft oder im Wochenbett. Der Tod kann Folge von fortschreitender Herzinsuffizienz, von Lungenödem, Embolien oder infektiöser Endokarditis sein. Übersteht die Patientin die Geburtsarbeit, dann verschwinden die Stauungserscheinungen gewöhnlich rasch, ein klarer Hinweis darauf, daß die Schwangerschaft dafür verantwortlich war. Der Allgemeinzustand nach der Schwangerschaft mag scheinbar nicht schlechter sein, als er vorher war; oft sind die Frauen aber kurzatmiger geworden und bei denen, die zur Arbeit zurückkehren, entwickeln sich bald neue Stauungserscheinungen.

Die Betreuung der Kranken während der Schwangerschaft. Nimmt eine Frau mit einem Herzleiden es auf sich, ein Kind auszutragen, so sollte sie wenigstens einen Teil ihrer Arbeit einstellen. Sie sollte also, wenn alles gut geht, in den späteren Monaten aufhören, ihre Hausarbeit zu tun, in irgendeiner Form sich anstrengend zu betätigen oder schwere körperliche Anstrengungen irgendwelcher Art zu unternehmen. Jeden Tag sollte sie mehrere Stunden lang ruhen und sollte die Zahl der Ruhestunden vermehren, wenn ihre Entbindung herannaht. Das Maß der körperlichen Betätigung und Ruhe wird durch ihre Symptome bestimmt; bei der Atmung darf sie keinerlei Beschwerden haben.

Das Auftreten von venöser Stauung mit oder ohne Vorhofflimmern in den ersten 3 Monaten der Schwangerschaft ist ein hinreichender Grund zur Entleerung des Uterus, sobald man die Herzinsuffizienz behandelt hat.

In den späteren Monaten ist die Neigung zu venösen Stauungserscheinungen viel größer, wenn auch die Erkennung ihrer Frühstadien dann viel schwieriger ist. Ödeme an den Beinen sind Zeichen von geringem Wert; eine Stauungsleber wird durch den Uterus nach oben verlagert, ihr Rand und ihre untere Perkussionsgrenze können undeutlich bleiben. Die Diagnose hängt dann hauptsächlich von der Atemnot, der Hautfarbe und vom Zustand der Venen ab. Der wichtigste dieser drei Faktoren ist Atemnot in der Ruhe, die auch während des Schlafes anhält. Cyanose ist auch ein wertvolles Zeichen, wenn sie allgemein ist oder in einem Hautbezirk auftritt, der warm ist; das gleiche gilt für dauernd vorhandene Rasselgeräusche an der Lungenbasis. Bei der Untersuchung der Venen muß man den erhöhten abdominalen Druck berücksichtigen; normalerweise sind bei Schwangeren die Halsvenen stärker und bis zu einem höheren Niveau gefüllt, als bei nichtschwangeren Frauen. Gewöhnlich sollten die Patientinnen, bevor wirkliche Zeichen von venöser Stauung auftreten, unter strenge und sorgfältige Pflege kommen. Vorhofflimmern ist in der üblichen Weise mit Digitalis zu behandeln, ohne irgend eine Einschränkung in der Dosierung. Sprechen die Patientinnen gut darauf an, so kann man ihnen erlauben, die Schwangerschaft bis zu Ende auszutragen; anscheinend ist die natürliche Geburtsarbeit weniger schädlich als die künstliche Einleitung der Geburt. Alle Sorgfalt sollte darauf verwendet werden, die Geburtsarbeit für die Frau so wenig anstrengend wie möglich zu machen. Eine andere Möglichkeit ist die Sectio Caesarea, die heute in einem großen Teil dieser Fälle ausgeführt wird. Die Fälle werden zunächst wegen ihrer Herzinsuffizienz gründlich behandelt. Bei denen, die gut darauf ansprechen, wird die Operation vorgenommen, sobald gute Aussicht auf ein lebensfähiges Kind besteht, und in den meisten Fällen kann sie mit vollem

Erfolg durchgeführt werden. Bei denen, die nicht gut darauf ansprechen, sollte die Entbindung so bald wie möglich erfolgen. Ein Vorteil der Sectio Caesarea besteht darin, daß sie die Mutter vor den letzten, gefährlichsten Wochen der Schwangerschaft bewahrt. Häufig kombiniert man die Operation mit einer Maßnahme zur Sterilisierung, um die Gefahr einer weiteren Schwangerschaft zu verhüten. Die Berechtigung dieser Maßnahme ist mehr eine ethische als eine medizinische Frage.

Patientinnen mit Zeichen von venöser Stauung sollten ihre Kinder nicht stillen; es besteht aber kein Grund dafür, bei einfachen Klappenfehlern mit dem Stillen aufzuhören.

Narkosen und Operationen.

Die Gefahren, die für Herzkranke in einer Narkose und Operation liegen, wurden bisher vielfach übertrieben. Chirurgische Eingriffe sind zur Rettung eines bedrohten Lebens bei Herzkranken oft unvermeidlich; sind viele solcher Operationen mit Erfolg durchgeführt worden, dann wächst das Vertrauen, und man unternimmt auch weniger dringliche Operationen. Die Erfahrung hierüber hat sich in großem Maße erweitert, und jetzt liegen die Ergebnisse von Hunderten von Operationen an herzkranken Patienten vor. Man kennt jetzt das tatsächliche Risiko für alle Hauptformen von Herzkrankheiten. Rechnen wir alle Todesfälle mit, die auch nur entfernt mit dem Herzen in Zusammenhang gebracht werden können — wie beispielsweise jeden Fall von postoperativer Pneumonie — dann beträgt die Mortalität, die man auf den krankhaften Zustand des Herzens zurückführen kann, ungefähr 5%; diese Feststellung gilt für ein nicht ausgesuchtes Material von einwandfreien Herzerkrankungen, sie schließt also Mitralstenosen, Aortenfehler, Vorhofflimmern und alle schwereren Erkrankungen in sich ein; unbedeutende oder zweifelhafte Herzerkrankungen umfaßt sie nicht; sie gilt weiterhin für ein Material, das leichte und schwere Operationen in gleicher Anzahl enthält.

Der Einfachheit wegen wollen wir hier feststellen, daß es keine Herzerkrankung gibt, die dringend notwendige Operationen verbietet, ausgenommen eine solche Erkrankung, die schon von sich aus lebensbedrohlich ist; und es gibt keinen Krankheitszustand, der unbedeutende Operationen — Zahnextraktionen eingeschlossen — unter Lokalanästhesie verbietet, wenn sie notwendig sind.

Ob eine Narkose und Operation bei Herzkranken ratsam ist, entscheidet man durch eine genaue Betrachtung der Erkrankung, an der der Patient leidet, um dadurch das tatsächliche Risiko abschätzen zu können. Dieses Risiko wägt man dann ab gegenüber dem Nutzen, den man von dem Eingriff erwartet. Das Vorhandensein einer Herzerkrankung erhöht die Gefahr von Operationen; in einigen Fällen wird die Gefahr nur wenig erhöht, in anderen wiederum erheblich.

Bei einer unkomplizierten Mitralstenose oder Aorteninsuffizienz oder im Falle irgend eines anderen Kranken, der seiner gewöhnlichen täglichen Beschäftigung nachzugehen vermag, kann man, wenn ein chirurgischer Eingriff beabsichtigt ist, die durch den Zustand des Herzens eingeführte Extragefahr praktisch vernachlässigen. In Fällen dieser Art können deshalb Operationen, wie Gastroenterostomie oder radikale Herniotomie, in Allgemeinnarkose ohne Berücksichtigung des Herzens vorgenommen werden.

Die Statistik nicht ausgewählter Fälle von Vorhofflimmern, die zum größten Teil durch Mitralstenose und Herzvergrößerung kompliziert sind, weist eine unerwartet niedrige Mortalität von nur 2% auf; und hier kann man die Mortalität sogar noch herabsetzen, wenn man in den ernsteren Fällen Operationen, die rein der Bequemlichkeit dienen, ausschließt. Eine der in dieser Gruppe am häufigsten durchgeführten Operationen ist die Schilddrüsenentfernung; die Mortalität ist gering. Natürlich sollten alle Fälle von Vorhofflimmern eine sorgfältige vorbereitende interne Behandlung mit Digitalis erhalten, bevor Operationen — abgesehen von dringlichen — vorgenommen werden. Vorhofflimmern und Vorhofflattern sind nahezu die einzigen Fälle, bei denen man vor der Operation Digitalis geben sollte; in keinem von beiden sollte man in der Regel Atropin geben.

Paroxysmale Tachykardie ist keine Gegenindikation gegen eine Operation in Narkose, obwohl man sie natürlich zu Beginn eines Anfalls in jedem nicht äußerst dringenden Falle hinausschieben wird.

Bei Hypertonie und in Fällen von Arteriosklerose mit Atemnot sind die gewöhnlichen Gefahren der Narkose und Operation um ungefähr 5% erhöht. Es handelt sich um schon ältere Menschen und die postoperative Bronchopneumonie, die die Haupttodesursache darstellt, ist ein wenig häufiger als bei gesünderen Individuen des gleichen Alters. Die Exstirpation der Prostata wird in dieser Gruppe häufig ausgeführt und in der Regel gut vertragen. Bei Patienten mit deutlichen Zeichen von Niereninsuffizienz ist die Mortalität hoch.

Das Vorhandensein von milder Angina pectoris ist keine Kontraindikation gegen eine Narkose, sollte aber in der Regel reine Bequemlichkeitsoperationen — aber nur diese — ausschließen. Wir kommen nun zu Fällen, bei denen eine größere Gefährdung besteht.

Bei schwerer Angina pectoris, syphilitischer Mesaortitis und bei Aneurysmen sind Operationen, für die keine besondere Dringlichkeit besteht, selten zu empfehlen; denn die zusätzliche Sterblichkeit beträgt bei diesen Patienten 10—20%. Bei schwerer Angina pectoris hat man zur Schmerzstillung manchmal Chloroform ohne nachteilige Folgen gegeben.

Bei Coronarthrombose sollte man nur solche Operationen vornehmen lassen, die zur Lebensrettung notwendig sind, es sei denn, daß der Kranke sich gut erholt hat und viele Monate seit dem Vorfall verstrichen sind.

Manchmal erfordern Fälle von Herzinsuffizienz mit deutlicher Venenstauung in dringenden Ausnahmen chirurgische Behandlung. Sonst aber behandele man die Kranken sorgfältig als bettlägerige Fälle, bevor man die Operation in Erwägung zieht, und setze, nachdem alle Zeichen von Venenstauung verschwunden sind, die Behandlung noch wochen- und monatelang fort. Dann erst sollte man Operationen vornehmen, von denen man mit Sicherheit eine Besserung des Allgemeinbefindens erwarten kann; nicht aber Operationen, die nur der Bequemlichkeit dienen. Besonders muß noch hervorgehoben werden, daß ältere Menschen mit venöser Stauung keine guten Kandidaten für Operationen sind.

Herzfälle vertragen Narkosen gut; Äther wird gut von jungen Patienten und von Kranken mittleren Alters vertragen, sollte aber bei älteren Individuen mit Bronchitis vermieden werden. Chloroform wird gut vertragen. Gegen Kohlensäure ist nichts einzuwenden, wenn man sie in Mengen gibt, die zur Vertiefung der Atmung ausreichen. Ich zweifle, ob es klug ist, in diesen Fällen immer Lumbalanästhesie anzuwenden, nur weil es sich um Herzkranke handelt. Wichtiger als die Art der verwendeten Narkose ist wahrscheinlich die Erfahrung des Narkotiseurs. Eine rasche Narkose, die jede Möglichkeit eines Erregungsstadiums vermeidet, ist von wesentlicher Bedeutung. In ähnlicher Weise ist ein schnelles Aufwachen aus der Narkose höchst erwünscht.

Bei Herzfällen aller Art kann man während der natürlichen Geburtsarbeit Stickoxydul und Sauerstoff oder Chloroform, das letztere in geringen Dosen, mit Nutzen geben. Bei Stickoxydul und Sauerstoff müssen Zeichen von Asphyxie streng vermieden werden. Für die Sectio Caesarea braucht man eine tiefe Narkose.

Es ist wichtig, sich klar zu machen, wie es zu den Todesfällen kommt. Weder die Narkose noch die Operation legen dem Herzen, so weit ich weiß, irgend eine Belastung oder Anstrengung auf. Wenn Herzkranke sich einer Operation in Narkose unterziehen, dann erliegen diejenigen, die unerwartet sterben, gewöhnlich nicht der Narkose, sondern sterben in den darauffolgenden Stunden oder Tagen. Der Grund für viele Todesfälle liegt darin, daß Kranke, die an schwereren Formen von Herzerkrankungen leiden, verhältnismäßig empfindlich gegenüber toxischen Wirkungen von Infektionen und Erschöpfungszuständen sind. Aus diesem Grunde werden postoperative Infektionen, wie Bronchopneumonie, die die häufigste Todesursache bei herzkranken älteren Leuten darstellt, oder große, nach der Operation infiziert gebliebene Wundflächen, nicht gut vertragen; ebenso wenig die Intoxikation, die manchmal akut auf eine Schilddrüsenentfernung folgt; und zwar werden diese Komplikationen deshalb schlecht ertragen, weil sie die Herzfrequenz erhöhen, während sie gleichzeitig den Muskel weniger leistungsfähig machen. Nicht selten treten bei älteren Menschen nachher Coronarthrombosen oder Hirnthrombosen auf; sie bilden die Ursache für Todesfälle, die vielleicht mit der Schwäche des Kreislaufs zusammenhängen. Bei Mitralstenose mit oder ohne Vorhofflimmern kann es durch Embolie zum Tode kommen, und hierbei und in Fällen von Hypertonie kann ein Lungenödem hinzutreten. Bei Patienten, die vor der Operation eine ausgebildete oder drohende Stauungsinsuffizienz aufweisen, kann sich der Zustand in den paar darauffolgenden Tagen bis zur tödlichen venösen Stase verschlimmern.

Plötzliche Katastrophen während der Narkose oder Operation

kommen vor, sind aber ungewöhnlich. Vieles, was bei Herzkrankheiten über Narkosetodesfälle gesagt und gedacht wird, ist Folge einer weit verbreiteten falschen Auffassung: Man hat sich daran gewöhnt, einen großen Teil der während der Narkose vorkommenden Todesfälle einer akuten Herzinsuffizienz zuzuschreiben. Dafür gibt es gute Gründe. So hat sich gezeigt, daß unter einer leichten Chloroformnarkose Kammerflimmern die gewöhnliche Todesursache ist. Ganz irrig ist es aber, anzunehmen, daß in diesen Fällen der Fehler im Herzen liege; er liegt entweder in der Methode der Applikation oder in der unglücklichen Auswahl des Narkotikums. Dieser Vorfall ist besonders häufig bei Kindern; es handelt sich um eine Erscheinung, die auch bei vollständig gesunden Herzen vorkommt. Auch spricht nichts dafür, daß man diese Todesfälle dadurch verringern könnte, daß man Kranke mit einem systolischen Geräusch, extrasystolischen Unregelmäßigkeiten oder anderen isolierten, auf das Herz beziehbaren Zeichen von der Narkose ausschließt. Wollte man die Fälle mit schweren Herzschädigungen ausschließen, dann würde diese Mortalität dadurch auch nicht merklich herabgesetzt werden, da es klar ist, daß nur ein sehr kleiner Bruchteil der unter der Narkose sterbenden Patienten korrekterweise als Herzfälle betrachtet werden darf. Ein wirkliches Verständnis für die praktischen Probleme wird man nicht dadurch erreichen, daß man nachforscht, wie groß der Anteil der Narkose- und Operationstodesfälle ist, die vermutlich auf das Herz zurückzuführen sind, sondern daß man untersucht, wie groß die wirklich abschätzbare Gefahr ist in Fällen mit sicheren Zeichen einer Herzerkrankung. Daß die Narkosegefahr größer ist, wenn das Herz erkennbar krank ist, ist selbstverständlich; betrachtet man aber Narkosetodesfälle im allgemeinen, so wird das zu einer unbedeutenden Streitfrage. Wichtig ist die Entscheidung, wenn es sich um den einzelnen Herzkranken handelt, bei dem für eine Operation eine Narkose erforderlich ist; und von diesem Standpunkt aus haben wir das Problem in diesem Kapitel erörtert.

Diagnose, Prognose und Behandlung.

Diagnostische Bezeichnungen und Zusammenfassung.

Für die Diagnostik sind in der Medizin zusammenfassende Ausdrücke oft unentbehrlich. Sie sind besonders wertvoll, wenn sie ganz bestimmte Erkrankungen bezeichnen, die einen genau bekannten Verlauf nehmen und bestimmte praktische Maßnahmen erfordern. Das Wort „Diphtherie" läßt sofort an Isolierung und spezifische Behandlung denken. „Magenkrebs" ist ein Wort, das nicht nur ein scharf umrissenes klinisches Bild vermittelt, sondern auch eine Krankheit, die zu einem tödlichen Ende führt.

Die Verwendung kurzer diagnostischer Bezeichnungen bei Herzkrankheiten wird immer weniger befriedigend und immer schwieriger. Die Nomenklatur der Herzerkrankungen war im letzten Jahrhundert hauptsächlich anatomisch; durch dieses System wurde auf die Klappenfehler ein unerwünscht starker Nachdruck gelegt, und seine schädlichen Auswirkungen sind, wenn auch in abnehmendem Maße, noch immer vorhanden. Die heute üblichen Bezeichnungen für Klappenerkrankungen sind gänzlich unzureichend. Der Ausdruck: ,,Aortenfehler'' sagt weder über den Ursprung der Krankheit, noch über die Lebensaussichten, noch über die erforderliche Behandlung etwas aus; die Krankheit kann als Teil einer rheumatischen Pankarditis oder einer syphilitischen Mesaortitis entstanden sein, der Mensch kann sich in moribundem Zustand befinden oder praktisch gesund sein und keine Behandlung brauchen. In dieser alten Nomenklatur waren wenig oder überhaupt keine Ausdrücke, die dieselbe treffende und brauchbare Bedeutung der vorher erwähnten Bezeichnungen gehabt hätten. Jetzt besitzen wir eine Reihe solcher Ausdrücke, z. B. ,,Endocarditis lenta'' (,,*subacute bacterial endocarditis*''), ,,rheumatische Pankarditis'', ,,syphilitische Mesaortitis'', ,,Vorhofflimmern'', ,,Vorhofflattern'', ,,Coronarthrombose'', ,,Herzinsuffizienz bei Hypertonie''. Jede dieser Bezeichnungen erfüllt häufig einen klaren und höchst nützlichen Zweck, und es wäre sicher von Vorteil, diese Liste noch zu erweitern. Die Bezeichnungen ,,Aortenfehler'' und ,,Mitralstenose'' könnten beibehalten, aber dann nur auf solche Einzelfälle beschränkt werden, die völlig unkompliziert sind, das heißt, die außer Bett sind und ihrer Beschäftigung im täglichen Leben nachgehen.

Fälle mit allgemeiner venöser Stauung kardialen Ursprungs sollte man ,,Herzinsuffizienz mit Stauung'' oder kurz ,,Stauung'' nennen, ohne Rücksicht auf andere Befunde am Herzen. Die Bezeichnung ,,kardiales Asthma'' könnte vielleicht für solche Fälle von Herzinsuffizienz angewandt werden, bei denen nächtliche Anfälle von Atemnot vorherrschen. Kurze Ausdrücke dieser Art müssen wir für den täglichen Gebrauch haben. Ein Ausdruck, der zweckmäßig sein soll, muß das Hauptkennzeichen des Falles betonen, und zwar kann das ein mechanischer Defekt, eine bakterielle Infektion, ein degenerativer Vorgang oder eine Funktionsstörung sein; das ist eine vielgestaltige Nomenklatur. Bisher hat man noch kein System diagnostischer Bezeichnungen erdacht, das diesem Bedürfnis nach einer kurzen Zusammenfassung der Herzfälle wirklich gerecht wird. Das kommt daher, daß die vielen organischen Defekte und die sehr große Zahl vorkommender Funktionsstörungen sich in einer unendlichen Mannigfaltigkeit kombinieren. Aus dem gleichen Grunde ist eine systematische Gliederung der Herzkrankheiten unter bestimmten Benennungen kaum möglich. Anscheinend ist es ein undurchführbarer Versuch, eine umfassende Serie von Ausdrücken zu finden. Man wird die genannten kurzen Ausdrücke weiterhin benutzen, da sie für den täglichen Gebrauch bequem sind. Darüber hinaus besteht ein praktisches Bedürfnis nach einem einfachen Schema, um mit kurzen Notizen alle wesentlichen Kennzeichen eines Falles leicht übersichtlich eintragen zu können, die für die Prognose und Behandlung erforderlich sind. Ich habe solch ein Schema nun seit langem verwendet und zweckmäßig befunden. Die Zusammenfassung des Falles geschieht durch Eintragungen in acht Reihen:

	a	b	c	d	e.
1. Arbeitstoleranz .	keine	{ schlecht } { Ang. pect. }	gut	schlecht	schlecht
2. Stauung	+	. . .	. . .	. . .	. . .
3. Herzvergrößerung	mäßig	deutlich	. . .	beträchtl.	mäßig
4. Rhythmus . . .	V. F.	P. a.	. . .	. . .	. . .
5. Klappen	M. S.	. . .	syst. Ger.	erhebl. A. I.	ger. A. I.
6. Infektion	. . .	. . .	. . .	. . .	Endocard. lenta
7. Gefäße	. . .	RR. 200	. . .	Aneurysm.	. . .
8. Ätiologie	rheumat.	. . .	. . .	syphil.	. . .

Die hier angegebene Tabelle verschafft uns eine Übersicht über fünf Patienten:

a) In der Ruhe kurzatmig, Stauung, mäßige Herzvergrößerung, Vorhofflimmern, Mitralstenose, Ursache rheumatisch.

b) Arbeitstoleranz schlecht infolge Angina pectoris, geringe aber deutliche Herzvergrößerung, Pulsus alternans, Hypertonie.

c) Gute Arbeitstoleranz, systolisches Geräusch über der Mitralis.

d) Schlechte Arbeitstoleranz, beträchtliche Herzvergrößerung, erhebliche Aorteninsuffizienz, Aneurysma, Ursache syphilitisch.

e) Schlechte Arbeitstoleranz, mäßige Herzvergrößerung, geringe Aorteninsuffizienz, Endocarditis lenta.

Die kurzen punktierten Linien deuten an, daß in der entsprechenden Rubrik nichts wesentliches zu vermerken ist. Die verschiedenen Grade von Herzvergrößerung, auf die hier Bezug genommen wird, sind auf Seite 104 definiert.

Prognose.

Das normale Herz. Haben wir nach sorgfältiger Untersuchung eines Patienten, bei dem wir nichts sicher Krankhaftes entdeckt haben, zu befürchten, daß uns wesentliche Dinge entgangen sind, dann sind wir allen angeblichen Beschwerden, die der Patient hat oder auf sein Herz bezieht, ausgeliefert, und nicht in der Lage, verantwortungsvolle Entscheidungen zu treffen. Und unser Patient hat dann unter der sich hieraus ergebenden Unschlüssigkeit und übermäßigen Vorsicht zu leiden; diese Eigenschaften eines Arztes machen viele gesunde Menschen zu Invaliden. Das Selbstvertrauen des Arztes aber muß sich auf Wissen und Erfahrung gründen, um gerechtfertigt zu sein; es darf nicht durch bloße Unbesonnenheit ersetzt werden. Mit ausreichend sicherer Begründung erklären zu können, daß ein Herz normal ist, bedeutet eine sehr wichtige dignostische Leistung.

Das wertvollste Anzeichen dafür, daß ein Herz im wesentlichen gesund ist, liegt darin, daß es in der Lage ist, seine Arbeit vollständig und ohne Beschwerden zu leisten. Kein Patient mit normaler körperlicher Leistungsfähigkeit hat ein schweres Herzleiden; denn jede körperliche Anstrengung verlangt vom Herzen Extraarbeit; sie beansprucht die Reserven des Herzens und ruft, wenn diese rasch erschöpfbar sind, ungewöhnlich starke Atemnot hervor; oder sie verursacht anginöse Schmerzen, falls die Blutversorgung des Herzens selbst sich als nicht angemessen erweist.

Ist eine gute Arbeitstoleranz vorhanden, so kann man mit Sicherheit alle ernsteren Erkrankungen ausschließen; man sollte jedoch wissen, daß man aus den eigenen Angaben des Kranken — so wertvoll sie auch gewöhnlich sind — nicht immer und restlos auf eine volle Arbeitsfähigkeit schließen kann. Es ist eine Erfahrungstatsache, daß Patienten mit voller Arbeitsfähigkeit nur ausnahmsweise deutliche Krankheitszeichen bieten.

Da es aber diese Ausnahmen gibt, ist eine volle Arbeitstoleranz nur eine unzureichende Grundlage, von der ausgehend man ein Herz für gesund erklären kann. Es ist ebenso notwendig, daß man eine deutliche Herzvergrößerung, sichere Beweise für eine Klappenerkrankung in Form einer Mitralstenose oder eines Aortenfehlers, kongenitale Herzmißbildungen, Vorhofflimmern und hohen Blutdruck ausschließt, wenn auch die beiden letztgenannten Zustände ganz außerordentlich selten mit normaler Arbeitstoleranz einhergehen, so daß man sie hier kaum anzuführen braucht. Eine rasche körperliche Untersuchung genügt, um die genannten Krankheitszustände auszuschließen; besondere Aufmerksamkeit schenke man den Klappen, da deren Erkrankung am ehesten mit normaler Arbeitstoleranz einhergeht. Man muß das Herz abhören, wenn der Patient steht, liegt, und wenn er nach körperlicher Anstrengung auf der linken Seite liegt. Starke Herzvergrößerung und ein fortschreitender Krankheitsprozeß, sei er syphilitisch oder rheumatisch, sind mit guter Arbeitstoleranz unvereinbar; die körperliche Untersuchung bringt jedoch eine besondere Sicherung. Auch muß man kurz nach anfallsweisen Störungen der Herztätigkeit forschen; wenn auch diese ausgeschlossen sind, kann man das Herz für gesund erklären. Ein systolisches Geräusch über irgend einem Teil des Herzens sollte zu genauerem Suchen nach deutlicheren Krankheitserscheinungen führen, bei jungen Leuten zu einer genauen Nachfrage nach kürzlich durchgemachtem Gelenkrheumatismus. Weder ein systolisches Geräusch, noch eine Veränderung eines Herztones, noch ein als extrakardial aufgefaßtes Geräusch, noch eine ungewöhnliche Form des Elektrokardiogramms darf uns davon abbringen, das Herz unter diesen Umständen für im wesentlichen gesund zu erklären. Man beachte in diesem Zusammenhang, daß ein isoliertes Zeichen selten viel Bedeutung hat. Hinweise auf eine Erkrankung treten fast immer in Gruppen auf. Während des Weltkrieges wurden die erwähnten Kriterien in sehr großem Maßstab bei der Beurteilung der Tauglichkeit der Leute zum aktiven Heeresdienst angewendet; sie haben sich dabei als zuverlässig erwiesen.

Ein schwieriger Fall liegt dann vor, wenn beim Fehlen physikalischer Zeichen am Herzen, an der Lunge oder an anderen Organen die Arbeitstoleranz herabgesetzt ist, denn sehr viele dieser Patienten haben ein normales Herz. Hier müssen wir vorläufig nach dem Erfahrungsgrundsatz verfahren, daß wir bei einem jungen Menschen das Herz für gesund erklären, es aber bei Älteren als verdächtig oder krankhaft ansehen (siehe S. 147).

Die prognostische Einteilung chronischer Herzkrankheiten. Überlegt man, nach welchen allgemeinen Richtlinien man sich bei einer chronischen

Herzkrankheit eine Meinung über die Lebensaussichten zu bilden hat, so tut man gut, sich zu fragen, ob uns eine systematische Unterteilung der Patienten in Gruppen weiterhilft. Alle Herzpatienten können nach der Art, wie der Kreislauf aufrecht erhalten wird, in wichtige Gruppen aufgeteilt werden. Man kann sie weiter entsprechend der Größe des Herzens unterteilen, nicht vergrößert oder mehr oder weniger vergrößert. Sie könnten weiter und weiter unterteilt werden, nach der Natur des Klappenfehlers und seiner Schwere, nach der Ätiologie, dem Blutdruck und der Herztätigkeit. Man wird dann finden, daß eine Unterteilung, die diesen Richtlinien folgt, mehrere hundert verschiedene Klassen von Herzfällen liefert. Der Versuch hat nur ein Ergebnis: er wird uns davon überzeugen, daß man die Prognose auf diese Weise niemals stellen kann; je feiner die Unterteilungen sind, desto schwerfälliger und unpraktischer werden sie. Es ist dringend notwendig, auf einer breiteren Grundlage vorzugehen, und diejenigen charakteristischen Merkmale der Herzkrankheit hervorzuheben, die von hauptsächlicher prognostischer Bedeutung sind.

Führen wir sie in der Reihenfolge ihrer Wichtigkeit an und lassen wir aktive Infektionen der Einfachheit halber aus, dann wird die Prognose hauptsächlich von folgenden Faktoren beherrscht:

a) Der Zustand des Kreislaufs in der Ruhe oder bei körperlicher Bewegung, gemessen an der Atemnot, und das Vorhandensein oder Fehlen von anginösen Schmerzen unter ähnlichen Bedingungen. Diese Überlegungen sind wesentlich und ein wichtiger Bestandteil eines jeden zuverlässigen prognostischen Systems; sie sind so wichtig, daß eine rein auf dieser Grundlage aufgebaute Prognose einer chronischen Herzkrankheit sich als nicht sehr unbefriedigend herausstellen würde.

b) Die Größe des Herzens.

c) Das Vorhandensein oder Fehlen einer syphilitischen Aortenerkrankung.

d) Das Vorhandensein oder Fehlen von groben Rhythmusstörungen des Herzens (z. B. Vorhofflimmern); das Vorhandensein oder Fehlen von hohem Blutdruck.

e) Der Zustand der Herzklappen.

Bevor wir dazu übergehen, uns mit den praktischen Problemen der Prognose von diesem Standpunkt aus zu befassen, müssen wir uns zuerst ganz klar machen, was von uns verlangt wird. Keine auch noch so genaue Untersuchung würde unsere prophetischen Kräfte zu solcher Vollendung bringen, daß wir genau sagen könnten, wie lange ein Patient noch zu leben hat. Glücklicherweise wird danach nicht gefragt. Es wird lediglich von uns verlangt, nach folgenden einfachen Richtlinien unsere Ansicht abzugeben:

1. Scheinen die Lebensaussichten normal zu sein?

2. Hat der Kranke noch viele Lebensjahre vor sich?

3. Hat er eine Anzahl von Jahren vor sich, vielleicht zehn oder etwas mehr oder weniger?

4. Hat er nur noch ein paar Jahre vor sich?

5. Muß man die Lebensdauer nach Monaten abschätzen, oder ist vielleicht bei vorsichtiger Lebensführung eine Dauer von einem oder vielleicht zwei Jahren möglich?

6. Ist der Kranke in drohender Gefahr oder liegt er überhaupt schon im Sterben?

Diese Fragen können gewöhnlich genau beantwortet werden. Die erste ist durch die obige Feststellung, wie man ein normales Herz erkennt, beantwortet worden. Die übrigen Fragen kann man in Form eines Schemas beantworten. Wir führen hier einige Typen an, die zur vollständigen Erläuterung ausreichen, machen aber keinen Versuch, alle Möglichkeiten zu erschöpfen. Wir setzen voraus, daß sich alle Fälle unter ausreichender und geeigneter Behandlung befinden und daß keiner an aktivem Gelenkrheumatismus oder an infektiöser Endokarditis erkrankt ist.

1. *Aussichten auf viele Lebensjahre.*

Klappenerkrankungen bei jungen Erwachsenen, mit wenig oder keinen Zeichen von Herzvergrößerung, ohne Vorhofflimmern mit guter oder befriedigender Arbeitstoleranz.

2. *Aussichten auf eine Anzahl von Lebensjahre (ungefähr 10 Jahre).*
Angina pectoris bei Anstrengung, Frühfälle.

Hoher Blutdruck, wenig oder keine Zeichen von Herzvergrößerung, befriedigende Arbeitstoleranz.

Vorhofflimmern mit oder ohne Klappenfehler, aber wenig Herzvergrößerung und befriedigende Arbeitstoleranz.

Mäßige Herzvergrößerung mit oder ohne Klappenfehler, aber befriedigende Arbeitstoleranz.

3. *Aussichten auf ein paar Lebensjahre (ungefähr 3—6 Jahre).*
Angina pectoris bei Anstrengung, beim Gehen von kurzen Strecken (mit oder ohne vorausgegangene Coronarthrombose).

Syphilitische Mesaortitis.

Hoher Blutdruck mit mäßiger Herzvergrößerung oder Angina pectoris.

Starke oder mäßige Herzvergrößerung mit schlechter Arbeitstoleranz.

Vorhofflimmern und mäßige Herzvergrößerung.

Herzinsuffizienz mit Stauung (durch Behandlung zu bessern).

4. *Unsichere Lebensaussichten von höchstens einem oder gelegentlich zwei Jahren.*

Starke Herzvergrößerung, Stauung.

Hoher Blutdruck und kardiales Asthma.

Venöse Stauung ohne Besserung, oder Stauung bei syphilitischer Aortitis, bei hohem Blutdruck, auf Angina pectoris folgend oder nach einer Coronarthrombose. Angina pectoris, die sich nicht durch Ruhe bessert.

5. *In drohender Gefahr.*

Lungenödem . . . .
Coronarthrombose (frisch) . . . . } Häufig Erholung.
Adams - Stokes sches Syndrom (dauernde Anfälle)

Durchbrechendes Aneurysma . . . . . .
Status anginosus . . . . Selten oder niemals
Hochgradige Herzinsuffizienz mit Stauung, Erholung.
ohne Besserung . . . .

Es soll nicht der Zweck dieses Schemas sein, im Einzelfall eine genaue Anleitung für die Prognose zu geben, da, wie wir in früheren Kapiteln besprochen haben, jeder Fall nach eigenen Gesichtspunkten betrachtet werden muß. Es soll lediglich klar und deutlich die relative Wichtigkeit der genannten, hauptsächlichen prognostischen Faktoren erläutern und soll zeigen, wie diese bei Beantwortung der verhältnismäßig einfachen Fragen, die gestellt werden, zur Anwendung kommen. Man wird beobachten, daß, abgesehen von der ersten Gruppe von Fällen, die Klappenerkrankungen nur einen geringen Anteil ausmachen. Sobald man nämlich zu immer schwerer kranken Gruppen übergeht, gewinnen andere Faktoren eine zunehmend entscheidende Bedeutung, und Klappenerkrankungen werden dann verhältnismäßig unwichtig.

Die Unterhaltung mit dem Kranken und seinen Freunden. Für einen Kranken ist der Besuch des Doktors das Hauptereignis des Tages. Herzkranke reagieren rasch auf die Atmosphäre, die sie umgibt; man muß ihnen helfen, Mut zu bewahren und Mut zu schöpfen. Herzkranke sind geborene Sanguiniker; wenn Depressionen auftreten, so sind sie gewöhnlich durch andere Menschen verursacht. Die einfache Pflicht des Arztes ist es, das Krankenzimmer hoffnungsvoll zu betreten, einen wohl überlegten, aber zuversichtlichen Rat zu erteilen und beim Herausgehen einige passende, ermunternde Worte fallen zu lassen, um den Patienten bei seinem Warten zu trösten, ihm bei seinem Leiden zu helfen oder um seine Befürchtungen zu mildern. Im Krankenzimmer eine düstere Miene aufzusetzen, ist ebenso unangebracht wie es ein Sarg wäre.

Spricht man mit einem Kranken oder seinem Freund über die Natur der Krankheit, dann ist Wahrheit der Angaben das erste Erfordernis. Es ist nicht immer ratsam, aus freien Stücken die volle Wahrheit zu sagen; man muß aber Antwort auf direkte Fragen geben; Ausflüchte verfehlen gewöhnlich ihren Zweck. Wenn ein Mann bei vollem Bewußtsein zu wissen verlangt, ob er im Sterben liegt — was übrigens selten der Fall ist — so sollte er die richtige Antwort erhalten; wenn sie eindeutig ungünstig lautet, kann man sie in schonender Form übermitteln. Einem Kranken spontan mitzuteilen, daß sein Leben in schwerer Gefahr schwebt, ist selten notwendig oder ratsam. Manchmal wird es wünschenswert, ihm direkt oder durch seine Familie oder durch den Rechtsbeistand beizubringen, daß es für ihn eine einfache Frage der Klugheit sein würde, wenn er seine Angelegenheiten in Ordnung brächte.

Dem Kranken oder seinen Freunden gegenüber sollte man eine einfache und unmißverständliche Sprache anwenden; verschleierte

Angaben werden zu leicht falsch ausgelegt. Die Worte müssen rücksichtsvoll gewählt werden. Das Wort „Leiden" sollte man niemals benutzen; das Wort Herzleiden vermittelt den meisten Patienten sofort die Vorstellung von etwas unheilbarem und bedrohlichem. Fachausdrücke soll man möglichst wenig gebrauchen. Ein Kranker hat ein Recht darauf, zu erfahren, was ihm fehlt, wenn er das verlangt, und zwar in Ausdrücken, die ihm eine Vorstellung von der Schwere und Bedeutung der Störung vermitteln; er hat aber kein Recht auf diagnostische Fachausdrücke, und es ist sehr selten klug, damit vor ihm zu prunken. Eine genaue Vorstellung kann nie durch fremdartige Ausdrücke vermittelt werden, die in ein Ohr, das nicht daran gewöhnt ist, eine unbeabsichtigte Bedeutung tragen; für viele Kranke wird das einmal aufgeschnappte Wort eine Angelegenheit, nach der sie in medizinischen Büchern forschen oder ein Thema, über das sie mit anderen Kranken debattieren. So sollte das Wort „Angina pectoris" niemals zuerst vom Arzte kommen; wenn es überhaupt verstanden wird, wird es in fast allen Fällen eine unheilvolle Vorstellung vermitteln; und doch ist die Prognose unterschiedlich bis hinauf zu 15 weiteren Lebensjahren. Das Wort „Wassersucht" sollte vermieden und das Adjektiv „bösartig" vollständig aus dem Wortschatz des Arztes verbannt werden. Die Herzklappen sollten nicht genannt, noch Geräusche erwähnt werden. Diese Namen und Einzelheiten sollten den Patienten nichts angehen. Ebenso erfordern Untersuchungsmethoden wenig oder keinerlei Erklärungen; ein klares Beispiel für die unglückliche Wirkung von unnötigerweise aufgedeckten technischen Einzelheiten ist der wohlbekannte Fall der hohen Blutdruckmessungen.

Von Katastrophen zu sprechen, die durch Überanstrengung entstehen können, ist selten wünschenswert, wenn auch eine Warnung, daß gewisse Handlungen töricht sind und das Leben in Gefahr bringen, zu Zeiten notwendig ist, aber nur in Fällen von schwerer Angina pectoris, syphilitischen Aortenerkrankungen oder Herzinsuffizienz mit Stauung. Dramatische Äußerungen sind unerwünscht und kommen einem guten Arzt nicht über die Lippen. Der Medizinstudent, der seinem Patienten erzählt, daß er oder sie „jeden Augenblick tot umfallen könne" — ein nicht ganz ungewöhnlicher Ausdruck — macht sich sowohl der Grausamkeit als der Dummheit schuldig. Denn, abgesehen von der außerordentlichen Rücksichtslosigkeit, ist ein plötzlicher Tod bei einer Herzkrankheit nie so unvermeidlich, daß eine derartige Mitteilung gerechtfertigt wäre. Bei schwerer Angina pectoris und bei Aortenaneurysmen sind plötzliche Todesfälle häufig, bei den meisten anderen gewöhnlichen Herzerkrankungen aber sind sie verhältnismäßig selten. Wird die Frage vom Patienten selbst direkt gestellt, so muß man in den ebengenannten Fällen, aber nur in diesen, antworten, daß die Möglichkeit vorhanden sei; solche Mitteilungen sollte man jedoch nicht aus freien Stücken machen, obwohl es ratsam ist, einem verschwiegenen nahen Verwandten zu sagen, daß des Kranken Leben unsicher ist. Wichtig ist, daß das Motiv, aus dem heraus man handelt, richtig ist; das heißt, daß man die Mitteilung hauptsächlich aus Sorge um die Sicherheit des Patienten macht, oder daß man damit zurückhält aus Rücksicht auf das seelische Gleichgewicht der Familie. Ein Arzt, der es versäumt, die Angehörigen vor einem möglichen plötzlichen Ende zu warnen, könnte, wenn dieses Ereignis eintritt, vielleicht ein wenig getadelt werden; ein Arzt aber, der davon ausgeht, sich gegen alle Gefahren dieser Art zu sichern, zieht vorsätzlich seine eigenen Interessen denen der Anderen vor. Ein Todesfall ohne Warnung bedeutet für die Familie eines Patienten genug Aufregung; ein langes und oft unnötiges Vorgefühl verursacht noch mehr Leiden.

Wenige, gut gewählte Worte sind weit besser als weitschweifige Angaben, aus denen irgendeine Einzelheit herausgegriffen und hervorgehoben werden kann, während das Wesen der Sache vergessen wird. Es ist höchst wichtig, sich kurz zu fassen und beim Wesentlichen zu bleiben.

Jeder Mensch hat seine eigene Art, dem Mitmenschen Dinge mitzuteilen; nicht auf die genaue Ausdrucksform kommt es an, sondern auf die Aussichten, die sich für den Kranken daraus ergeben. Des Arztes Losung sei Optimismus und nicht Pessimismus; er sei stets hoffnungsvoll und fürchte nicht das Unbekannte; die Erfahrung wird dann zeigen, daß dies sowohl für den Patienten als für ihn selbst vorteilhaft ist. Man richte sich in seinen Angaben über die Prognose nach den an anderer Stelle niedergelegten Richtlinien; sind die Aussichten ungewiß, dann gebe man dem Patienten innerhalb vernünftiger Grenzen den günstigeren Ausblick.

Behandlung.

Bei der Behandlung von Herzkrankheiten hat man hauptsächlich verschieden schweren Graden von Herzinsuffizienz und Angina pectoris gerecht zu werden. Die Behandlung eines Rekonvaleszenten nach Herzinsuffizienz mit Stauung wurde ausführlich besprochen, ebenso die Behandlung von Angina pectoris und Hypertonie. Auf besondere Punkte der Therapie wurde bei den verschiedenen Krankheitszuständen, für die sie in Betracht kommen, Rücksicht genommen. Somit sind die hauptsächlichsten Fragen erschöpft. Es bleibt lediglich noch etwas zum Verständnis der Versorgung derjenigen Herzfälle zu sagen, die außer Bett sind und herumgehen. Um dauernde Wiederholungen in verschiedenen Teilen dieses Buches zu sparen, führen wir einige ergänzende Angaben darüber hier an.

Gesunde Lebensgewohnheiten. Die Erfahrung hat uns gelehrt, die Wichtigkeit einer gesunden Lebensweise zu erkennen. Vernünftige Leute leben ruhig und mäßig; sie leisten jeden Tag ihre Berufsarbeit, haben ihren Zeitvertreib und verschaffen sich Abwechslung durch gelegentliche Ausflüge und Unterhaltungen, Gesellschaften und durch Besuche von und bei ihren Freunden. Im Essen sind sie mäßig und nehmen nur soviel zu sich, daß sie bei guter Gesundheit bleiben; sie gestalten ihre Diät so, daß sie hauptsächlich aus einfachen guten Speisen besteht; die Eintönigkeit wird gelegentlich durch eine sorgfältiger zubereitete, aber nicht schwere Mahlzeit unterbrochen. Sie haben regelmäßige Gewohnheiten bei ihrer Arbeit, ihrer körperlichen Bewegung und ihren Mahlzeiten. Im Trinken sind sie ausgesprochen mäßig. Sie beherrschen ihre Gefühle und ihre Leidenschaften. Ausschweifungen jeder Art werden vermieden. Wenn überhaupt, rauchen sie wenig. Frische Luft und offene Landschaften lieben sie und freuen sich an dem Gefühl der Kräftigung, das körperliche Anstrengungen begleitet; sie lieben die Wärme der Sonnenstrahlen auf ihrer Haut und den Schlaf nach einer gesunden Ermüdung. Das sind Lebensgewohnheiten, die in Industrieländern jetzt nur von wenigen Leuten angenommen und von noch wenigeren dauernd beibehalten werden. Die Sorgen und Ablenkungen eines immer verwickelteren Lebens, die sitzende Beschäftigung oder Arbeit in abgeschlossenen Räumen, das vorrückende Alter und die abnehmende Energie sind von mehr oder weniger störendem Einfluß, so daß die guten Regeln vernachlässigt werden; um so eher, als die nachteiligen Folgen nicht mit Sicherheit eintreten und oft lange auf sich warten lassen, da der Körper eine so große Widerstandskraft gegen Krankheiten besitzt. Gesunde Lebensgewohnheiten würden weiter verbreitet sein, wenn die Folgen ihrer Vernachlässigung unmittelbarer und ausnahmsloser auftreten würden. In weitem Maße sind es die Lebensgewohnheiten der Jugend, zu denen ältere Leute rasch freiwillig zurückkehren, wenn sie von irgendeiner akuten, aber vorübergehenden Krankheit genesen. Während ursprünglich Gesunde oft lange vor den schädlichen Folgen einer ungesunden Lebensweise bewahrt bleiben, gilt das nicht in gleichem Maße für Menschen mit geschädigter Gesundheit. Wenn man somit sagen kann, daß ein regelmäßiges Leben bei den ersteren eine ungewöhnliche Vorsicht bedeutet, dann ist es für die letzteren ein notwendiger Schutz, und zu diesen rechnen wir auch alle Patienten mit deutlich ausgeprägten Herzerkrankungen.

Vermeidung von Infektionen. Für Herzkranke bilden Infektionen eine besondere Gefahr. Man kann zwar durch vernünftige Vorsichtsmaßregeln Infektionen nicht ganz ausschließen, wohl aber die Häufigkeit ihres Vorkommens herabsetzen. Überfüllte Räume und Versammlungen in öffentlichen Gebäuden sollten vermieden werden, besonders während der Wintermonate und in Zeiten, in denen Infektionen weit verbreitet sind. Sind im gleichen Hause ansteckende Kranke, so sollten sie sich entfernt halten, und Besucher, die Ansteckung verbreiten könnten, sollte man nicht einlassen. Peinlichste Hygiene von Mund und Hals ist eine weitere Schutzmaßnahme.

Tabak. Es wäre das beste, wenn Herzkranke überhaupt nicht rauchen würden; wenn sie es aber durchaus wollen, ist strengste Mäßigung unerläßlich. Wir mögen zwar noch nicht sicher wissen, ob lange fortgesetztes Rauchen für die Blutgefäße schädlich ist, wie man manchmal glauben möchte. Sicher ist jedoch, daß bei sehr vielen Gewohnheitsrauchern das Rauchen die Ursache für stark anstrengendes Husten ist, und daß es bei vielen Menschen durch Reizung der Luftwege zu Infektionen des Halses und der Trachea führt. Reizungen und Infektionen der Trachea und der Bronchien sind besonders verbreitet bei denjenigen, die den Rauch einatmen — sie sind aber nicht auf diese beschränkt — und bei ihnen folgt auf eine Erkältung im Winter oft eine Periode von Wochen oder sogar Monaten, in der sie am Morgen husten müssen. Für viele Herzfälle ist solches Husten und derartige Infektionen besonders schädlich.

Körperliche Bewegung und Handarbeit. Allen Herzkranken, die fähig sind, herumzugehen, ist Bewegung im Freien zuträglich, denn sie unterstützt die Gesundheit von Geist und Körper. Für diese Kranken gilt das Prinzip, daß sie streng innerhalb der durch ihre Symptome gezogenen Grenzen leben. Kranke, die an Atemnot leiden, können sich von Zeit zu Zeit körperlich so weit anstrengen, daß ihre Atmung ein wenig rascher wird, so daß ihnen ihre Atemnot dann gerade zum Bewußtsein kommt; das darf aber nicht so weit getrieben werden, daß es ihnen unangenehm wird, oder bis zu einem Punkt, bei dem das Gefühl von Atemnot nicht sofort bei Ruhe wieder verschwindet. Das gleiche gilt auch für anginöse Schmerzen; der Mensch muß streng innerhalb der Grenzen seiner Schmerzen leben, muß die Anstrengung sofort abbrechen, wenn er Schmerzen verspürt, und es vermeiden, die gleiche Anstrengung zu wiederholen. Bei keinem dieser Patienten darf die körperliche Betätigung so weit getrieben werden, daß eine unangenehme Müdigkeit auf sie folgt. Es ist nutzlos, im voraus genau festsetzen zu wollen, was man einem Menschen erlauben oder nicht erlauben kann. Das muß jeder Patient für sich vorsichtig ausprobieren; wurde ein solcher Versuch zu weit getrieben, dann sollte zum Ausgleich eine Ruheperiode von Stunden oder, in manchen Fällen, von Tagen folgen. Genau das gleiche Prinzip gilt für die Berufsarbeit; die Arbeit sollte dem Fall angepaßt sein und durch individuelles Ausprobieren bemessen werden. Selten können Herzkranke schwere Handarbeit leisten, wie Landarbeit, schweres Hämmern oder schwere Trägerdienste; einige sind für mäßig schwere Handarbeit tauglich, wie Maurer- oder Zimmermannsarbeit; die meisten aber werden finden, daß ihnen leichtere Arbeit am zuträglichsten ist, beispielsweise Anstreichen, leichte Montagearbeit oder rein sitzende Beschäftigung. Besser als der Versuch, die Art der Arbeit zu ändern, ist oft eine Kürzung der Arbeitsstunden. Man sollte einem Kranken nur dann raten, seine Stelle aufzugeben, wenn hierfür ein ganz triftiger Grund besteht und wenn man glaubt, daß er sich fügen wird. Beschäftigung für Geist und Körper bannt Ängstlichkeit und fördert Zufriedenheit. Kinder sollte man in der Schule lassen, wenn es auch notwendig werden kann, ihre körperliche Betätigung streng zu begrenzen und bei kleinen Kindern genau zu überwachen.

Kranke mit mäßiger Arbeitstoleranz sollten sich häufig beim Arzt sehen lassen; Abnahme der Toleranz ist eine Angelegenheit, um die man sich kümmern muß. Es ist nicht richtig, wenn man eine Stauung sich allmählich entwickeln läßt, ohne einzugreifen; bei Abnahme der respiratorischen Reserve oder Verdacht auf einen übermäßigen Füllungszustand der Venen sollte sofort für kurze Zeit Bettruhe verordnet werden. Frühzeitige Ruhebehandlung ist rationell, da dadurch oft

Anfälle von schwerer Stauung und lange Ruheperioden, die diese mit sich bringen, hinausgeschoben werden.

Schwere Anstrengungen, wie Laufen, rasches Steigen, Spazierengehen bei starkem Gegenwind, Heben von mehr als 25 kg, Wettkämpfe irgendwelcher Art sollte man Kranken, die einmal eine Herzinsuffizienz hatten, ein für allemal verbieten, ebenso Fällen von Angina pectoris, syphilitischen Aortenerkrankungen und Patienten, die sich von einer Coronarthrombose erholt haben. Die gleichen Kranken sollte man auch anweisen, Situationen zu vermeiden, bei denen sie in Versuchung kommen könnten, solche anstrengenden Tätigkeiten in dringender Not auszuführen. Mithin sollten solche Kranke nicht auf schlechten oder steilen Wegen spazieren gehen oder ohne Begleitung im Auto aufs Land hinausfahren; bei Unfällen oder bei dringender Gefahr, bei denen Hilfe mit schwerer Anstrengung verbunden ist, müssen diese Patienten es anderen überlassen, die erste Hilfe zu bringen.

Diät. Die hier angegebenen Diätformen sollen nur zur Anleitung dienen und nicht starr angewandt werden; die Menge und Form der Speisen kann innerhalb vernünftiger Grenzen variiert werden, um dem Einzelfall zuträglich zu sein.

Diät I.

Schwere Stauung; ungefähr 800 Cal.

Frühstück (8—9 Uhr):
    a) 50 g Brot oder Toast (mit oder ohne Sirup oder Honig) und eine Tasse Tee 150 g (mit Milch und einem oder zwei Stück Zucker) oder
    b) ein rohes Ei in Milch (180 g).

Mittagessen (13.30 Uhr):
    60 g Hackfleisch oder Geflügel oder 90 g Fisch
    50 g Brot oder 60 g Spinat.

Abendessen (19 Uhr):
    a) 150 g Eierrahm oder
    b) 120 g Milchpudding oder
    c) 150 g Brot und Milch (120 g Milch 30 g Brot, mit Zucker).

Zwischen den Mahlzeiten kleine Mengen von Flüssigkeiten. Die gesamte Flüssigkeitsmenge bei dieser Diätform, Tee und Milch eingeschlossen, sollte 600 ccm selten überschreiten.

Diät II.

Genesung; ohne körperliche Betätigung; ungefähr 1500 Cal.

Frühstück (8—9 Uhr):
    a) 60 g Brot
       20 g Butter
       ein Setzei oder ein gekochtes Ei, oder 90 g weißer Fisch (nicht gebraten)
       120 g Tee oder Kaffee
       30 g Milch
       ein bis zwei Stück Zucker
       30 g Honig oder
    b) Grapefruit oder Orangen
       Mehlfrüchte, 30 g geröstete Getreideflocken *(„cornflakes")* oder 90 g Hafermehl, gekocht
       150 g Milch
       15 g Zucker.

Mittagessen (13.30 Uhr):

   a) 120 g weißer Fisch (nicht gebraten) oder 60 g Fleisch (Hühnchen, Kaninchen, Hammel, Kalbsmilch oder Wild)
      90 g Kartoffeln oder 30 g Brot
      60 bis 90 g Spinat, Tomaten, Grünes vom Kohl, Erbsen oder Bohnen oder Salat
   b) 150 g Milchpudding
      mit gekochten Früchten (Pflaumen, Zwetschen, Aprikosen, Bratäpfel) mit Zucker oder rohen Orangen, Pfirsiche oder Weintrauben.

Tee (16—17 Uhr):
      120 g Tee
      30 g Milch
      ein bis zwei Stück Zucker

Abendessen (19 Uhr), nur ein Gang:

   a) 120 g Fisch
      90 g Kartoffeln
   b) 180 g Milchpudding
   c) 90 g Hühnchen oder 120 g Fisch
      Salat.

Zu allen diesen Formen, a) bis c), 30 g Brot und 15 g Butter.

Alle Mahlzeiten sind ohne Flüssigkeit zu nehmen. Flüssigkeiten sind eine Stunde vor den Hauptmahlzeiten zu trinken; Wasser, oder für an Alkohol gewöhnte, Whisky oder Brandy (15 g) mit Wasser, nicht mehr als zweimal täglich; oder einmal mit dem Mittagsmahl ein Glas Sherry, Rotwein oder Rheinwein. Gesamtflüssigkeitsmenge bis zu 1200 oder 1500 g.

Diät I ist geeignet für schwere Herzinsuffizienz mit Stauung, akute Coronarthrombose, schwere Angina pectoris in der Ruhe. Solch eine Diät kann ohne ernsten Kräfteverlust bis zu einer Woche beibehalten werden. In dem Maße, wie in einem Fall von Herzinsuffizienz mit Stauung die Genesung fortschreitet, gibt man Zulagen, bis Diät II erreicht ist.

Diät II ist ebenso für Herzfälle geeignet, die bettlägerig sind, wie Angina pectoris oder Vorhofflimmern unter aktiver Digitalisbehandlung, oder für Kranke mit Hypertonie oder senilem Herzen, die in ihrem Lehnstuhl sitzen. Schreitet die Genesung weiter fort und wird körperliche Arbeit geleistet, dann ist mehr Nahrung notwendig.

Ist Flatulenz vorhanden, so kann eine Herabsetzung des Stärkegehalts der Diät erforderlich werden. Flatulenz führt oft zu übermäßiger Atemnot und Rhythmusstörungen und ist nicht selten für das Auftreten von anginösen Schmerzen bestimmend. Man muß darauf bestehen, daß zu den Mahlzeiten keine Flüssigkeit getrunken wird.

Für Fälle mit chronischen Herzleiden ohne stärkere Symptome bestehen keine besonderen Einschränkungen. Im allgemeinen sollten die Mahlzeiten leicht, regelmäßig und in gutem Abstand voneinander sein; stark gewürzte und unverdauliche Speisen sind zu vermeiden. Der Ernährungszustand von Herzkranken soll zwar gut sein; doch ist es für sie besonders wichtig, nicht zu dick werden; eine schon vorhandene Fettsucht sollte behandelt werden.

Adams-Stokes Syndrom 90.

Aderlaß 25.

Adhäsionen des Perikards s. Perikardverwachsungen.

Adrenalin, Wirkung 54.

Akute Herzerweiterung 100.
— Gelenkrheumatismus und 177.
— Paroxysmale Tachykardie und 64, 137.
— Schutz durch das Perikard 105, 136.
— Schwangerschaft und 137, 244.
— Überanstrengung und 67, 135.

Alter, Herzleiden im höheren 221.

Alter und verschiedene Formen von Herzerkrankungen 182.

Amylnitrit 48, 51.

Anakroter Puls 114, 199.

Anämie, Anginöse Schmerzen und 54.
— Cyanose und 34.
— Fettherz und 228.
— Herzinsuffizienz und 20.

Aneurysma 191—198.
— arterielle Zeichen 198.
— Behandlung 204.
— Diagnose 202.
— Druckerscheinungen 196.
— durch infizierte Embolie 169.
— Prognose 203.
— Symptome und Zeichen 192.

Aneurysmatische Erweiterung des linken Vorhofs 101.

Angeborene Herzmißbildungen 237.

Angeborene Herzmißbildungen, bakterielle Endokarditis und 165, 238, 241.
— Cyanose bei 32, 240, 242.
— Diagnose, Prognose und Behandlung 242.

Angina pectoris
— Alter und 222.
— Anämie und 54.
— Anstrengung und 44.
— Aorteninsuffizienz und 47, 113.
— Behandlung 50.
— besondere Fälle 52.
— besonderes Syndrom 47.
— Coronararterien und 36, 42, 44.
— Diagnose 46, 48, 223, 229, 230.
— Hyperthreoidismus und 54, 234.
— Hypertonie und 44.
— Klinik 44.
— Lungenödem und 150.
— Narkosen bei 247.
— Nitrite bei 48, 51.
— Paroxysmale Tachykardie und 54, 64.
— Prognose 48.
— Rheumatisches Herzleiden und 184.
— Symptome 44.
— Syphilis (kardiovaskulär) und 200.
— Thyreotoxikose und 54, 235.
— Vasomotorische Angina pectoris (Nothnagel) 54.

Anginöse Schmerzen, s. a. Angina pectoris.
— — Coronarthrombose und 39.
— — Nächtliche 48.
— — Neurasthenie und 53.

Anginöse Schmerzen, provozierende Faktoren 45, 46.
— — Puls und Blutdruck und 48.
— — Tabak und 53.
— — Ursache 37.

Anstrengungen (schwere) 260.

Anstrengungssyndrom 141.

Aortenerweiterung 192, 200.
— Isthmusstenose und 239.
— Symptome und Zeichen 192.

Aortengeräusche
— diastolische 110, 111.
— systolische 110, 115, 239.

Aorteninsuffizienz 107.
— Angina pectoris und 47, 113.
— Blässe und 113, 170.
— Blutdruck bei 108, 109.
— Differentialdiagnose 111.
— Digitalis bei 134.
— Folgeerscheinungen 112.
— Gefäßerweiterung bei 112.
— Grade 110.
— Herzinsuffizienz und 139.
— Herzvergrößerung und 94, 113, 183.
— Rheumatismus und 107, 182.
— Syphilis und 107, 112, 200.
— Vorhofflimmern und 184, 185.
— Zeichen und Symptome 108.

Aortenklappen, s. a. Aortenstenose und Aorteninsuffizienz.

Aortenklappen, aufsteigende Degeneration 222.
— Pathologische Anatomie 107.
— zweizipflige 165, 238.
Aortenklappenruptur 112.
Aortenstenose 113.
— aufsteigende Degeneration der Klappen 107, 222.
— Rheumatismus und 107, 182.
— Symptome, Zeichen und Diagnose 113, 114, 115.
Aortitis s. Syphilis, Mesaortitis.
Apoplexie 91, 206, 210.
Arbeitstoleranz
— Grade 5.
— herabgesetzte 3.
— Herzreserven und 140.
— Herzvergrößerung und 183.
— Prognose und 251, 252.
— Prüfungsmethoden 4.
Arrosionen durch Aneurysmen 191, 192, 198.
Arterieller Puls s. Puls.
Arteriolenspasmen 209.
Arteriosklerose 218.
Arterio-venöse Anastomosen 111, 113.
Ascites 18, 161.
Asthma cardiale 149.
Atemnot 1.
— bei Anstrengungen 2, 3, 141.
— beim Gesunden 2, 141.
— Bronchitis und 231.
— Cyanose und 31.
— Differenzialdiagnose der verschiedenen Formen 146.
— Grade 2.
— Herzinsuffizienz und 2, 6.
— Hypertonie und 211.
— Körperhaltung und 23.
— nächtliche 149, 150.
— nervöse 147.
— syphilitische Mesaortitis und 192.
— Ursache von — bei Herzinsuffizienz 2, 148.
— Venenstauung und 14, 211, 232.
Athletenherz 141.

Atrio-ventriculäre Klappen 115, s. a. Mitralklappe und Trikuspidalklappe.
Atrio-ventriculäres Bündel 83.
Atropin-Tachykardie 66.

Bakterielle Endokarditis s. Endokarditis.
Behandlung 257, s. a. unter den verschiedenen Krankheiten und Symptomen.
Blutdruck
— Alter und 209.
— Angina pectoris und Blutdrucksteigerung 48.
— Anstrengungssyndom und 144.
— Aorteninsuffizienz und 108, 109.
— diastolischer 107, 208.
— häufige Messungen 214.
— Herabsetzung 216.
— hoher, s. Hypertonie.
— Messung 208.
— mittlerer 208.
— Ohnmacht und 86.
— systolischer 108, 208.
Blutspucken 152, 153, 192, 196, 197.
Bradykardie 81.
— Differentialdiagnose der Typen 84.
— einfache Form 81, 85.
— kardiale Ohnmacht und 88.
Bronchitis und Emphysem 230.
Bronchus (Aneurysmadruck auf) 197.

Capillarpulsationen 35, 113, 234.
Carotispulsation 12, 13, 108, 109.
Carotis-Sinusreflex
— Herzblock und 88.
— bei Flattern 67.
— bei paroxysmeller Tachykardie 70.
Cerebrale Ohnmachten 90, 214.
Cheyne-Stokessche Atmung 149, 150, 211, 226.

Chinidin
— intravenöse Applikation 70.
— paroxysmale Tachykardie und 70.
— Vorhofflattern und 71.
— Vorhofflimmern und 77, 80, 188.
Chloroform und Herz 248, 249.
Chorea 178.
Coffein 27.
Coronararterien 36.
— Angina pectoris und 37, 44.
— Erkrankungen der 36.
— Fettherz und 228.
— Herzmuskelschwielen und 228.
— im Alter 221.
— plötzlicher Tod und 92.
— Thrombose der 38.
Coronarembolie 169.
Coronarthrombose 38.
— Diagnose 41.
— Herzinsuffizienz und 20, 40.
— Hypertonie und 38, 210.
— Lungenödem und 40, 41, 151.
— plötzlicher Tod bei 39, 42, 92.
— Prognose und Behandlung 42, 43.
— Symptome und Zeichen 39.
Cyanose 31.
— angeborene Herzmißbildungen und 32, 240, 242.
— Bronchitis, Emphysem und 232.
— Herzinsuffizienz und 14, 33.

Dekompensation 103.
Delirium, Herzinsuffizienz und 14.
Diagnose, s. a. unter den verschiedenen Krankheitszuständen.
— Diagnostische Ausdrücke und ihr Nutzen 249.
Diastole, Herzfrequenz und Länge der 21.
Diastolischer Blutdruck 107, 208.

Diastolischer Shock 194.
Diastolisches Geräusch s. Geräusche.
Diät 260.
— bei Herzinsuffizienz 24, 30.
Digitalis
— Aorteninsuffizienz und 134.
— Flattern und 71.
— frequenzerhaltende Dosen 79, 80.
— Kumulation 78.
— massive Dosen 78.
— normaler Rhythmus und 26.
— Übelkeit und Erbrechen durch 78.
— Vorhofflimmern und 28, 76.
Digitalisbigeminie 78.
Digoxin 78.
Diuretica 27.
Ductus arteriosus Botalli, offener 237.

Elektrokardiogramm
— bei Herzhypertrophie 101.
— negative T-Zacke 40, 225.
Embolie
— bei akuter bakterieller Endokarditis 173.
— Chinidin und 81, 152.
— Coronarthrombose als Ursache 41.
— der Lungen 152.
— Folgen 168, 169.
— rheumatisches Herzleiden und 186.
— subakute bakterielle Endokarditis und 168, 169.
— Vorhofflimmern und 81, 152.
Emphysem 230, 231.
— Zurücksinken des Herzens 232.
Endokarditis
— akute bakterielle 172.
— lenta, s. subakute bakterielle —.
— rheumatische 115, 176.
— subakute bakterielle (E. lenta) 164.
Energieverbrauch, s. a. Körperliche Bewegung.

Energieverbrauch
— Tachykardie und 20, 64.
Epigastrische Pulsationen 98.
Epistaxis s. Nasenbluten.
Erbrechen, durch Stauung oder Digitalis 6, 77, 79.
Essentielle Hypertonie, s. Hypertonie.
Extrakardiale Geräusche 123.
Extrasystolen 58.

Fettherz 228.
Fettsucht
— Fettherz und 228.
— Hypertonie und 205, 216.
Fieber
— bei bakterieller Endokarditis 166, 173.
— bei Gelenkrheumatismus 170.
— bei Herzkrankheiten 171.
— Tachykardie bei 61.
Fingerknoten 169.
Flatulenz 261.
Flintsches Geräusch 122.
Foramen ovale, offen 239.
Funktionsprüfungen des Herzens 5.

Galopprhythmus 210, 224.
Gefäßerweiterung 35.
— Aorteninsuffizienz und 112.
— Thyreotoxikose und 234.
Gefäßverengerung, Symptome der 54.
Gelbsucht bei Herzinsuffizienz 13.
Gelenkrheumatismus 174.
Gelenkschmerzen und Gelenkergüsse 168, 175, 177.
Geräusche am Herzen,
— Crescendo — bei Mitralstenose 117, 120.
— dauernde basale — (bei Mißbildungen) 238.
— dauernde und wechselnde 123, 124.
— der mittleren Systole 124.

Geräusche am Herzen
— diastolisches — bei Mitralstenose 117, 120.
— — bei Trikuspitalstenose 127.
— extrakardiale 123.
— Flintsches 122.
— frühdiastolisches — über der Aorta 109, 110, 111.
— — über der Mitralis 118, 119, 120.
— — über der Pulmonalis 111.
— kardiorespiratorische 123.
— Körperhaltung und 110, 119, 120.
— Mitral — der mittleren Diastole 118, 119, 122, 179.
— musikalische 112, 124.
— präsystolische 118, 119.
— Stells 111.
— systolische — über der Aorta 110, 115.
— — durch körperliche Anstrengung 142.
— — beim Anstrengungssyndrom 144.
— — beim Septumdefekt 240.
— — über der Basis bei Isthmusstenose 239.
— — über der Pulmonalis 241, 242.
— — über der Spitze 123.
— Herzerweiterung und 100, 125, 177, 222.
— — über der Trikuspitalis 129.
— Vorhofflimmern und Veränderungen der 120.
— Zeitliche Festlegung 110, 117, 119.
Gummata im Herzen 191.

Hämoptyse s. Blutspucken.
Halsvenen 8.
Hautblässe 31.
— akute bakterielle Endokarditis und 173.
— Aorteninsuffizienz und 113, 170.
— Gelenkrheumatismus und 177.

Hautblässe, kardiale Ohn-
macht und 88.
— subakute bakterielle
Endokarditis (Endo-
karditis lenta) und 167,
170.
— Ursache 31.
Hautfarbe 31.
Hauttemperatur und
Cyanose 31, 32.
Hemiplegie 169, 186, 210.
Herzbett 23, 24.
Herzbeutel, angeborenes
Fehlen 159.
Herzblock 83.
— Geräusche bei Mitral-
stenose und 122.
— intermittierender Puls
bei 58.
— kardiale Ohnmacht
und 89.
Herzdämpfung 98,, 99.
— Aneurysma und Aor-
tenerweiterung und
194.
— Emphysem und 232.
— fixierte absolute 162.
— Perikarderguß und
155.
Herzerweiterung, s. a.
Akute Herzerweite-
rung.
— Aneurysma des linken
Vorhofs 101.
— Behandlung 106.
— Leistungsfänigkeit er-
höht durch 136.
— Messung 102.
— Prognose 105.
— systolisches Geräusch
an der Spitze und 100,
125, 177, 222.
— Ursache 93, 94.
Herzfrequenz, s. a. Bradykardie und Tachy-
kardie.
— Blutdruck und 112.
— bei körperlicher Be-
wegung 5, 143, 144.
— normale 81, 82.
— unter verschiedenen
Umständen 61, 81.
Herzgrenzen 98, 99.
Herzhypertrophie
— Bronchitis und Em-
physem und 231.
— Elektrokardiogramm
bei 101.
— Entwicklung 106.

Herzhypertrophie
— Hypertonie und 94,
205, 210.
— Messung 95, 102.
— physiologische 138.
— rechts- und links-
seitige 94, 100.
— Ursache 94.
— und Herzerweiterung
93.
— — Gleichgewicht zwi-
schen („Kompensa-
tion") 102, 103.
— — Unterscheidung
zwischen 102.
Herzinsuffizienz 1, 6, 19.
— Aderlaß bei 25.
— allgemeine Betrach-
tung 1.
— Anämie und 20.
— Angina pectoris und
49.
— Aorteninsuffizienz
und 139.
— Behandlung 22.
— Bronchitis und Em-
physem und 231, 232.
— chronisches rheuma-
tisches Herzleiden und
183, 188, 189.
— Coronarthrombose
und 20, 40.
— Cyanose und 33.
— Definition 1.
— Delirien bei 14.
— Diagnose, Hilfsmittel
für die 223, 230.
— Diät bei 24, 30, 260.
— Digitalis und 26, 28,
29, 76, 77.
— Erschöpfung bei 6.
— feinste Herzmuskel-
veränderungen und
184.
— Gelbsucht bei 13.
— Herzarbeit und 19,
135, 138.
— Hyperthyreoidismus
und —, s. Thyreotoxi-
kose.
— Hypertonie und 19,
211, 217.
— Hypnotica und 24.
— Infektion und 20.
— Isthmusstenose der
Aorta und 139.
— Klappenerkran-
kungen und 19.
— körperliche Bewegung
bei 29, 30.

Herzinsuffizienz
— Lagerung bei 23.
— Lungenerkrankungen
und 19, 231.
— Milzvergrößerung und
170.
— Muskelveränderungen
bei 20.
— Nachbehandlung 29.
— Narkosen und 247,
248.
— Ödeme bei 14, 16.
— paroxysmale Tachy-
kardie und 20, 64.
— Perikardverwachsun-
gen und 19, 162, 163.
— Prognose 21.
— refraktäre Fälle 30.
— Reservekraft und 140.
— rheumatische Pankar-
ditis und 20, 177.
— Ruhe bei 23, 29.
— Sauerstoff bei 25.
— Sauerstoffmangel
(Asphyxie) und 20.
— Schlaf bei 23, 24.
— Schmerzen und 6.
— Schwangerschaft und
137, 244.
— Stadien 3.
— Stuhlgang bei 23.
— subakute bakterielle
Endokarditis (Endo-
karditis lenta) und 20,
168.
— Symptome 6.
— Syphilis (des Herzens
und der Aorta) und
200.
— Thyreotoxikose und
20, 235.
— Tonika und Stimu-
lantien bei 26.
— Überanstrengung (an-
dauernde) des Herzens
und 138.
— Urin bei 13.
— Ursache 19.
— Venenstauung und 2,
7, 13.
— Vorhofflimmern und
20, 28, 74.
— Zeichen 7.
Herzklopfen
— Anstrengungssyn-
drom und 143.
— Aorteninsuffizienz
und 108.
— einfache Form 62.

Herzklopfen
— Extrasystolen und 58, 60.
— paroxysmale Tachykardie und 63, 64.
— Vorhofflimmern und 73.
Herzleiden des Alters 221.
Herzmuskelschwäche 229.
Herzmuskelschwielen 228.
Herzödeme s. Ödeme.
Herzreserven
— Alter und 222, 223.
— Herzinsuffizienz und 3, 19, 140.
— Klappenfehler und 128, 129, 140.
Herzspitzenstoß 96, s. a. Pulsationen der Brustwand.
— Anstrengungssyndrom und 142, 144.
— bei Emphysem 232.
— bei Kindern und Jünglingen 96.
— Bewegung der Rippen und des Brustbeines 98.
— epigastrischer 98.
— episternaler 193.
— fixierter 160.
— hebender 100.
— körperliche Bewegung und 142.
— maximaler 96.
— Perikarderguß und 155.
— Thyreotoxikose und 234.
— verbreiterter 97, 142, 144, 155, 234.
— verlagerter 96.
Herztätigkeit, unregelmäßige und ungeordnete 55, 61, 72, 81.
Herztöne
— betonte.
— — erster Ton an der Spitze 116, 120.
— — zweiter Ton über der Aorta 194, 207.
— — zweiter Ton über der Pulmonalis 116, 120, 148, 207.
— dritter Herzton 179, 225.
— erster Ton durch ein Geräusch ersetzt 124.

Herztöne
— Galopprhythmus 224.
— gedoppelte.
— — bei vollständigem Herzblock 84.
— — erster Ton an der Spitze 116, 120.
— — zweiter Ton an der Spitze 225.
— — zweiter Pulmonalton 116, 120.
— beim Aneurysma 194.
— beim vollständigen Herzblock 84, 85.
— Stärke der 224.
Herzüberanstrengung 67, 135, 144.
Herzvergrößerung 93, s. a. Herzerweiterung und Herzhypertrophie.
— Aorteninsuffizienz und 94, 113, 183.
— Arbeitstoleranz und 107, 183, 184.
— Behandlung 106.
— bei Kindern und Jünglingen 96, 97.
— Diagnose 104.
— Grade 104.
— Hypertonie und 205, 210.
— Messung 95.
— Perikardverwachsungen und 162.
— Prognose 105.
— rheumatisches Herzleiden und 183, 188.
— Symptome 95.
— Syphilis (des Herzens und der Aorta) und 201.
Husten
— Behandlung 26, 233.
— Herzinsuffizienz und 6, 231.
— metallischer (blecherner) 197.
Hydrothorax 18, 27, 28.
Hyperthyreoidismus s. Thyreotoxikose.
Hypertonie (essentielle) 205.
— Angina pectoris und 44, 207, 217.
— Arterienerkrankungen und 220.
— Begleiterscheinungen 209.
— Behandlung 214.
— Endzustand 211.

Hypertonie
— Erkennung 207.
— Herzhypertrophie bei 94.
— Herzinsuffizienz und 19, 211, 217.
— kardio-vaskuläre Syphilis und 201.
— Narkose und 247.
— Ödeme und 207, 211, 218.
— Symptome 206.
— Verlauf und Prognose 212.
Hypertonie (paroxysmale) 54, 150.

Infektionen
— Anstrengungssyndrom und 142.
— essentielle Hypertonie und 211.
— Herzinsuffizienz und 20.
— hohes Alter und 223.
— paroxysmale Tachykardie und 63.
— paroxysmales Vorhofflimmern und 72.
— Vermeidung von 258.
Intermittierender Puls 56.
Ischämie, Muskelschmerz bei 37.
— Angina pectoris und muskuläre 37.
Isthmusstenose der Aorta 238.

Kammerflimmern 92.
— Coronarthrombose und 39.
— kardiale Ohnmacht durch 90.
— plötzlicher Tod durch 42, 92, 249.
Kammerruptur 41, 42, 92.
Kammerstillstand 89, 92.
Kardiale Ischämie 37.
Kardiales Asthma 149.
Kardiorespiratorisches Geräusch 123.
Klappenerkrankungen, s. a. unter verschiedenen Klappenfehlern.
— Bedeutung 128.
— Behandlung 133.
— Belastung durch 94.
— Herzinsuffizienz und 19.

Klappenerkrankungen
— körperliche Bewegung und 134.
— Narkosen und 246.
— Prognose 128, 187.
— rheumatisches Herzleiden und 182, 187.
Knötchen, subkutane 175, 176, 178.
— submiliare Aschoffsche
— im Herzmuskel 176.
Kompensation 102.
Kopfschmerzen 206, 217.
Körperhaltung (Lagerung)
— bei Herzinsuffizienz 23.
— Herzgeräusche und 110, 119.
— Schwindel, kardiale Ohnmacht und 86, 91, 121.
— Venenpuls und 12.
Körperliche Bewegung
— als auslösende Ursache von paroxysmaler Tachykardie 137.
— bei Herzinsuffizienz 30, 259.
— beim Anstrengungssyndrom 145, 146.
— Blutdruck und 144.
— Herzfrequenz bei 5, 144.
— Regelung 259.
— Wirkung der 141.
Kugelthrombus 186.

Leber, Stauungs- 13.
— zirrhotisch und gestaut 15.
Leukocytose 167, 173, 177.
Lunge
— Zurückweichen der 97, 159, 160, 192.
— braune Induration der 148.
Lungenarterie, Erweiterung der 148, 238, 241.
Lungenerkrankungen Herzinsuffizienz und 19.
Lungeninfarkt 152, 232.
Lungenkompression 156, 157.

Lungenödem 148.
— akutes 149, 150.
— beginnendes 148.
— Coronarthrombose und 40.
— Cyanose bei 33.
— Prognose und Behandlung 152, 152.
— rheumatische Erkrankungen und 186.
— Symptome und Zeichen 14, 148.
— Syphilis und 203.
Lungenstauung 148.
— akute 149.
— Cyanose bei 33, 34.
— passive 148.
— Zeichen und Symptome 13, 148.

Mediastino-pericarditis s. Perikardverwachsungen.
Mesaortitis 190, 200, s. a. Aorteninsuffizienz.
Methämoglobinämie 32.
Milzembolie 169.
Milzvergrößerung 167, 170.
Mißbildungen s. angeborene Herzmißbildungen.
Mitralinsuffizienz 123.
— Diagnose 138, 139.
— Grade 139.
— Prognose 131.
Mitralstenose 116.
— chirurgische Behandlung 133.
— dritter Herzton bei 179.
— Erkennung 116, 126.
— Frühdiagnose 119, 179.
— Gelenkrheumatismus und 179.
— Geräusche bei 117, 120.
— Infarkte und 152.
— Vorhofflimmern und 185.
Musikalisches Geräusch 112, 124.
Myokardschädigung, Zeichen der 223.
Myokarditis 227.
Myomalazie des Herzens 38.

Narkosen bei Herzkranken 247, 248.
Nasenbluten 206.
Neosalvarsan 204.
Nervus recurrens, Aneurysma und 198.
Neurasthenie, anginöser Schmerz und 53.
Nierenasthma 149.
Nierenembolie 169.
Nierenerkrankungen
— arteriosklerotische und arteriolosklerotische 221.
— bakterielle Endokarditis (E. lenta) und 168.
— chronische Glomerulonephritis 212.
— rote Granularniere 206, 221.
— Stauungsniere 13.
Niereninsuffizienz bei Hypertonie 210.
Nitrite bei Angina pectoris 48, 51.
Nitroglycerin 52.
Nothnagels Syndrom 54.

Ödeme 16.
— Behandlung 26, 27.
— bei älteren Menschen 18, 207.
— bei Hypertonie 207, 211.
— Differentialdiagnose 18.
— Drainage 26, 27.
— Erkennung 16.
— Faktoren beim Zustandekommen 16.
— kardiale 16, 17.
— Körperhaltung und 17.
— der Lunge s. Lungenödem.
— seröse Exsudate 18, 26, 27, 161.
— Verteilung 17.
Oesophagusverengerung 192, 196.
Ohnmacht (kardiale) 88.
Olliver Cardarellisches Zeichen 193.
Operationen bei Herzfällen 246.
Orthodiagraph 95.

Paraplegie, Aneurysma und 198.
Paroxysmales Flimmern 72, 235.
Paroxysmale Hypertonie 54, 150.
Paroxysmale Tachykardie 62.
— anginöse Schmerzen bei 54, 64, 65.
— Behandlung 70.
— bleibende Schädigung als Folge von Anfällen 69.
— Herzerweiterung bei 64, 137.
— körperliche Anstrengung als auslösende Ursache 137.
— plötzlicher Beginn und Ende des Anfalls 62, 63, 66.
— Prognose 68.
— rheumatisches Herzleiden und 186.
Perihepatitis, Ascites und 19, 161.
Perikard, Verhütung von Herzerweiterung durch das, s. a. Herzbeutel 105, 136, 154.
Perikardiales Reiben 41, 156, 159.
Perikarderguß 154.
Perikarditis 154.
— Behandlung 157.
— mit Erguß 154.
— konstriktive 159, 184.
— Reibelaute bei 41, 156, 159.
— rheumatische
— Symptome und Zeichen 155.
— Verlauf 157.
Perikardverwachsungen und Mediastino-perikarditis 158.
— Bedeutung und Prognose 163.
— Behandlung 163.
— Diagnose 163.
— Gelenkrheumatismus und 175, 176, 183.
— Herzhypertrophie 94.
— Herzinsuffizienz und 19.
— Symptome und Zeichen 159.
— Thoraxeröffnung bei 163.

Petechien 167, 173.
„Pistolenschuß“-Geräusch 109.
Pleuro-perikardiales Reiben 156, 162.
Plexus brachialis, Aneurysmadruck auf 198.
Plötzlicher Tod s. Tod (plötzlicher).
Polycythämie 32, 240.
Präsystolisches Geräusch 118, 119.
Prognose, s. a. unter den verschiedenen Krankheiten.
— Einteilung der Herzkrankheiten nach prognostischen Gesichtspunkten 187, 252, 253.
— Erfahrung als gesunde Grundlage der 59, 129.
— Grundlage 251.
— Herzerweiterung und 105.
— Prinzip 59, 129.
Pulmonalinsuffizienz 111, 242.
Pulmonalstenose 241.
Puls (arterieller),
— Amplitude 108, 209.
— Frequenz und Fieber bei Pankarditis 177.
— inspiratorisches Kleinerwerden oder Verschwinden 161.
— intermittierender 56.
— kollabierender 109.
— langsamer s. Bradykardie und Herzblock 88, 89.
— langsamer — und kardiale Ohnmacht
— rascher 112, 234, s. a. Tachykardie.
— Spannung 207.
— Stärke des Pulses und Myokard 223.
— Ungleichheiten zwischen rechts und links 198, 199.
— unregelmäßiger s. Herztätigkeit.
— Unterscheidung des Venenpulses 12.
Pulsanstieg, langsamer 144.
Pulsationen der Brustwand 192, s. a. Herzspitzenstoß.

Pulsierende Tumoren 193.
Pulsus
— alternans 210, 226.
— bigeminus 58, 78.
— celer („Wasserhammerpuls“) 108, 111.
— paradoxus 161.
Punktion seröser Ergüsse 28, 157.
Purpura
— akute bakterielle Endokarditis und 173.
— rheumatische Infektion und 178.
— Hypertonie und 210.
— subakute bakterielle Endokarditis (E. lenta) und 168.

Reibegeräusche
— perikardiale 41, 156, 159.
— pleuro-perikardiale 156, 162.
Retinaarterien 205, 209.
Retinaembolien 169.
Rheumatische Klappenentzündungen 107, 115, 175, 176, 182.
— Knötchen 175, 176, 178.
— Pankarditis 174.
Rheumatisches Herzleiden (chronisches) 182.
Röntgenstrahlen
— Aneurysma, Herzerweiterung und 194.
— Herzvergrößerung und 95, 157.
— Orthodiagraph 95.
— Perikarderguß und 157.
— Perikardverwachsungen und 162.

Sauerstoffmangel (Asphyxie) als Ursache von Herzinsuffizienz 20.
Sauerstofftherapie bei Herzinsuffizienz 25.
Schenkelblock 225.
Schlaflosigkeit 23, 24.
Schlafmittel bei Herzinsuffizienz 24.
Schlagfrequenz des Herzens s. Herzfrequenz.

Schmerz, s. a. Anginöse
Schmerzen.
— Aneurysma und 192,
198.
— Anstrengungssyn-
drom und 143.
— Coronarthrombose
und 39.
— Herzinsuffizienz und
6, 26.
— Leber 13, 26.
— Perikarditis und 155,
157.
— präkordialer 26, 143.
— syphilitische Mesaor-
titis und 192.
Schwangerschaft und
Herz 137, 243.
Schwindelgefühl
— Anstrengungen und
86, 87.
— Aorteninsuffizienz
und 108.
— Herzblock und 89.
— Körperhaltung und
86, 91, 108, 143.
Schwirren
— angeborene Herzmiß-
bildungen und 238,
240, 242.
— Aortenstenose und
114.
— Mitralstenose und 117.
Schwitzen, kardiale Ohn-
macht und 88, 90.
Sinusarhythmie 55.
Soldatenherz 141.
Southeys Röhrchen 28.
Status anginosus 41.
Stauungslunge s. Lungen-
stauung.
Steells Geräusch 111.
Stridor bei Aneurysmen
197.
Strophanthus 79.
Sympathicus, Aneurys-
mendruck auf 198.
Syphilis des Herzens und
der Aorta 190, 200
s. a. Aorteninsuffi-
zienz.
Systolischer Blutdruck
108, 208 s. a. Hyper-
tonie.
— Aortenklappener-
krankungen und 108,
114.
— höher im Bein als im
Arm 109.

Systolische Einziehungen
bei Perikardverwach-
sungen 159.
— Geräusche, s. Ge-
räusche.

Tabak 53, 59, 258.
Tachykardie s. a. Paro-
xysmale Tachykardie
und Vorhofflattern.
— anginöse Schmerzen
und 54.
— Aorteninsuffizienz
und 112.
— Differenzierung 65.
— einfache 61, 68, 70.
— Energieverbrauch 20,
64.
— kardiale Ohnmacht
und 67, 90.
— Thyreotoxikose und
234.
— unregelmäßige
s. Vorhofflimmern.
— Verkürzung der Dia-
stole bei 20, 21.
— Wirkung auf Töne
und Spitzenstoß 62.
Theobromin 27, 52.
Theocin 27.
Theorie des rückläufigen
Druckanstieges bei
Herzversagen 127.
Thrombotische Zwischen-
fälle beim rheuma-
tischen Herzleiden
186.
Thyreotoxikose 233.
Tod, plötzlicher 92.
— Angaben des Arztes
über 256.
— Angina pectoris und
49, 50.
— Coronarthrombose
und 39, 42, 92.
— Fettherz und 228.
— Kammerflimmern
und 42, 92, 249.
— Kugelthrombus im
Herzen und 186.
— Paroxysmale Tachy-
kardie und 64.
— Vagusreizung und 93.
— Vorhofflimmern und
78, 93.
Todesangst bei Angina
pectoris 46.

Trachea, Druck eines
Aneurysma auf 197.
Tricuspidalinsuffizienz
127.
Tricuspidalklappe 116,
127.
Tricuspidalstenose 116.
127.
Trommelschlegelfinger
167, 170, 173, 240,
241.

Übelkeit (Brechreiz)
— durch Digitalis 77, 79.
— durch Stauung 79.
— kardiale Ohnmacht
und 87.
Überanstrengung 135.
— Belastung des Her-
zens durch 135.
— Herzinsuffizienz und
136, 137.
— langdauernde Über-
anstrengung und
Herzinsuffizienz 138.
Unterernährung bei
Herzinsuffizienz 14.
Urin
— bei Herzinsuffizienz
13, 27.
— bei Hypertonie 210.

Vagus-Herzstillstand 89,
93.
Vagusreizung und plötz-
licher Tod 93.
Vasodilatation s. Gefäß-
erweiterung.
Vaso-vagale Anfälle 87,
91, 143.
Venendruck (Messung)
7, 8, 10.
Venenpuls
— Körperhaltung und
12.
— normaler 11.
— Stauung und 12.
— Unterscheidung vom
Arterienpuls 12.
— Venendruck und 10.
Venenschwellung
— inspiratorische 161.
— und Venenkollaps 8.
Venesectio s. Aderlaß.
Venenstauung 7. 8.
— Atemnot und 14, 15,
211, 232.
— Cyanose und 33.

Venenstauung, Diagnose 14.
— Leber bei 13.
— Perikarderkrankungen und 155, 160.
— Verengerung der oberen Hohlvene und 15, 198.
Vollständiger Herzblock 83, 84.
Vorhofflattern 65.
— Behandlung 67, 71.
— Diagnose 67.
— Prognose 69.
— rheumatisches Herzleiden und 186.

Vorhofflimmern 72.
— Aortenerkrankungen und 184, 185.
— Behandlung 76.
— Chinidin bei 77, 80, 188.
— Digitalis bei 28, 76.
— Embolien bei 81, 152.
— Erkennung 74.
— Geräusche bei 120.
— Herzinsuffizienz und 20, 28, 74.
— Hypertonie und 210.
— Klinik 72.
— Mitralstenose und 185.
— Narkosen bei 247.

Vorhofflimmern
— paroxysmales 72.
— plötzlicher Tod bei 87, 93.
— Prognose 76.
— Reaktionen des Herzens 73.
— rheumatisches Herzleiden und 184, 187.
— Strophanthus bei 79.
— Strophanthin bei 79.
— Symptomatologie 73.
— Thyreotoxikose und 72, 235, 236.

Wassersucht s. Ödeme.

Druck von Carl Ritter G. m. b. H., Wiesbaden.

VERLAG VON JULIUS SPRINGER / BERLIN UND WIEN

Die Krankheiten des Herzens und der Gefäße. Von Dr. **Ernst Edens**, a. o. Professor an der Universität München. Mit 239 zum Teil farbigen Abbildungen. VIII, 1057 Seiten. 1929.
RM 66.—; gebunden RM 69.—*

[w] **Klinik und Therapie der Herzkrankheiten.** Vorträge für praktische Ärzte. Von Privatdozent Dr. **D. Scherf**, Assistent der I. Mediz. Universitätsklinik Wien. Mit 10 Textabbildungen. Etwa VIII, 208 Seiten. 1935. RM 6.60

Lehrbuch der Herzkrankheiten. Von **Sir James Mackenzie.** Zweite deutsche Auflage. Nach der dritten englischen Ausgabe übersetzt und durch Zusätze erweitert von Professor Dr. **C. J. Rothberger** in Wien. Mit 327 Abbildungen. XVI. 551 Seiten. 1923.
RM 22.—; gebunden RM 24.—*

Die Krankheiten des Herzens und der Gefäße. Ein kurzgefaßtes praktisches Lehrbuch. Von **Heinrich Hochhaus** †. Bearbeitet und herausgegeben von Dr. **G. Liebermeister**, leitender Arzt der Inneren Abteilung des Städtischen Krankenhauses Düren. Mit 72 Textabbildungen. VI, 313 Seiten. 1922. Gebunden RM 10.—*

Der Coronarkreislauf. Physiologie, Pathologie, Therapie. Von Dr. **Max Hochrein**, Professor an der Universität Leipzig. Mit 54 Abbildungen. VII, 227 Seiten. 1932. RM 24.—

Stauungstypen bei Kreislaufstörungen mit besonderer Berücksichtigung der exsudativen Perikarditis. Eine anatomische, experimentelle und klinische Untersuchung. Von **Herbert Elias**, Assistent an der I. Medizinischen Klinik in Wien (Vorstand: Professor K. F. Wenckebach) und **Adolf Feller**, Assistent am Pathologisch-Anatomischen Institut in Wien (Vorstand: Professor R. Maresch). Mit 93 zum Teil farbigen Abbildungen. IV, 232 Seiten. 1926. RM 24.—*

Das Versagen des Kreislaufes. Dynamische und energetische Ursachen. Von Professor Dr. **Hans Eppinger**, Direktor der Medizinischen Universitätsklinik in Freiburg i. Br., Dr. **Franz Kisch** und Dr. **Heinrich Schwarz**. Mit 56 Abbildungen. V, 238 Seiten. 1927. RM 16.50*

Über das Asthma cardiale. Versuch zu einer peripheren Kreislaufpathologie. Von Professor Dr. **Hans Eppinger**, Dr. **L. von Papp** und Dr. **H. Schwarz**, I. Medizinische Klinik in Wien. Mit 39 Abbildungen im Text. VII, 217 Seiten. 1924. RM 9.60*

Strophanthin-Therapie. Zugleich ein Beispiel quantitativer Digitalisanwendung nach pharmakologischen Grundsätzen. Von Professor Dr. **A. Fraenkel**, Heidelberg, unter Mitarbeit von Dr. **R. Thauer**, Frankfurt a. M. Mit 34 Abbildungen. VI, 148 Seiten. 1933. RM 12.60

** Abzüglich 10 % Notnachlaß.* [w] *Verlag von Julius Springer, Wien.*

Zirkulationsorgane. Mediastinum. Zwerchfell. Luftwege. Lungen. Pleura. („Handbuch der inneren Medizin". Zweite Auflage, 2. Band.) *Der Band ist nur geschlossen käuflich.*
Erster Teil: **Zirkulationsorgane. Mediastinum. Zwerchfell. Obere Luftwege.** Bearbeitet von **G. v. Bergmann, H. Eppinger, F. Külbs, Edmund Meyer.** Mit 347 zum großen Teil farbigen Abbildungen. XV, 980 Seiten. 1928. Gebunden RM 76.—*
Zweiter Teil: **Trachea, Bronchien, Lungen, Pleura.** Von **Rudolf Staehelin.** Mit 136 zum Teil farbigen Abbildungen. X, 1008 Seiten. 1930.
Gebunden RM 88.—*

w **Die Tonuskrankheiten des Herzens und der Gefäße.** Ihre Biologie und Therapie. Von Professor Dr. **J. Pal,** Wien. Mit 20 Textabbildungen. VIII, 228 Seiten. 1934. RM 18.—

Die Hypertoniekrankheiten. Von Dr. **Eskil Kylin,** Direktor der Inneren Abteilung des Allgemeinen Krankenhauses zu Jönköping, ehem. beitr. Lehrer für Innere Medizin am Karolinischen Institut zu Stockholm. Zweite, vollständig umgearbeitete und erweiterte Auflage. Mit 28 Abbildungen. X, 270 Seiten. 1930. RM 22.—*

Lehrbuch der inneren Medizin. Von **G. v. Bergmann** (mit **F. Stroebe**), **R. Doerr, H. Eppinger, Fr. Hiller, G. Katsch, L. Lichtwitz** (mit **A. Renner**), **P. Morawitz, A. Schittenhelm** (mit **E. Hayer**), **R. Siebeck, R. Staehelin, W. Stepp, H. Straub, S. J. Thannhauser.** Zweite, umgearbeitete und ergänzte Auflage. In zwei Bänden. 1934.
Erster Band. Mit 144 Abbildungen. X, 914 Seiten.
Zweiter Band. Mit 146 Abbildungen. XIII, 794 Seiten.
RM 45.—, gebunden RM 49.80

Aus der Sammlung „Fachbücher für Ärzte", herausgegeben von der Schriftleitung der „Klinischen Wochenschrift":

Blutkrankheiten. Eine Darstellung für die Praxis. Von Professor Dr. **Georg Rosenow,** Oberarzt an der Medizinischen Universitätsklinik in Königsberg i. Pr. Mit 43 zum Teil farbigen Abbildungen. VIII, 260 Seiten. 1925. Gebunden RM 27.—*

Die Krankheiten des Stoffwechsels und ihre Behandlung. Von Professor Dr. **E. Grafe,** Direktor der Medizinischen und Nervenklinik der Universität Würzburg. Mit 34 Abbildungen und 56 Tabellen. XI, 519 Seiten. 1931. Gebunden RM 29.60*

Rheumatismus und Grenzgebiete. Von Dr. **Anton Fischer,** Oberarzt am Rheumaforschungsinstitut am Landesbad der Rheinprovinz, Aachen. Mit 43 Abbildungen. VI, 223 Seiten. 1933.
Gebunden RM 18.—

Krankheiten der Leber und der Gallenwege. Eine Darstellung für die Praxis. Von Professor Dr. **F. Rosenthal,** Hamburg. Mit 6 Abbildungen. XI, 216 Seiten. 1934. Gebunden RM 18.80

Die Praxis der Nierenkrankheiten. Von Professor Dr. **L. Lichtwitz,** Vorsteher der Inneren Abteilung des Montefiore-Hospitals New York. Dritte Auflage. Mit 16 Abbildungen und 36 Kurven. VIII, 359 Seiten. 1934. Gebunden RM 26.—

Für die zuletzt aufgeführten drei Bände erhalten die Bezieher der „Klinischen Wochenschrift" einen Nachlaß von 10%.

** Abzüglich 10% Notnachlaß.* w *Verlag von Julius Springer, Wien.*